结直肠外科学

Colorectal Surgery

第 4 版

注　意

　　医学领域的知识和临床实践在不断变化。由于新的研究与临床经验不断扩大我们的知识，在实践、治疗和用药方面做出适当的改动是必要或适合的。建议读者检查相关操作的最新信息，或对每一用药检查其生产厂家所提供的最新产品信息，以确定药物的推荐剂量、服用方法、服用时间以及相关禁忌证。根据经验和对患者的了解，确立诊断，确定每一位患者的服药剂量和最佳治疗方法，采取全面、适当的安全预防措施，是治疗医师的责任。不论是出版商还是著者，对于由本出版物引起的或与本出版物相关的任何个人或财产的损伤和（或）损失，均不承担任何责任。

出版者

A Companion to Specialist Surgical Practice

外科专科医师临床实践指南

Colorectal Surgery
结直肠外科学

第 4 版

原　著　Robin K. S. Phillips

主　译　王　杉

副主译　叶颖江　姜可伟

北京大学医学出版社

JIEZHICHANG WAIKEXUE

图书在版编目（CIP）数据

结直肠外科学：第4版／（英）菲利普斯（Phillips，R.K.S.）著；
王杉等译. —北京：北京大学医学出版社，2013.6
Colorectal surgery，4th edition
ISBN 978-7-5659-0547-6

Ⅰ．①结… Ⅱ．①菲…②王… Ⅲ．①结肠—肠疾病
—外科学②直肠疾病—外科学 Ⅳ．① R656.9 ② R657.1

中国版本图书馆 CIP 数据核字（2013）第 048681 号

北京市版权局著作权合同登记号：图字：01-2013-1899

Colorectal Surgery，4th edition
Robin K. S. Phillips
ISBN-10：0-7020-3010-4
ISBN-13：978-0-7020-3010-9

结直肠外科学（第4版）

主　译：王　杉
出版发行：北京大学医学出版社（电话：010-82802230）
地　　址：（100191）北京市海淀区学院路38号　北京大学医学部院内
网　　址：http://www. pumpress. com. cn
E-mail：booksale@bjmu. edu. cn
印　　刷：北京画中画印刷有限公司
经　　销：新华书店
责任编辑：宋　忻　　责任校对：金彤文　　责任印制：张京生
开　　本：889mm×1194mm　1/16　　印张：17.75　　插页：4　　字数：516千字
版　　次：2013年6月第1版　2013年6月第1次印刷
书　　号：ISBN 978-7-5659-0547-6
定　　价：98.00 元
版权所有，违者必究
（凡属质量问题请与本社发行部联系退换）

译者名单 （按姓氏笔画排序）

王　杉　北京大学人民医院

王有利　北京大学人民医院

尹慕军　北京大学人民医院

叶颖江　北京大学人民医院

申占龙　北京大学人民医院

曲　军　北京大学人民医院

刘　岩　北京大学人民医院

杨晓东　北京大学人民医院

沈丹华　北京大学人民医院

张　辉　北京大学人民医院

周　静　北京大学人民医院

姜可伟　北京大学人民医院

高志冬　北京大学人民医院

郭　鹏　北京大学人民医院

梁　斌　北京大学人民医院

谢启伟　北京大学人民医院

执行秘书　高志冬　北京大学人民医院

《外科专科医师临床实践指南》编译委员会

丛书主任委员　王　杉

丛 书 委 员　（按姓氏笔画排序）

王　俊　王深明　江泽飞　朱继业

李　非　郑成竹　赵玉沛　姜可伟

丛书序言

自从 1997 年出版第 1 版以来，《外科专科医师临床实践指南》就立志于满足接受高级培训的外科医师获得相关领域的最新循证医学信息的需要。我们认为，该系列丛书没有必要做得与其他大型外科教科书一样内容庞大，以致无法随时更新。本书第 4 版的主要目的是为读者提供高技术水平的专科信息，这些信息是我们及各个分册的编者认为对亚专科外科医师接受培训非常重要的。在各个章节可能的地方，所有参编者都尽可能找出有证据的参考资料，来为读者提供重要的建议。

我们对各分册的编者及所有参与编写第 4 版的工作人员表示感谢。他们的热情、负责任的态度以及辛勤的工作保证了每一版之间很短的出版周期，这样也就保证了内容尽可能是准确的和最新的。我们也感谢 Elsevier 集团的 Laurence Hunter 和 Elisabeth Lawrence 的大力支持与鼓励。我们希望本书能给所有读者提供最新的和实用的外科学知识。无论是在医疗实践训练中还是在培训咨询中，读者都能在第 4 版中找到有价值的信息。

O. James Garden MB，ChB，MD

Simon Paterson-Brown MB，BS，MPhil，MS

原著前言

自从该书第 3 版出版以来，近几年内结直肠外科出现了许多创新与变化。在英国多学科专家组会议（mutidisciplinary team meetings，MDTs）在癌症的治疗中已作为常规手段并发挥了重要作用，同时直肠癌的影像学检查的质量日益提高，所有直肠癌均接受术前放疗的疗效研究也获得了更多的证据，但专家的意见对于是否应全部采取术前放疗仍持谨慎态度。随着越来越多的结直肠外科医师应用结肠镜进行诊疗服务，我们新增加了结肠镜与软式乙状结肠镜一章。同时，本书针对功能性疾病的众多外科方式，增加了一些前沿的手术介绍，如吻合器经肛门直肠黏膜切除术（stapled transanal rectal resection，STARR），外骨盆直肠悬吊术（external plevic rectal suspension，EXPRESS）等。此外，本书对快速康复治疗也进行了详细介绍。

本书章节标题新颖、作者思路清晰且非常权威。书中对于关键点均给予了提示，由于更新了章节和素材，对部分参考文献进行了缩减。所有章节均进行了重新整理和更新，绝大多数内容均为重新编写。

我相信读者会非常喜欢第 4 版丛书。读者从中可以找到更多的有价值的信息，无论是用于参加各种考试考核，还是用于指导医学培训实践均有很大的帮助。

致谢

我要感谢我的助手 Marie Gun，她协调和组织了众多编写人员，跟踪问题所在并安排按时交稿。

Robin K. S. Phillips

Harrow

译者前言

放眼全球，各国的外科医师群体一直都是执业医师队伍中最为重要的组成部分，其人员构成比例通常在各专科医师类别中排在前三位，仅次于内科医师，和妇产科医师所占比例接近。以英国、美国为代表的欧美发达国家经过多年努力，多数已经拥有了比较成熟的外科专科医师准入、培训、考核与管理体系，逐步建立起了数量和质量较为稳定的外科医师队伍。

从《2011年中国卫生统计年鉴》中我们可以看到，中国卫生人员总数有820多万，其中外科执业医师和执业助理医师总数就达293 253人，这是一个非常庞大的群体。这样一个庞大的外科医师群体，其构成非常复杂：不同的受教育年限、不同的学历和职称、不同的职业培训程度、不同的亚专业划分，每类人员都占了相当的比例。这样复杂的构成带来的是外科医师规范执业行为、实施继续教育和职业培训以及维权需求的多样性和复杂性。而工作负担重、风险高、待遇较低和社会地位有待提高等现实问题更是对中国外科医师行业管理提出了严峻的挑战。

自改革开放以来，我国也在围绕现代外科专科医师的培养方面进行了不断的尝试和探索；特别是在2002年启动了"住院医师/专科医师规范化培训课题"研究工作，又在2007年由原卫生部毕业后教育委员会制定和颁布了《卫生部专科医师培训暂行规定》，同年在部分省份遴选出涉及34个试点专科的1099个专科医师培训试点基地，开始在全国推行专科医师培训工作。

中国医师协会外科医师分会成立于2007年，自成立以来坚持以"规范行业行为、维权自律并重"为根本宗旨，充分践行外科医师行业协会的职能，把建立与国际接轨且符合我国社会经济发展状况的专科医师培养和管理制度作为自己的重要责任。此次引进的《外科专科医师临床实践指南》系列丛书，是英国皇家外科医学院的精髓典籍，内容涵盖了普通外科和急诊外科、食管胃外科、结直肠外科、乳腺外科、内分泌外科、血管及血管介入外科、移植外科、肝胆胰外科等学科和专业。该丛书可以作为医学生、进修生的经典教科书，且做到了及时更新（目前已更新至第4版），将不断涌现的高质量的循证医学证据及时编入内容，发挥了引领学科学术发展方向的作用。

《结直肠外科学》作为该丛书的分册之一，系统地对于结直肠疾病的流行病学、病理生理学、临床表现及诊治方法进行了详细的阐述。对于各个层次水平的结直肠专科医师，本书均有很好的指导意义。

本书尽量悉遵原作者的意图，各章内容有个别观点略有异同，本着求同存异的原则，均保留原貌，供广大读者参考。经过1年多的时间，在众多专家、学者反复审校和共同努力之下，《结直肠外科学》第4版终于完稿付梓。在此谨向所有支持和参与本书翻译、出版的单位和学者表示衷心的感谢。本书如有翻译不当或失误之处，诚望广大读者予以批评指正。

王 杉

2013年6月

对以证据为基础的临床实践的严格评估可从许多资源中获得，最为可靠的证据包括随机对照临床试验、全面系统的文献综述、meta分析以及观察性研究。为了临床实践的目的，依据在法庭上要求的"证据"水平，本书把证据分成如下3级：

1. 毫无疑问的确凿证据。这些医学证据多来自高质量、精心设计的随机对照研究、系统综述，或是一些质量较高的整合性信息，例如决策分析、成本效果分析、大规模观测数据列表等。这些研究必须能直接应用于目标人群并可以得到确切结果。此类医学证据确凿、可信，可视为医学文献中的标准证据，例如统计学差异显著（$P < 0.05$）。我们不妨将其比作刑事案件中证明嫌疑人触犯法律、可用以量刑的确凿证据。

2. 权衡后较为可能的证据。通常即便是一篇高质量的文献综述，对于一些尚存在争议、方法学尚待完善，或是诊治指南所应用的人群尚缺乏足够的信息等情况下，也难以给出可信的结论。此时，更为合理的做法是，根据现有证据采用权衡后可能较为合理的诊治方法。我们可以将其比作民事案件的仲裁过程，需要先权衡各方面证据，而后给出一个相对综合与合理的判决的方式。

3. 未被证明的证据。医学证据相对不足，尚不足以做出结论。

依据可获得资料，本书采用的推荐强度分级如下：

A. 强烈推荐：除非有特殊原因与情况，建议患者应予执行。

B. 基于充分证据推荐使用，但需要考虑其他相关因素，例如患者的主观意愿、当地的医疗设备条件、审核批准或可用资源因素等。

C. 有效性缺乏充分证据的推荐：虽然医学证据不足，但是医师可能根据经验，或出于降低医疗花费、为了最大程度避免医疗失误，或是出于当地认可的诊治流程等做出了医疗决策与临床建议。

强烈推荐

当能得出"毫无疑问"的结论时，就可给出"强烈推荐"。

这一般基于下列证据水平：

Ⅰa. 随机对照试验的meta分析

Ⅰb. 至少一项随机对照试验的证据

Ⅱa. 至少一项非随机对照试验的证据

Ⅱb. 至少一项其他类型的类似实验研究的证据

专家意见

当只能得出权衡后较为可能的结论时，或许有其他因素影响建议的级别。这些一般基于与手术刀图标相比结论性较差的证据：

Ⅲ. 证据来自于非实验性的描述性研究，比如比较研究与病例对照研究。

Ⅳ. 证据来自于专家组报告或意见，或权威专家的临床经验，或同时参考。

本册书每一章节中的临床证据，与强烈推荐或专家意见相关时，会在书中以"手术刀"或"钢笔尖"图标注释出来，如上所示。与"手术刀"证据相关的参考文献会在参考文献列表中着重标示，同时给出引用该篇文献结论的简短总结。

原著者名单

David E. Beck, MD, FACS, FASCRS
Chairman, Department of Colon and Rectal Surgery
Ochsner Clinic Foundation
New Orleans, LA, USA

Sue Clark, MD, FRCS(Gen Surg)
Consultant Colorectal Surgeon
St Mark's Hospital
Harrow, UK

Paul Durdey, MS, FRCS
Consultant Colorectal Surgeon
Bristol Royal Infirmary
Bristol, UK

Anton V. Emmanuel, BSc, MD, FRCP
Senior Lecturer and Consultant in
Gastrointestinal Physiology
St Mark's Hospital
Harrow, Middlesex, UK

Nicola S. Fearnhead, MB, BCh, FRCS
Consultant Colorectal Surgeon
Addenbrooke's Hospital
Cambridge, UK

Paul Hatfield, BSc, MB, ChB, MRCP, FRCR, PhD
Consultant Clinical Oncology
St James's Institute of Oncology
St James's University Hospital
Leeds, UK

Adam Haycock, MBBS, MRCP
Specialist Registrar in Gastroenterology
Wolfson Unit for Endoscopy
St Mark's Hospital
Harrow, UK

Ian Jenkins, BSc, MB, FRCS(Ed), FRCS(Gen Surg)
Laparoscopic Colorectal Fellow
St Mark's Hospital
Harrow, UK

Robin Kennedy, MB, BS, MS, FRCS
Consultant Surgeon
St Mark's Hospital
Harrow, UK

Zygmunt H. Krukowski, MB, ChB, PhD, FRCS(Ed), Hon FRCS(Glasg), FRCP(Ed)
Professor of Clinical Surgery
University of Aberdeen; Consultant Surgeon
Aberdeen Royal Infirmary Aberdeen, UK

Peter J. Lunniss, BSc, MS, FRCS(Gen Surg)
Senior Lecturer and Honorary
Consultant
Centre for Academic Surgery
Royal London and Homerton
Hospitals
London, UK

Chung Ming Chen, MB, BS, FRCS
Department of General Surgery
Changi General Hospital
Singapore

Neil J.McC. Mortensen, MB, ChB, MD, FRCS
Professor of Colorectal Surgery
John Radcliffe Hospital
Oxford, UK

R. John Nicholls, MA, BChir, FRCS, FRCS(Glasg)
Professor of Colorectal Surgery
Imperial College London; Consultant Surgeon
St Mark's Hospital
Harrow, Middlesex, UK

Robin K.S. Phillips, MB, BS, FRCS
Professor of Colorectal Surgery
Imperial College London;
Consultant Surgeon and Clinical Director
St Mark's Hospital
Harrow, Middlesex, UK

Alexis M.P. Schizas, BSc(Hons), MB, BS(Lond)
Pelvic Floor Unit
St Thomas Hospital
London, UK

John H. Scholefield, MB, ChB, MD, FRCS
Professor of Surgery
Queen's Medical Centre
University Hospital
Nottingham, UK

David Sebag-Montefiore, MB, BS, FRCP, FRCR
Consultant Clinical Oncologist
St James's Institute of Oncology
St James's University Hospital
Leeds, UK

Francis Seow-Choen, MB, BS, FRCS(Ed),
FAMS, FRES
Senior Consultant Surgeon
Seow-Choen Colorectal Centre
Singapore

Robert J.C. Steele, MD, FRCS(Ed),
FRCS, FCSHK
Professor of Surgery and Head of Department of
Surgery and Molecular Oncology
University of Dundee Medical School
Ninewells Hospital
Dundee, UK

Paris P. Tekkis, MD, FRCS(Gen Surg)
Senior Lecturer
Imperial College London;
Consultant Colorectal Surgeon
St Mary's Hospital
London, UK

Siwan Thomas-Gibson, MBBS, MRCP, MD
Consultant Gastroenterologist
Wolfson Unit for Endoscopy
St Mark's Hospital
Harrow, UK

Mark W. Thompson-Fawcett, MB, ChB, FRACS
Senior Lecturer and Colorectal Surgeon
University of Otago
Dunedin, New Zealand

Janindra Warusavitarne, BMed, FRACS, PhD
Consultant Surgeon and Clinical Project Leader
GI Cancer Research
Bankstown Hospital and Garvan Institute of
Medical Research
Sydney, Australia

Charles B. Whitlow, MD, FACS, FASCRS
Program Director, Colon and Rectal
Surgery Residency and Staff Colorectal Surgeon
Ochsner Clinic Foundation
New Orleans, LA, USA

Andrew B. Williams, MS, FRCS(Gen Surg)
Consultant Surgeon and Director, Pelvic Floor Unit
St Thomas' Hospital
London, UK

Carolynne Vaizey, MD, MB, ChB,
FRCS(Gen), FCS(SA)
Consultant Surgeon and Chairman of Surgery
St Mark's Hospital
Harrow, UK

目　录

第 1 章

肛管直肠检查手段

Alexis M.P. Schizas · Andrew B. Williams

概述

对于临床医师来说，有许多检查手段可用于评测肛管直肠疾病。但是每一检查手段仅仅能提供对患者的部分评价，因此结果应综合起来判断，并与基于详细病史和物理检查的临床表述相结合。

检查结果提供的信息可以仅仅是结构方面的；或仅仅是功能方面的；或兼具两方面，直接涉及 5 个受关注领域：大便失禁、便秘 [包括先天性巨结肠 （Hirschsprung 病）]、肛管直肠感染、直肠脱垂（包括直肠孤立性溃疡综合征）和肛管直肠恶性疾病。

肛管的解剖和生理

成人的肛管长约 4cm，起始于直肠的狭窄处，向后在肛提肌间走行。它的上界在盆底水平，下界为肛门。近端肛管被覆单层柱状上皮，其向下经过一个位于齿状线上方的交界移行区而变为复层扁平上皮。黏膜下方是皮下组织，由结缔组织和平滑肌构成。这一层随着年龄的增大而增厚，是形成血管垫的基础，其被认为对控制排便非常重要。

皮下层的外面，直肠环行平滑肌向尾端延续部分形成了肛管内括约肌，它在末端形成了一个明确的边界，此边界距肛缘的距离存在个体差异。直肠的外层延续下来的纵形肌层位于内、外括约肌之间的括约肌间隙。纵形肌由直肠壁的平滑肌细胞构成，并被不同来源的横纹肌加强，包括肛提肌、耻骨直肠肌和耻骨尾骨肌。来自这层的纤维贯穿肛门外括约肌，形成插入肛管下段和会阴附近皮肤的隔膜，称为肛门皱皮肌。

外括约肌的横纹肌包绕着纵形肌形成括约肌间隙的外边界。外括约肌形成 3 部分结构，最经典的结构描述来源于 Holl 和 Thompson，其后又被 Gorsch 以及 Milligan 和 Morgan 采纳。在这一学说中，外括约肌分为深层、浅层和皮下层 3 部分，深层和皮下层括约肌形成肌肉环，而在它们之间，浅层括约肌的椭圆形纤维束向前伸到会阴体，向后伸到尾骨。有些人认为外括约肌是一个延续自耻骨直肠肌的单个肌肉，而另一些人接受两部分模型的说法。后者认为分为肛门括约肌深层和肛门括约肌浅层，相当于把耻骨直肠肌和 3 部分模型的肛门括约肌深层合为一体，并把括约肌的浅层和皮下层合为一体。虽然大部分作者报道了耻骨直肠肌和括约肌深层融合的 3 部分括约肌模型，但是肛管内超声（AES）和磁共振成像（MRI）还没能解决这一难题[1]。

肛管外括约肌由阴部神经支配（S2 ~ S4），它自坐骨大结节下部离开盆腔，在梨状肌的下缘内走行。接着横跨坐骨棘和骶棘韧带，经由坐骨小结节或阴部管（或称 Alcock 管）的孔洞进入坐骨直肠窝。

阴部神经有两个分支：直肠下神经，支配肛门外括约肌和接受肛周皮肤的感觉；会阴神经，支配包括尿道括约肌的会阴前部肌群，并形成阴蒂（阴茎）背神经。虽然耻骨直肠肌主要的神经支配来自第 4 骶神经根的直接分支，但它仍可以接受会阴神经的一些支配。

肛管和盆底的自主神经支配来自两个地方。第五腰神经根发出交感神经纤维到上和下腹腔神经丛，而副交感神经支配来自经由勃起神经的第 2 ~ 4 骶神经根。这两个系统的神经纤维横跨低位直肠的侧方表面到达会阴体部。

肛管内括约肌有固有的神经支配，其来自肠肌间神经丛，包含交感和副交感神经系统。交感神经的兴奋被认为是增高内括约肌的张力而副交感相反。

肛门内括约肌的放松是由非肾上腺素、非胆碱能神经活性的神经递质一氧化氮介导的。

肛门直肠的生理学研究本身不能区别肛管的不同结构；却可以对肛管的静息和收缩压力进行测量。60%～85% 的肛管静息压是由肛门内括约肌的张力提供的[2]。肛门外括约肌和耻骨直肠肌可以产生最大收缩压[2]。被动的肛门漏症状（患者不能觉察这种情况发生）是由于肛门内括约肌功能不良，而便急症状和症状明显的便失禁是由于外括约肌的问题导致[3]。

排便节制是由许多不同因素复杂的相互作用而维持的。粪便必须以适当的速度从结肠被传送到有足够容量的直肠。粪便的黏稠度需要被取样机制（sampling mechanism）恰当和精确地感受到。括约肌应当是完整的并能够适当的收缩以产生足够的压力防止气体、液体和固体粪便漏出。有效的排便需要横纹肌部分的放松和腹腔内压力的增强以排出直肠内容物。肛管直肠区的结构应当能够防止肛管和直肠结构在排便时的疝出和脱垂。

由于排便节制和排出粪便所涉及因素相互作用的复杂性，为了全面的评估需要详尽的检查。这一（调节）系统的任何一个单一因素的缺陷都不可能出现明显的功能障碍，因此在大多数临床情况下都会有不止一个因素参与。

直肠肛管抑制反射

直肠潴留的增多与一过性的肛门内括约肌反射性松弛和肛门外括约肌收缩有关，这就是直肠肛管抑制反射（图 1.1）[4]。虽然这一反射可以通过肠肌间神经丛和盆底的牵张受体介导，但其准确的神经学通路还不清楚。在先天性巨结肠（Hirschsprung 病）、进行性系统性硬化症和 Chagas 病患者中这一反射是缺失的；结肠肛管吻合后的早期它也是缺失的，尽管会很快恢复。

直肠肛管抑制反射有助于移行区黏膜取样，以区别出直肠内容物是固体、液体还是气体。松弛后的肛管近端和远端括约肌张力的复原速度是不一样的，这对于维持（排便）节制可能非常重要[5]。

对大便失禁患者中直肠肛管抑制反射的作用的进一步研究表明，直肠容积增加时发现括约肌更加

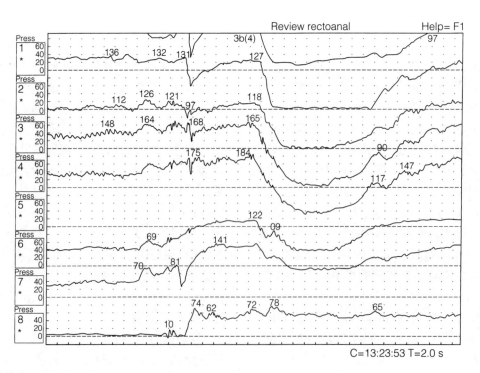

图 1.1 ● 正常的直肠肛管抑制反射。

松弛，而便秘患者近端肛管的静息肛管压有更快的恢复速度。

测压法

目前存在各种不同的导管系统用来测量肛管压力，需要注意的一个重要的问题是，不同的系统所得到的测量结果是不同的。这些系统包括充气或水的微球囊、微换能器和灌水的导管。这些系统可以是手控的，也可以是自动的。手控式系统是以逐步测量方式拖出，每完成一步拖出后进行记录（通常是 0.5 ～ 1.0cm 间距）；这被称为站点拖出式。而自动拖出装置允许连续的数据记录（向量测压法）。

水灌注导管利用液压毛细管推注器灌注导管的各个通道，按预先设计好的径直式（radically）或斜向摇摆式（obliquely staggered）。每个导管通路被接到压力换能器上（图 1.2）。灌注液（无菌水）的推注速度在每个通路都有 0.25 ～ 0.5ml/min 的差别。系统内必须是没有气泡的，否则可导致不准确的记录；而且必须避免灌注液漏出到肛周皮肤，否则外括约肌的反射性运动可导致静息压升高的假象。灌注速度应保持恒定，因为速度过快会导致静息压过高，当然导管直径过大也会导致记录的压力过大[6]。

球囊系统可用来克服上述问题并且比灌注系统的记录更能反映中空器官内产生的压力。当管腔压力径向不对称时，球囊系统不会发生与灌注系统同样的问题[6]。球囊可以充气或水。通过所用球囊的大小范围（直径 2 ～ 10mm）可以看出，直径对于记录的压力的影响要小于水灌注导管系统。

微换能器的发展使它能精确地测定管腔压力。然而，它们都非常昂贵而且脆弱，并且当径向压力不对称时更容易得出错误结果。它们被用来替代水充填球囊系统，而且对步行状态的研究很有用。

肛管内的压力变化可以用多种方法测量，各种方法间无法替换，每种方法都因其可重复性和可再现性而被使用。虽然测量值间的相关性使得不同的系统和导管可被使用，但绝对值是不同的，所以当比较不同研究的结果时最基本的是要考虑获得压力测定值所使用的方法。

在正常的无症状受试者中肛管直肠测压法的结果存在着极大的差异。男性有更高的静息压和收缩压[7]。60 岁以后压力减低，这种变化在女性中更加显著[8]。在选择合适的对照对象进行临床研究时这些因素必须考虑在内。正常健康成人的平均肛管静息压为 50 ～ 70mmHg。静息压从肛管头侧到尾侧逐渐增高，因此最大静息压在距肛缘 1 ～ 2cm^2 处。男性的高压区域（肛管静息压高于最大静息压的 50% 的区域）比女性长（分别是 2.5 ～ 3.5cm 和 2.0 ～ 3.0cm）[6,8]。对一个正常个体，最大程度收缩时压力的升高至少应该超过静息时压力的 50% ～ 100%（通常是 100 ～ 180mmHg）[9]。外括约肌的反射性收缩应在直肠扩张时发生，即在咳嗽时，或者发生在腹腔内压力增高时。

 在评估大便失禁患者时，静息和最大收缩压都比对照低得多[10]，但在患者和对照的压力记录值中有明显交叉[11]。

高分辨测压法使用间隔开的固态感受器同步测量直肠和全部肛管环周压力，所以没必要再使用站点拖出方式[12]。

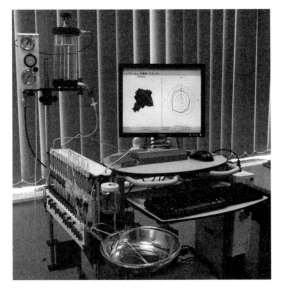

图 1.2 ● 用于肛门直肠测压的灌流系统。标准水灌注设备和计算机界面。屏幕显示了一个向量数据文件。

步行测压法

应用持续步行测压法记录直肠和肛管压力[13]为更接近生理状态下括约肌的功能提供了信息。在保留肛门的直肠结肠切除术后患者中，其直肠或新建直肠巨型压力波的产生可能与患者发生的失禁状况有关。步行测压法还鉴别出了那些内括约肌松弛但不伴随反射性外括约肌收缩的患者[14]，这一发现对筛选很可能从生物反馈治疗中获益的患者是有用的。

向量容积测压法

这项技术利用一放射状排列的八通道导管，可以在静息和收缩过程中自动从肛管中退出，同时电脑软件对肛管进行三维重建（图 1.3）[15]。这个系统能够评估放射状对称性并产生一个向量对称指数（如，肛管的放射状对称性与向量对称指数为 1 的完美的圆的差异有多大）。括约肌缺陷与对称指数为 0.6 或更低有关。

向量容积测压法可以通过非对称性向量图显示出球形的外括约肌薄弱，而不是局部有压痕的括约肌来鉴别原发性和创伤性便失禁[15]。然而，向量图与肌电图描记或超声定位的括约肌缺陷之间的相关性很差：向量图与肌电图描记的位置的一致性仅为 13%，而与超声定位的一致性仅为 11%。向量测压法的记录值常常高于简易测压法所得到的压力值。

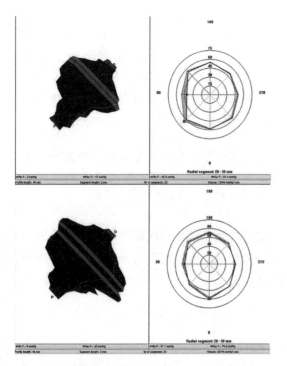

图 1.3 ● 收缩和静息时的正常向量容积。注意括约肌轮廓的不对称可以是正常的。

肛管和直肠感觉

肛管富有支配感觉的感受器[16]，包括疼痛、温度和运动感受器，以及比肛周皮肤更加敏感的肛管移行黏膜处的躯体感觉感受器。相反的，直肠对疼痛的感觉相对迟钝，尽管粗略的感觉也可以通过副交感神经系统的勃起神经传递[17]。

有很多种方法可用于测量肛门感觉。最初肛门感觉的评估是用一簇硬毛探测肛管的轻触觉和用热与凉的金属柱探测温度觉[16]。温度觉现用灌水热电极评定[18]；正常受试者能够察觉 0.92℃的温度变化[18]。黏膜察觉到一个小电流的能力可通过使用一对铂金电极和一个发出持续 100μs 频率 5Hz 的方波脉冲的信号发生器来评估。在受试者肛管内于同一点感觉到麻刺感或刺痛感而记录到的三个读数中的最低电流值被标记为感觉阈值。肛管最敏感区域（移行区）的正常电感觉是 4mA（2～7mA）。直肠黏膜的电感觉也可以使用与测量肛门黏膜电感觉相同的技术测量，只是在刺激上有略微改变（持续 500μs、频率 10Hz）[17]。

直肠充填的感觉是通过在直肠内置入一个进行性充气的气球或通过直肠内盐水灌注来测量的[17]。正常的直肠充填的感觉发生在充气达 10～20ml 之后，强烈的排便感出现在 60ml 之后，一般在感觉不舒适之前可耐受的总量高达 230ml[17]。

 由于个体之间和个体本身的较大差异以及正常范围非常宽泛，这些测量方法的临床应用受到限制，从而降低了这项技术作为临床检查的辨别价值[19]。

温度觉对区分固体粪便与液体和气体是极其重要的[18]，在便失禁患者中这种感觉有所降低。肛管黏膜温度变化的敏感性不足以探测直肠和肛管之间的微小温度梯度，这个事实对上述作用提出了质疑，但仍可以想象这种温度感觉在抽样反射中很重要。

肛管黏膜电感觉阈值随着年龄和肛管上皮下层的厚度而增高。在原发性便失禁[20]、糖尿病性神经病变、会阴下垂综合征和痔患者中肛管电感觉能力降低[20]。电感觉和测量括约肌运动功能（阴部神经终端动作反应时间和单纤维肌电图描记）之间是否存在联系，报道尚不一致。

抽样机制和维持排便节制是一个复杂的多因素过程，正如事实所见，在敏感的肛管黏膜处应用局部麻醉并未导致失禁，反而在某些个体还会促进节制。

直肠顺应性

直肠容积的变化和伴随的压力改变之间的关系称之为顺应性，是通过容积的变化除以压力的变化来计算的。顺应性的测量可通过以盐水或空气充填置入直肠内的气球或直接向直肠内输注生理温度的盐水实现。在前者，直肠内气囊填充可以是间断或连续的。当使用持续填充直肠内气囊的方法时，填充速度应在 70 ~ 240 ml/min[19]。平均直肠顺应性在 4 ~ 14ml/cm H_2O，其最大耐受容积的压力在 18 ~ 90cmH_2O[21]。对直肠顺应性测量的可重复性的报道多种多样，且很多报道发现在相同的受试者身上也存在很大变异[19,21]；最可重复的测量方法通常是最大耐受容积。使用恒压器测量直肠顺应性显示在 36 ~ 48mmHg 压力是可以重复的。直肠顺应性在 60 岁以前的男性和女性之间没有不同，但在 60 岁之后女性的直肠顺应性更佳。直肠顺应性降低见于贝切特（Behcet）病和克罗恩（Crohn）病以及放疗之后，并与剂量相关；还见于肠易激惹综合征。

直肠顺应性的改变与便失禁之间的关联还不是很清楚。有学者声称便失禁患者的顺应性是正常的，而其他人则发现便失禁者的顺应性是减低的[10]，尽管顺应性的改变可能继发于失禁且没有原因。而顺应性的改变可能与巨结肠的粪便形成和便秘有关。

盆底下垂

Parks 等人首先描述了会阴过度下垂和肛门直肠功能障碍之间的关联，随后发现这种现象可存在于多种情况：便失禁、严重便秘、孤立性直肠溃疡综合征以及表面黏膜和全层直肠脱垂。据所有这些情况推测，非正常的会阴下垂，尤其在用力过程中，造成的牵拉会引起阴部和盆底神经的损伤，导致进行性的神经病变和肌肉萎缩[22]。阴部神经被拉长达

其长度的 12% 后会形成不可逆性损伤，而这些患者的会阴下垂往往可达 2cm，据评估能导致阴部神经伸长达 20%。

最初测量会阴下垂使用 St Mark 会阴收缩力计。将会阴收缩力计置于坐骨粗隆并在会阴周围皮肤上放置一可移动的橡胶圆筒。分别在静息状态和用力时测量会阴和坐骨粗隆间的水平距离[23]。读数为负值表明会阴平面在粗隆之上，而正值则表示下降到这一水平面以下。正常无症状成人的会阴平面静息时应在 −2.5±0.6cm，用力时下降到 +0.9±1.0cm。用动态直肠排便造影测量可得到相同的盆底下降结果。肛门直肠角正常情况下位于尾骨和耻骨最前部之间的连线上，而在用力时可下降 2 ± 0.3 cm。

过度会阴下垂见于 75% 的排便时长期过度用力的受试者。下降程度与年龄有关且在女性中表现更为明显。尽管会阴下垂在用力时的明显增加已被证实与神经病变的其他特征相关，即肛门黏膜电感觉降低及阴部末端运动神经潜伏期延长，但并不是所有存在非正常下垂的患者都合并有异常的神经病变[24]。会阴下垂也与便失禁有关，尽管失禁的程度和肛门直肠测压法的结果与骨盆底松弛程度不一致[25]。

电生理学

肛管直肠的神经生理学评估包括阴部神经和脊神经传导的评估以及括约肌的肌电图（electromyography，EMG）。

肌电图

肌电图描记痕迹能够对括约肌复合体的单独部分进行记录，无论在静息时还是在横纹肌部分主动收缩时。最初，EMG 被用来在手术之前描绘括约肌的缺损，而现在看来肛管内成像（anal endosonography，AES）在描绘括约肌缺陷上有非常大的优越性且能更好地为患者所耐受[26]，以致 EMG 主要成为一项研究工具。概括地说，使用 EMG 的两项技术是：同心针研究和单纤维研究。

同心针肌电图可记录在静息和随意收缩时针周区域高达 30 条肌纤维的活动。记录的信号振幅与最大收缩压相关[27]，多相性长时相动作电位可显示去

神经损伤后的神经支配重建。这项技术的主要用途是确认和描绘括约肌缺陷。对于排便梗阻，检查耻骨直肠肌的 EMG 可能比运动密度测定法检查异常的耻骨直肠肌收缩更敏感[28]，尽管在正常受试者身上也存在似是而非的耻骨直肠肌收缩。

应用肛门栓或海绵能记录肛门括约肌的总体电活动[27]，以这种方式记录的 EMG 振幅与随意收缩压力一致。未来，海绵体电极 EMG 可能会在指导盆底失迟缓综合征的生物反馈训练上发挥作用。

当 EMG 使用针在一更小的记录区域（直径 25μm）工作时，则可以记录下个体运动单位的动作电位。去神经支配的肌纤维能从邻近的轴突分支重获神经支配，导致被一个轴突支配的肌纤维数量增加。在使用这种细针获得多个读数（平均 20）后，括约肌某一个区域的平均纤维密度（mean fibre density，MFD）就可以被计算出来（例如，每单位区域或轴突的肌肉动作电位的平均数量）。去神经支配及随后的重获神经支配也可以通过由触发和非触发电位的时限变化而引起的神经肌肉"颤动"显示出来[29]。括约肌 MFD 的增加常常发现于原发性失禁的病例，并且伴有可识别的括约肌结构的组织学改变。萎缩的括约肌会显示出丧失 1 型和 2 型肌纤维分布的特征性镶嵌样图形[30]，还会有选择性的肌纤维肥大和纤维脂肪性变性。这些改变明显影响到肛门外括约肌，而耻骨直肠肌和肛提肌也会受到稍小一些程度的影响[30]。

MFD 与收缩压力呈负相关，并会在过度会阴下垂的患者中有所增加[31]。其与括约肌神经支配的完整性的直接评估（阴部神经终端动作反应时间）的相互关系还不是很清楚。

阴部神经终端动作反应时间

阴部神经的传导可以通过其在坐骨棘进入坐骨直肠窝处对其进行刺激来评估。这项研究只检查阴部神经最快的传导纤维，所以即使括约肌存在非正常神经支配也仍然会显示为正常。阴部神经终端动作反应时间（pudendal nerve terminal motor latency，PNTML）的正常值为 2.0±0.5 豪秒[32]。

PNTML 的延长可出现在原发性便失禁、直肠脱垂、孤立性直肠溃疡综合征、严重便秘以及括约肌缺陷。神经反应时间随年龄增长而延长，24% 的便失禁患者和 31% 的便秘患者都会延长[33]。

 PNTML 值与操作者有关，与临床症状及组织学结果的相关性很差。美国胃肠病学会并不建议使用这一检查来评估便秘患者[34]。

脊髓的动作反应时间

经皮肤刺激骶髓的运动神经根为盆底的神经支配情况提供了更多信息。用插入耻骨直肠肌和外括约肌的标准 EMG 针可以记录下第一和第四腰椎水平刺激产生的动作反应。经过对这两个水平之间反应时间的比较，马尾运动神经成分的反应时间就可以得到评估了。高达 23% 的原发性便失禁患者将出现马尾迟滞[35]。

排便造影 / 排空直肠造影

排便造影或排空直肠造影包括患者排空如同大便稠度钡剂时的荧光录像。在女性可用钡剂浸透的纱布置入阴道中并将钡剂涂布于会阴部以协助评定肛管直肠角和会阴的下垂情况[36]。口服造影剂充盈小肠或腹膜腔注入造影剂（腹膜腔造影术）即能显示 18% 的盆底薄弱患者的肠膨出[37]，仅需小肠保持在半充盈状态[38]。排便造影是一个动态检查；它不仅提供排便期间肛门直肠结构改变的信息，更可以评价其功能。排空时的解剖学改变（即直肠膨出、肠膨出、直肠肛门套叠、直肠脱垂以及肛管直肠角改变）是很明显的，而排空程度及其持续时间更有临床意义[39]。

 直肠造影所显示出来的解剖学异常对于从对照中鉴别患者的价值极低[40]。可以分辨正常受试者和那些严重便秘者的唯一判定指标是排空所需时间和排空的完全性[41]。

在正常排空时肛管直肠角因耻骨直肠肌松弛而增大。正常排空应达到 90%（60% 排空会导致一个囊袋形成）。直肠膨出如果超过 3cm 或需要指诊来协助排空就意味着直肠膨出很明显了。

动态盆腔 MRI

使用改良的 T2 加权的单次快速自旋回波的成像序列，或者带有稳态行程 MRI 序列的 T2 加权快速成像，能够间隔 1.2 ～ 2 秒显示肛管直肠与盆底运动[10]。在做动态 MRI 检查时，直肠造影能够提供静息以及紧张时的盆壁影像。这让我们看到盆底运动和器官脱垂的整体影像，并且在排泄经直肠注入的 150ml 超声凝胶时评估直肠的运动[42]（图 1.4）。在检测一些相关的临床表现时仰卧位 MRI 与坐位 MRI 几乎没有差别，只有在检测直肠套叠时例外，这时坐位 MRI 更有优势[43]。

 在因便秘而行手术的患者中，MRI 排便造影已改变了其中 67% 的手术方式[44]。同时已有资料显示，研究者们对于使用 MRI 排便造影评估肛管直肠运动比使用钡灌肠排便造影更好一些的看法是一致的。

闪烁描记法

使用与稀释的硅酸镁铝粉末混合的锝标记硫胶体的闪烁描记法也可以用于排便造影[45]。这项技术的优点是应用更低剂量辐射便可获得一个定量的结果。然而，这项研究不是动态的，且与患者的症状或测压评估方法无相关性。放射性核素检查也可以用于评估结肠通过时间以诊断原发性慢传输性便秘[46]。结肠通过时间的检测可以简单到用 X 线腹平片跟踪摄入的不透射线标记物的进程。标准的流程是在开始摄取标记物之后 5 天拍一张 X 线腹平片（通

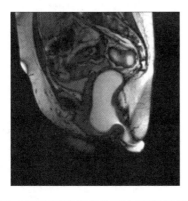

图 1.4 ● 应用 MRI 直肠造影的肛管与直肠的正中矢状位图像，显示直肠前突。

常在前 3 天每天都进食不同形状的标记物）。

直肠和肛门括约肌成像

肛门直肠成像的适应证可以分为三大临床领域：感染及瘘管类疾病、恶性肿瘤和便失禁。可应用的技术包括表层扫描技术，即计算机断层扫描成像（CT）和全身螺旋 MRI，以及肛管内超声成像，即 AES（anal endosonography）；再加上（或不加）随后的多维（三维）平面重建，以及内置线圈 MRI。

肛管超声成像 / 直肠内超声

二维直肠腔内超声利用一个在充满水的球囊里可以做 360° 旋转的传感器提供声耦合。较新的三维腔内超声使用一个双晶体，该晶体包在一个圆柱形传感器的柄内，设计频率范围是 6 ～ 16MHz。传感器和专门设计的直肠乙状结肠镜一起使用，由一个装满水的安全套套住传感器。这种设计在扫描直肠时可不用移动或换掉探头。通过扫描切开的标本并利用不同解剖结构之间交界处产生的不同反射带，超声解剖学得已详细阐述[47]。交替的明暗环可被视为对应于直肠壁的各层。

为了能够检查肛门括约肌，需从三维传感器移去装满水的安全套，而二维的直肠内超声（EUS）的充水球囊务必用充水的塑料锥体代替（图 1.5a）。肛管黏膜在 AES 上一般看不到；上皮下组织表现为高回声，并被肛门内括约肌表现出的低回声所环绕。内括约肌的宽度随年龄而增加：55 岁或更年轻患者的正常宽度是 2.4 ～ 2.7mm，而在年长一些的患者其正常范围达 2.8 ～ 3.4mm。随着括约肌宽度的增加，它的回声会逐渐变高且更加不清楚，这可能是由于这层肌肉的弹性纤维组织成分相对增加，是衰老的结果。肛门外括约肌和纵形肌都为中度回声。括约肌间的空间往往是高亮度回声（图 1.5 b）[48]。

由标准二维的切面影像合成的高分辨率三维 AES 形成了一个可回顾的数字化容积，并可用来测量任何平面，从而得到肛门括约肌复合体的更多信息。它提供了一种更可靠的测量方法，也可以进行容量测量[49]。三维 AES 的另一个重要进展是容积再现模式，它让我们能够通过分别数字化增强各个轴

来分析三维容积内部的信息。当病变组织的信号水平与周围组织相差不大时，容积再现的影像能够提供更好的视觉效果。

内置线圈接收器 MRI

MRI 能提供有极好的组织分辨度的图像，然而应用全身线圈接收器的肛门括约肌立体解析度是极

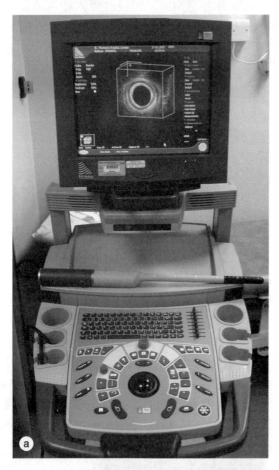

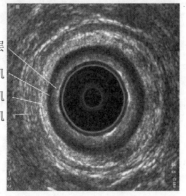

上皮下层
内括约肌
纵形肌
外括约肌

图 1.5 • (a) Bruel-Kjaer 三维肛管内超声机器与 2050 探头。(b) 通过肛管内三维超声探头描绘的括约肌各层。

差的。当使用肛管内接收器线圈时，线圈周围（约在 4 cm 之内）局部立体解析度大大改善，使得采集的肛门括约肌图象具有极佳的组织分辨度和立体解析度。内置线圈既有方形的又有马鞍状的，可用测量长度为 6 ~ 10cm，直径 7 ~ 12mm，用乙缩醛同聚物（Delrin）包埋成型后会增加到 17 ~ 19mm。线圈从左外侧置入，然后用沙袋或特制的固定器（以避免人为移动）固定好[1,48,50]。

在 T2 加权时相，外括约肌和纵形肌变为相对低信号。内括约肌变为相对高信号并在用钆（一种用于 MRI 的静脉注射造影剂）时增强。上皮下组织的信号强度值介于内外括约肌信号强度值之间（图 1.6）。

直肠癌图像

CT 评价超出浆膜层广泛转移的直肠肿瘤的准确率达 89%；然而在评价仅为中等程度转移的肿瘤时，其准确率要低得多（55%）[51]。随着薄层 CT 的

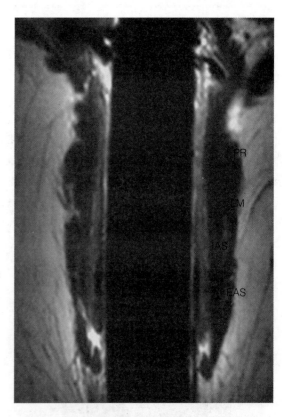

图 1.6 • 使用内置线圈 MRI 的肛管正中冠状位像。EAS：肛门外括约肌；IAS：肛门内括约肌；LM：纵形肌；PR：耻骨直肠肌。

面世[52]，CT 的准确度得到了很大提高，而且多达 64 排探测头的现代扫描仪使其进一步的发展更加值得期待。CT 亦被用来检测累及肝或肺的转移肿瘤。正电子发射断层扫描（position emission tomography，PET）联合 CT 的发展促进了对复发性直肠癌的检测[53]。PET/CT 能为低位直肠癌患者进行治疗前分期提供信息[54]。EUS 通过造影能正确评估 75% ～ 87%[55] 的直肠癌 T 分期，但有 22% 过度分期的趋势[56]。与二维 EUS 相比，三维 EUS 在肿瘤 T 分期上准确度有所提高（准确度 87% 对比 82%）。在 EUS 上被肿瘤侵及的直肠周围淋巴结表现为界线清楚的低回声区域，尽管在 EUS 上恶性结节会表现出一定程度的不均一性。EUS 优于 CT 并且对肿瘤浸润超出固有肌层的阳性预测率达 98%。如果在 EUS 上测得一个淋巴结的直径大于 5mm，则其诊断为肿瘤的可能性为 45% ～ 70 %[57]。

体线圈 MRI 已被应用于评估直肠肿瘤分期并且能提供可与 EUS 相媲美的结果[58]，检测透壁扩散的准确度为 88%，肛管括约肌浸润的准确度为 87%，环周切缘受累的准确度高于 90%[59]。一项 84 个研究的荟萃分析显示，在评估淋巴结状态时 EUS 比 MRI 稍有优势[60]。但是，上述两种检测方法均不能保证淋巴结转移检测的可靠性。体线圈 MRI 与 EUS 相比其优点在于，即使存在狭窄的肿瘤，它也能进行检查。此外，放疗之后 EUS 会存在对肿瘤的过度分期，导致诊断准确性明显降低，尤其在区分 T2 和 T3 期肿瘤上。MRI 优于 EUS 的其他方面表现在对复发肿瘤的评估上。无论应用 EUS 还是 CT，术后纤维变性和骨盆复发肿瘤的表现都非常相似，使得对复发性疾病的评估非常困难。而在 MRI 上这两种组织类型的信号（尤其在 T2 加权像上）是很不一样的，可以更好地区分组织类型。

EUS 似乎在评估直肠肿瘤的 T0、T1、T2[61] 以及淋巴结分期[60] 方面更有优势；然而，局部复发的主要决定点在环周切缘，MRI 则显示出更高的准确度[60]。

肛周感染和肛瘘的影像

体表成像和肛管内成像都被用于肛周感染的评估。由于 CT 主要通过容量平均法，在判定瘘管的能力上较差，所以在瘘的评价上不甚满意。AES 被用于评估肛瘘且可准确确定肛周感染的解剖学特点（尤其在显示马蹄样积脓和复杂的瘘管的解剖学特点时）[62]。内镜超声检查也能探测和评估因慢性感染所致的括约肌损伤。

内镜超声检查评价括约肌上方感染的准确性较低，常常难以区分肛提肌上和肛提肌下积脓，导致高达 20% 病例的诊断错误[63]。由于缺乏对黏膜的界定，AES 在确认瘘管内口时以贯穿肛门内括约肌轨迹为依据，并且在靠近肛门边缘时作用受限[62]。将过氧化氢注入瘘管内作为对比剂可以增加 AES 的诊断准确性[64]。在评价肛周感染上 MRI 是最佳的选择。肛周感染在 MRI 上为极高信号的区域，静脉给予造影剂钆后会增强。采用 STIR（短 τ 翻转复原）序列通过抑制脂肪的回声信号将更加容易确定感染（图 1.7）。

已有报道，使用动态增强对比，MRI 相比于 AES 能更好地描绘出瘘管示意图，而且比麻醉下检查（examination under anaesthetic，EUA）更准确。临床检查分级准确率 EUA 为 61%，AES 为 81%，MRI 为 90%。AES 在 91% 的病例中可以准确地判定瘘内口的位置，相比之下 MRI 正确率为 97%[65]。

便失禁的图像

AES 已经显示很多原来被认为有原发性便失禁的患者事实上存在可以经手术修复的括约肌缺陷。也有人指出，女性分娩时导致的括约肌损伤的比例比临床怀疑的高得多[66]。而括约肌撕裂的真正发病率可能比最初想像的要低[67]，很多女性在分娩后其括约肌会有重要的形态学改变[68]。通过与 EMG 研究和手术所见比较，AES 诊断和正确评估外括约肌损伤程度的能力已得到认可[69]。无论与单纯测压评估法比较，还是与向量容积研究比较，AES 在区别患者是原发性便失禁还是括约肌缺陷方面均具有优势。

MRI 也用于对便失禁患者的评估，内置线圈 MRI 已被用于和外科手术一起对括约肌缺陷进行诊断并判断其程度[70]。因 MRI 可以更好地确定括约肌，内置线圈 MRI 在探测和评估外括约肌缺陷上可能优于 AES[70]，但临床医师更熟悉现有的影像技术也是不

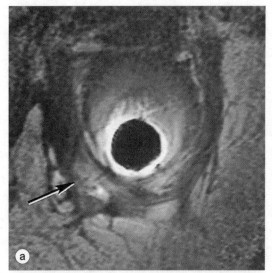

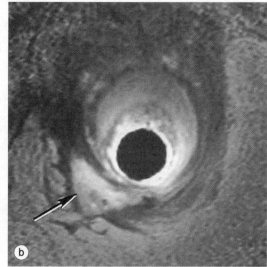

图 1.7 ● 通过肛管内磁共振探头显示的复杂直肠周围感染的实例。(a，b) 钆 -DTPA 造影剂之前和之后内括约肌处的浓聚的 T1 加权像（箭头）。(c) 脓腔的 STIR 成像显示一中央含气的空腔（长箭头），在 7 点位为一瘘管（短箭头）。

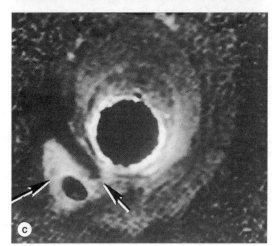

可忽视的现实[71]。

　　MRI 有多维的能力（例如可以获得轴位的、矢状位的以及冠状位的影像），而标准 AES 只能提供轴向位图像。容量超声数据已经克服了这个问题[72]，而且使用三维 AES 可以更好地了解括约肌损伤。缺陷的长度与括约肌两个末端位移的弧形之间有直接相关性[73]。

　　使用内螺旋 MRI 已经显示，没有括约肌缺陷的便失禁可能是由于肌萎缩所致，即括约肌已经被脂肪和纤维组织代替[50,74]。在螺旋 MRI 上存在的肛门外括约肌萎缩与先前的括约肌成形术的不良后果有关[75]。

小结

　　多种生理学和形态学检查都适用于对肛管和直肠疾病的评估。尽管对于原发性便失禁的患者来说，测压法 / 神经生理学检查与临床症候学之间没有明显相关性，但是为了预测远期结果，手术之前实行这些检查有重要的价值。通过肛管直肠检查已经发现大量的存在隐蔽的括约肌损伤的经产女性，随着她们年龄的增长该损伤可能会产生临床影响。

　　肛管直肠生理学评估作为一项客观测量对便失禁患者和 Hirschsprung 病的诊断是很重要的，而且它有助于选择出那些结肠肛管吻合或回肠贮袋肛管吻合之后有满意功能的患者。

　　肛管内成像正在成为术前确定括约肌完整性和筛选最可能从外科干预中获益患者的金标准。直肠肿瘤的直肠内成像与肿瘤深度的组织学评定有很好的关联，并且能够准确诊断先前切除后复发的肿瘤（尤其在使用 MRI 时）。

在原发性排便紊乱的患者中，神经生理学检查和排便造影有助于找出能从外科手术中获益的、可确定存在直肠肛管套叠或直肠膨出的患者，以及那些可能适合生物反馈治疗的患者。

肛管直肠检查在临床研究中继续扮演着重要角色，且已经显示对描绘括约肌复合体各组成部分的解剖学要点有帮助，对排便和肛门节制的生理学描述也有帮助。了解这些过程对于正确处理肛管直肠功能紊乱的患者是至关重要的。

● **关键点**

- 正常盆底功能依赖多种机制之间复杂的相互作用。
- 括约肌功能可以用肛管测压法和电生理学来评估。
- 括约肌解剖可以用 AES 和 MRI 评估，前者是诊断括约肌损伤的标准。
- 动态 MRI 和直肠排空造影对评价患有排便紊乱的患者是有益的。
- 骨盆 MRI 是肛管直肠感染最好的影像检查方式，并能够预测手术后肛瘘的复发情况，尽管 AES（特别是三维的）提供了另一个有益的替代方法。
- EUS 对于早期直肠癌的术前分期很有优势。MRI 在预测环周切缘方面是最准确的。

（曲　军　译）

参考文献

1. Desouza NM, Kmiot WA, Puni R et al. High resolution magnetic resonance imaging of the anal sphincter using an internal coil. Gut 1995; 37(2):284–7.

2. Williams AB, Cheetham MJ, Bartram CI et al. Gender differences in the longitudinal pressure profile of the anal canal related to anatomical structure as demonstrated on three-dimensional anal endosonography. Br J Surg 2000; 87:1674–9.

3. Engel AF, Kamm MA, Bartram CI et al. Relationship of symptoms in faecal incontinence to specific sphincter abnormalities. Int J Colorectal Dis 1995; 10(3):152–5.

4. Gowers WR. The automatic action of the sphincter ani. Proc R Soc Lond 1877; 26:77–84.

5. Goes RN, Simons AJ, Masri L et al. Gradient of pressure and time between proximal anal canal and high-pressure zone during internal anal sphincter relaxation. Its role in the fecal continence mechanism. Dis Colon Rectum 1995; 38(10):1043–6.

6. Taylor BM, Beart RW, Phillips SF. Longitudinal and radial variations of pressure in the human anal sphincter. Gastroenterology 1984; 86:693–7.

7. Enck P, Kuhlbusch R, Lubke H et al. Age and sex and anorectal manometry in incontinence. Dis Colon Rectum 1989; 32(12):1026–30.

8. Sun WM, Read NW. Anorectal function in normal subjects: effect of gender. Int J Colorectal Dis 1989; 4:188–96.

9. Jorge JM, Wexner SD. Anorectal manometry: techniques and clinical applications. Southern Med J 1993; 86:924–31.

10. Bharucha AE, Fletcher JG, Harper CM et al. Relationship between symptoms and disordered continence mechanisms in women with idiopathic faecal incontinence. Gut 2005; 54(4):546–55.

In this study 35% of patients with faecal incontinence had reduced resting pressure and 73% of faecal incontinence patients had reduced squeeze pressures, which was a higher percentage than the control group. This study also found that volume and pressure thresholds for desired defecation were lower in faecal incontinence patients.

11. McHugh SM, Diamant NE. Effect of age, gender, and parity on anal canal pressures. Contribution of impaired anal sphincter function to fecal incontinence. Dig Dis Sci 1987; 32(7):726–36.

McHugh and Diamant found that in faecally incontinent patients, 39% of women and 44% of men had normal resting and squeeze pressures, and 9% of asymptomatic normal individuals were unable to generate an appreciable pressure on maximal squeeze.

12. Jones MP, Post J, Crowell MD. High-resolution manometry in the evaluation of anorectal disorders: a simultaneous comparison with water-perfused manometry. Am J Gastroenterol 2007; 102(4):850–5.

13. Kumar D, Waldron D, Williams NS et al. Prolonged anorectal manometry and external anal sphincter electromyography in ambulant human subjects. Dig Dis Sci 1990; 35(5):641–8.

14. Sun WM, Read N, Miner PB et al. The role of transient internal anal sphincter relaxation in faecal incontinence. Int J Colorectal Dis 1990; 5:31–6.

15. Braun JC, Treutner KH, Dreuw B et al.

Vectormanometry for differential diagnosis of fecal incontinence. Dis Colon Rectum 1994; 37(10):989–96.

16. Duthie HL, Gairns FW. Sensory nerve-endings and sensation in the anal region of man. Br J Surg 1960; 47:585–95.

17. Kamm MA, Lennard-Jones JE. Rectal mucosal electrosensory testing – evidence for a rectal sensory neuropathy in idiopathic constipation. Dis Colon Rectum 1990; 33(5):419–23.

18. Miller R, Bartolo DCC, Cervero F et al. Anorectal temperature sensation: a comparison of normal and incontinence patients. Br J Surg 1987; 74(6): 511–5.

19. Kendall GPN, Thompson DG, Day SJ et al. Inter- and intraindividual variation in pressure–volume relations of the rectum in normal subjects and patients with irritable bowel syndrome. Gut 1990; 31:1062–8.

20. Roe AM, Bartolo DC, Mortensen NJ. New method for assessment of anal sensation in various anorectal disorders. Br J Surg 1986; 73(April):310–2.

21. Sorensen M, Rasmussen OO, Tetzschner T et al. Physiological variation in rectal compliance. Br J Surg 1992; 79(10):1106–8.

22. Swash M, Snooks SJ, Henry MM. Unifying concept of pelvic floor disorders and incontinence. J R Soc Med 1985; 78:906–11.

23. Lubowski DZ, Swash M, Nicholls RJ et al. Increase in pudendal nerve terminal motor latency with defaecation straining. Br J Surg 1988; 75(Nov): 1095–7.

24. Engel AF, Kamm MA. The acute effect of straining on pelvic floor neurological function. Int J Colorectal Dis 1994; 9(1):8–12.

25. Read NW, Bartolo DC, Read MG et al. Differences in anorectal manometry between patients with haemorrhoids and patients with descending perineum syndrome: implications for management. Br J Surg 1983; 70(11):656–9.

26. Law PJ, Kamm MA, Bartram CI. A comparison between electromyography and anal endosonography in mapping external anal sphincter defects. Dis Colon Rectum 1990; 33(5):370–3.

27. Sorensen M, Tetzschner T, Rasmussen OO et al. Relation between electromyography and anal manometry of the external anal sphincter. Gut 1991; 32(9):1031–4.

28. Karlbom U, Edebol Eeg-Olofsson K, Graf W et al. Paradoxical puborectalis contraction is associated with impaired rectal evacuation. Int J Colorectal Dis 1998; 13(3):141–7.

29. Wexner SD, Marchetti F, Salanga VD et al. Neurophysiologic assessment of the anal sphincters. Dis Colon Rectum 1991; 34(7):606–12.

30. Beersiek F. The pelvic floor: pathophysiology. Ann R Coll Surg 1983; (Sir Alan Parks 1920–1982, Surgeon and Scientist):17–19.

31. Womack NR, Morrison JFB, Williams NS. The role of pelvic floor denervation in the aetiology of idiopathic faecal incontinence. Br J Surg 1986; 73(May):404–7.

32. Kiff ES, Swash M. Slowed conduction in the pudendal nerves in idiopathic (neurogenic) faecal incontinence. Br J Surg 1984; 71(8):614–16.

33. Vaccaro CA, Cheong DM, Wexner SD et al. Pudendal neuropathy in evacuatory disorders. Dis Colon Rectum 1995; 38(2):166–71.

34. Barnett JL, Hasler WL, Camilleri M. American Gastroenterological Association medical position statement on anorectal testing techniques. American Gastroenterological Association. Gastroenterology 1999; 116(3):732–60.

35. Snooks SJ, Swash M, Henry MM. Abnormalities in central and peripheral nerve conduction in patients with anorectal incontinence. J R Soc Med 1985; 78(April):294–300.

36. Delemarre JB, Kruyt RH, Doornbos J et al. Anterior rectocele: assessment with radiographic defecography, dynamic magnetic resonance imaging, and physical examination. Dis Colon Rectum 1994; 37(3):249–59.

37. Kelvin FM, Maglinte DD, Benson JT. Evacuation proctography (defecography): an aid to the investigation of pelvic floor disorders. Obstet Gynecol 1994; 83:307–14.

38. Halligan S, Bartram CI. Evacuation proctography combined with positive contrast peritoneography to demonstrate pelvic floor hernias. Abdom Imaging 1995; 20(5):442–5.

39. Halligan S, Bartram CI. Is barium trapping in rectoceles significant? Dis Colon Rectum 1995; 38(7):764–8.

40. Hiltunen KM, Kolehmainen H, Matikainen M. Does defecography help in diagnosis and clinical decision-making in defecation disorders? Abdom Imaging 1994; 19(4):355–8.

41. Turnbull GK, Bartram CI, Lennard-Jones JE. Radiologic studies of rectal evacuation in adults with idiopathic constipation. Dis Colon Rectum 1988; 31(3):190–7.

42. Bertschinger KM, Hetzer FH, Roos JE et al. Dynamic MR imaging of the pelvic floor performed with patient sitting in an open-magnet unit versus with patient supine in a closed-magnet unit. Radiology 2002; 223(2):501–8.

43. Bharucha AE. Update of tests of colon and rectal structure and function. J Clin Gastroenterol 2006; 40(2):96–103.

44. Hetzer FH, Andreisek G, Tsagari C et al. MR defecography in patients with fecal incontinence: imaging findings and their effect on surgical management. Radiology 2006; 240(2):449–57.

45. McLean RG, King DW, Talley NA et al. The utilization of colon transit scintigraphy in the diagnostic algorithm for patients with chronic constipation. Dig Dis Sci 1999; 44(1):41–7.

46. Gattuso JM, Kamm MA, Morris G et al. Gastrointestinal transit in patients with idiopathic megarectum. Dis Colon Rectum 1996; 39(9):1044–50.

47. Beynon J, Foy DMA, Temple LN et al. The endosonic appearances of normal colon and rectum. Dis Colon Rectum 1986; 29:810–3.

48. Williams AB, Bartram CI, Halligan S et al. Endosonographic anatomy of the normal anal canal compared with endocoil magnetic resonance imaging. Dis Colon Rectum 2002; 45(2):176–83.

49. West RL, Felt-Bersma RJ, Hansen BE et al. Volume measurements of the anal sphincter complex in healthy controls and fecal-incontinent patients with a three-dimensional reconstruction of endoanal ultrasonography images. Dis Colon Rectum 2005; 48(3):540–8.

50. Stoker J, Rociu E, Zwamborn AW et al. Endoluminal MR imaging of the rectum and anus: technique, applications, and pitfalls. Radiographics 1999; 19(2):383–98.

51. Nicholls RJ, York Mason A, Morson BC et al. The clinical staging of rectal cancer. Br J Surg 1982; 69:404–9.

52. Kulinna C, Scheidler J, Strauss T et al. Local staging of rectal cancer: assessment with double-contrast multislice computed tomography and transrectal ultrasound. J Comput Assist Tomogr 2004; 28(1):123–30.

53. Even-Sapir E, Parag Y, Lerman H et al. Detection of recurrence in patients with rectal cancer: PET/CT after abdominoperineal or anterior resection. Radiology 2004; 232(3):815–22.

54. Gearhart SL, Frassica D, Rosen R et al. Improved staging with pretreatment positron emission tomography/computed tomography in low rectal cancer. Ann Surg Oncol 2006; 13(3):397–404.

55. Fuchsjager MH, Maier AG, Schima W et al. Comparison of transrectal sonography and double-contrast MR imaging when staging rectal cancer. Am J Roentgenol 2003; 181(2):421–7.

56. Orrom WJ, Wong WD, Rothenberger DA et al. Endorectal ultrasound in the preoperative staging of rectal tumours. Dis Colon Rectum 1990; 33:654–9.

57. Beynon J, Mortensen NJ, Foy DM et al. Preoperative assessment of mesorectal lymph node involvement in rectal cancer. Br J Surg 1989; 76:276–9.

58. McNicholas MM, Joyce WP, Dolan J et al. Magnetic resonance imaging of rectal carcinoma: a prospective study. Br J Surg 1994; 81(6):911–4.

59. Brown G, Radcliffe AG, Newcombe RG et al. Preoperative assessment of prognostic factors in rectal cancer using high-resolution magnetic resonance imaging. Br J Surg 2003; 90(3):355–64.

60. Lahaye MJ, Engelen SM, Nelemans PJ et al. Imaging for predicting the risk factors – the circumferential resection margin and nodal disease – of local recurrence in rectal cancer: a meta-analysis. Semin Ultrasound CT MR 2005; 26(4):259–68.

This meta-analysis on the accuracy of preoperative imaging includes studies between 1985 and 2004. It showed that MRI is the only investigation accurate at predicting CRM. EUS is slightly but not significantly superior at predicting nodal status.

61. Bipat S, Glas AS, Slors FJ et al. Rectal cancer: local staging and assessment of lymph node involvement with endoluminal US, CT, and MR imaging – a meta-analysis. Radiology 2004; 232(3):773–83.

A meta-analysis of 90 articles showed that for muscularis propria invasion, EUS and MRI had similar sensitivities but the specificity of EUS (86%) was significantly higher than that of MRI (69%). For perirectal tissue invasion, sensitivity of EUS (90%) was significantly higher than that of CT (79%) and MRI (82%). EUS was more accurate than CT and MRI at diagnosing perirectal tissue invasion and there was no difference in diagnosis of lymph node involvement.

62. Deen KI, Williams JG, Hutchinson R et al. Fistulas in ano: endoanal ultrasonographic assessment assists decision making for surgery. Gut 1994; 35(3):391–4.

63. Choen S, Burnett S, Bartram CI et al. Comparison between anal endosonography and digital examination in the evaluation of anal fistulae. Br J Surg 1991; 78(4):445–7.

64. West RL, Dwarkasing S, Felt-Bersma RJ et al. Hydrogen peroxide-enhanced three-dimensional endoanal ultrasonography and endoanal magnetic resonance imaging in evaluating perianal fistulas: agreement and patient preference. Eur J Gastroenterol Hepatol 2004; 16(12):1319–24.

65. Buchanan GN, Halligan S, Bartram CI et al. Clinical examination, endosonography, and MR imaging in preoperative assessment of fistula in ano: comparison with outcome-based reference standard. Radiology 2004; 233(3):674–81.

This prospective trial of 104 patients with anal fistulas showed that AES with a high-frequency transducer is superior to digital examination but MRI is superior to AES.

66. Donnelly V, Fynes M, Campbell D et al. Obstetric events leading to anal sphincter damage. Obstet Gynecol 1998; 92(6):955–61.

67. Williams AB, Bartram CI, Halligan S et al. Sphincter damage after vaginal delivery – a prospective study. Obstet Gynecol 2000; 97:770–5.

68. Williams AB, Bartram CI, Halligan S et al. Alteration of anal sphincter morphology following vaginal delivery revealed by multiplanar anal endosonography. BJOG 2002; 109(8):942–6.

69. Tjandra JJ, Milsom JW, Schroeder T et al. Endoluminal ultrasound is preferable to electromyography in mapping anal sphincteric defects. Dis Colon Rectum 1993; 36(7):689–92.

70. Stoker J, Hussain SM, Lameris JS. Endoanal magnetic resonance imaging versus endosonography. Radiol Med (Torino) 1996; 92(6):738–41.

71. Malouf AJ, Williams AB, Halligan S et al. Prospective assessment of accuracy of endoanal MR imaging and endosonography in patients with fecal incontinence. Am J Roentgenol 2000; 175(3):741–5.

72. Williams AB, Bartram CI, Halligan S. Review of three-dimensional anal endosonography. RAD 1999; 25(289):47–8.

73. Gold DM, Bartram CI, Halligan S et al. Three-dimensional endoanal sonography in assessing anal canal injury. Br J Surg 1999; 86(3):365–70.

74. Williams AB, Bartram CI, Modhwadia D et al. Endocoil magnetic resonance imaging quantification of external anal sphincter atrophy. Br J Surg 2001; 88(6):853–9.

75. Briel JW, Stoker J, Rociu E et al. External anal sphincter atrophy on endoanal magnetic resonance imaging adversely affects continence after sphincteroplasty. Br J Surg 1999; 86:1322–7.

第2章

结肠镜和软式乙状结肠镜

Adam Haycock · Siwan Thomas–Gibson

概述

自从 1963 年首次应用软式结肠内镜检查以来，它已经成为评估和诊断结肠疾病的金标准。技术的进步和操作方法的改进，已使治疗过程不断改善，内镜、腹腔镜和开腹治疗适应证之间的界线正变得逐渐模糊。内镜医生对技术和操作技巧的良好理解对高质量、安全的内镜检查十分重要。本章将探讨结肠镜是如何影响结直肠外科实践的。

适应证和禁忌证

软式乙状结肠镜对比结肠镜

结肠镜与软式乙状结肠镜的适应证必须要权衡风险和收益。结肠镜比软式乙状结肠镜更容易发生镇静、肠道准备、穿孔和出血等相关并发症，软式乙状结肠镜更快、更经济，而且更容易实施。然而研究发现，应用专门的 60cm 的软式乙状结肠镜，1/4 的病例不能得到全面的乙状结肠检查，即使是把

60cm 的肠镜全部插入，也仅有少数的病例能到达脾区[1]。因此，英国胃肠内镜协会推荐软式乙状结肠镜应与结肠镜共同使用（图 2.1）。

禁忌证

内镜检查的唯一绝对禁忌证是患者不同意，或者是存在游离的肠穿孔。相对禁忌证包括：急性憩室炎、刚行手术的患者、急性心肌梗死（30 天内）、肺栓塞、凝血障碍（特别是在治疗过程中）或者血流动力学不稳定者。对爆发性结肠炎来说，有限度地应用软式乙状结肠镜有利于了解病情及进行组织活检。通常来说，结肠镜和软式乙状结肠镜对孕妇是安全的，但如果不是必须要立即检查应延期进行[2]。

镇静

结肠镜术中的镇静一直是很多辩论和研究的主

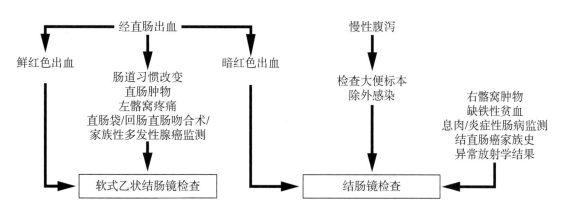

图 2.1 • 选择结肠镜或软式乙状结肠镜作为初步检查的流程。

题。欧洲最近就此展开的一项大型多中心调查[3]表明，多数结肠镜检查时应用了镇静治疗，虽然深度镇静能够缩短检查时间并降低难度，但同时也需要更多的看护，因为深度镇静带来的并发症会导致更多的住院治疗。软式乙状结肠镜检查常在无镇静情况下实施，因为若应用静脉镇静会使软式乙状结肠镜的优势丧失。非镇静结肠镜能使一部分患者更少出现并发症，更易于被接受[4]。

 鉴于实际操作和所获证据的千差万别，当前推荐使用药品说明中最小剂量的药物以保证患者的舒适度和检查的成功[5]。

插入技巧

不同内镜医生有不同的插入技巧，这依赖于局部环境、镇静状态、他们的喜好和设备。然而，这还有一些基本的原则，以保证能安全有效地实施检查。

手控和视野控制

大多数有经验的内镜医生现在采用单人单手操作，右手常常掌握镜柄而左手负责控制角度。通过操作上下成角旋钮和主旋钮、右手顺时针或逆时针旋转来控制肠镜末端。

插入和操控

直肠检查应在内镜插入前实施，以润滑肛管、放松括约肌和检查直肠病变。当内镜压迫直肠黏膜时可以看到"红视"。常用轻柔充气、慢慢撤出和小量调节来观察肠腔。

插入和操控技巧

- 回撤要多，插入要少。结肠镜医生的第一原则是保持肠镜是直的，这可以准确控制末端，防止肠系膜的牵张，使患者的不适降到最低，通过肠镜在观察肠壁时因"六边形效应"使结肠缩短。经常回撤可以减少弯曲角度，改善肠镜末端的视野。相反，过度操作常导致大弯形成

和额外疼痛，不利于控制肠镜末端，增加医源性穿孔的风险[6]。

- 少量充气，经常抽吸。检查中的疼痛和不适常常是因为过度充气导致肠壁过度扩张所致。有报道称，右半结肠易因过度充气而穿孔[7]。经常抽吸气体能够预防穿孔发生，常常能使肠镜末端更容易通过肠道。

- 经常旋转。右手顺时针或逆时针旋转适用于肠镜的旋转。依靠直的镜身和弯的末端，旋转能使镜头侧向移动，使肠镜保持硬度避免肠镜弯曲成袢。旋转的应用也用来对付袢曲。大多数乙状结肠袢（N袢，80%；α袢，10%）需要顺时针旋转和回撤来解决，不典型的袢（乙状结肠反向N袢，1%；反向α袢，5%）需要逆时针旋转。

患者的体位变化

在插入和回撤过程中保持患者左侧位能使气体和液体分开，气体进入结肠的上半部分，防止充气和抽吸液体不成功。这个体位能提供力学上的优势，使肠镜容易通过急弯，特别是脾曲和肝曲。有效应用重力作用能使内镜的通过简单化，此技术很容易学习，在2/3的病例中已被证明是有效的促进肠镜操控的方法[8]。然而，若是镇静过深或使用全麻时就非常困难了。

手压腹部

手压腹部的目的是通过对前腹壁施加合适的压

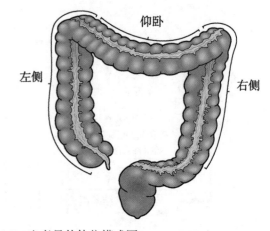

图2.2 • 患者最佳体位模式图。

力防止镜身绕成袢。压迫最好是用来防止形成袢而不是试图解开已形成的袢，因为后者可能会不成功或是增加患者的不适感[9]。对于前面反向绕成的袢特殊压迫好像比非特殊压迫更有益[8]。压迫促进镜头前进的功效低于患者体位的变化。然而，医生们最近却一致建议结肠镜检查过程中应该使用直接压迫[10]。

三维成像

　　一种非侵入式磁成像系统（视野向导，奥林巴斯光学公司）已经在 2002 年投入使用。它使用低剂量磁域来产生全部结肠镜的实时三维成像，包括前后左右方面，使内镜医生能够看到患者体内结肠镜所在的位置，就像放射成像一样，但它不使用 X 线。它可以帮助确定袢曲的前部情况，协助解除绕成的袢曲，也能确定镜头的精确位置。一个单独的压力传感器能够协助用手压迫的实施。

　　两个随机对照研究已经证实，对专家和学习者来说，使用这个成像系统能够提高插管至盲肠的速度和降低疼痛指数[11,12]，另外一个实验证实，这有利于局部病变的发现[13]，而对整个检查速度和过程没有明显影响。

回撤技巧

　　我们应该铭记，结肠镜检查的目的是观察整个肠黏膜以确定病变所在。一个双盲的系统回顾证实[14]，即使是专家，息肉漏检的概率也达 22%，尽管大多数被遗漏的息肉 < 1cm。所有的研究均显示，内镜医生之间的息肉漏检率存在着差别，在一项大型研究中显示，差异达 17% ～ 48%[15]，这提示漏检率与个人技术之间有一定的联系。另一方面即使是操作经验超过 10 000 例的专家，息肉漏检的发生也很普遍。

回撤时间

　　最近出版的专著中强调了用足够长的时间以观察肠黏膜的重要性，充足的回撤时间是确保检查准确性的关键标志。

　　目前推荐结肠镜医生应该花 6 ～ 10 分钟在回撤时观察肠黏膜[16]。一项关于回撤时间的里程碑式的研究发现[17]，回撤时间较长的结肠镜医生比回撤时间短的医生更容易发现腺瘤。

最佳检查技巧

　　尽管少有证据支持，但那些花费更多时间回撤的结肠镜医生更有可能看到异常情况是符合逻辑的。一项对于两个结肠镜专家不同技术所致的不同息肉漏检率的研究发现[18]，低漏检率的医生拥有更好的回撤技术，遵循下列检查标准：（1）检查肠管弯曲的近端、皱褶处和瓣膜；（2）清洁和抽吸；（3）充足的腹部膨隆；（4）充足的观察时间。一项关于可屈性乙状结肠镜检查效果的研究[19]总结了以下类似的标准：（1）观察黏膜的时间；（2）难以观察区域的再次检查；（3）潴留液体的抽吸；（4）肠腔的扩张；（5）低位直肠的检查。

　　下面的质量改进目标以标准化的回撤技术来最大可能地增加疾病发现率（引自 Rex 等[16]）。

1. 平均回撤时间至少应该在 6 ～ 10 分钟。
2. 50 岁以上的男性初次结肠镜检查腺瘤发现率应达 25%，女性应达 15%。
3. 所有病例均需记录肠道准备的质量。

肠道准备

　　显而易见，若有液体或粪便潴留将使对肠黏膜的观察变得模糊不清，已有很多研究证实，多种肠道准备在结肠镜检查前能有效地清洁结肠。

　　基于美国工作团队对文献的综述而得出的证据支持的结肠镜肠道准备指南已经出版[20]。

　　已经证实，良好的肠道准备使可屈性乙状结肠镜检查有较高的腺瘤发现率[21]，而至关重要的是，腺瘤发现率高的内镜医生更是把肠道准备的质量视为关键。

体位变化

随机对照研究证实，体位变化能够改善回撤期间结肠肝曲到乙状结肠降段之间的肠腔扩张[22]。同样的模式可以用来检查每一段肠管，如前插入技巧所讲的（图 2.2）。尚在进行中的研究的阶段性结果显示，改善视野所见也能够提高息肉发现率[22]，这些数据还需要大型多中心的临床试验验证，这可能会对那些习惯使用中等或者深度镇静的结肠镜专家在选择检查方式时产生明显的影响。

解痉

结肠镜术前应用解痉剂，如 N- 溴化丁基（解痉灵），用以降低因肠蠕动所致的肌肉痉挛。小型随机研究已经证实，与安慰剂相比，这能缩短可屈性乙状结肠镜检查的时间[23]，而且有利于肠镜插入[24]，减少盲肠插管时间和检查总时间，有利于充分镇静，使患者更舒适[25]。对有心脏病史的患者需要特别小心，因为应用此类药物可能引起窦性心动过缓。其他解痉剂如胰高血糖素和温水刺激可以在抗胆碱能药物存在禁忌时使用，尽管当前尚没有资料证明这会有什么益处[26]。

直肠内的返转检查

结直肠癌最常见于远端结肠，多数医生常规在直肠内行返转检查。尽管此项检查能否提高病灶检出率尚在争论中[27,28]，但这很可能使直肠瓣膜近端和肛管顶端看得更清楚。如果直肠肠腔狭窄，可以使用儿科肠镜或者是细的胃镜。

英国的内镜培训

2004 年英国最大的关于结肠镜实践的大型前瞻性研究结果[29]揭示了穿孔的高概率与缺乏培训密切相关的情况。英国和美国已经公布了培训指南[30,31]。经国家认可的内镜课程已经发展到可以提供更丰富、更容易应用的结构性训练，而且已经成为胃肠病学的必需培训部分。关注的焦点还包括要保证那些内镜专家对培训的质量负责，以及对健康普查人群检查过程负责。"培训培训者"的课程是教给

有经验的内镜专家成人教育理论，及其在内镜技巧培训中的应用。在英国，内镜医生已被强制要求应实施结直肠癌检查。这两项倡议的目标都是最大程度地提高内镜检查质量，在国家范围内开展培训而不仅是在教学中心。

在结肠镜培训早期使用模拟内镜的价值已经被证实，在其中学到的技巧会应用于真正的患者[32]及对胃肠道出血的治疗[33]。新的计算机模拟内镜（奥林巴斯模拟内镜——远藤 TS-1，奥林巴斯光学公司）已经发展得越来越准确、越来越接近真实的结肠镜，而且仍在不断的发展中。

　　欧洲当前的建议是，在可能的情况下，模拟内镜被允许在安全、可控的环境中使用[34]。

光学内镜新技术

结肠镜技术现在有很多新的发展，除了能够发现息肉和进行病理定性，还可以实施简单的标准化流程，如喷洒染料，以及窄带成像和共聚焦显微内镜等先进技术。

染色内镜

染色内镜是使用表面染料如亚甲蓝或靛胭脂以使结肠黏膜的不规则改变更容易呈现出来（图 2.3）。

　　染色内镜的使用已经明显地提高了发现高危人群如溃疡性结肠炎[35-37]和家族性结直肠癌患者息肉的能力[38,39]。

染色内镜还被证实能够帮助确定扁平息肉或凹陷性息肉[40]，而这些息肉常被认为具有恶性转变的高风险。然而，染色内镜可能会更费时，而且没有实质性的证据支持应该常规使用。

窄带成像

结肠腺瘤发展的组织学特征之一是微血管密度增加。窄带成像技术应用滤光器来缩窄白光的带宽，增强中央的光谱，以增强毛细血管网的显现，这就

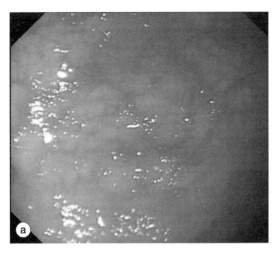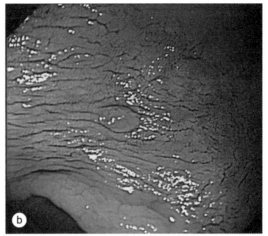

图 2.3 ● （a）白光下的息肉；（b）喷洒靛胭脂后。

使腺瘤在周围的黏膜对比下更显而易见（图 2.4）。它被一个小按钮激活，这相对于喷洒染料法有明显的优点。窄带成像在对高危人群的病变定性，即使是对微型腺瘤进行风险分层时也具有优势。一项双盲研究发现，对溃疡性结肠炎和遗传性非息肉性结直肠癌患者来说，使用窄带成像明显提高了腺瘤的发现率 [41,42]。应用微血管密度分类系统，窄带成像在判别瘤性息肉和非瘤性息肉方面有很好的敏感度和特异度 [43]，而且可以应用点模式识别（如下文）来协助判断组织的性质。最近的随机试验并没有显示常规内镜在这方面有明显的优点 [44,45]。

高清晰放大内镜

　　高清晰放大内镜能使图像扩大至 100 倍，新的高精度镜头有更高的像素密度和更强的区别细节的能力。与喷洒染料或窄带成像联合应用，能够以"点模式"定性腺瘤表面是癌变、腺瘤癌变或非腺瘤癌变。已经证实，与组织学发现相比，工藤等于 1994 年设计的区分系统 [46] 有良好的诊断准确性 [47]（总体 86.1%，敏感度 90.8%，特异度 72.7%）（图 2.5）。然而，对于病灶的鉴别存在学习曲线，这个系统并没有使缺乏经验的内镜医生明显地减少活检次数，下一步应该进行中心外的研究，以在全世界范围里

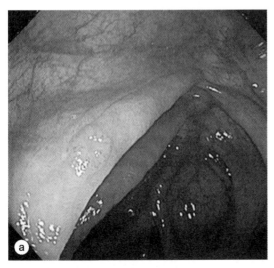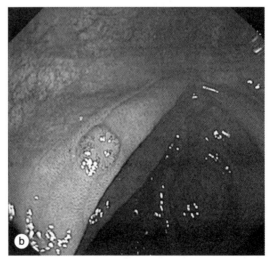

图 2.4 ● （a）白光下的息肉；（b）窄带成像图像。

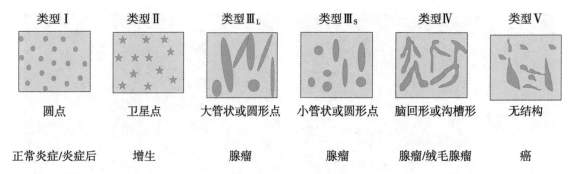

类型 I	类型 II	类型 III_L	类型 III_S	类型 IV	类型 V
圆点	卫星点	大管状或圆形点	小管状或圆形点	脑回形或沟槽形	无结构
正常炎症/炎症后	增生	腺瘤	腺瘤	腺瘤/绒毛腺瘤	癌

图 2.5 ● 高清晰放大内镜 "点模式" 分类。

确定它的益处。

逆行观察设备

当前结肠镜的新发展包括辅助成像设备的使用，该设备可置入工作管道内并在结肠镜末梢外扩张。随后，它向后弯曲，在回撤过程中提供一个连续的逆行视野，来探测那些前进视野中被忽略的病变。已经证实，其中的一种，第三只眼逆行者 ™ （Avantis 国际医疗公司）能够显著提高模拟息肉的检出率[48]，进一步的临床试验正在进行中。

共聚焦激光显微内镜

共聚焦激光显微内镜是把标准的内镜镜头和微型化的激光显微内镜结合在一起。静脉应用荧光素钠作为对比剂，能够创造出 "虚拟组织"，使表层上皮和一部分固有层，包括显微血管结构都能被看到。如果共聚焦显微内镜能够看清在体细胞结构，那其对于准确区别结肠上皮肿瘤和癌有潜在性的意义，在未来的结肠镜检查中也将有更大的意义。它可能会加强精细活检的靶向性和增加检出率，降低组织病理学工作的负担。

内镜治疗

内镜技术和操作方法的改良之一就是新兴治疗技术的快速成功应用。很多以前需要开放手术治疗的病灶现在可以通过微创方法实施。

基本治疗

热活检和息肉套扎切除术

内镜下切除腺瘤的能力是预防和监视癌症的基础。息肉能否被切除依赖于它的大小、特点和有无障碍。内镜下不易切除的息肉一般是那些发生黏膜下浸润、基底宽阔以至于超过了肠壁周径 50% 的息肉，靠近齿状线的直肠大息肉或者是阑尾周围的病变[49]。

小于 4mm 的左半结肠小息肉可以应用热活检灼除法，右半结肠小息肉可以用冷套扎切除。良好的热灼技术是必需的，它要求膨起黏膜使之暂时如蒂状息肉样，然后直接热灼息肉底部，而不必穿透肠壁[50]。大的蒂状息肉最好是常规应用微小套扎来切除。宜选择在息肉和肠壁中间横断息肉的蒂部，这能保证干净的切缘，留下足够的蒂有利于处理切除点出血。建议使用低电量电凝慢速横断蒂部，以便对蒂内血管进行止血。

息肉的回收对于确定异常组织的组织学分级很重要。小息肉可以被吸进内镜，而大息肉则可以被抓取或者套扎，然后随着内镜回撤取出。回收篮或者回收网特别被用来回收一个以上的息肉或组织。

大于 2cm 的、广基的和扁平的息肉切除后应进行进一步的治疗。

下消化道出血探查

消化道出血住院患者中下消化道出血者占 1/4 ~ 1/3[51]，其中憩室病变是最常见的原因，结肠炎、癌、息肉和血管发育不良占其他病因的大部分。多数下消化道出血有可能自发停止，对于择期的结肠镜检查给予标准的肠道准备是恰当的。对那些不常见的持续性出血患者，可选择内镜止血，这在目前认为是安全的，比血管造影和栓塞更利于诊治[52]。快速清洗后紧急的治疗性结肠镜术能够降低再次出血和外科干预的概率[53]。外科手术适用于再次出血病例、不能控制的出血和大量出血。

结肠减压

肠梗阻三种最主要的原因是癌、憩室疾病和乙状结肠扭转。肠扭转的初步治疗是软式乙状结肠镜和排气管共同使用，有高达 78% 的高成功率，但是这只是暂时的措施，常常复发；因此，疗效确定的治疗仍然是择期手术。内镜治疗肠扭转效果不佳时或者是出现肠缺血和腹膜炎的患者需要进行急诊手术。

急性结肠假性肠梗阻（Ogilvie 综合征）可能表现为肠梗阻的相似症状，初步治疗可以选择保守治疗，包括去除任何的刺激因素，使用副交感神经兴奋剂如新斯的明（如果没有禁忌证）。若此尝试失败，则采用内镜下放置排气管作为初步的有创治疗措施[51]。仅在持续性梗阻或出现穿孔或肠缺血病例时考虑实施急诊手术。

高级治疗

内镜下黏膜切除术（EMR）

内镜下黏膜切除术包括向黏膜下间隙注射液体以从肌层和肠壁抬高黏膜（图 2.6）。此方法可以减少肠壁的热损伤，有利于广基或扁平息肉的切除[54]。笔者发现添加肾上腺素（1∶200 000）能改善止血，添加几滴亚甲蓝有利于区分黏膜下层。大于 2cm 的病变应用此抬高黏膜下层的方法，能够安全有效地切除病变。

 氩离子凝固术能够破坏息肉切除的小区域，以减少复发[55]。

"抬起不良征"——当黏膜下注射不能抬起息肉时，要怀疑恶性肿瘤向黏膜下浸润。不能被抬起的病变应该活检、标记并行外科治疗（见第 17 章——标记的步骤）。

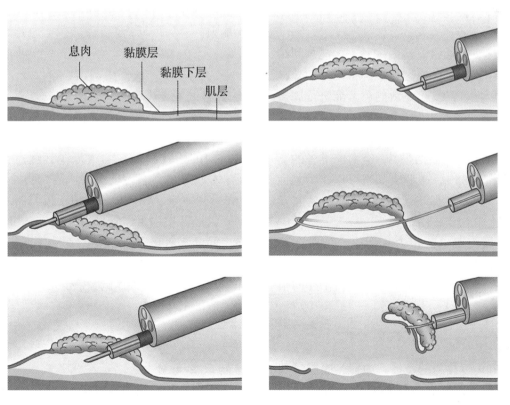

图 2.6 ● 内镜下黏膜切除技术。

内镜黏膜下层剥离术（ESD）

内镜黏膜下层剥离术是由胃肠道大病变整块切除发展而来的一项技术。应用黏性溶液如透明质酸钠或者是 10% 的甘油可以较高地抬起黏膜下层。对黏膜层和黏膜下层的处理可以应用改良的针状刀从黏膜下层将黏膜层剥离下来。在内镜头上贴上透明罩有利于贴紧组织，可以清楚地看到黏膜下层。这项技术的优点是能提供完好的整块标本的组织分析，但技术本身较难掌握，需要高超的内镜和止血技术。同时也相当费时，专家一般需要 2 ~ 3 小时，而且仅应该在已经做好外科手术准备的前提下进行。这项技术最近开始应用在结肠上，资料尚限于小规模的病例对照研究[56-58]。据报道，整块切除的成功率在 74% ~ 98.6%，不到 5% 的病例发生结肠穿孔。

狭窄扩张并支架置入术

结肠狭窄常见于良性病变，因此自扩张金属支架常用来处理此类病变。

内镜下球囊扩张器已经被用来治疗炎性肠病所致的狭窄、非甾体类抗炎药导致的结肠狭窄和憩室狭窄，成功率约在 50%，有时候需要多次尝试[59]，且有较高的并发症发生率，4% ~ 11% 的病例发生穿孔和出血。

自扩张金属支架通常是经内镜置入，能放到结肠的近端。恶性狭窄术前应用支架扩张使一期外科切除吻合成为可能，恢复稳定后的患者能进行肿瘤和支架一并整块切除[60]。与单独的外科干预相比，这给患者带来更理想的结局和花费，而且未发现肿瘤复发率和生存率的负面结果[61]。经术前准备的支架扩张成功率超过 85%。覆膜支架也可以作为恶性狭窄的姑息性治疗，能保持通畅一年[62]，尽管它发生滑动的概率比非覆膜支架高。

自扩张金属支架也能作为良性狭窄的潜在治疗，已有对扩张反应迟钝的解剖性狭窄[63]、克罗恩病[64]、憩室疾病[60]和放射性狭窄[65]进行治疗的报道。

经自然孔道的内镜外科

随着技术和内镜技巧的发展，内镜、腹腔镜和传统治疗之间的界限已经变得模糊。经自然孔道的内镜外科包括经内脏器官（胃、直肠、阴道和膀胱）特意穿刺的内镜，能到达腹腔实施腹内手术。这项技术正处于褴褓期，尽管已经有首批临床病例的报道[66]，但直至最终临床应用，争论还会持续下去。

竞争性技术

当前，理想的结肠镜仍是结肠检查的金标准，它有相对高的病变发现率和实施治疗的能力。然而，新出现的"突破性的新技术"会改变它现在的地位。

虚拟结肠镜

虚拟结肠镜（也常被称作计算机辅助成像结肠镜或 CT 结肠成像）是一项新建立的探测结肠癌和结肠息肉的技术[67]。虚拟结肠镜包含两次低剂量的盆腹部 CT 扫描，与光学结肠镜相比是无创的，不需要使患者镇静到无意识，患者更易耐受。它的诊断效能的潜力可以与专业光学结肠镜相媲美，对大息肉（最大直径 > 10mm）的敏感性超过 90%，对癌的敏感性达 96%[68]，但是它缺乏对息肉的活检和切除能力。

自主前进结肠镜

传统光学结肠镜的缺点之一是需要专业知识的长期培训。若是不需要有经验的操作者也能够提供相同的检查和潜在的治疗，其优点就显而易见了。一次性的、自主前进的、能自我导航的结肠镜（Aeo-O-Scope，GI View 公司，拉马特甘市，以色列）已经开发出来。它采用直肠球囊和内镜末梢球囊之间的二氧化碳引导其在结肠内前进。在猪模型上，无需操纵内镜末端就能对结肠黏膜进行敏感地探测[69]，在初步的人体试验中也是安全的[70]，进一步的评估正在进行中。

结肠胶囊内镜

无线结肠胶囊内镜有安全微创、无需镇静、患者易于接受的特点，实现了肠道可视化，现在被认为是小肠疾病的首选检查。PillCam 结肠胶囊内镜 (Given Imaging Ltd., Yoqneam, Israel) 的发展目标是扩大其对结肠疾病检查的应用。这非常有吸引力，原因很简单，与传统结肠镜不一样，它仅需要解读图像的专业知识而已。目前，仅有两项小型的方法学有缺陷的试验性研究报道[71,72]，PillCam 结肠胶囊内镜对阳性患者的发现率与传统的光学内镜相近，没有严重的副作用。

总结

本章对软式乙状结肠镜和结肠镜在结直肠疾病的诊断、治疗和预防方面的作用进行了概述。传统光学内镜正变得更加精巧，影响开放手术和腹腔镜手术的新技术正在出现。对所有想实施安全的、高质量内镜检查的医生来说，关注技术培训和持续发展的新技术都是必要的。

● 关键点

- 良好的技术对安全的、高质量的内镜检查是重要的。
- 镇静的实施应该标准化，使用最小剂量的药物来保证患者舒适。
- 常规结肠镜检查时回撤时间应大于 6 分钟。
- 高级成像技术正在被广泛使用，可以影响到当前的实践。
- 所有内镜医生都应熟悉基本治疗技术（息肉切除术、电热疗法和减压术），并考虑熟悉高级治疗技术（内镜下黏膜切除术、内镜黏膜下层剥离术和支架置入术）。
- 其他竞争性技术正在发展，需要在临床实践中评价它们的效用。

（姜可伟 译）

参考文献

1. Painter J, Saunders DB, Bell GD et al. Depth of insertion at flexible sigmoidoscopy: implications for colorectal cancer screening and instrument design. Endoscopy 1999; 31(3):227–31.

2. Siddiqui U, Denise Proctor D. Flexible sigmoidoscopy and colonoscopy during pregnancy. Gastrointest Endosc Clin North Am. 2006; 16(1):59–69.

3. Froehlich F, Harris JK, Wietlisbach V et al. Current sedation and monitoring practice for colonoscopy: an International Observational Study (EPAGE). Endoscopy 2006; 38(5):461–9.

4. Takahashi Y, Tanaka H, Kinjo M et al. Sedation-free colonoscopy. Dis Colon Rectum 2005; 48(4):855–9.

5. Teague R. Safety and sedation during endoscopic procedures. Br Soc Gastroenterol 2003; 000:000.

6. Waye J, Rex D, Williams C. Colonoscopy principles and practice. Blackwell, 2003.

7. Luchette FA, Doerr RJ, Kelly K et al. Colonoscopic impaction in left colon strictures resulting in right colon pneumatic perforation. Surg Endosc 1992; 6(6):273–6.

8. Shah SG, Saunders BP, Brooker JC et al. Magnetic imaging of colonoscopy: an audit of looping, accuracy and ancillary maneuvers. Gastrointest Endosc 2000; 52(1):1–8.

9. Waye JD, Yessayan SA, Lewis BS et al. The technique of abdominal pressure in total colonoscopy. Gastrointest Endosc 1991; 37(2):147–51.

10. Prechel JA, Young CJ, Hucke R et al. The importance of abdominal pressure during colonoscopy: techniques to assist the physician and to minimize injury to the patient and assistant. Gastroenterol Nurs 2005; 28(3):232–6.

11. Hoff G, Bretthauer M, Dahler S et al. Improvement in caecal intubation rate and pain reduction by using 3-dimensional magnetic imaging for unsedated colonoscopy: a randomized trial of patients referred for colonoscopy. Scand J Gastroenterol 2007; 42(7):885–9.

12. Shah SG, Brooker JC, Williams CB et al. Effect of magnetic endoscope imaging on colonoscopy performance: a randomised controlled trial. Lancet 2000; 356(9243):1718–22.

13. Cheung HY, Chung CC, Kwok SY et al. Improvement in colonoscopy performance with adjunctive magnetic endoscope imaging: a randomized controlled trial. Endoscopy 2006; 38(3):214–7.

14. van Rijn JC, Reitsma JB, Stoker J et al. Polyp miss rate determined by tandem colonoscopy: a systematic review. Am J Gastroenterol 2006; 101(2):343–50.

15. Rex DK, Cutler CS, Lemmel GT et al. Colonoscopic miss rates of adenomas determined by back-to-back colonoscopies. Gastroenterology 1997; 112(1):24–8.

16. Rex DK, Bond JH, Winawer S et al. Quality in the technical performance of colonoscopy and the continuous quality improvement process for colonoscopy: recommendations of the U.S. Multi-Society Task Force on Colorectal Cancer. Am J Gastroenterol 2002; 97(6):1296–308.

Guidelines on technical performance and quality

improvement for colonoscopy produced by the American Task Force.

17. Barclay RL, Vicari JJ, Doughty AS et al. Colonoscopic withdrawal times and adenoma detection during screening colonoscopy. N Engl J Med 2006; 355(24):2533–41.

    Observational study of 12 experienced colonoscopists over 7882 colonoscopies showing a 10-fold difference in ADR between endoscopists and a significant difference in those who spend more or less than 6 minutes during withdrawal in normal colonoscopies.

18. Rex DK. Colonoscopic withdrawal technique is associated with adenoma miss rates. Gastrointest Endosc 2000; 51(1):33–6.

19. Thomas-Gibson S, Rogers PA, Suzuki N et al. Development of a video assessment scoring method to determine the accuracy of endoscopist performance at screening flexible sigmoidoscopy. Endoscopy 2006; 38(3):218–25.

20. Wexner SD, Beck DE, Baron TH et al. A consensus document on bowel preparation before colonoscopy: prepared by a Task Force from The American Society of Colon and Rectal Surgeons (ASCRS), the American Society for Gastrointestinal Endoscopy (ASGE), and the Society of American Gastrointestinal and Endoscopic Surgeons (SAGES). Dis Colon Rectum 2006; 49(6):792–809.

    Comprehensive literature review and recommendations from the American Task Force.

21. Thomas-Gibson S, Rogers P, Cooper S et al. Judgment of the quality of bowel preparation at screening flexible sigmoidoscopy is associated with variability in adenoma detection rates. Endoscopy 2006; 38(5):456–60.

22. East JE, Suzuki N, Arebi N et al. Position changes during colonoscope withdrawal improve polyp detection: interim results from a randomised, crossover trial. Endoscopy 2006; 38(Suppl II): A224.

23. Saunders BP, Elsby B, Boswell AM et al. Intravenous antispasmodic and patient-controlled analgesia are of benefit for screening flexible sigmoidoscopy. Gastrointest Endosc 1995; 42(2):123–7.

24. Saunders BP, Williams CB. Premedication with intravenous antispasmodic speeds colonoscope insertion. Gastrointest Endosc 1996; 43(3):209–11.

25. Marshall JB, Patel M, Mahajan RJ et al. Benefit of intravenous antispasmodic (hyoscyamine sulfate) as premedication for colonoscopy. Gastrointest Endosc 1999; 49(6):720–6.

26. Cutler CS, Rex DK, Hawes RH et al. Does routine intravenous glucagon administration facilitate colonoscopy? A randomized trial. Gastrointest Endosc 1995; 42(4):346–50.

27. Chu Q, Petros JG. Extraperitoneal rectal perforation due to retroflexion fiberoptic proctoscopy. Am Surg 1999; 65(1):81–5.

28. Hanson JM, Atkin WS, Cunliffe WJ et al. Rectal retroflexion: an essential part of lower gastrointestinal endoscopic examination. Dis Colon Rectum 2001; 44(11):1706–8.

29. Bowles CJ, Leicester R, Romaya C et al. A prospective study of colonoscopy practice in the UK today: are we adequately prepared for national colorectal cancer screening tomorrow? Gut 2004; 53(2):277–83.

30. ASGE. American Society for Gastrointestinal Endoscopy. Principles of training in gastrointestinal endoscopy. Gastrointest Endosc 1999; 49(6): 845–53.

31. Guidelines for the Training, Appraisal and Assessment of Trainees in Gastrointestinal Endoscopy, 2004 (available from: http://www.thejag.org.uk.

32. Park J, MacRae H, Musselman LJ et al. Randomized controlled trial of virtual reality simulator training: transfer to live patients. Am J Surg 2007; 194(2):205–11.

33. Hochberger J, Matthes K, Maiss J et al. Training with the compactEASIE biologic endoscopy simulator significantly improves hemostatic technical skill of gastroenterology fellows: a randomized controlled comparison with clinical endoscopy training alone. Gastrointest Endosc 2005; 61(2):204–15.

34. Axon AT, Aabakken L, Malfertheiner P et al. Recommendations of the ESGE workshop on ethics in teaching and learning endoscopy. First European Symposium on Ethics in Gastroenterology and Digestive Endoscopy, Kos, Greece, June 2003. Endoscopy 2003; 35(9):761–4.

35. Hurlstone DP, Sanders DS, McAlindon ME et al. High-magnification chromoscopic colonoscopy in ulcerative colitis: a valid tool for in vivo optical biopsy and assessment of disease extent. Endoscopy 2006; 38(12):1213–7.

    Biphasic examination with 1800 images from 300 patients obtained via conventional or magnification imaging. Magnification imaging was significantly better than conventional colonoscopy for predicting disease extent in vivo ($P < 0.0001$).

36. Kiesslich R, Fritsch J, Holtmann M et al. Methylene blue-aided chromoendoscopy for the detection of intraepithelial neoplasia and colon cancer in ulcerative colitis. Gastroenterology 2003; 124(4):880–8.

    Randomised controlled trial of 165 patients showing a significantly better correlation between the endoscopic assessment of degree ($P = 0.0002$) and extent (89% vs. 52%; $P < 0.0001$) of colonic inflammation and the histopathological findings in the chromoendoscopy group compared with the conventional colonoscopy group. More targeted biopsies were possible, and significantly more neoplasias were detected (32 vs. 10; *P* = 0.003).

37. Rutter MD, Saunders BP, Schofield G et al. Pancolonic indigo carmine dye spraying for the detection of dysplasia in ulcerative colitis. Gut 2004; 53(2):256–60.

    Back-to-back colonoscopies in 100 patients showing significantly more dysplasia detection with chromoendo-scopy and targeted biopsies (*P* = 0.02). Chromoendoscopy required fewer biopsies (157 vs. 2904) yet detected nine dysplastic lesions, seven of which were only visible after indigocarmine application.

38. Hurlstone DP, Karajeh M, Cross SS et al. The role of high-magnification-chromoscopic colonoscopy in hereditary nonpolyposis colorectal cancer screening: a prospective "back-to-back" endoscopic study. Am J Gastroenterol. 2005; 100(10):2167–73.

    Back-to-back colonoscopies in 25 asymptomatic HNPCC patients. Pan-chromoscopy identified significantly more adenomas than conventional colonoscopy (*P* = 0.001) and a significantly higher number of flat adenomas (*P* = 0.004).

39. Lecomte T, Cellier C, Meatchi T et al. Chromoendo-scopic colonoscopy for detecting preneoplastic lesions in hereditary nonpolyposis colorectal cancer syndrome. Clin Gastroenterol Hepatol 2005; 3(9):897–902.

    Back-to-back colonoscopies in 36 asymptomatic HNPCC patients. The use of chromoendoscopy significantly increased the detection rate of adenomas in the proximal colon, from 3 of 33 patients to 10 of 33 patients (*P* = 0.045).

40. Hurlstone DP, Cross SS, Adam I et al. Efficacy of high magnification chromoscopic colonoscopy for the diagnosis of neoplasia in flat and depressed lesions of the colorectum: a prospective analysis. Gut 2004; 53(2):284–90.

41. East JE, Suzuki N, von Herbay A et al. Narrow band imaging with magnification for dysplasia detection and pit pattern assessment in ulcerative colitis surveillance: a case with multiple dysplasia associated lesions or masses. Gut 2006; 55(10):1432–5.

42. East JE, Suzuki N, Saunders BP. Comparison of magnified pit pattern interpretation with narrow band imaging versus chromoendoscopy for diminutive colonic polyps: a pilot study. Gastrointest Endosc 2007; 66(2):310–6.

43. Tischendorf JJ, Wasmuth HE, Koch A et al. Value of magnifying chromoendoscopy and narrow band imaging (NBI) in classifying colorectal polyps: a prospective controlled study. Endoscopy 2007; 39(12):1092–6.

44. Adler A, Pohl H, Papanikolaou IS et al. A prospective randomized study on narrow-band imaging versus conventional colonoscopy for adenoma detection: does NBI induce a learning effect? Gut 2007; 57(1):59–64.

45. Rex DK, Helbig CC. High yields of small and flat adenomas with high-definition colonoscopes using either white light or narrow band imaging. Gastroenterology 2007; 133(1):42–7.

46. Kudo S, Hirota S, Nakajima T et al. Colorectal tumours and pit pattern. J Clin Pathol 1994; 47(10):880–5.

47. Liu HH, Kudo SE, Juch JP. Pit pattern analysis by magnifying chromoendoscopy for the diagnosis of colorectal polyps. J Formosan Med Assoc [Taiwan yi zhi] 2003; 102(3):178–82.

48. Triadafilopoulos G, Watts HD, Higgins J et al. A novel nitrograde-viewing auxillary imaging device (Third Eye Retroscope) improves the detection of simulated polyps in anatomic models of the colon. Gastrointest Endosc 2007; 65:139–144.

49. Waye JD. New methods of polypectomy. Gastrointest Endosc Clin North Am 1997; 7(3):413–22.

50. Williams CB. Small polyps: the virtues and the dangers of hot biopsy. Gastrointest Endosc 1991; 37(3):394–5.

51. Peura DA, Lanza FL, Gostout CJ et al. The American College of Gastroenterology Bleeding Registry: preliminary findings. Am J Gastroenterol 1997; 92(6):924–8.

52. Zuckerman GR, Prakash C. Acute lower intestinal bleeding. Part II: Etiology, therapy, and outcomes. Gastrointest Endosc 1999; 49(2):228–38.

53. Jensen DM, Machicado GA, Jutabha R et al. Urgent colonoscopy for the diagnosis and treatment of severe diverticular hemorrhage. N Engl J Med 2000; 342(2):78–82.

54. Waye JD. Endoscopic mucosal resection of colon polyps. Gastrointest Endosc Clin North Am 2001; 11(3):537–48, vii.

55. Brooker JC, Saunders BP, Shah SG et al. Treatment with argon plasma coagulation reduces recurrence after piecemeal resection of large sessile colonic polyps: a randomized trial and recommendations. Gastrointest Endosc 2002; 55(3):371–5.

    Patients with apparent complete excision of adenomatous polyps were randomised to application of APC to the margins or not. Postpolypectomy application of APC reduced recurrence at 3 months (1/10 APC, 7/11 no APC; *P* = 0.02).

56. Hurlstone DP, Atkinson R, Sanders DS et al. Achieving R0 resection in the colorectum using endoscopic submucosal dissection. Br J Surg 2007; 94(12):1536–42.

57. Tamegai Y, Saito Y, Masaki N et al. Endoscopic submucosal dissection: a safe technique for colorectal tumors. Endoscopy 2007; 39(5):418–22.

58. Onozato Y, Kakizaki S, Ishihara H et al. Endoscopic submucosal dissection for rectal tumors. Endoscopy

2007; 39(5):423–7.

59. Saunders BP, Brown GJ, Lemann M et al. Balloon dilation of ileocolonic strictures in Crohn's disease. Endoscopy 2004; 36(11):1001–7.

60. Baron TH, Harewood GC. Enteral self-expandable stents. Gastrointest Endosc 2003; 58(3):421–33.

61. Carne PW, Frye JN, Robertson GM et al. Stents or open operation for palliation of colorectal cancer: a retrospective, cohort study of perioperative outcome and long-term survival. Dis Colon Rectum 2004; 47(9):1455–61.

62. Spinelli P, Mancini A. Use of self-expanding metal stents for palliation of rectosigmoid cancer. Gastrointest Endosc 2001; 53(2):203–6.

63. Guan YS, Sun L, Li X et al. Successful management of a benign anastomotic colonic stricture with self-expanding metallic stents: a case report. World J Gastroenterol 2004; 10(23):3534–6.

64. Matsuhashi N, Nakajima A, Suzuki A et al. Long-term outcome of non-surgical strictureplasty using metallic stents for intestinal strictures in Crohn's disease. Gastrointest Endosc 2000; 51(3):343–5.

65. Yates MR 3rd, Baron TH. Treatment of a radiation-induced sigmoid stricture with an expandable metal stent. Gastrointest Endosc 1999; 50(3):422–6.

66. Hazey JW, Narula VK, Renton DB et al. Natural-orifice transgastric endoscopic peritoneoscopy in humans: initial clinical trial. Surg Endosc 2008; 22(1):16–20.

67. Burling D, Taylor SA, Halligan S. Virtual colonoscopy: current status and future directions. Gastrointest Endosc Clin North Am 2005; 15(4):773–95.

68. Halligan S, Taylor SA. CT colonography: results and limitations. Eur J Radiol 2007; 61(3):400–8.

69. Arber N, Grinshpon R, Pfeffer J et al. Proof-of-concept study of the Aer-O-Scope omnidirectional colonoscopic viewing system in ex vivo and in vivo porcine models. Endoscopy 2007; 39(5):412–7.

70. Vucelic B, Rex D, Pulanic R et al. The aer-o-scope: proof of concept of a pneumatic, skill-independent, self-propelling, self-navigating colonoscope. Gastroenterology 2006; 130(3):672–7.

71. Eliakim R, Fireman Z, Gralnek IM et al. Evaluation of the PillCam Colon capsule in the detection of colonic pathology: results of the first multicenter, prospective, comparative study. Endoscopy 2006; 38(10):963–70.

72. Schoofs N, Deviere J, Van Gossum A. PillCam colon capsule endoscopy compared with colonoscopy for colorectal tumor diagnosis: a prospective pilot study. Endoscopy 2006; 38(10):971–7.

第 3 章

遗传性肠癌

Sue Clark

概述

个体发生结直肠癌是基因型与个体及其大肠所处环境相互作用的结果。英国人一生发生结直肠癌的风险大约是 5%。作为一种常见肿瘤，很多人很可能因为偶然因素而至少有一个亲属与之有关[1]，随着相关亲属人数的增加，疾病（在家属中）进一步发展的风险也增加[2]。就遗传因素而言，存在一个风险范围谱，一端是没有特殊的遗传背景，而另一端则不可避免地会进展成为肠癌。而两端中间则是遗传素质起着不同程度作用的人群。虽然这种方法可能过于简化，但我们可以就遗传因素将人们患结直肠癌的风险分为三大类：低危、中危和高危。

在高危组中，虽然环境因素可能会影响到疾病的严重程度（表型），但遗传作用或基因型是决定性的。传统观念认为这一小部分人（在所有大肠癌患者中不超过 5%）存在着"遗传性肠癌"的风险。

在低危组与中危组中，基因型仍然起着作用，但并不明显，可能对 30% 肠癌发生起作用[3]。推测与这些低显性基因影响着机体对食品中致癌物质的反应可能有关。

本章主要研究肠癌中遗传因素分类中的高危组，虽然这部分患者只占所有肠癌患者的一小部分，但目前我们有充分的知识去分辨这类患者的特殊症状，并以此提供重要的预防癌症发生的机会。

风险评估

将个体分入这三个类别的关键步骤是整理出准确的家族史资料，以做出一个经验性的风险评估准确的家族史资料[2]。在对家族成员的一些相关特征（如结直肠息肉）进行关注的同时，还必须关注家族成员的所有癌症的发生部位与年龄。这是一项非常费时的工作，尤其是有时还需要对一些信息进行鉴别、证实。因此很少有外科医生能有足够的时间和精力完满完成这项工作，而此时家族性肿瘤诊所和家族性肿瘤登记部门则会发挥极其重要的作用[4]。

个人史必需详尽，尤其应注意以下几点：

- 常规调查项目，如症状（如直肠出血，排便习惯改变）；
- 之前出现的大肠息肉；
- 之前出现的大肠癌；
- 其他部位肿瘤；
- 其他结直肠癌危险因素（如炎症性肠病，输尿管乙状结肠吻合术，肢端肥大症等），本章将不就这些内容做进一步深入讨论，但这些危险因素如存在则应增强对大肠病变的监测。

在家族史的采集方面有很多限制，尤其是小型家庭。其他困难来自于信息的不准确，在发展成为癌症之前过早死亡等。对一个大型的、复杂的家谱来说，我们需要的是简单通用的方法，而不是努力设计一个同样复杂的方案以覆盖到每一个成员。如果一个家族刚好在两个风险组之间，最保险的方法是把此家族归入风险较高的那一组。尽管如此，有些家族会因为散发肿瘤患者的偶然聚集而被归入高危组，而某些小型家庭则会因为遗传性非息肉病性结直肠癌（hereditary non-polyposis colorectal cancer，HNPCC）而被归入低危或中危组。另外，即使在那些因常染色体为主导影响因素的家族中，50% 的家族成员不会存在遗传致病的突变基因，因而不会增加发生肠癌的风险。

需要深刻认识到的一点是：家族史在不断发展变化，因此，当家族中某个成员新发生肿瘤时，一个人的风险分组将会发生变化。这一点必须为患者所深知。尤其是那些分到低危或中危组而因此未受到常规监护的患者。

低危组

此组人群包括：

1. 本人无肠癌，无确认的家族肠癌史；或
2. 无一级亲属（如：父母、兄弟姐妹、子女）肠癌史；或
3. 一级亲属在 45 岁或以后诊断的肠癌。

中危组

此组人群条件如下：

1. 一级亲属在 45 岁以前被诊断肠癌（不包括下面高危组所列的特征）；或
2. 两个一级亲属在任何年龄被诊断肠癌（不包括下面高危组所列的特征）。

高危组

此组包括 HNPCC 以及各种息肉病症状，此组人群条件如下：

1. 家族成员有家族性腺瘤性息肉病（FAP）或其他息肉病症状；或
2. 家族成员有 HNPCC；或
3. 家谱提示有染色体主导的遗传性结直肠癌（或其他 LYNCH 相关的癌）。

因为每个人都有明显可辨认的表型，息肉综合征的诊断相对直接，而 HNPCC 不同于其他肿瘤的发生，诊断则要困难得多。

处理

低危组

虽然此组群体致癌的危险性往往在 60 岁以后才表现出来，但他们在 60 岁之后的易患风险却是正常人的两倍[2]。

 目前没有证据支持有必要在这组人群中使用侵入性的监控手段[5]。

但是告知这组人群其处在患结直肠癌的边缘水平是非常重要的，但是这样的危险性并不足以使他们去做结肠镜检查。他们应该对结直肠癌的症状保持高度警惕，同时注意报告家族成员中新发生的肿瘤。近期英国将开展以乙状结肠镜与粪便隐血检查为形式的人群筛查，届时，我们将鼓励此组人群积极参与进去。

中危组

 此组人群比正常人群的患病风险高 3 ～ 6 倍[2]，但是很可能监控也只能带来很有限的好处[5]。

部分原因是结直肠癌在年轻人中的发病率很低，但随着年龄的增长发病率将会显著升高。因此，即使是因为家族史而被认为发病风险比正常人高 6 倍的人，在他们 50 ～ 60 岁的年龄段，发病率甚至比 60 岁以上的正常人还低[6]。

 目前的建议[5]是此组人群应该在 35 ～ 40 岁的时候做结肠镜检查（如果超过此年龄，应该立即做），然后在 55 岁的时候再做一次。

如果检查发现了息肉，就立即据此修正随访方案。由于好发肿瘤的家族中肿瘤的位置往往靠近近端，因此仅做可屈性乙状结肠镜检查是不够的。如果检查未能达到盲肠，那么必须做虚拟结肠镜。

同样，我们应该告知此组人群，警惕结直肠癌症状，报告家族中新发的肿瘤，如果有人群筛查，对那些已到合适年龄的人，应该积极参与。

高危组

此组患遗传高风险肠癌的机会可高达50%，因此有必要安排他们到临床遗传学服务机构接受诊治。息肉综合征往往是根据表型，同时辅以基因测试结果诊断的。但有时当腺瘤性息肉不足以诊断为族性腺瘤性息肉病（familial adenomatous polyposis，FAP）时，就往往很难诊断。这种情况常发生于MYH相关的息肉、表型不典型的FAP或HNPCC的时候。此时，做一个仔细的肠外专科检查、肿瘤组织的免疫组化或微卫星序列不稳定评估(microsatelite instability assessment)、种系突变检测往往会对诊断很有帮助。但尽管如此，有些家庭的诊断仍然很难。这种情况下，家庭成员应接受全面的监控。

Lynch 综合征

Lynch综合征由常染色体显性基因遗传，占所有结直肠癌的2%，同时也是最常见的遗传性肠癌综合征。但这一术语极易引起混淆，最近已被修改[7]，它最先被称为"癌症家族综合征"，后来为了区别于息肉病综合征并突出其并没有像FAP那样的大量结直肠腺瘤，而改名为HNPCC。尽管这样，腺瘤性息肉仍然是HNPCC的一大特征。

多种不同的诊断标准都曾经被应用过，包括依据家族史给出诊断的不同定义。一部分而非全部此类疾病中发现了错配修复基因的突变伴有明显的家族遗传肿瘤综合征，表明Lynch综合征中存在一部分错配修复基因的突变（而与家族史无关），而X综合征则具有明显的家族背景史（见下文的Amsterdan标准）而无MMR的突变，HNPCC则涵盖了上述两组病例。

临床特征

HNPCC的特征是早发的结直肠肿瘤，它的平均诊断年龄是45岁，这些肿瘤有某些明确的病理特征。这些肿瘤往往多发（同时发生或者先后发生），而且多发生在近端结肠。它们的病理表现多为黏液性的、低分化的或"印戒细胞"，周围被淋巴细胞浸润或者被淋巴细胞包围。表3.1[8]列出了与此相关的癌症以及它们发生率的详细资料。这些肿瘤的预后将比同类的散发肿瘤的预后要好。

表 3.1 ● HNPCC 相关性肿瘤

部位	发生率（%）
大肠	30 ~ 75
子宫内膜	30 ~ 70（女性）
胃	5 ~ 10
卵巢	5 ~ 10（女性）
泌尿道上皮（肾盂，输尿管，膀胱）	5
其他（小肠，胰腺，大脑）	< 5

遗传学

HNPCC是因为错配修复基因的种系突变而发生的。此基因的功能是当DNA复制时碱基错配或当DNA的破坏不可修复时，启动凋亡过程。以下所列基因是已被识别的认为与HNPCC发生有关的基因：bMLH1、bMSH2、bMSH6、6PMS1、bPMS2、bMSH3。MMR是抑癌基因，HNPCC患者从父母中某一方遗传有缺陷的基因拷贝，当一个细胞中唯一的正常基因在环境因素下发生突变或缺失时，肿瘤发生过程启动，DNA错配就无法进行修复，有缺陷的MMR导致宿主其他基因的累计突变，从而使肿瘤形成。

缺陷的MMR还会导致微卫星序列不稳定（microsatelite instability，MSI），这是HNPCC肿瘤中的一大特点。微卫星序列（microsatelites，MS）是一组短的重复的DNA序列（5个核苷酸左右）。人类基因组中有大量这样的基因，大部分在非编码区。正常情况下，MMR蛋白可对DNA复制中的碱基错配进行修复。在MMR蛋白缺陷的肿瘤患者中，错配修复机制失去作用，MS序列发生突变，导致了重复序列的改变和MS长度的变化，此种肿瘤患者中超过一半的MS序列会出现这种典型改变。

大约15%的结直肠癌患者有MSI，其中部分人是因遗传MMR突变而发生HNPCC的患者。然而其中绝大多数并不是我们所知道的遗传因素相关的肿瘤，患者发病年龄偏大，其发生原因被认为是启动子甲基化而导致MMR失活所致。

虽然HNPCC的主要原因是基于MMR的突变，但有证据表明HNPCC的发生还受其他因素影响。一项对照研究发现，在bMLH1突变的韩国家族和荷兰家族中，韩国家族的胃癌与胰腺癌的发病率明显高于荷兰家族[9]，而子宫内膜癌的发病率则低于荷兰家族。这项研究提示 2 种可能性：这些韩国家族还受一个修饰基因的影响（或者说是多个非常普遍的致胃癌基因的影响），或者是受韩国家族所处的环境因素与突变相互作用的影响，导致了 HNPCC 相关肿瘤的发生。

诊断

家谱

　　多年来，学术界出现了一个模糊的诊断标准。成立于 1989 年的国际 HNPCC 合作组于 1990 年提出了 Amsterdam 标准（框 3.1），这个标准的制定并非是为了确立诊断标准，而是为了区分出很有可能有 HNPCC 的家族。这样做的目的是为了使遗传学研究把目标集中于能让他们更容易得出肯定结果的特定群体。即使这样，当很多有 HNPCC 的家族被诊断出来的同时，很多也受染的家族却因为不符合其中苛刻的标准而被漏诊[10]。1999 年，人们对 Amsterdam 标准也进行了修改（框 3.2），把结直肠癌改成了 HNPCC 相关癌症（Amsterdam Ⅱ）[11]，许多研究表明在符合上述标准的家族中大约有 50% 被诊断为 Lynch 综合征（如发现一个 *MMR* 突变），而在散发病例中也有类似的比例（大约 50% Lynch 综合征患者不符合 Amsterdam 标准）。

　　遗传学检测是一项费时而且昂贵的工作。因此，在哪种情况下给患者提供遗传学检测，每个中心的标准都不尽相同，但总体上说，只要有一个受染的个体（患 HNPCC 相关肿瘤）是来自于符合 Amsterdam Ⅰ 或 Ⅱ 标准的家庭，那么就必须提供相应的遗传学检测。而那些未达到 Amsterdan 标准，

框 3.1 ● HNPCC Amsterdam Ⅰ

- 至少有 3 个患结直肠癌的亲属，其中一人为另两人的一级亲属
- 至少连续两代患病
- 至少有 1 个在 50 岁之前就被诊断为结直肠癌患者
- 不包括 FAP
- 肿瘤须经病理学检查确诊

框 3.2 ● HNPCC Amsterdam Ⅱ

- 至少有 3 个患一种 HNPCC 相关癌的亲属（结直肠的，子宫内膜的，小肠的，输尿管的，肾的），其中一人为另两人的一级亲属
- 至少连续两代患病
- 至少有 1 个在 50 岁之前确诊的结直肠癌患者
- 不包括 FAP
- 肿瘤须经病理确诊

但临床上仍然非常怀疑的家族，肿瘤组织学分析往往能提供很有用的信息。

肿瘤组织学分析

　　我们可以用 1 个有 5 个微卫星标记物的方格（Panel）去检测 MSI，如果有 2 个标记物显示出不稳定，那么该肿瘤就会被认为是"MSI-高"。大约有 15% 的结直肠癌患者是 MSI-高，但其中只有 5% ~ 10% 是 HNPCC 患者，MSI 检测的价值基于这样一个事实，即 HNPCC 是由于 *MMR* 突变产生的，因此所有因 HNPCC 而出现的肿瘤将会是 MSI-高。Bethesda 指南[12]（框 3.3）给出了关于何种患者的肿瘤组织应该做 MSI 的建议。这个指南的目的是提供一个敏感的指导方针，它包括了所有的 HNPCC 相关的结直肠癌以及许多的散发癌，同时排除那些并非因 HNPCC 导致的无 MSI-高的患者，那些 MSI-高的患者将做进一步的免疫组化以及遗传学测试。使用这个方法，大约 90% 的因 HNPCC 导致的结直肠癌患者将被发现。

　　MSI 检测很昂贵，需要提取 DNA，但我们可以

框 3.3 ● Bethesda 标准明确结直肠患者的肿瘤组织是否需要做 MSI

- 50 岁前确诊的结直肠癌
- 有多发的结直肠肿瘤或其他 HNPCC 相关的肿瘤，无论是同时的或是异时发生的
- 60 岁前确诊的结直肠癌，同时镜下显示有 MSI 特点
- 结直肠患者，有 1 个或多个一级亲属在 50 岁或年轻时被诊断为 HNPCC 相关肿瘤
- 结直肠癌患者，有 2 个或更多的一、二级亲属在任何年龄被确诊 HNPCC 肿瘤

用一个更简单的方法，即使用标准免疫组化技术去检测 MMR 蛋白 [13]，但在解释结果的时候必须加倍小心。

遗传学检测

在决定是否将患者或高风险患者的血样进行种系遗传学检测的时候，必须将患者的家庭以及肿瘤本身的特征考虑在内。由于对家族中第一个成员进行 MMR 基因测试时需要大约 1000 英镑，因此谨慎的思路是还必须把经济因素考虑在内。一旦在某个家庭中的一位成员被检测到突变基因，就应该检测其他家庭成员是否同样有异常基因（预见性探测），同时使其他没有突变基因的成员不再接受监测。

就像本章中探讨的其他综合征一样，必须要在充分告知患者，并得到知情同意之后才做检测。知情同意必须要提供书面的告知，包括针对遗传学检测利弊的坦诚谈话（如利害关系、保险等），最理想的做法是能有多学科综合的临床咨询 [14]。尽管这样，并不是所有人都能接受遗传学检测。知情谈话的积极结果应该包括：患者对风险的认知增强，对遗传学检测不理想结果的处理的信心增强，更多地考虑到了癌症，至少做过一次结肠镜检查 [15]。

种系基因检测可能有多个结果（框 3.4），同时结果必须经过多个临床学科的评估 [16]。目前在解释这些结果时仍然有很多困难（如错义突变，基因不均一性）[17]。对癌症风险的不正规的遗传学检测曾经发生过失误并产生了对患者不利的后果 [18]。突变探测的失败可能有多种原因：某些病例是因为调节性基因发生了突变而不是 MMR 基因发生了突变；可能有其他突变的基因尚未被人们所认知；因为技术性原因而没有探测到实际发生的突变；或者有一个全部是由散发肿瘤个体集中的家族。如果存在这样的情况，那些风险组家族应该继续受到监测。

框 3.4 ● 遗传学检测的结果

● 探测到突变基因
对风险家族的检测（预测性检测）：如果为阳性，进行监测或者采取其他措施（如手术）；如果为阴性，不需要监测
● 未探测到突变基因
让所有高风险家族接受监测

 如风险家族符合 Amsterdam 标准，但 MSI 阴性则属低危组，因此 3 ~ 5 年的结肠镜监测已足够 [19]。

监测

 有证据表明规律的结肠镜检查可以有效地减少 80% HNPCC 患者的结直肠癌风险 [20]。

由于有微小的病变存在以及间隔期肿瘤频发，所以结肠镜检查必须要仔细 [23]。

 因此，对 HNPCC 患者来说，我们建议从 25 岁（或者比家族中最年轻的患者早 5 年）[13] 开始，每 2 年进行一次结肠镜检查。监测必须要持续到 75 岁或者直到那个家族的病因突变被排除为止 [13]。

结肠外肿瘤的监测是可行的，但目前获益证据较少，每个中心的建议都不尽相同，但是当一个家族史中有一个特定部位的癌症时，每个中心都会建议监测。框 3.5 列出了肠外监测的选择方法 [13]。

干预

外科

预防性

由于有发生结直肠癌的高风险，所以有必要与基因突变的个体讨论采用预防性的结肠切除术取代结肠镜监测。还有一种类似的情况是：同时对已完

框 3.5 ● HNPCC 肠外监测

● 每年一次经阴道超声(± 彩色多普勒)(± 子宫内膜活检)
● 每年一次 CA125 水平检查和临床检查（盆部的和腹部的）
● 每两年一次胃肠内镜检查
● 每年一次尿液检查 / 细胞学检查
● 每年一次腹部超声（输尿管，盆腔，胰腺）
● 每年一次肝功能检查，CA19-9，CEA

成生育的女性患者行子宫切除术及双侧输卵管卵巢切除术。

通常采用结肠次全切除术、回肠直肠吻合术或者行结肠直肠切除术。据估计行回肠直肠吻合术后在残余直肠发生继发癌症的可能性在 12 年内大约是 12%[22]。无论进行了何种手术，术后应常规进行经肛门内镜检查，间隔根据检查结果具体调整，但不能超过 12 个月。

 根据结果分析模型得出的结论，*MMR* 突变患者能够明显地从干预中获益。将分析的结果量化为平均寿命的结果是：比起没有干预的患者，进行干预的患者寿命明显延长，进行长期监测的寿命要长 13.5 年，行结肠直肠切除的长 15.6 年，结肠次全切除术的长 15.3 年[23]。

在生活质量的改善方面，长期监测的效果是最好的。这项研究用基于数字的方式表明：在对患者作出建议的时候，必须要与个体所处的环境结合起来。

治疗

 大肠肿瘤 10 年随访复发的风险是 16%[24]。

对于那些患有结肠肿瘤的患者，由于行全结肠切除，因此结肠切除合并回肠直肠吻合术具有预防性作用，但这并不包括直肠切除术后肿瘤发病的情况。对直肠癌患者行结直肠切除术（合并或者不合并回肠、肛门袋状重建术）是一种不错的选择。

内科治疗

研究表明，用 NSAIDs 药物处理 *MMR* 基因缺陷的结直肠癌细胞系时，MSI 显著降低[25]。这就为 CAPP2（结直肠腺瘤／癌预防项目 2）提供了理论支持，最近已完成用阿司匹林和抗性淀粉作为化学预防因子治疗 HNPCC 的临床研究，尽管如此，没有任何证据支持针对 HNPCC 的内科治疗的有效性。

对 HNPCC 患者使用细胞毒性化疗药物的益处仍然是受争议的[13]。一些化疗药物（如 5-FU）的作用机制是破坏 DNA 导致细胞凋亡。MMR 蛋白的作用被认为也是发送 DNA 不可逆破坏的信号，启动细胞凋亡过程，但这一作用在这些 HNPCC 肿瘤细胞中缺失。

家族性腺瘤性息肉病

不如 HNPCC 常见，FAP 患者结直肠癌的发生风险近 100%。FAP 通常有以下特点：

- 发生在年轻时期（20 岁或 30 岁期间）的多发息肉（100 颗以上）（图 3.1）
- 十二指肠腺瘤性息肉
- 多发肠外表现（框 3.6）
- 5 号染色体结肠腺瘤性息肉病肿瘤抑制基因（*APC*）突变
- 常染色体显性遗传（受染个体后代有 50% 机会遗传 FAP）

诊断

FAP 最初的诊断标准是：100 个以上的结直肠腺瘤。由于 *APC* 基因的突变只能在 80% 的患者中发现，所以上述临床诊断现在仍然通用。大部分新案例来自于原先已经被诊断此病的家族，但令人不解的是大约有 20% 的病例来自于新发生的突变[26]。这

框 3.6 • FAP 患者结肠外表现

外胚层起源
• 表皮样囊肿
• 毛基质瘤
• 中枢神经系统肿瘤
• 先天性视网膜细胞肥大
中胚层起源
• 结缔组织：硬纤维瘤，过度粘连
• 骨：骨瘤，外生骨疣，骨硬化症
• 牙：牙囊肿，牙瘤，赘生牙，未生牙
内胚层起源
• 十二指肠，胃，小肠，胆道，甲状腺，肾上腺腺瘤或癌
• 胃底腺息肉
• 肝母细胞瘤

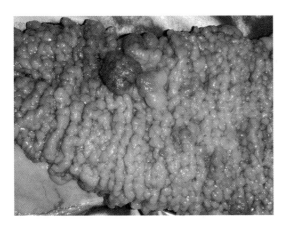

图 3.1 ● 1 例 FAP 患者结肠切除标本。

种病例往往没有年轻时期结直肠癌或者多发息肉的家族史。另一令人难以解释的是新近发现的有着详细记载资料的关于 MAP（见后文）存在微小病变的类型，被称为 FAP 的衰减型[27]。

如果结肠镜检查不充分就可能导致对 FAP 衰减型诊断的错误，但现在可以通过一种新的喷雾染色技术[28] 避免这种失误。这种新技术可以使用靛蓝、胭脂红或者稀释的墨水通过活检导管喷洒到透明的黏膜表面，形成对比从而突出本可能漏诊的小型息肉。另外需要知道的一点是：有些 HNPCC 患者有大量的腺瘤性息肉，当确诊需要寻找微腺瘤做 MSI（FAP 及 MAP 重要特征，而非 HNPCC 特征）和免疫组化的时候，喷雾染色技术和随机活检就非常有用，同时上消化道内镜也很有必要（因为 50%FAP 患者和一些 MAP 患者合并胃底腺瘤性息肉，90%患者合并十二指肠腺瘤）。

遗传学检测

 遗传学检测是突出肿瘤登记部门基础性功能的范例。它可分辨出哪些家族成员需要做基因检测；通过严格的综合性的家谱比对后使这种选择成为可能，而保存（患者资料）和更新功能是登记部门所特有的[29]。

如果对检测和结果反馈不加以控制的话，就可能导致评估咨询的不完善，同时给患者提供了不正确的信息[30]。

受染的家族成员必须首先接受检测。大约 80%的患者可以检测到基因的突变位点。一旦发现基因突变，风险组的家族成员将接受简单的血样本检测。如果风险组成员没有检测到已知的突变，那么他就可以脱离监测[31]，但同时必须告知他（她）仍然跟普通人群有同样的发生散发结直肠癌症的风险。这种方式免去了不必要的结肠检查，同时比传统的临床筛查的费用少[32]。

基因型与表型的关系

APC 的突变部位可以影响 FAP 的表达[33]。这个基因型 - 表型的相互关系见于确定的基因突变与严重的 FAP（密集的结直肠息肉病，相对早期的结直肠癌变）之间的联系，同时也见于其他突变与并不十分严重的 FAP 之间的联系（衰减型息肉病[34]）。尽管如此，有同样的基因突变的人却可以表现出不一样的表型，这说明其他修饰基因和环境因素在疾病的进展中发挥着作用[35]。

FAP 一些多发的肠外表现（框 3.6）[36]，如硬纤维瘤病，同样揭示其与基因突变部位的关系，而其他疾病，如十二指肠息肉病或十二指肠恶性肿瘤，却无这种相互关系。这些基因型 - 表型之间的关系提示分子学的检查可以指导监测与治疗[34,37,38]。尽管如此，当前我们仍然强调预防性的结肠切除术或结直肠切除术（通常做贮袋成形术）是所有 FAP 患者的主要选择。

监测

如果家族性基因突变被发现，那么风险组家族成员往往会在青少年时期接受预测性的遗传学检测。如果不能做遗传学检测，那么就需要临床监测。但结直肠息肉很少在青少年时期发生恶变，即使有这个年龄组的癌症报道也是非常稀少的。如果一个人患有与大肠病变有关的症状（贫血、便血、排便规律改变），就必须做结肠镜检查；或者建议在 13 ~ 15 岁开始做一年一次的乙状结肠镜检；如果没有息肉发现，5 年一次的结肠镜检查应该在 20 岁左右开始，而间隔期可行一年一次的乙状结肠镜检查。

结直肠息肉

外科

预防

一旦被诊断，就必须做预测性的遗传学检测，或者通过对风险组家族成员的监测来发现腺瘤性息肉病，其目的就是在其发展为癌之前进行预防性的手术治疗。如果是通过乙状结肠镜诊断的，那么就必须进行结肠镜来判断结肠息肉病变的严重程度。如果患者的症状重，或者息肉大而密集，就需尽快进行手术治疗。通常我们选择在长暑假或离校之后的间期来行手术治疗，这样对社会工作和学业的影响最小。

随着外科选择的增加，在手术方式的选择上的争议也在增加。而腹腔镜辅助性的外科手术则越来越实用，其受欢迎程度不断增加，尤其是对美观方面有要求的患者。可用的手术方式如下：

● 结肠切除回肠直肠吻合术（IRA）
● 结直肠切除术并回肠肛门袋状吻合术（RPC）
● 结肠直肠、末段回肠全切术（几乎是低位直肠癌的唯一术式）

大多数年轻人在面对预防性手术的时候，往往希望避免永久性回肠造口，所以往往只在前两种术式中选择。RPC 手术最大的好处在于整个的结直肠被切除，所以不用担心剩余直肠发生息肉或者癌。但当直肠的囊袋状黏膜被留下用 U 形钉做吻合的时候，这部分残余的黏膜可能发生肿瘤[39]。所以术中应该完全切除这部分黏膜，同时行人工肛门吻合，但它对技术要求非常高，往往会造成括约肌功能缺失，而且后续的研究表明，在回肠 - 肛门吻合处会发生腺瘤，所以要注意随着时间的增长可能演进为侵袭性的肿瘤[40]。

IRA 手术的优势在于这是一个一期手术（而 RPC 往往会先做一个暂时性的无功能性回肠造口），而且发病率与死亡率都很低。

IRA 对排便次数、便漏的控制都比 RPC 要好，虽然可能优势并不明显[41]。

在术后的性功能与生殖功能方面，以上两种手术都不及直肠切除术。直肠切除术后有很微小的但是确定的勃起及射精功能障碍。对于事实上健康的年轻人来说，这种为了预防而不是治疗的手术后存在潜在的并发症很难被接受。

最近有研究表明因 FAP[42] 和溃疡性结肠炎行 RPC 手术的妇女术后会影响生育能力。

目前已明确部分人在 IRA 之后会处于进展为直肠癌的高风险中。这些患者有大量的直肠息肉，特定的基因突变（例如密码子 1309），年龄在 25 ～ 30 岁。既往数据表明，60 岁的患者进展为直肠癌的累积风险可升至 30%，但有很多的患者做了 IRA，无法再做 RPC。由于 IRA 是唯一的避免永久性回肠造瘘的手段，因此在过去更为推崇。

在经过 IRA 筛选的病例中，进展为直肠癌的风险低，因此 IRA 是一种合理性的选择[43]。

很多患者因为家族成员中有过一种或两种手术的经历而影响他们的选择，最终他们需要被告知这两种手术各自的优势与不足，同时告诉他们基因型（如果进行了检测），因此他们的决定应该是在尽可能被告知的情况下作出的。

治疗

在结肠癌患者中，术式的选择实质上与预防性手术是一样重要的。严重的直肠息肉病患者，合并 *APC* 基因的 1309 号密码子突变以及 25 ～ 30 岁的患者，因继发直肠息肉病或者直肠癌而行完全性直肠切除或患直肠癌本身均属于高危患者，RPC 优势则更为明显。对年轻的只有少数结肠息肉（或者在其他位点突变）的患者以及年龄稍大的有着衰减型表型的患者来说，IRA 可能是更好的选择。最后，术式选择的决定依然是充分知情的患者自己做出的。

对于直肠癌患者来说，可在 RPC 与结直肠切除回肠造瘘术两者之间选择。因为对于低位直肠癌患者来说，保肛已是不可能。对于此类患者，多学科的综合治疗是非常重要的。

术后监测

术后的监测是每例手术都必须要做的工作。在 IRA 或 RPC 术后，必须每 12 个月进行一次纤维内镜检查，根据发现情况还可具体调整。术后常用 NSAID 药物舒林酸来控制直肠腺瘤[44] 和吻合口腺瘤[45]。

 最近一项研究表明用选择性 COX-2 抑制剂塞来昔布（celecoxib）可降低术后患者结直肠息肉的数量[46]。

但在使用这些药物时必须注意既往关于对化学预防药物（如舒林酸）不敏感肿瘤的报道，同时应注意临床监测。发现在用塞来昔布后，心血管系统副作用增加了 3 倍（在大多数年轻 FAP 患者中较少见）。在结肠切除术后，死亡率和发病率的主要原因是十二指肠溃疡、硬纤维瘤，这些认识将指导术后治疗[29]。

高位胃肠道息肉

非腺瘤性胃息肉（基底腺息肉）发生于大约 50% 的 FAP 患者中。其恶变倾向很低，但仍然存在[47]。

 几乎所有的 FAP 患者都伴有十二指肠腺瘤，但只有 10% 的患者病变严重，5% 的患者发生恶变[48]。

上消化道监测

上消化道监测一般在 30 岁左右（无症状患者）开始，频率大约为 6 个月到 5 年一次，具体根据息肉病变严重程度进行调整[49]。表 3.2 是一个对十二指肠息肉病变严重程度进行评估的分级系统，可鉴别出高风险恶变的患者[50]。

 监测手段中，上消化道内镜检查可以明显改变患者的生活质量[51]。

在内镜检查中，壶腹周围部位由于恶变风险很高，因此检查需应用侧视镜及末端可视镜[52]。

十二指肠腺瘤的处理

 重度十二指肠腺瘤处理起来非常困难，但化学性预防可以起到一定的积极作用[53]。

内镜摘除与开腹十二指肠切除均有较高的复发率[54]。但现在可用氩浆（argon plasma coagulation）介导的凝血技术[55] 而避免十二指肠穿孔。近来有人正在研究使用改进型内镜技术治疗 Spigelman Ⅲ 期患者。

既往报道预防性胰 - 十二指肠切除术或保留幽门的胰 - 十二指肠切除术有积极的效果，相应的发病率与死亡率的改善具有重要意义[48,54]。尽管如此，

表 3.2 • FAP 患者中十二指肠息肉病严重度 Spigelman 分期

	分值		
	1	2	3
息肉数目	1 ~ 4	5 ~ 20	> 20
息肉大小（mm）	1 ~ 4	5 ~ 10	> 10
组织学类型	管状	管状 - 绒毛状	绒毛状
分化程度	轻度	中度	重度
总分	Spigelman 分期	推荐的随访时间	
0	0 期	5 年	
1 ~ 4	Ⅰ 期	5 年	
5 ~ 6	Ⅱ 期	3 年	
7 ~ 8	Ⅲ 期	1 年及内镜下治疗	
9 ~ 12	Ⅳ 期	考虑预防性的十二指肠切除	

由于进展性息肉病（特定人群 10 年随访占 36%）的高恶变率及早期诊断的困难，上述侵入性的手段仍然是有积极意义的，尤其是对部分 Spigelman Ⅳ 期病变而言。0 ～ Ⅱ 期患者的恶变风险很小，因此早期干预的意义不是很大。

硬纤维瘤

硬纤维瘤是由肌纤维母细胞的克隆性增殖所致的纤维瘤性病变（图 3.2）。FAP 患者中大约有 15% 发生此病，并有 10% 的死亡率[63,64]。尽管如此，其中大部分表现为反复的生长与消退，即使产生不适与不雅外观，也不会发生严重的问题。虽然 FAP 患者的硬纤维瘤也可以长在肢端与躯干，但是大部分还是出现在腹内（往往在小肠系膜上）或者腹壁上。它们的组织学特征是良性的，但是在腹内的纤维瘤常常会导致肠梗阻或者输尿管梗阻，肠管缺血或者穿孔，其中任何一种都可以致命。有学者基于斑块状病变的前体表现，建立了硬纤维瘤病演进的模型，并由此提出了预防的可能手段[58]。

硬纤维瘤的产生是多因素的，包括创伤（比如手术）的刺激、雌二醇的作用、特定 *APC* 基因的突变以及修饰基因的影响。

处理

处理这种不常见疾病的关键步骤是把其中少数会发生高速恶变的肿瘤区分出来，因为这个疾病的大部分患者是不需要太积极的处理方式的。输尿管梗阻的发生并不罕见，但是由于可以通过输尿管支架的方法避免，所以最好的方法是定期进行尿路影像学检查或每 6 个月 1 次的非手术治疗。

CT 对观察病变范围和周围情况能提供最好的影像，MRI 的 T2 加权相能够提示细胞结构及演进倾向的信息，超声能够监测肾的情况。

 此疾病的治疗方法包括 NSAIDs、抗雌激素药、外科手术以及化疗[59]。

虽然缺乏基于大样本患者的前瞻性研究，但是还是有一些 NSAIDs 与抗雌激素药物显示了一定的疗效（如舒林酸 150 ～ 200mg 2 次 / 日或加用他莫昔芬 80 ～ 120mg/d）。尽管方案众多，但是肿瘤自身的生长史阻碍了各种治疗方法的进一步发展，因为据文献记载，大多数肿瘤会自然消退，或者极少部分会高速恶变。

 虽然腹壁与体壁的硬纤维瘤通过外科治疗的复发率很高，但是有足够的证据[56]表明外科手术仍然是一线治疗手段。

生长在腹内的硬纤维瘤则应该尽量避免手术治疗，因为手术治疗的死亡率、复发率很高，而且需要长期的胃肠外营养。尽管如此，当发生穿孔性腹膜炎、完全性肠梗阻、体壁瘘的时候，仍必须手术治疗。

MYH 相关的息肉病（MAP）

最近研究发现具有 FAP 表型而无 *APC* 基因突变的部分患者也可导致腺瘤性息肉病（即 MAP），它与 FAP 有部分重叠，但遗传特征却不相同[60]。

临床特征

大肠

正如 FAP 一样，MAP 也可进展为结肠腺瘤或结肠癌，其数目差异较大[61]，大约一半与 FAP 一致（即数百个息肉），而另一半则少于 100 枚。在遗传学上诊断明确的 MAP 的一部分散发病例被报道演变为结

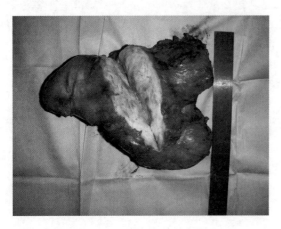

图 3.2 ● 一例腹壁硬纤维瘤切除标本。

肠癌，但腺瘤数目较少。然而 60 岁时其患癌的风险几乎为 100%。与 FAP 的区别是大多数病例集中于右半结肠，病情进展年龄较晚，大约为 47 岁。

上消化道

MAP 中存在胃底息肉及十二指肠息肉，但并不常见，其中十二指肠息肉占 20% ~ 30%[62]。

合并的其他肿瘤

研究报道 MAP 患者中乳腺癌发病率增高，一个家系中最高至 18%[63]。骨软骨瘤及口腔囊肿也见有报道，但迄今为止未见 MAP 合并硬纤维瘤的报道。

遗传学

MAP 是由于常染色体 1p 上的 *MYH* 基因的双侧等位基因突变与多发性结直肠腺瘤有关，这是首次报道的常染色体隐性基因遗传的结直肠癌症，在这些病例中，息肉数目为 1 ~ 200 个，尽管遗传了此基因的杂合子个体的患癌风险并没有增高。

在临床诊断的无 *APC* 基因突变以及息肉数目较少的 FAP 病例中，行遗传学检测是必要的。隐匿性遗传意味着无家族史的结直肠癌或息肉。这种遗传模式对通过遗传学或家族史检测而诊断的策略提出了挑战。

处理

对此类患者的处理同 FAP 一样显得尤为重要，尽管更多的病例为隐匿性遗传。其起始年龄较 FAP 更晚一些，更多的患者通过每年的结肠镜和息肉切除能够得到及时处理。上消化道检测年龄大约在 25 岁。

目前对于乳腺的扫描检测证据还不充足，但应告知女性患者这种潜在的风险。应该鼓励患者进行乳腺自查和参与人群乳腺癌筛查项目。

目前对于这种杂合子携带者进展为结直肠癌的风险机制尚未完全明确，但研究表明患癌风险呈中度增高（1.5 ~ 2 倍），目前检测并不常规推荐。

Pertz-Jeghers 综合征

Pertz-Jeghers 综合征是由常染色体显性基因控制的，此病的特征是发生在黏膜皮肤的色素沉着（图 3.3）合并胃肠道错构瘤。相关的基因是染色体上 19p13 上的 *STK11*（*LKB1*）基因，虽然有证据表明部分发病家族的此基因未发生突变。

Peutz 对最先发现的家庭的长达 78 年的随访报道很有指导性意义[64]，此家族的受染成员多死于肠梗阻与各种癌症。

肠梗阻

息肉导致的最常见的并发症就是肠梗阻，多由长在顶端的息肉引起的肠套叠引起。反复发生的肠梗阻会使再次手术越来越难，同时使肠越来越短。

通过详细充分的肠镜检查明确病变，可降低继发性肠梗阻的发生率，做到首次手术就彻底清除所有息肉[65]。

癌症风险

有 Peutz-Jeghers 疾病的患者的胃肠道恶性肿瘤的发生率非常高，结直肠癌的发生率大约为 20%，胃癌的发生率为 5%，其他部位的肿瘤有乳腺癌（女性）、卵巢癌、宫颈癌、胰腺癌、睾丸癌[66]。

监测与治疗

我们可以从当地登记部门得到最新的疾病监测

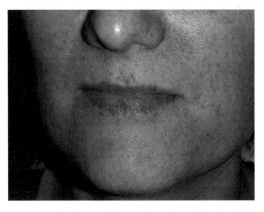

图 3.3 ● Peutz-Jeghers 综合征患者口周皮肤色素沉着。

记录,大部分有1年1次的体格检查与血红蛋白检测。2～3年1次上消化道、下消化道内镜检查,钡灌肠或者胶囊内镜检查等可以早期发现癌前病变的息肉或早期癌症。如果在小肠发现了大型息肉或者症状提示反复发生的肠梗阻或者小肠息肉导致了贫血,则最好通过剖腹手术或内镜下摘除所有息肉以防止梗阻。

由于有其他部位肿瘤发生的可能,因此还需要在人群中进行这些部位的监测。对乳腺和睾丸,可以建议人群自查。对于女性,尤其应该让她们重视并坚持定期进行宫颈刮片和乳腺摄片。但是对于卵巢和胰腺来说,由于超声的作用有限,因此对超声检查的意义仍有争议。

幼年性息肉病

幼年性息肉病是常染色体显性遗传性疾病,单发的幼年性息肉为多重特征的错构瘤,主要发生在结肠,也可发生在上消化道与小肠。本病其他特征有大头畸形及先天性心脏病。部分发生此病的患者有 SMAD4 基因[67]突变,或有 BMPR1A 基因突变。

由于有超过50%的风险发生胃肠道肿瘤,因此必须要进行定期的胃-十二指肠镜以及结肠镜检查[68],同时切除发现的较大息肉,有时也可根据情况行预防性结肠切除术。

Cowden 病

发生在常染色体10q22上的 PTEN 基因与此综合征有关。此病特征包括胃肠道的错构瘤以及恶性肿瘤,以及高风险特异性发生的乳腺、甲状腺、子宫、宫颈癌症,良性纤维囊性乳腺病,非毒性甲状腺肿,以及各种良性黏膜皮肤病变,尤其是毛鞘瘤。目标筛查可能有效,但目前没有证据支持有效。

其他遗传性结直肠癌症综合征

有腺瘤性表现的多发性增生性息肉(混合型息肉综合征)与增生性息肉一样有着结直肠癌高发生率的风险[69],而且这两种病变均有遗传性,因此需要定期的内镜检查与及时的结肠切除术。直径大于1cm多发或右侧的增生性息肉(与之相反的是常见的多发的直肠及乙状结肠息肉)需行外科治疗以预防潜在风险。

除了以上所列举的结直肠综合征以外,其他的多种有着高风险癌变倾向,但是没有以上结直肠综合征典型表现的病变,大多与染色体5q(E1317Q)上的 APC 基因的突变有关,尤其是在 Ashkenazi 的犹太人中[70]。但是对同种人群的另一项研究发现另一个导致结直肠癌的易感基因在染色体15q上[71]。因此我们不应该再把注意力集中在 Ashkenazi 犹太人的 HNPCC 基因测试阴性结果上,因为后续的研究很有可能从这个人群中再找出更多突变的易感基因[72]。

小结

由于遗传性大肠癌症的病情复杂,同时对这个领域的认识在飞速发展,因此在这个领域疾病的诊断及处理方面必须要有丰富的经验和宽广的知识面,同时还要知晓最新进展的知识,而单个的外科医生很难做到这一点。所以,只有临床医生、家庭肿瘤诊所以及肿瘤登记单位三者良好配合才能给予患者最好的治疗。

> ● **关键点**
>
> - 基因因素对结直肠癌症的发生有着显著的作用。
> - 高风险家族应该被转到专门机构或遗传病病房。
> - HNPCC 和 FAP 主要是常染色体显性遗传的。
> - 了解这些情况对认识与诊断这些疾病是必要的。
> - 有这些遗传因素的个体有着程度不等的发生结肠外的肿瘤的风险,因此需要专门的随访。

(叶颖江　张　辉译)

参考文献

1. Fuchs CS, Giovannucci EL, Colditz GA et al. A prospective study of family history and the risk of colorectal cancer. N Engl J Med 1994; 331:1669–74.

2. Houlston RS, Murday V, Harocopos C et al. Screening and genetic counselling for relatives of patients with colorectal cancer in a family cancer clinic. Br Med J 1990; 301:366–8.

3. Lichtenstein P, Holm NV, Verkasalo PK et al. Environmental and heritable factors in the causation of cancer: analyses of cohorts of twins from Sweden, Denmark and Finland. N Engl J Med 2000; 343:78–85.

4. Lips CJM. Registers for patients with familial tumours: from controversial areas to common guidelines. Br J Surg 1998; 85:1316–18.

5. Dunlop MG. Guidance on large bowel surveillance for people with two first degree relatives with colorectal cancer or one first degree relative diagnosed with colorectal cancer under 45 years. Gut 2002; 51(Suppl V):17–20.

6. Dunlop MG, Campbell H. Screening for people with a family history of colorectal cancer. Br Med J 1997; 314:1779–80.

7. Jass JR. Hereditary non-polyposis colorectal cancer: the rise and fall of a confusing term. World J Gastroenterol 2006; 12:4943–50.

8. Aarnio M, Sankila R, Pukkala E et al. Cancer risk in mutation carriers of DNA-mismatch repair genes. Int J Cancer 1999; 81:214–18.

9. Park JG, Park YJ, Wijnen JT et al. Gene–environment interaction in hereditary nonpolyposis colorectal cancer with implications for diagnosis and genetic testing. Int J Cancer 1999; 82:516–19.

10. Simmang CL et al. and the Standards Committee of the American Society of Colon and Rectal Surgeons. Practice parameters for detection of colorectal neoplasms. Dis Colon Rectum 1999; 42:1123–9.

11. Vasen HFA, Watson P, Mecklin J-P et al. New clinical criteria for hereditary nonpolyposis colorectal cancer (HNPCC, Lynch syndrome) proposed by the International Collaborative Group on HNPCC. Gastroenterology 1999; 116:1453–6.

12. Umar A, Boland CR, Terdiman JP et al. Revised Bethesda Guidelines for hereditary nonpolyposis colorectal cancer (Lynch syndrome) and microsatellite instability. J Natl Cancer Inst 2004; 96:261–8.

13. Vasen HFA, Moslein G, Alonso A et al. Guidelines for the clinical management of Lynch syndrome (hereditary non-polyposis colorectal cancer). J Med Genet 2007; 44:353–62.

14. Scholefield JH, Johnson AG, Shorthouse AJ. Current surgical practice in screening for colorectal cancer based on family history criteria. Br J Surg 1998; 85:1543–6.

15. Esplen MJ, Madlensky L, Butler K et al. Motivations and psychosocial impact of genetic testing for HNPCC. Am J Med Genet 2001; 103:9–15.

16. Burke W, Petersen G, Lynch P et al. Recommendations for follow-up care of individuals with an inherited predisposition to cancer: I. Hereditary nonpolyposis colon cancer. JAMA 1997; 277:915–19.

17. Syngal S, Fox EA, Li C et al. Interpretation of genetic test results for hereditary nonpolyposis colorectal cancer: implications for clinical predisposition testing. JAMA 1999; 282:247–53.

18. Neergaard L. Unregulated gene tests can cause life altering errors. Associated Press, 20 September 1999. Available at http://www.nandotimes.com.

19. Dove-Edwin I, de Jong AE, Adams J et al. Prospective results of surveillance colonoscopy in dominant familial colorectal cancer with and without Lynch syndrome. Gastroenterology 2006; 130:1995–2000.

20. Jarvinen HJ, Aarnio M, Mustonen H et al. Controlled 15-year trial on screening for colorectal cancer in families with hereditary nonpolyposis colorectal cancer. Gastroenterology 2000; 118:829–34.

  A prospective controlled trial showing that colonoscopic surveillance in Lynch syndrome led to a 63% reduction in colorectal cancer and a significant decrease in mortality.

21. Church J Hereditary colon cancers can be tiny: a cautionary case report of the results of colonoscopic surveillance. Am J Gastroenterol 1998; 93:2289–90.

22. Rodriguez-Bigas MA, Vasen HF, Mecklin J-P et al. Rectal cancer risk in hereditary nonpolyposis colorectal cancer after abdominal colectomy. Ann Surg 1997; 225:202–7.

23. Syngal S, Weeks JC, Schrag D et al. Benefits of colonoscopic surveillance and prophylactic colectomy in patients with hereditary nonpolyposis colorectal cancer mutations. Ann Intern Med 1998; 129:787–96.

24. de Vos tot Nederveen Cappel WH, Nanengast FM, Griffioen G et al. Surveillance for hereditary non-polyposis colorectal cancer: a long-term study on 114 families. Dis Colon Rectum 2002; 45:1588–94.

25. Ruschoff J, Wallinger S, Dietmaier W et al. Aspirin suppresses the mutator phenotype associated with hereditary nonpolyposis colorectal cancer by genetic selection. Proc Natl Acad Sci USA 1998; 95:11301–6.

26. Bisgaard ML, Fenger K, Bulow S et al. Familial

adenomatous polyposis (FAP): frequency, penetrance and mutation rate. Hum Mutat 1994; 3:121–5.

27. Hernegger GS, Moore HG, Guillem JG. Attenuated familial adenomatous polyposis: an evolving and poorly understood entity. Dis Colon Rectum 2002; 45:127–34.

28. Wallace MH, Frayling IM, Clark SK et al. Attenuated adenomatous polyposis coli: the role of ascertainment bias through failure to dye-spray at colonoscopy. Dis Colon Rectum 1999; 42: 1078–80.

29. Vasen HFA, Bülow S and the Leeds Castle Polyposis Group. Guidelines for the surveillance and management of familial adenomatous polyposis (FAP): a world wide survey among 41 registries. Colorectal Dis 1999; 1:214–21.

30. Giardiello FM, Brensinger JD, Petersen GM et al. The use and interpretation of commercial APC gene testing for familial adenomatous polyposis. N Engl J Med 1997; 336:823–7.

31. Berk T, Cohen Z, Bapat B et al. Negative genetic test results in familial adenomatous polyposis: clinical screening implications. Dis Colon Rectum 1999; 42:307–10.

32. Bapat B, Noorani H, Cohen Z et al. Cost comparison of predictive genetic testing versus conventional clinical screening for familial adenomatous polyposis. Gut 1999; 44:698–703.

33. Wu JS, Paul P, McGannon EA et al. APC genotype, polyp number, and surgical options in familial adenomatous polyposis. Ann Surg 1998; 227:57–62.

34. Vasen HFA, van der Luijt RB, Slors JFM et al. Molecular genetic tests as a guide to surgical management of familial adenomatous polyposis. Lancet 1996; 348:433–5.

35. Crabtree MD, Tomlinson IPM, Hodgson SV et al. Explaining variation in familial adenomatous polyposis: relationship between genotype and phenotype and evidence for modifier genes. Gut 2002; 51:420–3.

36. Brett MCA, Hershman MJ, Glazer G. Other manifestations of familial adenomatous polyposis. In: Phillips RKS, Spigelman AD, Thomson JPS (eds) Familial adenomatous polyposis and other polyposis syndromes. London: Edward Arnold, 1994; pp. 142–58.

37. Soravia C, Berk T, Madlensky L et al. Genotype–phenotype correlations in attenuated adenomatous polyposis coli. Am J Hum Genet 1998; 62: 1290–301.

38. Bertario L, Russo A, Radice P et al. Genotype and phenotype factors as determinants for rectal stump cancer in patients with familial adenomatous polyposis. Ann Surg 2000; 231:538–43.

39. Van Duijvendijk P, Vasen HA, Bertario L et al. Cumulative risk of developing polyps or malignancy at the ileal pouch–anal anastomosis in patients with familial adenomatous polyposis. J Gastrointest Surg 1999; 3:325–30.

40. Parc YR, Olschwang S, Desaint B et al. Familial adenomatous polyposis: prevalence of adenomas in the ileal pouch after restorative proctocolectomy. Ann Surg 2001; 233:360–4.

41. Aziz O, Athanasiou T, Fazio VW et al. Meta-analysis of observational studies of ileorectal versus ileal pouch-anal anastomosis for familial adenomatous polyposis. Br J Surg 2006; 93:407–17.

42. Olsen KO, Juul S, Bulow S et al. Female fecundity before and after operation for familial adenomatous polyposis. Br J Surg 2003; 90:227–31.

43. Church J, Burke C, McGannon E et al. Risk of rectal cancer after colectomy and ileorectal anastomosis for familial adenomatous polyposis: a function of available options. Dis Colon Rectum 2003; 46:1175–81.

44. Giardiello FM, Offerhaus JA, Tersmette AC et al. Sulindac induced regression of colorectal adenomas in familial adenomatous polyposis: evaluation of predictive factors. Gut 1996; 38:578–81.

45. Ho JWC, Yuen ST, Chung LP et al. The role of sulindac in familial adenomatous polyposis patients with ileal pouch polyposis. Aust NZ J Surg 1999; 69:756–8.

46. Steinbach LT, Lynch P, Phillips RKS et al. The effect of celecoxib, a cyclo-oxygenase inhibitor, in familial adenomatous polyposis. N Engl J Med 2000; 342:1946–58.

A randomised controlled trial of celecoxib in patients with FAP who had previously undergone colectomy and ileorectal anastomosis. A reduction in adenoma size and number was seen with celecoxib.

47. Hofgartner WT, Thorp M, Ramus MC et al. Gastric adenocarcinoma associated with fundic gland polyps in a patient with attenuated familial adenomatous polyposis. Am J Gastroenterol 1999; 94:2275–81.

48. Groves CJ, Saunders BP, Spigelman AD et al. Duodenal cancer in patients with familial adenomatous polyposis (FAP): results of a 10 year prospective study. Gut 2002; 50:636–41.

49. Burke CA, Beck GJ, Church JM et al. The natural history of untreated duodenal and ampullary adenomas in patients with familial adenomatous polyposis followed in an endoscopic surveillance program. Gastrointest Endosc 1999; 49:358–64.

50. Spigelman AD, Williams CB, Talbot IC et al. Upper gastrointestinal cancer in patients with familial adenomatous polyposis. Lancet 1989; ii:783–5.

51. Vasen HFA, Bülow S, Nyrhøj T et al. Decision analysis in the management of duodenal adenomatosis in familial adenomatous polyposis. Gut 1997; 40:716–19.

52. Wallace MH, Phillips RKS. Upper gastrointestinal disease in patients with familial adenomatous polyposis. Br J Surg 1998; 85:742–50.

53. Phillips RKS, Wallace MH, Lynch PM et al. A randomised, double blind, placebo controlled study of celecoxib, a selective cyclooxygenase 2 inhibitor, on duodenal polyposis in familial adenomatous polyposis. Gut 2002; 50:857–60.

54. Penna C, Bataille N, Balladur P et al. Surgical treatment of severe duodenal polyposis in familial adenomatous polyposis. Br J Surg 1998; 85:665–8.

55. Grund KE, Storek D, Farin G. Endoscopic argon plasma coagulation (APC). First clinical experiences in flexible endoscopy. Endosc Surg Allied Technol 1994; 2:42–6.

56. Clark SK, Neale KF, Landgrebe JC et al. Desmoid tumours complicating familial adenomatous polyposis. Br J Surg 1999; 86:1185–9.

57. Church JM, McGannon E, Ozuner G. The clinical course of intra-abdominal desmoid tumours in patients with familial adenomatous polyposis. Colorectal Dis 1999; 1:168–73.

58. Clark SK, Smith TG, Katz DE et al. Identification and progression of a desmoid precursor lesion in patients with familial adenomatous polyposis. Br J Surg 1998; 85:970–3.

59. Sturt NJ, Clark SK. Current ideas in desmoid tumours. Fam Cancer 2006; 5:275–85.

60. Al Tassan N, Chmiel NH, Maynard J et al. Inherited variants of MYH associated with somatic G:C–T:A mutations in colorectal tumours. Nat Genet 2002; 30:227–32.

61. Sieber OM, Lipton L, Crabtree M et al. Multiple colorectal adenomas, classic adenomatous polyposis and germ-line mutations in MYH. N Engl J Med 2003; 348:791–9.

62. Kanter-Smoler G, Bjork J, Fritzell K et al. Novel findings in Swedish patients with MYH-associated polyposis: mutation detection and clinical characterization. Clin Gastroenterol Hepatol 2006; 4:499–506.

63. Nielsen M, Franken PF, Reinards TH et al. Multiplicity in polyp count and extracolonic manifestations in 40 Dutch patients with MYH associated polyposis coli (MAP). J Med Genet 2005; 42:e54.

64. Westerman AM, Entius MM, de Baar E et al. Peutz–Jeghers syndrome: 78-year follow-up of the original family. Lancet 1999; 353:1211–15.

65. Edwards DP, Khosraviani K, Stafferton R et al. Long-term results of polyp clearance by intraoperative enteroscopy in the Peutz–Jeghers syndrome. Dis Colon Rectum 2003; 46:48–50.

66. Hearle N, Schumacher V, Menko FH et al. Frequency and spectrum of cancers in the Peutz–Jeghers syndrome. Clin Cancer Res. 2006; 12:3209–15.

67. Friedl W, Kruse R, Uhlhaas S et al. Frequent 4-bp deletion in exon 9 of the SMAD4/MADH4 gene in familial juvenile polyposis patients. Genes Chrom Cancer 1999; 25:403–6.

68. Howe JR, Mitros FA, Summers RW. The risk of gastrointestinal carcinoma in familial juvenile polyposis. Ann Surg Oncol 1998; 5:751–6.

69. Ilyas M, Straub J, Tomlinson IPM et al. Genetic pathways in colorectal and other cancers. Eur J Cancer 1999; 35:335–51.

70. Lamlum H, Al Tassan N, Jaeger E et al. Germline APC variants in patients with multiple colorectal adenomas, with evidence for the particular importance of E1317Q. Hum Molec Genet 2000; 9:2215–21.

71. Tomlinson I, Rahman N, Frayling I et al. Inherited susceptibility to colorectal adenomas and carcinomas: evidence for a new predisposition gene on 15q14–q22. Gastroenterology 1999; 116:789–95.

72. Yuan ZQ, Wong N, Foulkes WD et al. A missense mutation in both hMSH2 and APC in an Ashkenazi Jewish HNPCC kindred: implications for clinical screening. J Med Genet 1999; 36:793–4.

第 4 章

结 肠 癌

Robert J. C. Steele

概述

结直肠癌是危害健康的主要疾病。在英国，结直肠癌是癌症死亡中的第二大病因，2004 年约有 16 000 人死于该疾病。在 2002 年，大约有 35 000 例的新发病例，其中 13 000 例为直肠癌，22 000 例为结肠癌[1]。虽然二者发病总数男女大致相同，但直肠癌更多见于男性，而结肠癌在女性中更多见。在过去的 30 年，结直肠癌的 5 年生存率已从 1971 ~ 1975 年的 20% 左右提高到 50% 左右[1]。

不可思议的是，结肠癌并没有明确的定义。虽然结肠定义为连接到直肠近端的大肠，但是直肠的定义却不清楚。解剖教材中描述直肠的上端为：乙状结肠系膜末端所在位置，或者是指第 3 腰椎水平的肠管[2]。另一方面，外科医生更倾向于把骨盆里的肠管认定为直肠。就直肠癌而言，英国的定义是乙状结肠镜下距肛门 15 cm 以内的肿瘤[3]，美国则倾向于 11 cm 或者 12 cm[4]。或许最简单的定义是在术中找到肠系膜移行且界限不清的区域，以此作为真正的直肠开始部分。

这些定义意义重大。首先，辅助性放疗不适于结肠癌，另外，除非采取统一清晰的定义，否则无法比较结直肠手术的预后。这一难题仍没有得到国际公认的重视。

自然病程

在结肠中，大约 50% 的癌症发生在左侧，25% 发生在右侧（图 4.1）；在 4% ~ 5% 的病例中双侧同时发病。现在较广泛的认识是，大多数结肠癌是由已有的多发性腺瘤息肉的早期病变发展而来。支持

证据如下[5]：

1. 腺瘤与癌的发病关联度高，腺瘤患者的平均年龄比癌患者小 5 岁。
2. 腺瘤组织经常伴发癌，而且，小癌灶附近无腺瘤组织也不常见。
3. 散发的腺瘤与家族性腺瘤性息肉病（FAP）在组织学上同源，无可置疑是癌前病变。

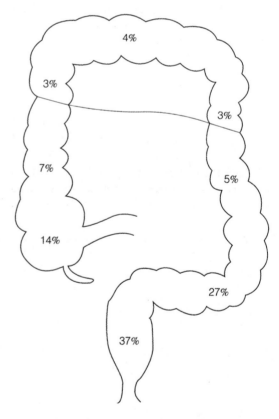

图 4.1 • 结直肠癌在各解剖部位分布频率。Based on data from the Royal College of Surgeons audit in Trent Region and Wales.

4. 大腺瘤比小腺瘤更多地表现出细胞异型性和基因的异常。
5. 腺瘤与癌在结肠的分布大致类似。
6. 在结直肠癌切除术后高达1/3的患者发现有腺瘤。
7. 长期的结肠镜检查并息肉切除术已能够降低结直肠癌的发生率。

必须认识到，虽然西方国家诊断的大多数腺瘤是息肉样的或外生性的，但是，组织厚度不超过黏膜两倍的扁平腺瘤目前也已经被认定为腺瘤[6]。有充分证据证明扁平腺瘤是癌前病变，而且确实比息肉样腺瘤有更大的癌变可能。它们很难被发现，但可能占所有腺瘤的40%[6]，可靠的诊断需要一个技术熟练并且经验丰富的结肠镜专家，并需要在结肠黏膜表面喷涂染色剂来标记异常组织的边界。

当侵袭发生时，结肠癌可直接扩散，也可通过淋巴、血液和腹腔转移。

直接扩散

直接扩散可纵向、横向、放射状发生。对大多数结肠癌患者而言，适当的近端与远端清扫在技术上是可行的，放射状扩散才是最重要的。如为腹膜后结肠癌，放射状扩散可侵及输尿管、十二指肠和后腹壁肌肉；如为腹膜内结肠癌，放射状扩散可侵及小肠、胃、盆腔脏器和前腹壁。

淋巴转移

总体来说，结肠癌的淋巴转移从主要静脉旁的淋巴结向近端和远端的静脉旁淋巴结转移，疾病进一步发展，甚至可转移到动脉旁淋巴结。但是，这并不总是按顺序发生的，在大约30%的病例中，淋巴转移可能跳过中间的一些淋巴结[7]。相比直肠癌而言，结肠癌很少在出现肌肉浸润前发生淋巴结转移[7]（大约15%的病变局限于肠管的病例发生淋巴结转移）。

血行传播

结肠癌血行传播的最常见部位是肝，推测是经由门静脉系统，37%的患者在手术中即可发现可见的肝转移，而50%的患者将在疾病的病程某个时段中出现。肺是第二常见转移部位，大约10%的患者在疾病的某个阶段出现肺转移。有报道其他的侵犯部位为卵巢、肾上腺、骨、脑和肾。

腹腔转移

结肠癌可通过腹膜扩散，既可以经腹膜下淋巴结，也可通过从肿瘤表面脱落的活细胞播散，引起癌性腹水，这种方式相对少见。

病因学

散发结肠癌的分子遗传学知识在近些年快速增加，但是导致癌基因改变的刺激因素仍然不明确。下面，先简要表述结肠癌的遗传学基础，然后对它的病因学进行讨论。

遗传因素

结肠癌相关的遗传物质改变已经得到广泛研究，遗传性的结肠癌的分子背景在第三章中有描述。散发的结肠癌发病过程中的遗传学事件已被阐明。结肠腺瘤性息肉病基因（APC）的突变，在有序细胞运动中起到关键作用，60%的腺瘤和癌病例在发现的早期此基因即已发生突变[8]。K-ras 突变通过激活生长因子的信号传导诱导细胞增殖，与 APC 类似，在腺瘤和癌中都有发生。但是，就如它们在大腺瘤中比小腺瘤中更常见一样，它们被认为代表一个延迟的事件[9]。p53 的突变在侵袭性的结肠癌中很常见，但是在腺瘤中少见，因此被认为是伴随肿瘤侵袭发展的迟发事件[10]。p53 蛋白在修复 DNA 和诱导程序性细胞死亡中起重要作用[11]。

上述事件在图 4.2 中有描述。但是必须强调这描述的只是复杂进程中的一种可能；确实，现在有充分的证据表明 K-ras 和 p53 的基因突变很少在同一个肿瘤中发生，这显示有不同的途径导致癌症发生[12]。许多其他基因事件在散发的结肠癌中已被发现，但没有单一的事件在所有癌症中都见到，即使是突变、失活、缺失的范围很广，很可能没有一

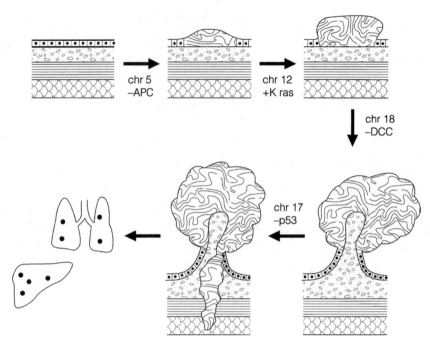

图 4.2 ● 在结直肠息肉和侵袭性癌的发展中基因改变的可能频率。

种模型能够适合所有的肿瘤。无论如何，在结直肠癌变中发生的特殊基因事件，可能为诊断、预测和最终的基因治疗提供信息。例如，有证据表明：*K-ras* 基因突变不仅与肿瘤晚期相关，还与淋巴结阴性患者的不良预后有关[13]。

饮食

2007 年，世界癌症研究基金（WCRF）发表了一篇关于食物、营养、体育活动与癌症预防的关系的报告，该报告是基于一篇全球文献的系统性综述[14]。对于结肠癌，降低其危险性的因素包括体育活动，摄入纤维素、高钙食物、大蒜、无淀粉蔬菜及豆类，增加危险性的因素包括肥胖，摄入红肉、加工肉类、酒精、动物脂肪及糖。现在已很明确，体重超标及活动减少是主要的危险因素，全球政府已经认识到对于此疾病防治领域应采取措施。吸烟也是重要的危险因素，长期吸烟的相对危险性在 1.5 ~ 3.0[15]。

倾向因素

长期的炎性肠病、溃疡性结肠炎和克罗恩病，都会增加结直肠癌的发病危险，这将在其他章节讨论。既往胃手术也与结肠癌有关，尽管这种关联有争议，危险可能是两倍。在胃切除术后和迷走神经切断术后胆酸代谢的改变在病程中都起作用。虽然输尿管 - 乙状结肠造口术大多已被膀胱造瘘术代替，但术后其危险因素仍可被证实存在。

临床表现

结肠癌可表现为急症，也可表现为易辨认的慢性症状。右半结肠癌典型表现为血便、稀便，肠管粗的结肠癌症状不典型。当肿瘤位于升结肠或乙状结肠，通常会有大便习惯的改变及腹部绞痛和便血的症状。有时，患者以发现腹部包块为首发症状，更少的情况见于以肠漏为首发症状。乙状结肠癌可能导致气尿症，膀胱瘘时导致尿路感染。胃肠瘘可能导致粪便样呕吐物或剧烈腹泻。

不幸的是，结肠癌的许多症状都很普通、无特异性。现在已经有大量的工作试图定义筛查的指征。已经有指南指出那些需要立即检查的高危人群，即出现大便习惯的改变，不伴肛管症状的直肠出血，可触及的腹部和直肠包块、贫血（框 4.1）[16]。这些指南不是特别精确，有力的评价体系还需要更

框 4.1 • 关于结直肠癌高、低危险因素的英国国家健康标准

高危因素

- 直肠出血、伴大便改变为更软的便或排便次数持续增加 6 周（所有年龄段）
- 大便习惯改变如上所述、不伴直肠出血、持续 6 周（> 60 岁）
- 持续直肠出血不伴任何肛门症状 *（> 60 岁）
- 可触及右腹部包块（所有年龄段）
- 可触及直肠包块（非盆腔）（所有年龄段）
- 无法解释的缺铁性贫血（所有年龄段）

低危因素

患者无缺铁性贫血，无可触及的右腹部和直肠包块和：

- 直肠出血伴肛门症状，无大便习惯改变（所有年龄段）
- 直肠出血没有明显外因，比如肛裂（所有年龄段）
- 无直肠出血的大便习惯改变（< 60 岁）
- 短暂的大便习惯改变，尤其是排便困难和大便次数减少（所有年龄段）
- 不伴肠梗阻的症状和体征的单纯腹痛 *（所有年龄段）

* 酸痛不适、发痒、肿块，脱垂或疼痛。Reproduced from Thompson MR, heath I, Ellis BG et al. Identifying and managing patients at low risk of bowl cancer in general practice. Br Med J 2003; 327:263-5. With permission from BMJ Publishing Group Ltd.

加精确。

辅助检查

目前检查技术包括钡灌肠、乙状结肠镜、结肠镜以及结肠 CT。

钡灌肠通常描述结肠癌为不规则息肉病变或者黏膜损害的"苹果核样"改变；良性息肉也可出现典型的充盈缺损。必须强调的是假阳性和假阴性结果各有 1% 和 7%，通常发生在乙状结肠和盲肠部位 [17]。

虽然硬性乙状结肠镜可以提供满意的直肠图像，但是目前大多数情况下已被软式乙状结肠镜替代。它能提供更多有用的信息，在钡灌肠显示正常的病例中仍有 25% 的人在乙状结肠部位发现病变，尤其是在憩室性疾病共存的情况下。因此有争论认为结肠镜应该成为必需的选择。但是，毫无疑问，它可能会带来肠穿孔的危险（比钡灌肠概率大得多），即使是经验丰富的医生，要完成全结肠的检查也有

10% 的失败率。另外，镜下唯一可信的标志是肛门和回肠末端，只通过结肠镜很难确定肿瘤的精确位置。

结肠癌的术前组织学定性是很理想的，但是只能通过内镜检查才能达到。如果钡灌肠能清晰地显示癌症，则活检不是必需的。而如果有任何对狭窄和病损性质的怀疑，则应该行内镜检查和活检。

 随着 CT 结肠造影或 CT 仿真结肠镜的发展，CT 作为主要的检查手段目前已被提到前沿，它能分辨直径只有 6mm 的息肉病变。它迅速成为一种标准检查，并代替钡灌肠成为影像学检查方面的首选。

当诊断已经明确，在大多数病例应该进行原发肿瘤的分期及评估肝、肺情况。合适的转移性结肠癌患者可能适合积极的治疗，而一个老年的患者，早先没有相关的症状，但有证据显示有广泛的转移则不需手术。目前胸部与腹部的多层 CT 扫描被认为是进行分期的合适的选择，已取代胸部 X 线检查与 B 超 [18]。直到现在，核磁共振显像（MRI）因为较长的图像采集时间，导致运动影像不如 CT 有意义。但是，随着超快扫描的发展，MRI 为远处转移与局部病灶提供了检查的选择。

筛查

结肠癌很适合筛查。早期肿瘤的治疗预后要更好，息肉癌变的进程（如上文所述）提供了通过治疗癌前病变来防治癌症，其预后也要更好。理想的筛查试验必须检测出大部分肿瘤患者，同时没有大量出现假阳性结果，即它的敏感性和特异性都必须很高。另外它必须安全，并且能为大众所接受。在结直肠癌，最广泛研究的实验是化学隐血试验，用一种愈创木脂检测法来显示粪便中苏木精的催化作用。因为这种活性在胃肠道运输过程中被抑制 [19]，所以上消化道出血相对结肠出血更少显示出阳性结果。另一方面，假阳性结果可经如下途径产生：摄入动物血或者含氧化酶的蔬菜，因此，为排除不确定的阳性结果，要进行必要的饮食控制。另外，由

于肿瘤出血是间断的，所以化学隐血试验结果的敏感性仅有 50% ～ 70%[20]。

筛查显示的肿瘤通常处在早期阶段，而非出现症状的疾病，但这并不能说明筛查是有效的。由于筛查的内在偏倚，即使患者筛查提示肿瘤，对于患者的生存率提高并不确定。这些偏倚分 3 层，分别为：选择偏倚、长期偏倚和时间偏倚。

选择偏倚来源于接受筛查的人群倾向于关注健康的特定人群，因此，不是全体人群的典型代表。长期偏倚来源于接受筛查的人群倾向肿瘤生长缓慢，预后较好的患者，与真实患者分布情况不成比例。时间偏倚来源于肿瘤筛查开始的时间与患者应该已经诊断但仍未开始筛查的时间差。因为生存率是从诊断开始算起，筛查提前了诊断的时间，因此延长了在没有改变死亡时间情况下的生存时间。

 因为这些偏倚，仅在比较筛查人群与非筛查人群的特定疾病死亡率时有效。这在设计好的随机对照试验中有表述，对于结肠癌，使用大便潜血（FOB）的 3 个实验提供死亡率的信息[21-23]。第一个实验在明尼苏达州进行，试验显示，每年进行大便潜血试验，结肠癌的死亡率明显下降 33%，每两年进行筛查，则可下降 21%[21]。在诺丁汉，每两年进行一次 FOB 实验的研究显示可降低 15% 的累计死亡率[22]；同样的研究在丹麦的菲英岛，都得到了相似的结果，显示死亡率降低了 18%[23]。

大便潜血试验能降低结直肠癌的死亡率似乎是没有疑问的，虽然对于普通人群需要谨慎应用。未来的挑战是增加依从性，提高筛查试验的敏感性和特异性。在全世界范围内，使用免疫学检测粪便潜血（FIT）越来越得到重视，它似乎比愈创木脂检测法更加准确[24]。

另一种方法是用内镜作为主要的筛选手段。因为 70% 的癌和大腺瘤发生在距肛门 60cm 的大肠管处，软式乙状结肠镜可作为筛查试验，并且有充分的证据表明，它比大便潜血试验更加敏感，已有多中心随机试验研究仅行一次可屈性乙状结肠镜作为筛选手段[25]，但是对死亡率的影响还不得而知。利用 PCR 的高级粪便检测试验来检测异常 DNA 以及蛋白组学技术仍有争议。

高危组的监督管理

结肠癌的高危人群并不适合上述人群筛查的策略，因为检查的敏感度不够。炎性肠病及结肠癌家族史的人群监测策略在其他章节中另有叙述。但是，包括腺瘤性息肉患者在内的群体，提出了对结肠镜可用资源分配的明显挑战，在能进行筛查的地方尤其突出。由此，指南把人群划分为低危、中危或高危的腺瘤复发[26]。低危人群是指有一个到两个直径小于 1cm 腺瘤的人群，建议 5 年内既不需随访或也不需复查结肠镜。中危人群定义为有 3 ～ 4 个腺瘤，或者至少有一个直径大于 1cm 的腺瘤患者，需要 3 年一次检查结肠镜。高危人群是指有 5 个或更多的腺瘤，或者有 3 个甚至更多腺瘤且其中至少有一个腺瘤直径大于 1cm，他们需要 1 年后进行复查结肠镜。虽然这些指南的证据不是很强，但提供了很明智的操作途径，并在英国被广泛采用。

择期手术

假设一个患者适合手术，而且没有晚期扩散，结肠癌的切除就是唯一的首选治疗。也有充分证据表明在某些病例辅助化疗也有价值，这将在另外的章节中表述。

术前准备

 首先需要获得知情同意。外科医师必须讨论死亡风险和并发症，比如吻合口漏/静脉栓塞、伤口感染和疾病复发。对患者也必须行术前评估，包括获得完整的病史和检查，全血细胞分析，尿和电解质检查，有指征时行心电图检查。另外，对于扩散疾病的检查必须如上所述执行。

输血

患者必须进行交叉配血，但需要的血量依赖于个体。对绝大多数右半结肠切除术和抢救性病例是很适合输血的，反之，对其他结肠切除术则取决于手术技术，为谨慎起见，至少准备两个单位的血液。

现在仍有关于输血对于结肠癌预后的作用的争论。Burrows 和 Tartter [27] 报道输血将增加术后复发的可能性，但由于没有考虑到病例的混杂因素，故有很多报道得出相互冲突的结论。

一项随机对照研究比较了进行结肠癌切除术的患者使用预存自体血和异体血的预后，结果显示对预后并无影响 [28]。因为这个原因，必须慎重对待观察到的关于输血对于复发的影响。

肠道准备

大多数外科医师要求患者在接近手术前进行肠道的机械清洗准备。

多种清洗水、灌肠剂、导泻剂已经被使用，最受欢迎的肠清洗剂是 Picolax®。它包含番泻叶类复合物（10mg 匹维溴铵），通过结肠细菌的活化，引起生长旺盛的包块收缩，通过减少水和钠吸收的柠檬酸镁，使大量高渗液体到达盲肠，通常在术前一天早晨、下午使用。虽然这很容易实行，但是如果不通过口服或静脉补充额外的液体，这种方法常常会引起腹部不适和脱水。

另外常用的是聚乙烯乙二醇盐溶液，能在 3 小时内完成术前准备，大多患者更愿意选择它。但是，它需要口服 4 ～ 5L 的液体，这对许多老年人来说是困难的。经鼻胃管使用电解质溶液的灌肠可取得良好的效果，但是患者会感到很难受。

无论使用哪种办法，在肠梗阻时均不能用来做术前准备。如果在准备过程中有患者出现放射性腹痛或者腹胀，都必须停止。在这些情况下，必须考虑术中肠道准备（如下所述）。

毫无疑问，肠道准备对于预防吻合口漏和其后果都非常重要。大多数吻合口漏都是由于技术不佳（比如缝合、结扎不好或张力太大）或者坏死（通常是因为缺血）造成的，两者均与肠道准备无关。早期肠漏(通常都由于技术差)可通过肠道准备避免。但是大多数晚期漏患者已经开始进食，因此，术前准备已无任何价值。

因此，外科医师越来越倾向于省略肠道准备，而且事实上几个随机试验的结果也支持这一观点 [29]。但对于一个近端的吻合口来说肠道准备还是明智的，这是为了预防一段大便导致的吻合口漏。

血栓栓塞的预防

虽然没有针对结肠癌的研究，恰当的随机试验的荟萃分析显示：对于一般患者，深静脉血栓（DVT）、肺栓塞和肺栓塞所致死亡的概率都能通过使用皮下肝素来明显降低 [30]。

与优点相对应的是增加出血的问题，尤其是盆腔手术，因此给外科医师留下了选择的空间。低分子肝素最近引起人们的关注，有大规模腹部手术的随机试验表明：相对于普通肝素，低分子肝素引起出血并发症的可能性更小 [31]。

另外的方法包括压力梯度长袜、静脉注射右旋糖酐、间歇充气加压等。只用袜子比其他方法效果差，右旋糖酐也不如肝素有用，但至少有一个临床试验表明，间歇充气加压在减少深静脉血栓危险方面，与肝素是等效的。

预防性应用抗生素

所有患者必须接受预防性抗生素，因为从一些随机临床试验得到的充分证据表明：系统地使用抗生素能降低结直肠癌术后感染的风险 [32]。

对抗生素的选择和管理途径还存在广泛的争议，但是在英国，首选静脉用抗脆弱类杆菌的甲硝唑联合广谱抗生素针对肠道厌氧菌。

常规剂量的头孢菌素加用甲硝唑与三倍剂量的用法在预防伤口感染上一样有效 [33]。

如果术中有明显的污染，则宜延长抗感染治疗 3 ～ 5 天。无论是否按原则使用抗生素，在细菌种植到伤口前，立即使用抗生素很重要，最理想的时间是在诱导麻醉后。

膀胱导尿管

通常在患者麻醉后进行，用来控制患者术前和术后排尿。最常使用的是经尿道置入，虽然有证据表明经耻骨弓上造瘘可能是更好的办法[34]。

切除

沿着血管走行和淋巴引流进行的结肠癌根治术是使局部得到清除的最适合的方法。有些情况下，非常局限的局部切除术可能适应于一般状况差或已发生广泛转移的患者。

经典切除术会切除沿命名动脉走行的淋巴系统，因此导致相应结肠的缺血。右半结肠切除术切除回结肠动脉和结肠右动脉，横结肠切除术切除结肠中动脉，左半结肠切除术切除结肠左动脉。但是因为横结肠切除术吻合口漏的概率太大，已经不为人们所喜欢。如果血管根治术的原则被接受，左半结肠切除术和乙状结肠切除术的区别并不明显。因此，现在的外科医师需要做出的决定是右半结肠切除术或者左半结肠切除术，这需要根据肿瘤的位置决定肠管切除的范围。

一个标准的右半结肠切除术包括从回结肠动脉和结肠右动脉在肠系膜上动脉起源处的根部切除（图4.3）。结肠中动脉的右支与边缘动脉同样需要切断，以完成血管分离。对于位于降结肠和乙状结肠的肿瘤，有效的左半结肠切除术是将肠系膜下动脉在起源于主动脉处切除（图4.4）。

脾曲肿瘤

主要的争议来自脾曲的肿瘤，这里有两种观点，一种是认为肿瘤位于左侧，故应行左半结肠切除术，将肠系膜下动脉于起源处切除，将结肠中动脉的左支也切除。更保守的方法是保留肠系膜下血管主干，但是这本质上是一种部分切除。另一种观点是应行扩大的右半结肠切除术，切除结肠中动脉和结肠左动脉的上升支。

专家对采取哪种术式存在分歧，但是左半结肠

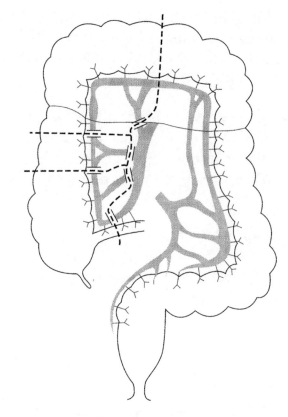

图 4.3 ● 右半结肠切除术中血管切除的不同部位。

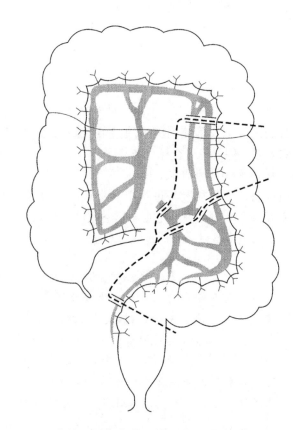

图 4.4 ● 左半结肠切除术中血管切除的不同部位。

切除术需要右半结肠和直肠的吻合，在有些患者无法达到无张力吻合。而且，结肠的血运是多变的。在 6% 的病例中，患者的结肠左动脉阙如，其脾曲的血供来自结肠中动脉；在 22% 的病例中，患者结肠中动脉阙如，其脾曲的血供来自结肠左动脉和结肠右动脉。肿瘤手术是需要切除瘤体、其动脉血供及其伴行的淋巴引流，那么明智的办法是把右结肠动脉、结肠中动脉、左结肠动脉一并切除，这就必须进行扩大的右半结肠切除术。

因为这些原因，笔者更倾向于扩大的右半结肠切除术，通过乙状结肠和活动的血运良好的回肠吻合。但是必须强调，必须根据个体解剖选择术式，最重要的是无张力吻合和血运良好，证据是出血活跃和离断的肠管末端颜色良好。

大肠癌组织（The Large Bowel Cancer Project）发现，不论分期与临床表现如何，脾曲癌患者有很高的复发率，预后也更差，这也许反映了首次治疗中手术的不充分[35]。

进展期肿瘤

如肿瘤局部有进展，只要外科医师能够切除邻近受累及的器官，像输尿管、十二指肠、胃、脾、小肠、膀胱以及子宫，仍然可获得根治性切除（Cleveland Clinic 的 Rupert Turnbull 将累及其他器官的肿瘤分类为 Dukes D 期，他治愈了许多此类肿瘤）。另外，约 5% 的女性患者会有卵巢的肉眼转移，另有 2% 会有镜下转移。因此，有些外科医生对患结直肠癌的女性常规行卵巢切除术。

对于确实无法切除的结肠肿瘤，如果病变在右半结肠，选择回结肠短路手术也许是合适的；如果病变在远端结肠，则可以选择旷置手术。对于多发结肠肿瘤，可以考虑次全切或全切手术。

手术技术

这里描述的手术技术仅限于开放手术，腹腔镜手术会在其他章节讨论。对所有结肠切除术，笔者个人倾向于使用分腿架使患者处于分腿位，甚至当不需要进入肛门或盆腔时也应如此，因为这样便于术者、刷手护士与助手在手术台旁的站位。另外，也建议使用多种功能的自动拉钩，比如"Omnitract®"。

右半结肠切除术

笔者偏爱于所有结肠切除术均采取正中切口，因为这种切口不损伤任何肌肉，并且能暴露腹腔和盆腔所有部位。对于右半结肠切除术，将切口的 2/3 设计在脐上比较有利，因为这便于分离结肠肝曲。

术者站在患者左侧，右侧结肠被翻向正中，同时分离右侧结肠旁沟的腹膜，从盲肠端分离到肝曲，在肝曲远端进入小网膜，在胃网膜弓之下分离大网膜直到准备分离的横结肠。接着将右侧结肠牢固地翻向正中线，用电刀小心分离结肠系膜与后腹壁之间，注意不要损伤十二指肠。然后，就能安全分离输尿管与性腺血管了。先仔细辨认肠系膜上血管，在结肠右动脉及回结肠动脉起源处结扎并切断。清理离断部位的肠壁，用一把肠钳钳夹，再用软钳分别钳夹小肠的近端与远端，这样在肠钳上切断小肠，并送病理。

左半结肠切除术

采取长的正中切口，从脐上延续到耻骨上。术者仍然站于患者的左侧，第一助手将乙状结肠翻向中间，用电刀将乙状结肠与降结肠外层的腹膜分离直到白线。这时能看到系膜与腹膜反折之间的结构，一助牢固地将肠管向中间牵拉，同时术者用纱布或镊子向相反方向牵拉，两者相互配合以进一步分离。

这种操作方法能确保输尿管与性腺血管的分离。必须小心地识别下腹部神经，并与系膜分离开，否则当吻合上段直肠时可能损伤它们。脾曲必须游离，最好是通过从横结肠上解剖出大网膜，继续向外分离到脾曲。然而，如果肿瘤位于脾曲，那么建议分离胃结肠韧带，并取网膜做切片。不论是哪种情况，牵拉脾的腹膜系带都存在脾撕裂的危险，尽管非常谨慎，有时脾切除还是必要的，如果是小的撕伤，采用止血药物如氧化纤维素也是有效的。

一旦左侧结肠游离之后，通过分离主动脉上的腹膜直到十二指肠的第四部分，就可以分离出肠系膜下动脉的根部，结扎并切断。为达到完全的游离，在胰腺下缘分离肠系膜下静脉是必要的。这样结肠就分离完毕，就像前述右半结肠那样，在合适的地方离断横结肠，在降乙结肠交界处离断结肠。

吻合术

对于结肠癌切除后的吻合术,尽管应用吻合钉固定效果良好而被人称道,但笔者更倾向于手动缝合。

浆膜黏膜下层对端吻合

这种技术首先由 Matheson 等描述[36],仅用一层间断的3/0编织的聚酰胺线缝合。对于活动的吻合(常常是回结肠吻合),第一步是保证吻合端周径基本相当。为此,常常在小肠的对系膜侧缝合一针,虽然有些外科医生更喜欢端侧吻合。把系膜与对系膜面之间的肠管浆膜面作为缝合的一面,针距4mm,深度4 mm,确保肌层与黏膜下层被缝合进去,黏膜层被排除在外。(图4.5)。缝线暂不打结,直到全部缝合完毕(图4.6),这时用手打好每个线结保证松紧合适且无缩窄。缝合完毕一半后翻转,继续缝合。系膜的缺损不用缝合。

对于结直肠或者回直肠吻合,先缝合背面,然后用一把特制的钳子抓住所有的线,或用血管钳夹持住每一根线。如果用血管钳,则必须缠在钳子上以避免纠结在一起。全部缝合后,把近端小肠"降落"到上段直肠,用手将线结打在肠腔内(图4.7)。剪掉线头,这样就能使其被未受处理的黏膜层切缘覆

盖。完成背面的缝合后,除了线结打在肠管外面之外,前面也用类似的方法缝合。采用弯曲的 Heaney 持针器极大地方便了这种缝合方式,它能把针抬高起来,使之正对着吻合末端凸起的一面。

吻合器吻合术

右半结肠切除术后,运用最广的吻合器吻合术是功能性的端端吻合。切下标本的同时,封闭结肠与回肠的断端;在两个断端各切开少许,伸入线型切割缝合器的双臂。激发缝合器吻合完成,注意不能包含系膜(图4.8)。检查钉合处是否出血,用线型缝合器闭合剩下的缺损。左半结肠切除术后,通过肛门伸入一个环形吻合器完成一个真正的端端吻合(图4.9),尽管有些男性患者的直肠非常完整,

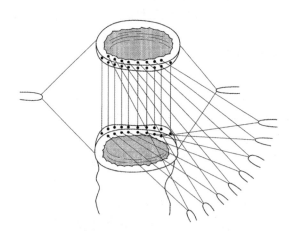

图4.7 • 结直肠吻合术。由血管钳夹持住每一根线,结肠在缝合之前滑到直肠端。

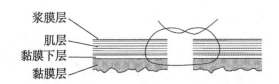

图4.5 • 浆膜黏膜下层对端吻合示意图。

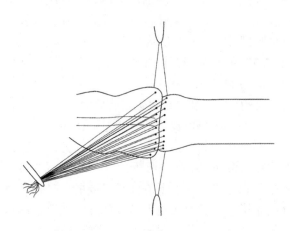

图4.6 • 回结肠吻合。待全部缝合完毕后再打结。

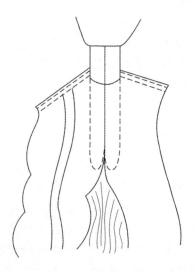

图4.8 • "功能性端端吻合"回结肠吻合器吻合术。

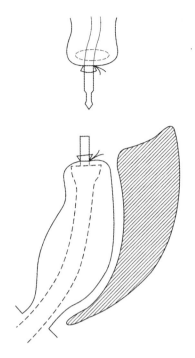

图 4.9 ● 使用环形吻合器的端端结直肠吻合。

很难通过。

各种吻合技术的结果

间断浆膜黏膜下层吻合技术由于其对任何结肠的吻合的适应性而被推荐使用，在文献中它也和最好的结果相关，在大样本组里，仅有 0.5% ~ 3% 的肠漏发生率[37,38]。

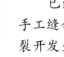
已经有些随机试验来比较吻合器吻合术与手工缝合。虽然结果多种多样，但是在结直肠裂开发生率方面，好像没有明显的区别。有一个试验里有证据说明，缝合器组的肿瘤复发率较低，但是没有区分是直肠还是结肠切除术[39]。

引流

当吻合完成后，许多外科医师会留置腹腔引流管，既可以减少吻合口漏的发生，也可以防止可能导致感染的液体聚集。但是，没有证据支持这种行为。三个随机临床对照试验的结果表明，对于结肠吻合术和结直肠吻合术留置引流管并无益处[40-42]。

术后管理／并发症

结肠切除术后，术后管理同任何其他进行腹部大手术的患者相同，而且越来越倾向于"快速回复"或强化恢复。这种措施包括多种模式的促进术后恢复，这一切基于早期进食、早期活动、限制静脉输液及钠盐，以及尽量避免引流与鼻胃导管；也建议开始就使用硬膜外镇痛，并尽量避免使用胃肠外阿片类药物。如果确实采用上述策略，就能使开放性结肠手术的住院天数中位数（包括再次入院）达到术后 3 天，但是这牵涉到相当多的工作，不仅来自患者，还有镇痛组员、护理人员与社区保健措施[43]。

吻合口瘘

虽然结肠切除术后患者均会遭遇腹部大手术相关的并发症，但是吻合口裂开是这类手术的特殊情况。无临床表现的瘘比有表现的瘘更多，但是，结肠癌切除术后患者瘘的发生率不应高于 4%[18]。

瘘可能表现不同，症状的发生也可能是隐伏的。值得警惕的症状为发热、脉率增快、肠麻痹导致的腹胀，以及无法解释的心肺异常。患者可能发生局部或弥漫性腹膜炎，可能发生粪瘘，通常经切口漏出。有时，患者可因大量粪便进入腹腔导致突发的弥漫性腹膜炎和败血症休克。

由于症状的特殊性，如果一个吻合手术后的患者未能如期恢复良好，则应怀疑瘘的存在。包括全血细胞分析、腹部 X 线片和胸片、水与可溶性造影剂对比灌肠（CT 的应用越来越多）等检查对于疑似病例很有用。白细胞计数通常会升高，虽然不是不可避免的。平片常常会在图像上显示扩张的肠祥，虽然开腹手术后即使没有瘘也会存在这一现象。最有用的检查为水与可溶性造影剂对比灌肠（目前则常常选择 CT），对于出现与肠瘘相关的临床症状的患者，观察到吻合口处造影剂的渗出可以明确诊断。

吻合口裂开的治疗决定于临床表现的类型。弥漫性腹膜炎的患者在恢复意识后即应开腹。如果肠瘘较大，吻合口必须分离，如果可能两端应该修补。不应该尝试吻合口的一期修复。处理吻合口后，必须用大量温盐水伴或不伴抗生素仔细清洗腹膜，患者需要至少 5 天的静脉内抗感染治疗。

出现局限性腹膜炎的患者，如其他状况良好，使用保守的的系统抗炎方式可能比较适合，但是，如果有任何的恶化应立即开腹。粪瘘也可以这样处理，但是必须注意伤口周围的皮肤，如果持续引流，则需营养支持。

急诊处理

在英国，大约 20% 的结肠癌患者最早在急诊看病，同时 16% 的患者并发肠梗阻。出血和穿孔是次一位的急诊就诊原因；当穿孔发生时，通常是由于回盲瓣狭窄导致的近端回肠梗阻。肠梗阻是急诊和紧急手术的最可能原因。

检查

肠梗阻患者常有腹痛和腹胀，不同程度的呕吐和大便习惯改变。矛盾的是，由于溢流，肠梗阻患者常诉有腹泻而非便秘。这种患者的首选特异性检查是腹平片，它将显示大肠肠管梗阻的典型图像，如果是盲肠癌导致梗阻，则是小肠梗阻的典型图像。

必须特别关注平片上盲肠的大小，在小肠肠管中是否有充气，如果盲肠直径大于等于 12cm，而且，如果没有进行小肠减压，那么这就是盲肠穿孔的明显证据，需要紧急处理。当有局部触痛的情况下应采取同样的措施。

在准备剖腹探查前，鉴别患者梗阻的部位很重要，因为结肠的假性梗阻与机械性梗阻在临床和放射学症状上都很相似。腹部增强 CT 逐渐开始代替水溶性造影剂检查。因为钡剂会在肠梗阻处远端结肠浓缩聚集，可能导致穿孔，一旦发生，钡剂进入腹腔的后果是灾难性的，因此不能使用钡剂造影。

梗阻的处理

一旦机械性梗阻被诊断，而患者仍然清醒，必须由有经验的外科专家和麻醉医师一起进行开腹探查术，最好是在白天进行。开腹手术的首要目的是给胀气的肠管减压，通过合适的结肠带将 19G 无色的针管插入腔内回抽即可达到目的。如果想排出流质粪便，则必须用较大的管子经回肠末端肠切开术进入盲肠。

如果肠管能安全切除，则根据手术所需类型选择切口。如果梗阻位于右侧，通常能容易安全地进行标准的右半结肠切除术。但是，如果肿瘤位于左侧，则需几个部分的手术。

通常，左半结肠导致的梗阻通过三步来处理。首先是无功能肠绊造口术，然后是切除和吻合，继之以无功能造口的闭合。然后进入第二阶段，以 Hartmann 式式进行肿瘤的切除，把结肠近端提出，作为结肠造口术的末端，远端部分或者闭合，或者提出腹腔作为黏膜瘘口[44]。

最近有只进行一期手术的倾向，选择结肠次全切除术伴回结肠或回直肠吻合术，或者是术中回肠灌洗后行左半结肠部分切除术[45]。对脾曲的肿瘤，尤其是在对盲肠的存活能力有疑问时，前一种方法是明智的。

 结肠更远端的肿瘤次全切除仍有争论，一个随机临床试验比较了两种处理策略，发现左半结肠部分切除术有更好的术后肠道功能[46]。

如果决定行左半结肠部分切除术，许多外科医师都希望使用一种由 Dudley 等人首先描述的技术来灌洗结肠肠道梗阻的近端，以达到吻合的理想条件[47]。这种技术见图 4.10，并且将带麻药的清洁管插入病变的近端，大号福氏导管经阑尾切开插入盲肠或回肠末端（前文已述），之后众多专业器械都可以使用了。

很明显，手术方式的选择要取决于患者的循环情况，很少有外科医师会在下列情况下进行吻合手术：患者有严重腹部感染，或患者有其他病。这种情况下，Hartmann 术是个好选择，有些情况下，选择单纯造瘘术可能是最好的方法。金属支架扩张术已逐渐应用在左半结肠癌梗阻的患者。虽然大多数情况下这种方法是姑息性处理，但是现在更多的病变在经过这样处理后，肠道能得到减压，随后进行肠道准备，择期切除肿瘤[48]。

穿孔的处理

如果发现患者因为远端癌梗阻导致盲肠穿孔，

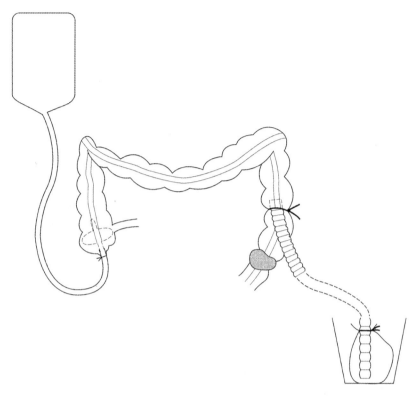

图 4.10 ● 术中结肠灌洗。

治疗的选择可以是扩大的右半结肠切除术或者是结肠次全切除术。是否行吻合术取决于腹膜污染的程度。对于已经穿孔的癌症患者，切除病变非常重要，不仅能根除癌灶，同样能消除感染源。这是技术上的要求，对于左侧病变，几乎都要行 Hartmann 术。

晚期肿瘤的处理

原发肿瘤的晚期手术处理在择期手术部分有叙述。结肠癌局部复发通常发生在吻合口，在没有累及其他部分的情况下，应该尝试再切除，虽然有可能仅能够进行姑息性转流。出现远处转移的患者则面临更多的挑战。

可切除的转移灶

现在，结直肠癌转移的肝切除术得到广泛应用，但是对于它的意义仍有争议。从来没有随机临床试验证实过，所有的对照试验使用的数据都是以前病

例的回顾性信息 [49]。

 仔细地选择合适的患者，结直肠癌转移的行肝切除的患者 5 年生存率能达到 30% [49]。虽然得到广泛认可的切除标准是肝的一叶中有 1 ~ 3 个转移灶，但许多外科医师正在扩展他们的手术指征。

这些患者行术前化疗的作用还不明确，一项多中心的 III 期国际临床试验的结果值得期待。然而，有些非随机的证据表明,应用 5-FU 联合叶酸(FUFA)和奥沙利铂可能会有助于肿瘤可切除性与长期生存。

 有一部分不适合手术的肝转移的患者，可能适合使用冷冻疗法或射频消融 [50]。这种方法可能会延长生存期，但仍必须认为这是保守方案。

肺转移也应该进行手术切除，但是只有 10% 的患者出现肺转移，其中 10% 的患者转移局限于肺，很少患者适合手术。无论如何，肺部分切除术后 5

年生存率能到 20% ~ 40%[51]。

无法切除的转移

　　广泛转移的患者，使用含 5- 氟尿嘧啶（5-FU）的化疗方案是唯一可以采取的治疗方案，同样也是缓解症状的办法。很少有研究比较仅使用支持治疗和化疗。这虽然有益于生存，但是不明显。近期一项荟萃分析发现，ECOG 评分为 2、1 或 0 分的患者采用这种化疗方案其中位生存时间分别为 4、10 和 14 个月[52]。

　　最近，口服 5-FU 的药物前体 UFT 和卡培他滨已经开始应用，能起到与静脉用药同样的作用而且使用方便，所以被认为适合于作为一线单独用药。更近的消息是，静脉使用 5-FU 和伊立替康或者奥沙利铂的联合化疗作为一线或二线治疗显示可以提高生存率。这两种治疗策略均被英国国家临床技术研究院（NICE）证实[54]。

　　展望未来，已经发现单克隆抗体，不论是贝伐单抗（抗血管内皮生长因子的抗体）[55] 或者是西妥昔单抗（抗表皮生长因子受体抗体）[56] 联合传统化疗方案均能够提高生存率。这些药品正在等待英国国家临床技术研究院批准。

病理分期

　　准确、详细、一致的病理报告对于结直肠癌的预后评估和计划进一步的辅助疗法是很重要的（第 6 章）。大体情况和组织学表现都必须详细描述，下面的信息应该有用。

大体描述
1. 肿瘤大小（最大直径）。
2. 肿瘤位置及其切缘的关系。
3. 肠管其他部分的任何异常。

微观描述
1. 组织学类型。
2. 肿瘤的分化，基于肿瘤内的主要分级[57]。

3. 浸润或穿透肠管的最大程度（黏膜下层，肌层，穿透肠壁）。
4. 浆膜受累情况（如果存在）[58]。
5. 切缘末端（包括来自吻合装置的切缘环）、任何放射状切缘的完整情况。
6. 淋巴结检查的数目，转移的数目，是否有系膜根部淋巴结转移。
7. 是否有固有肌层外的血管侵犯[59]。
8. 根据 Dukes 分期的病理分期[60,61]。

　　Dukes 分期简单易操作，被广泛应用，但 TNM 分期逐渐成为国际标准；这两种分期系统如表 4.1 描述。有些病理学家使用 JASS 分期[62]，但是它的应用受限，因为不同观察者对最靠近肿瘤的切缘的淋巴细胞浸润情况（分期有关的 4 个参数中的一个）的判定存在差异，而且它的预测价值仅限于直肠癌。

　　在治疗性切除后，登记的癌症信息显示：5 年生存率与分期相关：Dukes A 期结肠癌为 85%，Dukes B 期为 67%，Dukes C 期为 37%。这个数据可以因个人而提高[64]，Will Rogers 效应（不同质量的病理报告带来的分期变化）可起作用。

最佳方案

　　这里推荐的是循证医学指南的总结，指南是来自肛肠病协会和苏格兰院际指南网络关于结肠癌的内容[18,64]。

检查
1. 有疑似症状或已证实为结肠癌者，应该进行全直肠内镜检查加高质量钡灌肠对比照影，或者使用全结肠镜检查。
2. 除非不能改变治疗，所有患者均应通过 CT 扫描筛查肺和肝转移。

术前准备
1. 所有进行结肠癌手术的患者均需术前知情同意。这包括提供关于治疗可能的好处与坏处及任何变化的细节。
2. 已不再推荐术前机械性肠道准备（除非计划行上段造口——结肠肿瘤很罕见，对全直肠系膜

表 4.1 • 结直肠癌的临床病理分析

Dukes 分期[*]（基于切除部位的组织学检查）	
A	侵袭性肿瘤未突破肌层
B	侵袭性肿瘤突破肌层，但无局部淋巴结转移
C1	侵袭性肿瘤有局部淋巴结转移（无肠系膜及系膜根部淋巴结转移）
C2	侵袭性肿瘤有局部淋巴结转移（有肠系膜及系膜根部淋巴结转移）
TNM 分期[†]	
T	原发肿瘤
TX	原发肿瘤无法评估
T0	没有原发肿瘤的证据
Tis	原位癌
T1	肿瘤侵及黏膜下层
T2	肿瘤侵及肠壁固有肌层
T3	肿瘤侵透固有肌层并侵达浆膜下，或无浆膜层的结肠旁或直肠旁组织
T4	肿瘤已穿透腹膜或直接侵入其他脏器[‡]
N	区域淋巴结
Nx	区域淋巴结无法评估
N0	区域淋巴结无转移
N1	1～3 个区域淋巴结转移
N2	≥ 4 个区域淋巴结转移
N3	发生在任意知名血管干旁的淋巴结转移
M	远处转移
M0	无远处转移
M1	有远处转移

[*] Duke 分期 D 期指出现远处转移。
[†] UT：超声深度；yT：新辅助治疗后。
[‡] T4 直接侵犯包括通过浆膜侵犯结直肠的其他部位，比如：盲肠癌侵犯乙状结肠。

切除术更加适用）。

3. 使用皮下应用肝素和间歇充气加压来预防结肠癌手术的血栓，除非有特定的禁忌证。

4. 所有进行结肠癌手术的患者都应该预防性应用抗生素。不能把精准的原则教条化，静脉内适当应用单一剂量的抗生素是有效的。

择期手术

1. 任何在硬性乙状结肠镜下距离肛门边缘只有或小于 15 cm 的癌均应该被划分为直肠癌。

2. 虽然没有明确推荐使用吻合技术，但间断浆膜黏膜下层吻合法对于所有结肠癌手术均适用，并且文献报道吻合口漏率最少。

3. 结肠癌的腹腔镜手术只能由经过结肠癌手术训练的外科专家进行，他们能仔细评估手术的结果。

急诊处理

1. 急诊手术应该尽可能在白天，由有经验的外科医师和麻醉师进行。

2. 有梗阻表现的患者，手术前应该排除假性梗阻。

3. 征得患者同意后，可以开小孔，而不是由于手术人员的经验缺乏或不合适的支架设备发生穿孔。

4. 总的急诊或紧急手术的死亡率应该小于或等于 20%。

晚期疾病的治疗

1. 要有效地缓解症状，晚期治疗的主要目标是生存期内有理想的生活质量。

2. 局部晚期和转移的患者必须考虑姑息性化疗。因此，晚期患者如果一般条件好，应该与肿瘤学家一起探讨姑息性疗法的好处。

3. 同样，局部晚期和转移的患者必须考虑外科治疗，尤其是局限性肝转移的患者应该由一个有经验的肝外科专家行肝部分切除术。

结局

外科医师应该仔细评估结直肠癌术后的结局。

1. 结肠癌手术死亡率应该达到：急诊手术小于 20%，择期手术小于 5%。

2. 结肠癌术后切口感染率应该小于 10%。

3. 结肠切除全部吻合口漏应小于 4%。

4. 外科医师应该仔细检查他们的操作以达到国家长期统计出来的死亡率目标。

病理

所有切除的肿瘤必须行组织学检查。这很有用，报告必须达到可接受的标准，提供的信息必须在评估预后、设计治疗方案和进行审计时有用。

●关键点

- 现在已广泛接受结肠癌是由已有的多发性腺瘤样息肉发展而来的观点。但是，内镜下很难发现的扁平腺瘤可能是重要的癌前病变。

- 目前，肥胖、缺乏锻炼、摄入红色及加工过的肉类、低纤维饮食、饮酒及吸烟是易致结肠癌的生活方式。

- 结肠镜是检查的金标准。但是CT模拟结肠镜将逐渐起到重要的作用。CT扫描是术前分期的最佳方法。

- 大便潜血试验筛查能降低结肠癌的死亡率，现在英国以及许多其他国家正在推广使用。支持软式乙状结肠镜筛查的证据尚需补充。

- 结肠癌切除术后强化恢复在减少住院天数方面是有效的。

- 急症患者，尤其是表现为肠梗阻的结肠癌患者，应该得到结直肠专家的治疗，支架是有效的。

- 用于治疗晚期癌症的药物范围正在迅速扩大。虽然多数发生转移的患者不适合手术，但是他们都应该考虑手术治疗。

（王　杉　张　辉　周　静　译）

参考文献

1. Cancer Research UK Statistics on Colorectal Cancer; http://www.cancerresearchuk.org/aboutcancer/statistics/statstables/colorectalcancer.

2. Williams PL, Warwick R. Gray's anatomy. Edinburgh: Churchill Livingstone, 1980, p. 1356.

3. UKCCCR. Handbook for the clinicopathological assessment and staging of colorectal cancer. UKCCCR, 1989.

4. Bass BL, Enker WE, Lightdale CJ. Advances in colorectal carcinoma surgery. New York: World Medical Press, 1993, p. 37.

5. Leslie A, Carey FA, Pratt NR et al. The colorectal adenoma–carcinoma sequence. Br J Surg 2002; 89:845–60.

6. Rembacken BJ, Fujii T, Cairns A et al. Flat and depressed colonic neoplasms: a prospective study of 1000 colonoscopies in the UK. Lancet 2000; 355:1211–4.

7. Jinnai D. In: Goligher JC (ed.) Surgery of the anus, rectum and colon, 4th edn. London: Baillière Tindall, 1982, p. 447.

8. Powell SM, Zilz N, Beazer-Barclay Y et al. APC mutations occur early during colorectal tumorigenesis. Nature 1992; 359:235–7.

9. Scott N, Bell SM, Sagar P et al. p53 expression and K-ras mutation in colorectal adenomas. Gut 1993; 34:621–4.

10. Kikuchi-Yanoshita R, Konishi M, Ito S et al. Genetic changes of both p53 alleles associated with the conversion from colorectal adenoma to early carcinoma in familial adenomatous polyposis and non-familial adenomatous polyposis patients. Cancer Res 1992; 52:3965–71.

11. Kastan MB, Onyekwere O, Sidransky D et al. Participation of p53 protein in the cellular response to DNA damage. Cancer Res 1991; 51:6304–11.

12. Smith G, Carey FA, Beattie J et al. Mutations in APC, Kirsten-ras, and p53 – alternative genetic pathways to colorectal cancer. Proc Natl Acad Sci USA 2002; 99:9433–8.

13. Conlin A, Smith G, Carey FA et al. The prognostic significance of K-ras, p53, and APC mutations in colorectal cancer. Gut 2005; 54:1283–6.

14. World Cancer Research Fund. Food, nutrition, physical activity and the prevention of cancer; a global perspective. Washington, DC: AICR, 2007.

15. Giovannucci E. An updated review of the epidemiological evidence that cigarette smoking increases risk of colorectal cancer. Cancer Epidemiol Biomarkers Prev 2001; 10:725–31.

16. Thompson MR, Heath I, Ellis BG et al. Identifying and managing patients at low risk of bowel cancer in general practice. Br Med J 2003; 327:263–5.

17. Anderson N, Cook HB, Coates R. Colonoscopically detected colorectal cancer missed on barium enema. Gastrointest Radiol 1991; 16:123–7.

18. Association of Coloproctology of Great Britain and Ireland. Guidelines for the management of colorectal cancer, 3rd edn. Association of Coloproctology of Great Britain and Ireland, 2007.

19. Burton RM, Landreth KS, Barrows GH et al. Appearance, properties and origin of altered human haemoglobin in faeces. Lab Invest 1976; 35:111–5.

20. Bennett DH, Hardcastle JD. Early diagnosis and screening. In: Williams NS (ed.) Colorectal cancer (Clinical Surgery International, Vol. 20). Edinburgh: Churchill Livingstone, 1996; pp. 21–37.

21. Mandel JS, Church TR, Ederer F et al. Colorectal cancer mortality: effectiveness of biennial screening for fecal occult blood. J Natl Cancer Inst 1999; 91:434–7.

22. Hardcastle JD, Robinson MHE, Moss SM et al. Randomised controlled trial of faecal occult blood screening for colorectal cancer. Lancet 1996; 348:1472–7.

23. Kronborg O, Fenger C, Olsen J et al. A randomized study of screening for colorectal cancer with fecal occult blood test at Funen in Denmark. Lancet 1996; 348:1467–71.

These three randomised trials (Refs 21–23) provide evidence that disease-specific mortality can be reduced by faecal-occult blood screening for colorectal cancer, and form the basis for current debates regarding the introduction of national screening programmes in several countries.

24. Allison JE, Sakoda LC, Levin TR et al. Screening for colorectal neoplasms with new fecal occult blood tests: update on performance characteristics. J Natl Cancer Inst 2007; 99:1462–70.

25. UK Flexible Sigmoidoscopy Screening Trial Investigators. Single flexible sigmoidoscopy screening to prevent colorectal cancer: baseline findings of a UK multicentre randomised trial. Lancet 2002; 359:1291–300.

26. Atkin WS, Saunders BP. Surveillance guidelines after removal of colorectal adenomatous polyps. Gut 2002; 51(Suppl v):v6–vv979.

27. Burrows L, Tartter P. Effect of blood transfusions on colonic malignancy recurrence rate. Lancet 1982; ii:662.

28. Busch ORC, Hop WCJ, Hoynck van Papendrecht MAW et al. Blood transfusions and prognosis in colorectal cancer. N Engl J Med 1993; 328:1372–6.

29. Guanega K, Attallah AN, Castro AA et al. Mechanical bowel preparation for elective colorectal surgery. The Cochrane Database of Systematic Reviews 2006; issue 2. John Wiley and Sons Ltd.

30. Collins R, Scrimgeour A, Yusuf S et al. Reduction in fatal pulmonary embolism and venous thrombosis by perioperative administration of subcutaneous heparin. N Engl J Med 1988; 318:1162–73.

This important meta-analysis established the use of low-dose subcutaneous heparin as a prophylactic measure in abdominal surgery.

31. Kakkar VV, Cohen AT, Edmonson RA et al. Low molecular weight versus standard heparin for prevention of venous thromboembolism after major abdominal surgery. Lancet 1993; 341:259–65.

32. Keighley MRB, Williams NS. Perioperative care. In: Keighley MRB, Williams NS (eds) Surgery of the anus, rectum and colon, 3rd edn. Elsevier Saunders, 2008.

33. Rowe-Jones DC, Peel ALG, Kingston RD et al. Single dose cefotaxime plus metronidazole versus three dose cefotaxime plus metronidazole as prophylaxis against wound infection in colorectal surgery: multicentre prospective randomised study. Br Med J 1990; 300:18–22.

As a result of several trials, the place of prophylactic antibiotics in colorectal surgery is now firmly established, and a single dose is as effective as multiple doses

34. O'Kelly TJ, Mathew A, Ross S et al. Optimum method for urinary drainage in major abdominal surgery: a prospective randomised trial of suprapubic versus urethral catheterisation. Br J Surg 1995; 82:1367–8.

35. Aldridge MC, Phillips RKS, Hittinger R et al. Influence of tumour site on presentation, management and subsequent outcome in large bowel cancer. Br J Surg 1986; 73:663–70.

36. Matheson NA, McIntosh CA, Krukowski ZH. Continuing experience with single layer appositional anastomosis in the large bowel. Br J Surg 1985; 72:S104–6.

These results have yet to be bettered, and form a persuasive argument for the use of the serosubmucosal anastomotic technique.

37. Carty NJ, Keating J, Campbell J et al. Prospective audit of an extramucosal technique for intestinal anastomosis. Br J Surg 1991; 78:1439–41.

38. Leslie A, Steele RJC. The interrupted serosubmucosal anastomosis – still the gold standard. Colorectal Dis 2003; 5:362–6.

39. Docherty JG, McGregor JR, Akyol AM et al. Comparison of manually constructed and stapled anastomoses in colorectal surgery. Ann Surg 1995; 221:176–84.

40. Hoffmann J, Shoukouh-Amiri MH, Damm P et al. A prospective, controlled study of prophylactic drainage after colonic anastomoses. Dis Colon Rectum 1987; 30:449–52.

41. Johnson CD, Lamont PM, Orr N et al. Is a drain necessary after colonic anastomosis? J R Soc Med 1989; 82:661–4.

42. Sagar PM, Couse N, Kerin M et al. Randomised trial of drainage of colorectal anastomosis. Br J Surg 1993; 80:769–71.

43. Wind J, Polle SW, Fung Kon Jin PH et al. Systematic review of enhanced recovery programmes in colonic surgery. Br J Surg 2006; 93:800–9.

44. Rothenberger DA, Mayoral J, Deen K. Obstruction and perforation. In: Williams NS (ed.) Colorectal cancer (Clinical Surgery International, Vol. 20). Edinburgh: Churchill Livingstone, 1996; pp. 123–33.

45. Koruth NM, Krukowski ZH, Youngson GG et al. Intra-operative colonic irrigation in the management of left-sided large bowel emergencies. Br J Surg 1985; 72:708–11.

46. SCOTIA Study Group. Single-state treatment for malignant left-sided colonic obstruction: a prospective randomised trial comparing subtotal colectomy with segmental resection following intraoperative irrigation. Br J Surg 1996; 82:1622–7.

   One of the few randomised trials of surgical technique in emergency colonic surgery, this study indicates that segmental resection of obstructed colon cancer provides better long-term results than subtotal colectomy.

47. Dudley HAF, Radcliffe AG, McGeehan D. Intraoperative irrigation of the colon to permit primary anastomosis. Br J Surg 1980; 67:80.

48. Watson AJ, Shanmugam V, Mackay I et al. Outcomes after placements of colorectal stents. Colorectal Dis 2005; 7:70–3.

49. Garden OJ, Rees M, Poston GJ et al. Guidelines for resection of colorectal liver metastases. Gut 2006; 55(Suppl III):iii1–8.

50. Seifert JK, Junginger T, Morris DL. A collective review of the world literature on hepatic cryotherapy. J R Coll Surg Edinb 1998; 43:141–54.

51. Shirouzu K, Isomoto H, Hayashi A et al. Surgical treatment for patients with pulmonary metastases after resection of primary colorectal carcinoma. Cancer 1995; 76:393–8.

52. Thirion P, Wolmark N, Haddad E et al. Impact of chemotherapy in patients with colorectal metastases confined to the liver: a re-analysis of 1,458 non-operable patients randomised in 22 trials and 4 meta-analyses. Proc Am Soc Clin Oncol 1999; 10:1317–20.

53. Grothley A, Sarjent D. Overall survival of patients with advanced colorectal cancer correlates with availability of fluorouracil, irinotecan and oxaliplatin regardless of whether doublet or singlet agent therapy is used first line. J Clin Oncol 2005; 23:9441–2.

54. National Institute for Clinical Excellence (NICE) Guidance on Cancer Services. Improving outcomes in colorectal cancer. Manual update. NICE, 2004.

55. Hurwitz H, Fechrenbacher L, Novotny W et al. Bevacizumab plus irinotecan, florouracil and leucovorin for metastatic colorectal cancer. N Engl J Med 2004; 350:2335–42.

56. Cunningham D, Humblet Y, Siena S et al. Cetuximab monotherapy and cetuximab plus irinotecan in irinotecan refractory metastatic colorectal cancer. N Engl J Med 2004; 351:337–45.

57. Halvorsen TB, Seim E. Degree of differentiation in colorectal adenocarcinomas: a multivariate analysis of the influence on survival. J Clin Pathol 1988; 41:532–7.

58. Shepherd NA, Baxter KJ, Love SB. Influence of local peritoneal involvement on pelvic recurrence and prognosis in rectal cancer. J Clin Pathol 1995; 48:849–55.

59. Talbot IC, Ritchie S, Leighton M et al. Invasion of veins by carcinoma of the rectum: method of detection, histological features and significance. Histopathology 1981; 5:141–63.

60. Dukes CE, Bussey HJR. The spread of rectal cancer and its effect on prognosis. Br J Cancer 1958; 12:309–20.

61. UICC TNM classification of malignant tumours, 5th edn. Wiley-Liss, 1997.

62. Jass JR, Love SB, Northover JMA. A new prognostic classification of rectal cancer. Lancet 1987; i:1303–6.

63. Hawley PR. In: Goligher JC (ed.) Surgery of the anus, rectum and colon, 4th edn. London: Baillière Tindall, 1984; p. 549.

64. Scottish Intercollegiate Guidelines Network. Guidelines for the management of colorectal cancer. SIGN, 2003.

第 5 章

直 肠 癌

Robin K,S. Phillips

概述

从一个外科医生的角度来看，直肠开始于乙状结肠两条前系膜带融合的地方，通常就是骶骨岬水平，距肛门的距离是 15cm。

直肠癌表现为真正局部占位（或局部区域）或已经扩散到其他地方，通常是肝。术前检查和术中探查常常不能发现肝实质内潜在的转移灶，并且如果存在的话，它们将是患者 5 年内死亡的原因[1]。

病理学机制

对手术切除的标本进行组织病理学检查，可以很简单地估计在肿瘤看似根治性切除的时候有无肝转移的存在，肿瘤浸润深度越深、分化程度越差和淋巴结转移都提示肝转移的可能性增加。

直肠内超声可以很准确地判断肿瘤的浸润深度[2]，但是观察者本人及观察者之间的差异[3]以及肿瘤本身的差异[4]常常导致分期不精确。术前活检可以了解肿瘤是否是明显的低分化，并且可以通过检查随后的完整切除标本来了解肿瘤内是否存在其他未料到的低分化区域。

不可能通过原发肿瘤的浸润深度和分化程度的信息来推断剩余淋巴结的转移情况。重要的是，术前评估肿瘤的浸润深度和分化程度远比评估淋巴结情况更为精确。尽管如此，淋巴结状态仍然是所有直肠癌分期的重要信息（TNM 分期[5]，Dukes 分期[6]，Jass 分期[7]）。

直肠癌手术的目标

真正局限于局部的肿瘤可以通过适当的局部治疗达到治愈；而不当的局部治疗可能导致肿瘤的局部复发。已经转移到肝的肿瘤不可能单纯通过外科手段达到治愈。无论实行腹会阴切除还是直肠前切除都无济于事，因为潜在的肝转移病灶最终还是会导致患者死亡。同样，如果存在许多肝转移灶，术前或术后使用放疗乃至不使用放疗也是无关紧要的，患者最终仍会死亡。

反复强调的是术前放疗可以使原发肿瘤"降期"，但是必须要小心地理解这种降期。初始的组织学检查可以预计切除肿瘤时发生肝转移的可能性，使用放疗不能改变初始评估，尽管它可以使原发肿瘤体积变小（或者使原发肿瘤完全消失）和淋巴结消失。因此在检查放疗后的标本时，必须谨慎小心地根据病理学表现来评估患者可能的预后。这是因为在对放疗后标本进行病理学检查时，尚无有价值的指标来评估发生潜在肝转移的可能性。

通过上述讨论，可以看出患者长期生存在许多方面是不受外科医生控制的，而是决定于是否存在潜在的肝转移。尽管如此，外科医生可以控制（1）院内死亡（2）局部复发以及（3）患者的生活质量。

院内死亡

影响患者院内死亡的因素有患者因素、肿瘤因素和外科医生相关因素。很显然，肿瘤引起梗阻的老年患者比年轻的择期手术患者有更高的死亡风险。80 岁以下择期手术患者的院内死亡率约为 8%，而年龄大于 80 岁的人群则为 16%。年龄大于 80 岁并且合并恶性肿瘤致大肠梗阻患者的院内死亡率约为 $1/3^8$。同样，吻合口漏患者的院内死亡率远高于没有吻合口漏的患者[9]。

对于一个住院的直肠癌患者来说，外科医生的手术技巧对于患者的预后尤为重要。吻合口漏的发生率是直接和医生相关的变量。由资深团队组成的针对急诊病例手术的日常手术组织已经成立。一次次地决定采取哪种局部治疗方法，如局部切除，经肛门内镜微创手术（TEM）或者局部放疗，会不断地受到性价比了解程度的影响（局部切除是指肿瘤局限于直肠壁内，会有 15% 的概率遗留转移淋巴结，而与之相比的是对于大于 80 岁患者行根治性手术可能会有近 16% 的死亡率）。

局部复发

局部复发常常由以下原因引起：

1. 在第一次手术中原发肿瘤因各种原因破裂。
2. 局部切除不完全。
3. 有活力的肿瘤细胞脱落种植到切口 / 肿瘤创面 / 穿刺孔 / 吻合口。

肿瘤破裂

很明显的是，在切除肿瘤时误切入肿瘤内部会有很大风险将有活力的肿瘤细胞溢出。这在直肠癌手术中可能会由以下原因引起：

1. 当一段粘连肠袢被认为是与紧贴肿瘤的炎性粘连。这时应当将肿瘤和粘连肠袢整块移除，而不是将其分离下来[10]。
2. 分离直肠系膜的外膜的阶段。Heald 比任何人都更强调维持直肠系膜外膜完整性的重要性[11]。他认为在牵拉的过程中，钝性分离和全直肠系膜切除会导致直肠系膜外膜的破坏，这时外观会出现粗糙不平和碎片状。精确地应用锐性分离或电刀直视下切除会避免这一问题的发生。
3. 如果男性患者的肿瘤发生于直肠前壁并已经侵犯周围组织时，不明智地对前壁层面进行探查。

男性患者向前侵犯的肿瘤

直肠癌很少穿透 Denonvillier 筋膜而侵犯精囊腺、前列腺或膀胱底部。然而，几乎所有的外科医生都遇到过这样的患者。这一问题在女性患者就不会发生，因为阴道就像一道屏障那样阻止肿瘤侵犯膀胱。若阴道或子宫后部受累，外科医生经常将子宫连同肿瘤一并整块切除。

 在英国，磁共振（MRI）检查已经成为直肠癌术前专业的评估手段。

通过最好的处理方法[12,13]，能够得到十分精确的图像来显示直肠系膜外膜，并且可以评估环周切除边界（图 5.1）。经直肠超声可以评估肿瘤的浸润深度并且预测病灶是否适合局部切除；MRI 可以检查病灶的边界，帮助临床医生选择哪些患者最可能获益于术前放、化疗，同时也可以判断男性患者的肿瘤有无侵犯前壁从而确保肿瘤是否可以一期切除。在过去，大部分外科医生都在手术中意外遇到肿瘤向前侵犯的问题。鉴于外科医生本身并不愿施行不必要的同时性膀胱切除和回肠代膀胱术，扩大手术结果的有限性[15] 及对自己在此领域技术的不自信，很多外科医生自然的反应是保留正常的前方切除平面，以期使肿瘤和精囊腺能够从前列腺和膀胱的后方被完整切除。

对所有的直肠癌患者采取（包括一流 MRI 检查）标准术前检查（框 5.1），上述情况就不会发生。现在，幸运的是外科医生遇到这种难题的机会不多，即使遇到，也应该明智地及时终止手术并清理。那么是否应该将患者送回病房，给予一个长疗程的放

框 5.1 • 直肠癌标准的术前检查

- 全血分析，电解质，肝功能检查
- 血清癌胚抗原（CEA）检查（视情况）
- 分组并且留存血清
- 结肠镜检查
- 直肠癌协定磁共振检查（MRI）
- 经直肠超声（如果考虑局部治疗）
- 胸部和腹部 CT 扫描
- 多学科联合会议上进行术前讨论

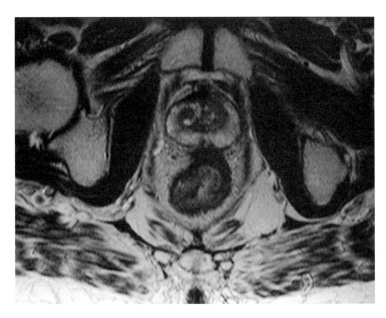

图 5.1 ● 可以清楚地看到向前浸润到前列腺的肿瘤。

疗后再回来，期待肿瘤可以缩小从而发现非受侵的层面？（在这种情况下，建议再等 3 个月，详见下述）。患者是否很年轻而适合盆腔脏器切除呢？这种手术应当在术前化、放疗后进行，并且应当由结直肠外科医生和泌尿科医生协作完成。

不完全的局部切除

对于标准的直肠癌来说，盆腔清除到什么程度才算根治呢？在这方面一再强调的就是全直肠系膜切除，扩大的盆腔淋巴结清扫[15,16]以及高位和低位的血管结扎（行或不行主动脉前清扫）[17,18]。另外，也应当考虑局部切除的作用。

全直肠系膜切除

胃癌手术的历史中经历了一段强烈讨论，关于全胃切除是否在任何情况下都应当施行或仅在需要施行这一手术时才施行[20]。这一争论总结起来就是全胃切除普遍派对全胃切除必要派。关于全直肠系膜切除的争论也是类似的内容，两种观点是：（1）全直肠系膜切除只是在某些情况下应当采用的和（2）对于所有的直肠癌患者均应当采用全直肠系膜切除术。对于直肠中下部肿瘤是否应当采取全直肠系膜切除，没有外科医生会产生异议。争论集中于直肠上部的肿瘤。

首先在处理直肠上部的肿瘤时没有明确癌症相关证据。Heald 等已经表明在某些病例中存在癌症的卫星灶，它们不仅常存在于淋巴结内，还可能存在于肿瘤远端可及边界内的直肠系膜内[19]。这点对于直肠上部的肿瘤是否符合？发生率如何？到底在肿瘤远端多远的可触及边界内会出现卫星转移灶？在目前的文献中对上述问题的答案尚不明确。一项近期的研究表明，扩大清除直肠系膜应当低于肿瘤远端边界 3cm[20]，而 Heald 等认为应当低于 4cm[19]。从这些数据推断，由肿瘤学的方面来考虑，直肠系膜切除范围低于肿瘤下缘 5cm 是合理的，这在直肠上部癌来说常不包括全直肠系膜切除。

全直肠系膜切除术效果良好而使上述问题显得多余，但是在实际工作中，全直肠系膜切除术后由于缺乏小结肠袋（见下文）或短直肠残留而致功能不足，并发症的发生率高，建议对所有的病例施行临时的结肠造口。

因此，鉴于目前这种状况，很多外科医生在处理直肠上部的肿瘤时，喜欢采用"次全系膜切除术"，但是他们会对系膜远端扩大清扫低于肿瘤下缘至少5cm，从而使其与直肠中下部有效地吻合。

扩大的盆腔淋巴结清扫术

至少在日本的学术界内认为毫无疑问的是，直肠癌患者的沿髂内血管发生淋巴结转移。这些相关的淋巴结并不位于常规的全直肠系膜切除的范围内，因此如果这些淋巴结不被清除，它们可能造成患者的局部复发。

举例表明，一篇日本文献认为在总体中的18%和 Dukes C 期中的36% 的患者存在这一区域的淋巴结转移。另外，有6% 的患者仅仅在侧盆壁的区域发现了淋巴结转移。这就是说，如果没有施行扩大的盆腔淋巴结清扫术，这些病例可能被认为是 Dukes A 期或 Dukes B 期[16]。以这种证据为基础，全直肠系膜切除可能发生局部复发的生物学概率约为18%，而不是其支持者所说的3% ~ 5%。对于这种偏差该如何解释呢？

首先，日本文献没有明确大多数受累的淋巴结是否处于髂内血管的主干（这些部位是全直肠系膜切除残留的部分）或者其是否处于侧韧带附近，这些地方是全直肠系膜切除时应当被切除的部分。

其次，尸解研究明确指出，在局部复发而死亡的患者中这些区域的淋巴结并没有产生明显的临床问题。这就是说一个患者因肿瘤广泛转移而去世可能存在未发现的盆腔侧壁淋巴结转移：局部复发的临床发生率远低于其生物学复发率。可能是由于肿瘤的负荷过重而导致患者的死亡，但是即使清除了这一区域的淋巴结，对于患者肿瘤相关的预后也是于事无补的。

再次，还存在病例选择的问题。可能是局部复发率低的患者并不代表我们所有的患者。笔者本人的观点是拒绝这一说法而认为这是最边缘的解释。越来越多的证据表明外科医生采取全直肠系膜切除可以显著降低局部复发率。从 Heald 的病例回顾中并不表明其中存在选择病例而使结果良好[11]。

扩大盆腔淋巴结清扫术不会在西方流行，主要是因为与全直肠系膜切除的良好结果相比，其造成患者的功能影响是巨大的。在一项研究中发现，一半患者接受了非必要的手术且根本没有淋巴结的转移。手术时间延长，平均为5.5小时，失血较多（平均为1.5L）。所有的患者都存在性功能和泌尿功能受到影响，10% 的患者需要永久留置导尿管[16]。

保留神经手术不断发展使扩大淋巴结清扫的潜在优势与减少附随的神经损伤相符合[21]。但是全直肠系膜切除术的结果十分满意，使得这种术式无法流行。瑞典最近一项研究发现，在33例全直肠系膜切除术后盆腔复发的患者中，仅有2例可能是因为

盆腔侧壁淋巴结转移而导致[22]。

高位和低位血管结扎

肠系膜下动脉可以分为紧邻主动脉处（高位结扎）或骶骨岬水平而有效保留左结肠动脉（低位结扎）。已经有很多的研究将两种术式后患者生存率进行比较，发现高位结扎并没有益处[17]。

在顶部有淋巴结转移的患者中，有20% 的患者可以被治愈。假设这些患者的顶部淋巴结在手术中没有被清除，这些患者就会死亡。在研究中，高位结扎并非有益的可能解释是这种清扫并没有向侧方扩展，例如侧盆壁的淋巴结并没有同时被清除。假想一下，有广泛淋巴结转移的患者并非只累及某一区域，如果只强调对某一区域的清扫而忽略另一区域，那很难显示其优越性。

在施行与肛门的吻合时，大家普遍认为应当使用降结肠而不是乙状结肠。不仅因为乙状结肠会产生很高的压力，这样会使肠道功能相对较差，而且更为重要的是乙状结肠的边缘血管缺失，这会使得吻合口容易发生缺血。但是，如果不游离脾曲的话，降结肠很难与肛管吻合，而且还有肠系膜下动脉与主动脉的连接带。如果采用低位结扎而保留左结肠动脉，因为左结肠动脉过短而不允许降结肠与肛管吻合，因此在行低位吻合的时候应当采取高位结扎法，主要是由于手术技巧，而并非癌症相关原因。对于高位吻合，高位结扎和低位结扎都可以很容易地完成。

一项国际的随机对照实验中，42% 的患者接受了乙状结肠肛管吻合，研究者比较了结肠储袋和结肠肛管直接吻合这两种方法，结果没有发现功能或并发症方面的不良情况[23]。早期多使用降结肠进行吻合，目前则根据实际情况考虑：如果患者的脾曲容易游离，那么就使用降结肠与肛管吻合；但是如果患者的脾曲结肠很难分离，那么就使用乙状结肠与肛管吻合，这样就会避免很困难的游离过程。

脾曲的血液供应

准备进行左半结肠吻合时还有一点非常重要，那就是要小心处理脾曲（Griffiths 点）边缘动脉血供[24]。在左结肠动脉两个末端分支中间的边缘动脉可能很细（图5.2）。当处理脾曲动脉血供时，在此

处保留这两个分支以支持边缘动脉十分重要。

局部切除的作用

局限于肠壁内的肿瘤累及淋巴结的概率为 15% ~ 20%[25]，而穿透肠壁全层的肿瘤约为 40%。此外，高分化肿瘤累及淋巴结的发生率约为 25%，而分化差者可超过 50%。因此，一个高分化、肠壁内的肿瘤发生淋巴结转移的概率相对较低。

对 151 例恶性息肉的病例分析显示，当肿瘤细胞仅侵犯带蒂息肉的头、颈或蒂部时，无淋巴结转移发生，但是当侵犯至息肉基底部时淋巴结转移发生率为 27%（但是研究的样本量较小，11 例中有 3 例发生淋巴结转移）。广基息肉患者淋巴结转移的发生率为 10%[21]。

体积小（直径 < 3cm）而且活检显示为高分化的低位直肠癌是局部切除的适应证，切除方式可以是通过 TEM 或传统的经肛门途径。正如前所述，术

前所进行的活检并不一定能真正代表整个肿瘤的组织，但仍必须接受它。

众所周知，使用肛门指诊来评估原发肿瘤穿透的深度并不可靠。直肠内镜下超声评估的准确性极高[2]，但不是所有外科医生都具备这种条件。替代的方法十分简单，就是将切除的标本作为大体活检，并让病理科医生报告原发肿瘤穿透的深度以及切除的是否完整，并完成肿瘤最终分级。使用这种方法，外科医生就可以根据完整的组织学报告决定是否继续进行局部切除的计划还是建议患者进行更彻底的手术。

圣马克医院对局部切除的最新研究中，152 位局限于肠壁的肿瘤的患者有 11% 死于癌症[26]。在这种背景下，对一位年轻而且身体较好的患者建议进行局部切除不太容易。但是，年老体弱的患者仍适用于这种方法。而且，局部切除并不需要盆腔解剖操作，从而避免了由此增加的勃起、射精和膀胱功

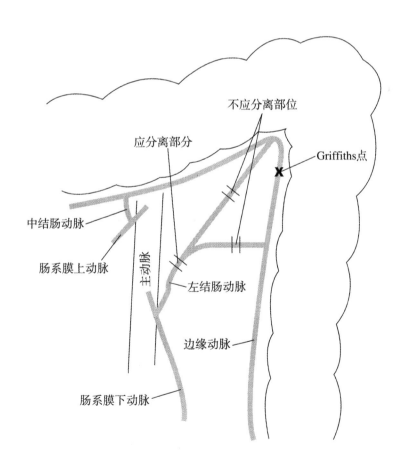

图 5.2 ● 在分离脾曲结肠血管时，重要的是不要分离左结肠动脉的两条边缘支，而应当保留它们以保证边缘血管对脾曲的血液供应，因为结肠脾曲很容易发生缺血，所以应当按要求在左结肠动脉的主干处分离。通常情况下还需要在胰腺下缘水平再次游离肠系膜下静脉来获得足够的长度。

能受累的并发症。局部切除较结肠肛管端端吻合肠道功能受累明显减小。基于上述原因,仍会有一些较年轻的患者在被充分告知相关情况后选择局部切除而不是传统手术。最近,有人使用决策分析的方法讨论这个问题,尤其关注经腹会阴联合切除和局部切除的比较[27]。专业结直肠外科医生比普通外科医生更容易面临在保留括约肌的局部切除和保留括约肌的根治手术中作出选择,早期低位结肠癌更适合局部切除的结论对他们来说并不是那么实用。

和法国[28]或美国[29]相比,在英国局部切除术后并不通常使用术后放射治疗,有时使用放化疗[30]。这是因为外科医生们认为使用放疗并不能清除任何有肿瘤转移的淋巴结,而且由于照射后的直肠功能下降,从而抵消了局部切除对直肠功能影响较小的这个特殊优势。最后,在照射后的盆腔检测到肿瘤复发比未经术后放疗的盆腔更为困难,因此难以对复发肿瘤进行抢救治疗。尽管放疗总体来说肯定会使功能恶化[31],但它确实能降低治疗失败率。它对高危手术患者可能有特殊的用途[32]。

有活力肿瘤细胞的种植

种植的作用仍存在争议。一方面,有明确的实验室结果证明结直肠癌细胞可以脱落至肠腔内,这些细胞是一些具有活性而且有能力进行种植的细胞克隆[33]。另一方面,多数北美的外科医生进行传统手术时会忽略这一风险,而且所有外科医生无论是采用传统方式还是通过 TEM 进行经肛门局部切除时都会忽略这一风险(实际上,这一风险并不能完全被忽略)。

有活力的结直肠癌症细胞不仅可以出现在肠腔内,若未经治疗可能会引起吻合口复发,而且它们还可能会穿过密不透水的吻合口,从而导致更常见的局部区域复发[34]。聚维酮碘、高氯化汞和醋酸氯己定溶液/溴化十六烷基三甲铵可有效杀死试管中的结直肠癌症细胞。其他试剂(如水)是无效的[35]。然而,血液可使聚维酮碘和醋酸氯己定溶液/溴化十六烷基三甲铵对结直肠癌症细胞的杀灭作用减弱[36]。

多数英国外科医生都会强烈推荐防止种植发生的措施。在近端和远端使用系带已不再被推荐使用,但推荐使用直角钳钳夹肿瘤远端肠管,然后将钳夹

以下的肠管进行冲洗。这说明在英国不推荐对低位直肠癌使用无保护的全层缝合器,而是应当先用直角钳钳夹,然后用有细胞杀灭作用的导泻剂,最后在钳夹远处进行全层缝合。

然而,有时候在直肠癌远端放置直角钳后,几乎不可能再将全层缝合器放在下面。外科医生该怎么做?有时肿瘤会向下方的齿状线浸润,肛门和内括约肌使还纳手术无法使用(图5.3),只能在肿瘤下使用直角钳夹闭。

有些外科医生会争辩说,在这些情况下不应该尝试还纳手术,而是赞同经腹切除。另一些会认为,在第一个例子里,在分离肠管及肛门内结肠肛管吻合前,应该采用直角钳夹闭及直角钳下的肛门冲洗。

虽然从技术上讲有机会行还纳手术,但是行远端的夹闭及对于夹闭远端进行冲洗是不可行的,笔者(和其他人[37,38])认为继续行还纳手术是合理的,细胞毒药物应该在标本切除后肠管吻合前滴入。因此,笔者认为,远端夹闭及冲洗并不是绝对的。由于处于相对自然状态,选择还纳手术与永久造瘘相比有其明显的优势。许多外科医生,特别在美国,认为种植转移的风险被夸大了。英国外科医生在激烈争论中倾向于保护吻合口不接触有活性的肿瘤细胞,他们认为由于这些潜在风险,应始终准备在条件允许的情况下行局部切除术。

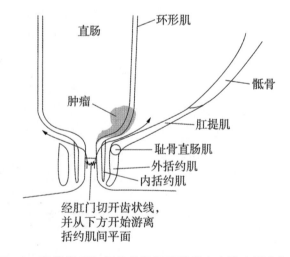

图 5.3 • 通常靠近肛门分化较好的肿瘤会在浅表层向肛管上扩散。对于肛门全层至齿状线水平的内括约肌的浸润无法给予超低位的还纳手术。但是此时可以达到肿瘤下直角钳夹闭同时用细胞毒药物进行冲洗。

生活质量

直肠癌外科手术生活质量方面包括保持排便节制及排便次数，尽可能避免长期干扰排尿及性功能。

保持排便节制

经腹会阴联合手术的原因包括以下内容：

1. 肿瘤侵犯括约肌或由于过于靠近括约肌使其无法被保持。
2. 还纳手术在功能方面与结肠造瘘术相比，没有什么优势。
3. 恢复肠道的连续性可能并发症多，不值得冒险，特别是对于虚弱及老年患者。

远端安全切缘

经过对文献的检索，对于远端切缘的中位距离并不清楚，硬质乙状结肠镜的 5cm 在活体直肠游离的时候可以为 8cm，在标本切除后可以紧缩为 3cm，这都是源于纵行肌的收缩。如果对标本舒展后进行测量，在放松的情况下可以为 4.5cm，但在未舒展时仅有 2cm[39]。

在这种背景下，直肠癌中肿瘤浸及其边缘远端 1.5cm 以上较少见，肿瘤分化较差时可浸润到 4.5cm，但是很少报道[40]。当然，术前的病理检查并不能精确说明整个肿瘤最终的组织学情况，出于这一警示考虑，对于分化较差的肿瘤，应该考虑 5cm 的切缘，对其他肿瘤，2cm 的切缘足够。

在实际情况中，大多数直肠癌的远端切缘并不被重点考虑。全直肠系膜切除的原则决定了切除肠管的长度。无论如何，对于有争议的直肠下三分之一的肿瘤来说，如果分化不是很差，且肿瘤下缘可以用直角钳夹闭的话，可以认为切缘足够[41]。

有时病理回报近切缘处发现肿瘤（1cm 或者更近），但切缘未受侵。关于切除标本的研究文章指出，倘若外侧的清除足够，切缘未受侵犯，复发的风险并未提高[42]。对于经验并不丰富的外科医生来说，由于关注远端安全切缘而遗留盆腔壁后部少量系膜，这可以增加局部复发风险，因此应该避免。

肿瘤高度

通常情况下，建议测量肿瘤下缘距离肛缘的长度。笔者对此经常怀有疑问，肛缘是一个可变的点，例如漏斗肛门的肛缘较齿状线（笔者认为更严格的定位点）更远。

实际上指诊可以感受到齿状线。指诊下，齿状线上的黏膜与肛门皮肤相比更加光滑（就像口腔的黏膜比嘴唇的皮肤更加光滑），这种光滑程度的改变可以通过指诊感受到，因此对于肿瘤下缘的判断将更加有意义。

复杂病例中真正的困扰不是测量肿瘤下缘距齿状线的长度，而是保证切缘无瘤时肿瘤下齿状线以上放置钳夹（图 5.3），或经肛门分离齿状线时离突向齿状线的可及肿瘤下不宜过近。对于肿瘤体积、盆腔的可达性、肛门质量和术前放疗改善肿瘤特性的潜能都应给予总体评估。

肛门质量

多次经阴道分娩特别是应用产钳助产及有会阴侧切术并发症的女性，经肛门超声检查多发现潜在的括约肌损伤，实际工作中评价肛门的质量通常应用过去排气及排便、有无大便失禁的情况来判断。最近，由于肿瘤自身原因可以造成紧迫感，因此对于肛门的真实情况评估可能过于悲观。

无论如何，对于毋庸置疑的质量较差的肛门，最好不要行超低位吻合手术，而应该选择结肠造瘘术。如果是直肠高位肿瘤，可行低位 Hartmann 手术以避免会阴伤口的并发症，但是对于低位肿瘤来说，经腹会阴联合手术更安全。

经腹会阴联合直肠切除术

即使是经验丰富的医生，在行经腹会阴联合手术时也可能出现意想不到的意外。与经腹会阴联合切除的底部结构相比，外科医生更熟悉盆底分离及全直肠系膜切除术。尤其在男性患者，由于从下部手术缺乏明确的解剖平面，除前路手术外，手术很困难且容易出错。在行全直肠系膜切除术时，直肠骶骨筋膜需要分离到直肠前部，暴露肛管，从而达到侧方切缘无瘤。在标本的肛提肌水平，病理报告中提示标本取材不足或过多。

某些情况下，我们期望的是，任何切除的自主肌肉可收缩，给我们留下"不足"的印象，但是也有可能出现外科医师对盆底的切除不够广泛。除非肿瘤位于肛管远端，否则腹股沟淋巴结不会出现转移，坐骨直肠陷窝的脂肪也不必清扫，但是盆底的清扫范围仍很重要，特别是肿瘤容易残存的地方（如果不是这样，全直肠系膜切除术就最适合）。目前认为经腹会阴联合手术是不常规切除尾骨的，但是对于盆底肌肉的处理应该给予考虑。

俯卧位行会阴区手术正被广泛接受[43]。

无论肿瘤分期如何，在经腹会阴联合手术的病例中，都可以用术前放疗来控制肿瘤的局部复发，但是伴随着很高比例的会阴感染和损伤，所以判定起来比较困难。

结肠贮袋

结肠肛管直接吻合术后出现功能不良可以持续数月或1~2年。圣马克医院的一个84个病例的研究中，实行保护性结肠肛管吻合术后，8%的患者再次接受了永久结肠造瘘术[44]。

结肠贮袋的功能和小肠贮袋的功能是不同的，粪便的性质不同，较硬的粪便和小肠贮袋半流质的粪便相比较难排出。早期的结肠贮袋模仿小肠贮袋容积较大，但是早期报道患者多出现排空困难[45,46]，总结经验后，推荐缩小结肠贮袋的体积，目前建议的长度是5~8cm[47]。

许多报道指出在早期功能方面结肠贮袋要比结肠肛管吻合效果好[45-48]。特别是老年患者、肛门轻度受损的患者及预期生存较短的患者，这是非常重要的。

对年轻人的评估是比较困难的。这是因为结肠肛管吻合随着时间的进展结果会好转，而且没人知道结肠贮袋是否会随着时间而膨大或失代偿。我们不知道，最初几年良好的功能，是否随着结肠贮袋的膨胀或松弛等问题而出现排空障碍。

在这种情况下，开始讨论常规应用结肠贮袋使端侧吻合比端端吻合吻合口瘘的发生减少[23]。有一种意见强烈建议在所有的全直肠系膜切除术患者全部应用小结肠贮袋。有研究显示，临床上结肠肛管吻合口瘘为15%，而采用结肠贮袋仅为

2%（$P = 0.03$）。但是，应用放疗更常见（27%对比16%），且行造口者较少（59%对比71%）。放疗可能破坏吻合口的愈合，而且保护性造口减轻了可能发生的吻合口瘘的表现，因此对于安全的结肠贮袋吻合手术方法依然不能确定。

一种选择是应用结肠成型代替结肠贮袋。做8~10cm的长切口，近端4~6cm切开结肠末端，与结肠前系膜缘垂直，将切口横向缝合[49]，制作贮袋，之后行结肠肛管端端吻合术。

性功能及排尿功能障碍

骶前神经在男性控制射精，它们像叉形，连接于骶骨岬，在向盆腔侧壁延伸时分出。它们在后路的解剖中容易被辨认，而且在多数患者中都能被保护。

阴茎勃起受勃起神经控制。它们位于精囊与前列腺夹角的侧前方。在该区域止血时，即使单侧的损伤也容易造成勃起困难。位于后部的肿瘤早期浸润时，德农维利叶筋膜可以保护神经，但是对于前部的肿瘤要尽可能切除德农维利叶筋膜，它对于肿瘤的穿透可能是一种屏障，但此时神经可能被损伤[50]。

在两项研究中证明，腹腔镜直肠游离可带来更严重的男性性功能障碍。

无论是良性还是恶性疾病，行直肠切除前，均应告知患者术后可能出现性功能及排尿功能障碍。

临时造口

超低位吻合后吻合口瘘的发生率很高，为10%~20%。虽为避免出现吻合口瘘，但选择性造瘘对80%~90%的患者是负担；而另一种理论认为，为避免吻合口瘘所导致的有损健康和功能恢复的风险，应对所有病例施行造瘘术。笔者倾向于后者。

有两种术式可供选择，环状横结肠造瘘术和环状回肠造瘘术。造口位置很少选择右上腹，而游离肝曲、于右侧髂窝行环状横结肠造瘘术很容易。但

是环状横结肠造瘘口过大容易造成脱垂。

　　通常直肠癌术后选择环状回肠造瘘术比较好。在炎性肠病及家族性腺瘤性息肉病行回肠贮袋手术后，小肠系膜横过后腹壁将回肠贮袋拉紧至肛门。通常将小肠环路靠近前腹壁是很困难的，在这种情况下环状回肠造瘘术是不可取的。

　　应用环状回肠造瘘术以使远端结肠吻合去功能化是完全不同的。小肠在腹腔内的移动没有束缚易毫无张力地溢出。但是环状回肠造瘘术与环状横结肠造瘘术相比在闭合时难度较大。

　　在笔者看来，倾向于环状回肠造瘘术与远端结肠的血供有关。结肠肛管吻合后，作为有效的全直肠系膜切除术，高位结扎血管使降结肠达到肛管是非常重要的。这意味着远端结肠的血供来源于中结肠动脉发出的边缘动脉。边缘动脉在环状横结肠造瘘术关闭时有可能存在风险，特别是关闭时切除造口。任何损伤都可能导致远端结肠的缺血坏死，为避免这一并发症，可常规应用环状回肠造瘘术。

放射治疗的作用

　　此内容将在第六章重点阐述。重点是区别放射治疗是辅助手段还是治疗手段。

　　辅助放疗是指应用于无粘连的、未经放疗可切除的肿瘤。这时应用术前放疗，要求放疗结束到实施手术间无延迟。对于固定的不可切除的肿瘤，术前放疗可以使肿瘤缩小，由此使其可切除。但是在某些分期情况下是无效的，比如对已经出现肝转移的肿瘤就是没有治疗意义的。这只是局部治疗，严格讲是没有意义的。

　　进行放疗治疗时，在放疗与手术间预留足够的间期以便使肿瘤最大程度地缩小是很重要的。这段间期多为 2 ～ 3 个月，此时肿瘤缩小与残存肿瘤细胞的生长达到平衡。在某些患者中，仅仅 1 个月的等待时间可能贻误肿瘤切除的潜在机会。

　　关于最低的局部复发率的报道来自那些没有给予放疗的数据。实际上即使随机试验报道了明显的低复发率，试验中对照组的高复发率也是不能被接受的[11]。

　　荷兰关于全直肠系膜切除术放疗的临床试验从表面上回答了全直肠系膜切除术前给予放疗是否受益的问题[53]。初看报道内容：放疗组 2 年的局部复发率为 2.4%，相对于单纯的手术组 8.2%，统计学上有显著的差异。但是，局部复发率只计算到术后 4.5 年[10]，因此预期的单纯手术组 5 年局部复发率为 15%，明显高于其他关于全直肠系膜切除术的报道。如果仔细分析这 108 家医院的数据，只有 77% 的合适病例没有切缘肿瘤残留，65% 接受了低位前切除（经腹会阴联合手术和 Hartmann 手术所反对的），因此将该试验作为放疗与高质量全直肠系膜切除术的对比试验就不恰当了。最近，又报道了接受放疗的患者术后 5 年出现大便失禁的比例为 62%[54]，没有接受放疗的仅有 39%（ $P < 0.001$ ）。

随访

　　以下三方面内容是连续随访所必需的。

1．有没有在术前忽略同时性肿瘤。
2．如何查找异时性肿瘤的转移。
3．对于肿瘤有没有随访的价值。

同时性肿瘤

　　在切除原发肿瘤的同时，有 3% 的机会发现同时性肿瘤。其中有 10% 病例因为太小直到开腹手术都有可能难以发现。1/3 的难以发现的小病变可以经结肠镜用电切环切除。术前结肠镜及钡灌肠可以发现 2‰ 的病例，可以在术中扩大范围或另行手术切除。

　　问题在于术前检查经常不完全或不准确。直肠梗阻性肿瘤可能使近端的可视检查无法进行。即使可行全结肠检查，准备可能不足，因此造成无法发现小的同时性肿瘤或结肠镜检查不够。在此种问题下，开始应用术中结肠镜。一项研究表明，尽管如此，术后 3 个月结肠镜检查中仍能发现遗漏的 2cm 大小的病变[55]。

　　由于上述原因，切除术后 3 个月（无论如何也应在 1 年内）需行结肠镜检，并开始随访。残留的结肠可能隐匿着被忽视的息肉或肿瘤。

异时性肿瘤

异时性肿瘤的发生率为3%，有家族史的病例可能更高。合理的建议，定期行结肠镜检，对曾有息肉者每3年进行一次，否则每5年一次。这5年一次的筛查，对于75岁的人来说，可保护到至少80岁，作为常规检查，结肠镜与其他监督手段相比有其优势。然而，这种方法从未被证明是值得的，进行大量的结肠镜检查回报是非常小的。

局部和远处复发的监视

外科医生在是否应该随访存在分歧，一部分认为即便只为了患者情绪上的康复也应进行准确的长期随访，另一部分认为随访的目的并不十分明确。

在实施安全的肝切除手术前，继续严密随访和症状随访作为许多研究的争论焦点，但它们并不能说明能否真正在严密随访上获益[56,57]。近期关于严密随访的一项随机研究表明，每月进行癌胚抗原（carcinoembryonic antigen，CEA）的检查对生存没有益处，即使CEA监测可率先发现一年复发。问题在于1年的平均提前期并不意味着再次手术可挽救生命（J.M.A 北方个人联盟）。CEA监测可以使患者的复发尽早接受化疗，也许可以延长生存时间。

从首要原则上考虑，对于施行全直肠系膜切除术后出现盆腔复发的患者无论如何无法再次手术。总之，第一次手术残留了什么应该手术清除？骨切除术在高选择性病例中的作用很小；发病率高，长期预后一般。明显的，吻合口复发可以通过挽救性的经腹会阴联合手术切除，但是真正的吻合口复发很少见。还有，吻合口复发，特别是直肠癌术后，症状会很明显，而不需要过多的检查。

有时在超低位直肠癌行恢复性术后会出现直肠壁转移，例如闭孔淋巴结。挽救性的经腹会阴联合手术在切除技术上讲可能切除这些淋巴结，但总体来说局部复发行挽救手术效果并不满意，大多数患者最终还是死于癌症。

唯一能够由随访获益的可能是肝了。问题在于，常规检查能否准确判断适于治愈性切除的肝转移，各种检查是否可发现生物学良好的并无症状的肿瘤。

在单发肝转移患者中，可以见到未治疗而达到5年生存者，但是不到16%[58]。肝切除的患者明显要好，手术死亡率很低且5年生存率为40%[59]。虽然如此，许多外科医生对于随访中常规肝超声检查的价值并不认可。随着认识到对于进展期无法切除的患者能够通过化疗改善生活质量，早期应用效果更好，可能更多的外科医师认为应该对直肠癌术后患者给予肝的监督。

 在这种背景下，2项最近的关于随访的随机荟萃分析指出，严密随访改善了生存率[60,61]。为了论述这个重要问题，FACS（结直肠癌术后随访）试验已经开展。

● 关键点

- 多数适合的直肠癌患者应给予全直肠系膜切除术。

- 直肠内超声对于判断浸润深度行局部切除及隐匿性淋巴结转移有益。

- MRI可以评价环周边缘情况，有利于评价是否给予术前化疗，对于年轻的男性前位肿瘤患者盆腔脏器切除术是否必要。

- 荷兰关于全直肠系膜切除术是否联合放疗的试验结果支持放疗。但是传统外科手术标准是否足够，仍不能确定。

- 通过数十年对于密切随访价值的疑问，荟萃分析显示了其益处，FACS试验正在证实。

（王 杉 周 静 郭 鹏译）

参考文献

1. Finlay IG, Meek DR, Gray HW et al. The incidence and detection of occult hepatic metastases in colorectal carcinoma. Br Med J 1982; 284:803–5.

2. Beynon J, Foy DMA, Roe AM et al. Endoluminal ultrasound in the assessment of local invasion in rectal cancer. Br J Surg 1986; 73:474–7.

3. Blenkinsopp WK, Stewart-Brown S, Blesovsky L et al. Histopathology reporting in large bowel cancer. J Clin Pathol 1981; 34:509–13.

4. Williams NS, Durdey P, Quirke P et al. Preoperative staging of rectal neoplasm and its impact on clinical

management. Br J Surg 1985; 72:868–74.

5. Wood DA, Robbins GF, Zippin C et al. Staging cancer of the colon and rectum. Cancer 1979; 43:961–8.

6. Dukes CE. The classification of cancer of the rectum. J Pathol Bacteriol 1932; 35:323–32.

7. Jass JR, Love SB, Northover JMA. A new prognostic classification of rectal cancer. Lancet 1987; i:1303–6.

8. Fielding LP, Phillips RKS, Fry JS et al. Prediction of outcome after curative surgery for large bowel cancer. Lancet 1986; ii:904–6.

9. Fielding LP, Stewart-Brown S, Blesovsky L et al. Anastomotic integrity after operations for large bowel cancer: a multicentre study. Br Med J 1980; 281:411–14.

10. Phillips RKS, Hittinger R, Blesovsky L et al. Local recurrence after 'curative' surgery for large bowel cancer. 1. The overall picture. Br J Surg 1984; 71:12–16.

11. McFarlane JK, Ryall RD, Heald RJ. Mesorectal excision for rectal cancer. Lancet 1993; i:457–60.

12. Brown G, Richards CJ, Newcombe RG et al. Rectal carcinoma: thin-section MR imaging for staging in 28 patients. Radiology 1999; 211:215–22.

13. Beets-Tan RG, Beets GL, Vliegen RF et al. Accuracy of magnetic resonance imaging in prediction of tumour-free resection margin in rectal cancer surgery. Lancet 2001; 357:497–504.

14. Shirouzu K, Isomoto H, Kakegawa T. Total pelvic exenteration for locally advanced colorectal carcinoma. Br J Surg 1996; 83:32–5.

15. Enker WE, Philipshen SJ, Heilwell ML et al. En bloc pelvic lymphadenectomy and sphincter preservation in the surgical management of rectal cancer. Ann Surg 1986; 293:426–33.

16. Moriya Y, Hojo K, Sawada T et al. Significance of lateral node dissection for advanced rectal carcinoma at or below the peritoneal reflection. Dis Colon Rectum 1989; 32:307–15.

17. Surtees P, Ritchie J, Phillips RKS. High versus low ligation of the inferior mesenteric artery in rectal cancer. Br J Surg 1990; 77:618–21.

18. Corder AP, Karanjia ND, Williams JD et al. Flush aortic tie versus selective preservation of the ascending left colic artery in low anterior resection for rectal carcinoma. Br J Surg 1992; 79:680–2.

19. Heald RJ, Husband EM, Ryall D. The mesorectum in rectal cancer surgery: the clue to recurrence? Br J Surg 1982; 69:613–16.

20. Scott N, Jackson P, Al-Jaberi T et al. Total mesorectal excision and local recurrence: a study of tumour spread in the mesorectum distal to rectal cancer. Br J Surg 1995; 82:1031–3.

21. Nivatvongs S, Rojanasakul A, Reiman H et al. The risk of lymph node metastasis in colorectal polyps with invasive adenocarcinoma. Dis Colon Rectum 1991; 34:323–8.

22. Syk E, Torkzad MR, Blomqvist L et al. Radiological findings do not support lateral residual tumour as a major cause of local recurrence of rectal cancer. Br J Surg 2006; 93:113–19.

23. Hallbook O, Paholman L, Krog M et al. Randomized comparison of straight and colonic J pouch anastomosis after low rectal excision. Ann Surg 1996; 224:58–65.

24. Griffiths JD. Surgical anatomy of the blood supply of the distal colon. Ann R Coll Surg Engl 1956; 19:241–56.

25. Huddy SP, Husband EM, Cook MG et al. Lymph node metastases in early rectal cancer. Br J Surg 1993; 80:1457–8.

26. Lock MR, Ritchie JK, Hawley PR. Reappraisal of radical local excision for carcinoma of the rectum. Br J Surg 1993; 80:928–9.

27. Temple LFF, Naimark D, McLeod RS. Decision analysis as an aid to determining the management of early low rectal cancer for the individual patients. J Clin Oncol 1999; 17:312–18.

28. Rouanet P, Saint Aubert B, Fabre JM et al. Conservative treatment for low rectal carcinoma by local excision with or without radiotherapy. Br J Surg 1993; 80:1452–6.

29. Chakravarti A, Compton CC, Shellito PC et al. Long term follow-up of patients with rectal cancer managed by local excision with and without adjuvant irradiation. Ann Surg 1999; 230:49–54.

30. Wagman R, Minsky BD, Cohen AM et al. Conservative management of rectal cancer with local excision and postoperative adjuvant therapy. Int J Radiat Oncol Biol Phys 1999; 44:841–6.

31. Dahlberg M, Glimelius B, Graf W et al. Preoperative irradiation affects functional results after surgery for rectal cancer. Results from a randomised study. Dis Colon Rectum 1998; 41:543–51.

32. Hershman MJ, Sun Myint A, Makin CA. Multimodality approach in curative local treatment of early rectal carcinomas. Colorectal Dis 2003; 5:445–50.

33. Umpleby HC, Fermor B, Symes MO et al. Viability of exfoliated colorectal carcinoma cells. Br J Surg 1984; 71:659–63.

34. Leather AJM, Yiu CY, Baker LA et al. Passage of shed intraluminal colorectal cancer cells across a sealed anastomosis. Br J Surg 1991; 78:756.

35. Umpleby HC, Williamson RCN. The efficacy of agents employed to prevent anastomotic recurrence in colorectal carcinoma. Ann R Coll Surg Engl

1984; 66:192–4.

36. Docherty JG, McGregor JR, Purdie CA et al. Efficacy of tumouricidal agents in vitro and in vivo. Br J Surg 1995; 82:1050–2.

37. Tiret E, Poupardin B, McNamara D et al. Ultralow anterior resection with intersphincteric dissection: what is the limit of safe sphincter preservation? Colorectal Dis 2003; 5:454–7.

38. Portier G, Ghouti L, Kirzin S et al. Oncological outcome of ultra-low coloanal anastomosis with and without intersphincteric resection for low rectal carcinoma. Br J Surg 2007; 94:341–5.

39. Phillips RKS. Adequate distal margin of resection for adenocarcinoma of the rectum. World J Surg 1992; 16:463–6.

40. Williams NS, Dixon M, Johnston D. Reappraisal of the 5cm rule of distal excision for carcinoma of the rectum: a study of distal intramural spread and of patients' survival. Br J Surg 1983; 70:150–4.

41. Karanjia ND, Schache DJ, North WRS et al. 'Close shave' in anterior resection. Br J Surg 1990; 77:510–12.

42. Phillips RKS, Hittinger R, Blesovsky L et al. Local recurrence after 'curative' surgery for large bowel cancer. 2. The rectum and rectosigmoid. Br J Surg 1984; 71:17–20.

43. Holm T, Ljung A, Haggmark T et al. Extended abdominoperineal resection with gluteus maximus flap reconstruction of the pelvic floor for rectal cancer. Br J Surg 2007; 94:232–8.

44. Sweeney JL, Ritchie JK, Hawley PR. Resection and sutured peranal anastomosis for carcinoma of the rectum. Dis Colon Rectum 1989; 32:103–6.

45. Lazorthes F, Fages P, Chiotasso P et al. Resection of the rectum with construction of a colonic reservoir and colo-anal anastomosis for carcinoma of the rectum. Br J Surg 1986; 73:136–8.

46. Nicholls RJ, Lubowski DZ, Donaldson DR. Comparison of colonic reservoir and straight coloanal reconstruction after rectal excision. Br J Surg 1988; 75:318–20.

47. Seow-Choen F, Goh HS. Prospective randomised trial comparing J colonic pouch–anal anastomosis and straight coloanal reconstruction. Br J Surg 1995; 82:608–10.

48. Mortensen NJM, Ramirez JM, Takeuchi N et al. Colonic J pouch–anal anastomosis after rectal excision for carcinoma: functional outcome. Br J Surg 1995; 82:611–13.

49. Fazio VW, Mantyh CR, Hull TL. Colonic 'coloplasty'. Novel technique to enhance low

colorectal or coloanal anastomosis. Dis Colon Rectum 2000; 43:1448–50.

50. Heald RJ, Moran BJ, Brown G et al. Optimal total mesorectal excision for rectal cancer is by dissection in front of Denonvilliers' fascia. Br J Surg 2004; 91:121–3.

51. Quah HM, Jayne DG, Eu KW et al. Bladder and sexual dysfunction following laparoscopically assisted and conventional open mesorectal resection for cancer. Br J Surg 2002; 89:1551–56.

52. Jayne DG, Brown JM, Thorpe H et al. Bladder and sexual function following resection for rectal cancer in a randomized clinical trial of laparoscopic versus open technique. Br J Surg 2005; 92:1124–32.

53. Kapiteijn E, Marijnen CAM, Nagtegaal ID et al. Preoperative radiotherapy combined with total mesorectal excision for respectable rectal cancerf. N Engl J Med 2001; 345:368–46.

54. Lange MM, Der Dulk M, Bossema ER et al. Risk factors for faecal incontinence after rectal cancer treatment. Br J Surg 2007; 94:1278–84.

55. Finan PJ, Donaldson DR, Allen-Mersh T et al. Experience with perioperative colonoscopy in patients with primary colorectal cancer. Gut 1988; 29:A730.

56. Cochrane JPS, Williams JT, Faber RG et al. Value of outpatient follow-up after curative surgery for carcinoma of the large bowel. Br Med J 1980; 280:593–5.

57. Tornquist A, Ekelund G, Leandder L. The value of intensive follow-up after curative resection for colorectal carcinoma. Br J Surg 1982; 69:725–8.

58. Greenway B. Hepatic metastases from colorectal cancer: resection or not. Br J Surg 1988; 75:513–19.

59. Sugihara K, Hojo K, Moriya Y et al. Patterns of recurrence after hepatic resection for colorectal metastases. Br J Surg 1993; 80:1032–5.

60. Renehan AG, Egger M, Saunders MP et al. Impact on survival of intensive follow-up after curative resection for colorectal cancer: systematic review and meta-analysis of randomised trials. Br Med J 2002; 324:813.

This meta-analysis has readdressed the value of intensive follow-up and finds significant benefit. The FACS trial should help decide this issue.

61. Jeffrey GM, Hickey BE, Hider P. Follow-up strategies for patients treated for non-metastatic colorectal cancer. Cochrane Library, IssueRef611. Oxford: Update Software, 2002.

第6章

结直肠癌的辅助治疗

Paul Hatfield · David Sebag-Montefiore

概述

目前认为，只有化疗与放疗在肿瘤的辅助治疗中有着明确的作用。为了改善患者的生活质量，这些辅助治疗往往在术前或者术后用于那些复发高风险的患者，目的是提高整体的疗效。但事实上，就像其他辅助治疗一样，大多数接受治疗的人并不能真正从中得益，一方面是因为在某些患者中外科手术本身有根治效果，另一方面是因为不管有没有进行辅助治疗，肿瘤本身最终仍会复发。但进行辅助治疗的原则是确定的，因为对一个常见的高复发率的肿瘤来说，点滴进步都会拯救成千上万人的生命。在对患者制订方案时，必须要清楚这些不确定的因素，并结合患者具体情况仔细评估所带来的后果，以免增加治疗带来的不良后果。

化疗

最近15～20年来公布的证据表明，基于5-FU的治疗是针对Ⅲ期结肠癌使用最广泛的化疗方案，并可以将绝对生存率提高5%～10%[1]。最近，5-FU逐渐与奥沙利铂联合应用，特别适合于有较高复发风险的患者。

最大的临床调查结果表明，对直肠癌患者使用结肠癌的化疗方法仍然有很大的争议。但是在英国，对于大肠癌症患者，不管其主要肿瘤位置在哪里，通常都使用同一标准筛选进行化疗的患者。

许多问题仍然不确定，如最佳的方案、联合化疗药物或生物治疗的获益、最佳用药途径、化疗在Ⅱ期肿瘤中的作用。

为什么使用5-FU

1990年以前有很多试验试图证明辅助化疗对结肠癌的治疗有效。其中很多试验都包括有5-FU，这种药物在治疗转移性结直肠癌的历史可以追溯到20世纪50年代[2]。但是在1988年进行的包含25项研究的荟萃分析中，却未能证明5-FU对生存率的改善上有明显作用[3]（虽然这些研究的总体质量不高）。

 但是于1989年和1990年进行的两个试验却根本性地改变了这个局面[4,5]。这两个随机试验明确地显示使用12个月的5-FU与左旋咪唑能显著地提高生存率。1995年[6]更新的INT-0035同样证明这种方案有效。因此美国国立卫生院（US National Institutes of Health）在Ⅲ期结肠癌患者中使用这种方案[7]。

在此之后，人们逐渐将兴趣点转移到5-FU与亚叶酸（FA）的联合应用上，FA可以激活5-FU对其目标酶——胸苷酸酶的作用。1992年的一个研究表明，这种联合应用可以提高对转移性肿瘤的疗效[8]。对于左旋咪唑的作用仍有很多争议（左旋咪唑是一种驱虫药，有着多种免疫激活作用成分。因此就有很多假说认为它可以增强5-FU的作用）。试图探讨化疗持续时间的研究正在进行中。简要地说，6个月的5-FU/FA等同于12个月的5-FU/FA，并且优于6个月的5-FU/左旋咪唑。而且，5-FU/FA联合左旋咪唑没有更多的获益。

 英国的一项特别有影响的QUASAR（迅速，简单，可信）研究[9]，比较了高剂量、低剂量FA和加用或不加用左旋咪唑的效果。接近5000人参与了研究，结果发现它们之间的效果没有显著性差异，表明左旋咪唑的作用并不是必需的，同时，低剂量的 FA 已经提供了足够的辅助作用。在这个研究中，人们的化疗方法是每周一次的推注给药或者每 4 周一次的 5 天连续给药（Mayo 方案）。虽然没有随机分配，但是每周一次的顿服法在提供了相同的化疗效果的同时，毒性更小。所以，这次大规模试验为在英国更广泛开展每周一次的顿推注疗法提供了依据。

最近的发展

在过去的几年中，一系列研究探讨了 5-FU/FA 方案联合其他化疗药物（在转移癌中被证实有效），用以提高辅助化疗的作用。有趣的是，3 个大宗研究（一个已发表，两个以摘要形式发表）没有显示出 5-FU 联合伊立替康能够获益[10-12]。

但是，更重要的是，两个大宗的随机研究（MOSAIC 和 NSABP-C07）已经显示出奥沙利铂联合不同的 5-FU/FA 药物作为辅助治疗可以获益[13,14]。二者都显示联合应用可以提高无病生存率，同时毒性增高（见下文）。进一步对 MOSAIC 研究进行亚组分析，对于 III 期患者（没有 II 期患者）的总生存率有小幅度提高（72.9% 对比 68.3%），并且统计学差异有显著性，中位随访时间是 6 年[15]。

为了避免副作用和静脉应用 5-FU 的风险，口服氟尿嘧啶类药物的研究也是热点。卡培他滨就是此类药物之一，与 Moya 的 5-FU/FA 方案在 III 期患者中作比较，等效且毒性反应更轻[16]。在英国，卡培他滨被允许作为 5-FU/FA 辅助治疗方案可选择的药物。但是，目前对于卡培他滨与毒性更小的每周 5-FU 方案的比较，以及联合应用于辅助治疗的效果并没有被证实（尽管相关的实验数据已被期待良久）。

毒副作用

5-FU 可以产生一系列的副作用，常见的如四肢乏力、恶心、呕吐、便秘、口炎、手掌（脚掌）红斑、鼻出血以及眼炎；不常见的有秃发症、严重的骨髓抑制等。这些副作用的严重程度以及发生部位取决于化疗方法的选择。在接受持续的 5-FU 输注的患者中，有人会发生心绞痛（与冠状动脉痉挛有关），但这一般只在持续 5-FU 治疗患者中发生，其余患者中很少发生；这种副作用的发生与本身的冠脉病史并不直接相关，虽然有研究表明既往的冠脉病史会使副作用的发生风险有轻度的升高[17]。

人群中有一小部分人先天性缺乏转化 5-FU 的脱氢酶。这部分人在其他方面与常人无殊，但是在常规标准剂量的 5-FU 使用下，副作用却特别的严重。这些反应通常出现在开始用药的 2 ~ 3 周内，而且患者可以表现出上述的所有症状，并且非常严重。一旦出现这种情况，通常需要急送肿瘤中心。虽然上述的反应可以有效地进行对症控制，并可以在副作用缓解之后将 5-FU 的剂量减少到 50% 左右，但即使是这样，仍然需要在进行下一步治疗之前对每个患者进行评估。

奥沙利铂联合 5-FU/FA 提高了毒性反应。在 MOSAIC 研究中，中性粒细胞减少的出现较对照组更普遍（41.1% 对比 4.7%），但仅 1.8% 合并感染或发热。对于临床来说，最大的问题或许是奥沙利铂造成的感觉神经病变的发生率增高，其发生往往是不可预测的。在 MOSAIC 研究中，接受联合方案化疗的患者有 12.4% 严重到功能受影响，但是随后几个月大部分患者的情况得到缓解（中位随访 4 年后下降到 0.7%[18]）。

患者选择

关于辅助治疗的决定经常是复杂的。临床医生对于临床证据的解读存在差异；在假设获益时，患者对于能够耐受的毒副反应的水平存在不同的观点。患者对于不同化疗方案的适应以及对于预期的寿命均存在差异。这些因素均会影响最终的选择。

很多肿瘤专家给予高危 III 期患者联合应用奥沙利铂 /5-FU/FA，前提是能够耐受其毒副作用。而给予其他患者 6 个月的 5-FU/FA 或卡培他滨作并保持支持治疗。

在某些方面仍有争议。举例来说，大部分的试验都没有包括老年的患者，而事实上，在临床上大部分的此类患者都是老年患者。目前的研究结果似乎说明，化疗在老年人中的获益与青年人一样多[19-21]。但是有影响的随机研究亚组分析显示老年人并没有获益（＞ 65 ~ 70）[14,22]。患者的并发症和治疗的毒副作用经常被过分关注。最终，进行治疗的患者只占很小的比例。但事实上，这需要个体化的决定。

另一个激烈争论的话题是化疗对 II 期的结直肠癌症患者的意义。这类患者往往预后较好，而且需要大量的研究表明化疗对他们的作用。

或许 QUASAR 研究可以阐述这一问题。将 3239 名没有明确化疗指征的结肠癌或直肠癌患者进行随机分组，分为以 5-FU 为基础的化疗组和单纯观察组[22]。这些患者主要是 II 期患者（91%）。总体上，相对死亡风险的减少与较高危的患者程度相似（18%）。但由于总体预后良好，5 年生存率获益的绝对程度很小（复发率在 20% 的未化疗患者中仅有 3.6%）。

尽管这个研究没有直接阐述这个问题。众所周知，部分 II 期癌症的患者的预后很差，比如会发生穿孔、梗阻、壁外血管侵犯、腹膜种植，或者组织上低分化[23-28]。大多数的临床医师都会给这些患者以辅助治疗，因为他们的复发率很高，因此化疗就更有意义。所以，需要针对每个个体仔细地权衡利弊后再做决定。分子指标，如微卫星不稳定、18q 杂合子缺失也预示不良预后。目前有研究在寻找手术切除后进行化疗的靶点。

很多造口的患者在手术后就进行化疗。除非需要尽可能早地还纳，一般多是在化疗结束后进行还纳。所以，这就允许在术后立即进行化疗。大部分临床试验结果要求在手术之后 6 ~ 8 周之内开始化疗（一般不建议更晚或者手术之后与化疗之间有一个中断）。

现有治疗方法能改进吗？

现有的治疗方法能从 3 个方面进行改进：

- 耐受性更强；
- 效果更好；
- 对患者的靶向性更强。

增加耐受性

在给药途径上，可以使用口服的 5-FU，如卡培他滨，避免了经静脉途径，从而使患者更易于接受，但也存在问题。事实上，这些患者的腹泻和跖掌红斑是一个严重问题。而且，在联合化疗时，像奥沙利铂这样的药物必须静脉输注，也就丧失了相当的便利性。

用更短的方案替代目前普遍应用的 6 个月方案可以在很大程度上减少毒性反应。一个值得关注的研究试图证明更少的化疗是等效的。这是一个大规模、多中心研究（SCOT）自 2008 年在英国启动，比较了 3 个月或 6 个月的以奥沙利铂/5-FU 为基础的化疗结果。

改进效果

一系列靶向药物在进展期结直肠癌中被证明可以提高一般化疗的疗效。特别是上皮生长因子受体（EGFR）和血管内皮生长因子（VEGF）的特异性抗体。由 EGFR 触发的细胞通路对于细胞生长、增殖和程序性死亡有重要作用。而 VEGF 是血管生成调控的关键（肿瘤生长即造成相应血供的增加）。西妥昔单抗和帕尼尼单抗是被授权（对于转移性肿瘤）的 EGFR 抗体，而贝伐单抗是 VEGF 的抗体。除了在转移性肿瘤中可以提高疗效，一系列进行中的研究也探讨了这些药物联合普通化疗药物作为辅助化疗的疗效[29]。理论上，这些药物作为辅助治疗应该有效，它们可以干扰局部肿瘤细胞增殖的途径，这些需要在实践中进一步证实。

更优的靶向性

目前已经有多个分子标记物被发现可以作为潜在的辅助治疗疗效预测因子。例如,胸苷酸合酶(5-FU 目标酶)、DCC（deleted in colorectal cancer）基因、微卫星不稳定序列，还有血管生成和细胞增殖的标志物。其他的方法还有高度灵敏的微转移灶监测法，以分选出高危个体[30]。尽管如此，以上方法中没有一种能够达到临床上要求的精准度，所以没有一种能够在临床上使用。

放疗

放疗是通过放射性离子消除肿瘤细胞。在现代医学实践中，通常通过直线发射器高精度地针对肿瘤进行治疗（图 6.1）。由于腹腔内的小肠存在计量限制效应，并且盆腔外较活动脏器的放疗效果也不肯定，放疗几乎无一例外地应用于直肠癌的治疗。对于直肠癌的局部复发也有预防作用。

在过去 30 年中，人们对于放疗在直肠癌治疗中的作用究竟如何做了大量的研究。但是直到 90 年代中期，才有包括标准的外科手术作为条件的随机对照试验。

虽然仅有两篇分别发表于 2000 年和 2001 年的文章回顾了这些早期文献，但已可以明确地证明辅助放疗可以降低可切除直肠癌的局部复发风险[31,32]。

目前来看，似乎在相同的生物剂量下，术前的放疗比术后的放疗更有效果。在这些回顾性文献中，只有一篇[32]阐述了在提高肿瘤特异性死亡率的同时提高了总体生存率。

随着 TME 手术在直肠癌中的广泛应用，单纯

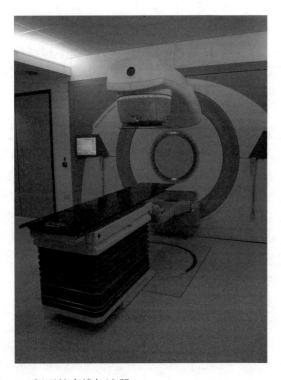

图 6.1 ● 新型的直线加速器。

手术治疗的疗效明显提高。其证据来源于独立的病例研究[33]，流行病学调查研究[34,35]，以及间接来源于最新发表的随机对照研究[36]。经过上述研究可以发现，单纯手术后的直肠癌局部复发率超过 20%，而结合放疗的术后复发率不足 10%。越来越多的证据支持环周切缘 1mm 内有无癌细胞可以预测直肠癌局部复发率的假说[35,37-39]。

因此，现在的问题是如何确定一个常规的方法进行辅助治疗［比如：常规短程术前放疗（short-course preoperative radiotherapy，SCPRT），选择性 SCPRT，新辅助放化疗（chemoradiotherapy，CRT）或选择性术后放（化）疗］。这就需要区分出哪些肿瘤是可以一期切除的，而哪些肿瘤可能会存在阳性切缘。

适应证

直肠癌辅助放疗的适应证主要有 3 个：

● 降低可切除病灶患者的局部复发风险。
● 使局部进展期的直肠癌体积缩小，从而易于切除（尽管术者经常困惑于如何界定进展期直肠癌范围）。
● 通过放疗使可切除病灶缩小或"降期"，便于施行保留括约肌的切除。

减少可切除直肠癌的局部复发

为此，放疗可以在手术前或手术后。术前放疗的优势是盆腔结构相对正常，小肠很少暴露，减少了胃肠道毒性，增加了耐受性。组织的氧合可能好，最终可增加放疗的敏感性。劣势包括：常规的术前放疗可能是过度治疗，在没有获益的情况下使患者有迟发放射损害的风险。

相比之下，术后放疗针对于具有高危的病理学特征的患者，尽管其耐受性差、毒性高并且剂量要求更高。

术前"5 天 25Gy"计划的进展

术前放疗的潜在作用被极大地关注。一个要点是实施一个短的并且集中的方案以减少对其后手术的拖延。这导致了一系列应用每天 5 个 Gy 的方案进行放疗的临床研究的开展，包括 2 个英国研究和

3 个瑞典研究[40-44]。总之，这个方案耐受性良好，而且在随访中发现，仔细地计划 3 或 4 个区域的安排、边界不超过 L4/5 交界，对于减少毒性反应有作用（图 6.2）。现代放疗技术应用三维适形可准确定位高风险脏器和范围放疗（图 6.3）。

 　瑞典的直肠癌研究是规模最大的，同时显示了术前短周期放疗（SCPRT）可以明显改善生存率与减少的术后复发率[44]。

可以想象，这些早期的研究由于没有施行 TME 手术而影响了其意义。因此，为了评估 SCPRT 在 TME 时代的作用，荷兰的直肠癌研究和 Medical Research Council（MRC）CR07 研究共同设计基于 CRM 状态比较 SCPRT 和选择性术后放疗结果（荷兰的研究进行单独放疗，CR07 研究进行放化疗）。

 　从荷兰的研究[36,45] 和 CR07 研究的早期数据（摘要形式发表）都得出了常规的 SCPRT 可以减少局部复发，这与并发症减少有关。CR07 显示提高了 5% 的 3 年无病生存。那些高复发风险的患者获得最大的绝对受益率。总之，与 TME 之前的时代相似，SCPRT 成比例地减少了局部复发，但是由于手术结果更好，其绝对值减少很少。

SCPRT 确实存在公认的长期并发症，包括男性和绝经前女性的永久性不孕症，并且勃起功能障碍和肠道功能受损的发生率升高[47-49]，但是盆腔骨折和肠梗阻的发生率并没有明显升高[47]。因此，需要针对不同的患者权衡 SCPRT 的利弊。许多临床医生对于 I 期患者不进行放疗，但是对于如何界定大多数的进展期肿瘤还没有定论。

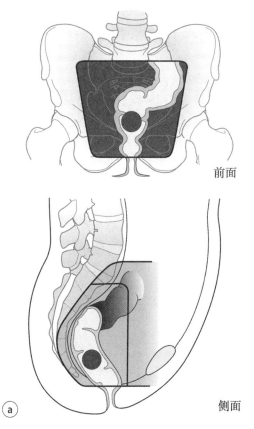

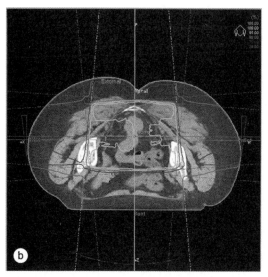

图 6.2 ● 为直肠癌患者设计放疗。（a）如图，放疗设备一般照射盆腔的靠后部分（紫色：中段直肠癌；蓝色阴影：治疗区域）。（b）通过治疗区域的代表性平面显示单次剂量 [如，直线连接点处获得等比例（%）的剂量，至少 95%——灰蓝色线] 以及四条交叉的放射梁（从顶部、底部及两侧的发散的线）用以治疗。

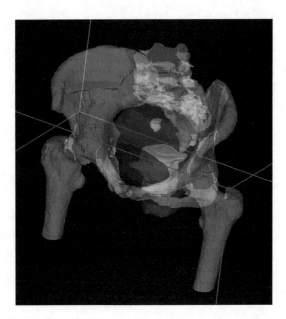

图 6.3 ● 新型的放射治疗。针对目标区域（如，大体肿瘤，原发及直肠系膜淋巴结——橙色；计划放疗区域，包括周围风险区域——红色）以及高风险器官（如，膀胱——蓝色），在 CT 上勾勒出来的图像基础上建立三维的区域。这便于进行更精确地治疗。

长疗程术前放疗计划

当前另一个放疗方案的选择是使用长疗程放疗计划，减少每日的放疗量。在欧洲大陆的很多国家更倾向于应用此方案。现在大多数的长疗程放疗计划是在 5 ~ 5.5 周的时间中完成总放射量 45 ~ 50.4Gy，每天 1.8 ~ 2.0Gy 的放射量。尽管有证据表明这种方法对局部的控制有好处，但是没有实验证据表明这种方法能改善生存率。该方案是将可切除肿瘤的术后的放疗和放化疗与不可切除肿瘤的放疗效果进行比较的试验得出的结果。现在已有人开始讨论在局部浸润的肿瘤中同时进行联合放化疗。

 最近的随机对照研究显示，在可切除疾病术前应用时，现行的化疗方案结合放疗（CRT）比单独放疗更有效。EORCT 22921[50] 和 FFCD 9203 研究[51] 都证实了应用 CRT 可减少局部复发率，但无病生存无差异。

没有明确的证据表明术前 CRT 和 SCPRT 相比存在优势，尽管看起来更昂贵及资源集中。仅有一项波兰的研究[52] 比较了这两种方案，而且其关注点更多集中于括约肌保留而非局部复发或总生存率。

在意料之中，CRT 带来了更多的肿瘤降期，病理完全缓解率和侧切缘（CRM）阴性率，也带来了更高的急性毒性反应发生率。但是，在保留括约肌手术率、局部复发和迟发毒性反应方面二者没有差异。

可切除疾病的单独术后放疗

包括 8 项可评估的随机试验的综述[31] 评价了术后放疗的作用，其中包括单独将外科手术作为一个对照组的试验。MRC3 研究是唯一能够从统计学上证明减少局部复发率，但是总体生存率没有显著性改变的研究。尽管如此，系统性回顾证明了术后放疗能够减少术后局部的复发率与癌症病死率，虽然它减少所占的百分数低于术前放疗的。这是因为大多数术后放疗的试验规模很小，因此很难检查出生存率上面的微弱改进。

术后放化疗的发展

由于单独术后放疗效果的相对不佳，为了改进总体生存率，人们设想放疗联合化疗。由于试验设计的不同，这种试验结果解释起来相当困难。

这些试验大多来自北美[54-56]，其中三项结果得到了 1990 年国立卫生院（National Institutes of Health）的一致通过，并将术后放化疗（辅助化疗 + 联合放化疗）作为 pT3/4 或 N 阳性疾病（TNM Ⅱ 期或者 Ⅲ 期）的标准治疗[7]。这个标准比起常规术前放疗更有选择性，但也只是使 Ⅰ 期病变的治疗死亡率降低。再者，它的急性毒性太大，不能用于大面积人群，尤其是老年患者[57]。但直到最近，它仍是北美的标准治疗。

可切除病灶术前与术后放疗的比较

CR07 和荷兰研究都比较了常规 SCPRT 结合选择性术后治疗（如上所述），结果是术前放疗可以减少局部复发。即使如此，全世界多数肿瘤学家保持了对 SCPRT 的谨慎态度，因为一种观点认为它增加了长期毒性[58]。

 近期的对比研究术前和术后 CRT 的德国 CAO/ARO/A10 94 研究[59] 得出了差异特别显著的结果。这个有影响的研究，对于所有患者施行标准的 TME 手术及术后的化疗，而术前放化疗降低局部复发率（6% 对比 12%）且减少并发症（无论早期还是晚期），对总生存率无影响。

这个研究（联合术前的放化疗优于单独的长疗程放疗，如上所述）使得直肠癌治疗规范发生了决定性的改变，采用术前处置方式，并已经影响了北美的临床实践[58,60]。然而，无论可切除病灶术前的放化疗是否优于 SCPRT，或者额外花费是否合理，这些都有待于证实。而且，联合 TME 手术后的局部复发率很低，对于很多患者来说，评价治疗的额外毒性就十分困难。因此，如果我们接受上述的治疗的时机，那么，接下来的挑战就是选择谁接受治疗以及如何治疗。

局部进展期直肠肿瘤的放疗

目前没有一致的定义以规定"局部进展"的肿瘤。然而，术前影像学技术的发展将重点放在了对 T 和 N 分期的预测判断上，经直肠超声更是重要的判断浸润深度的检查手段。

对于 CRM 关于预测局部复发重要性的认知使人们越来越关注断面成像技术，尤其是磁共振成像（MRI），它能够表明肿瘤与直肠系膜筋膜（拟行直肠系膜切除的 CRM）的相互关系。

盆腔 MRI 的发展

现有大量的研究报道[61-66]使用了相控阵表面线圈的高分辨率 MRI 在直肠癌术前分期中的作用。这一早期的发现可以分辨出哪些患者的局部病变已经

穿透直肠系膜筋膜（通常分期为 T4）以及正威胁到直肠系膜筋膜（图 6.4）。我们希望 MRI 可以用来选择患者进行加强的 CRT 治疗（为了减小肿瘤以利于随后的完整切除）。

 MERCURY 研究[67,68]通过术后病理与术前 MRI 预测的显著相关证实了上述方法的正确。MRI 术前分期被作为常规，使得术前治疗的决定可以实施。

评价局部进展期肿瘤放疗的随机对照研究

鉴于此类患者单独手术切除的困难，仅有少量的随机研究证据支持放疗的使用。英国的两个试验研究了在单独手术基础上的术前放射治疗[41,69]的作用。两个试验都证明能够明显减少局部复发率，但总体生存率没有改善。

一个 Uppsala[70]的小型试验随机抽取了 70 名肿瘤局部固定无法切除的患者，对他们进行单独 46Gy 的放射治疗或者进行联合放化疗（方案为：40Gy 和甲氨蝶呤加亚叶酸和 5-FU，时间超过 8 周）。同样的，局部复发率有显著的降低，但总体生存率没有明显改变。

Ⅱ 期研究

最近，由于有大量的 Ⅱ 期研究证明新辅助 CRT 有效，所以其已经成为局部进展期的直肠癌的标准

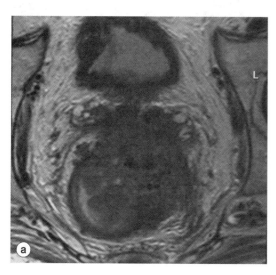
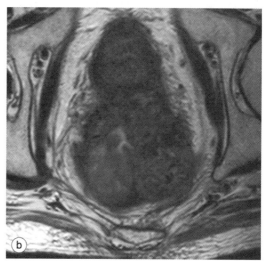

图 6.4 ● 用 MRI 进行直肠癌分期。MRI 是术前辨认肿瘤（红色所示）的标准技术，(a) 超出预想的侧切缘（绿色线），(b) 侵犯侧切缘。这类患者可以进行加强的术前治疗，待肿瘤降期后便于进行完整切除。

疗法（图6.5）。很多研究使用输注5-FU[71]或者联合亚叶酸的5-FU冲击给药[72-74]，但是由于没有直接对比证据，因此这种疗法还有相当多的不确定性，比如如何选用恰当的药物[75]或最有用的终止点[76]。

最近人们有意在放化疗中使用一些新药，如卡培他滨、奥沙利铂、伊立替康和生物靶向药物。许多进行中的研究使用了这些药物，但与5-FU为基础的化疗相比较的Ⅱ期研究还未见发表。

对在新辅助CRT之后进行辅助化疗的好处尚不确定。如果这样做，能否应用于那些CRT治疗敏感的患者[77]（对于化疗敏感的患者），或联合治疗是否应用于那些单药CRT治疗不敏感的患者[60]？一些正在进行中的研究将探讨这一专题。

提高括约肌的保留率

对于术前治疗（通常是CRT）是否可以提高低位直肠癌括约肌保留率（如，将预定的腹会阴联合切除转变为低位前切除）的问题，还存在争议。实际上，一个系统回顾[78]已经发现，没有证据说明术前治疗可以提高括约肌的保留率。有作者提出，外科医生不愿意改变最初的计划，即使治疗反应很好，因为他们特别关注于原发部位镜下的残留病灶情况以及极低位前切除后功能恢复的情况。然而，一系列证据显示，在局部复发率未增高的前提下，争议

仍会继续。

未来

放疗在直肠癌辅助治疗中的作用非常明确而稳固，因此在接下来的几年中，我们可能看到的将是现有技术的加强与完善。举例来说，我们可以通过影像学技术甚至分子标记物技术来更精确地选择需要进行治疗的患者；将会有更有效的放化疗方案（应用新药）以及试验以明确这些辅助治疗的适应证。CRT后临床完全缓解而避免外科手术的患者，也是研究的兴趣点。随着荷兰试验以及CR07的成熟，有证据可能显示TME中应更多地有针对性地采用SCPRT。

● 关键点

● 6个月的5-FU/FA或卡培他滨辅助化疗是目前Ⅲ期结直肠癌的患者的标准治疗。

● 适宜的、高风险的患者现在应常规给予奥沙利铂/5-FU/亚叶酸的联合化疗。

● 尽管很多临床医生会选择"高风险"患者进行化疗，但对于Ⅱ期患者不常规使用辅

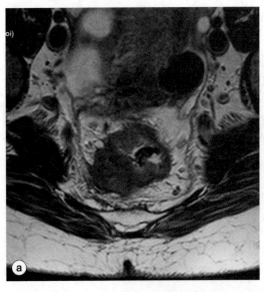
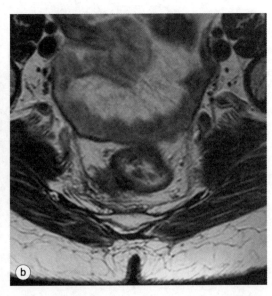

图6.5 ● 对新辅助放化疗的反应。(a)巨大的肿瘤(红色)侵犯预计的CRM(绿色线)。(b)新辅助CRT之后残留一个小肿瘤，不再侵犯侧切缘。直肠系膜的包膜也随着肿瘤的缩小而减小。

助性化疗,因为对于总生存率的改善作用微小。

- 辅助性化疗中附加药物(特别是抗体)的作用仍然待明确。

- 辅助性放疗被广泛用于直肠癌治疗以减少局部复发率,在 TME 手术中的益处依然存在。

- 尽管 SCPRT 和长程 CRT 的选择有分歧,但在世界范围内,术前而不是术后放疗逐渐成为可切除直肠癌的标准疗法。

- 尽管对于低风险直肠癌没有公认的定义,但是随着外科技术的提高,这些患者可以免于放疗的毒性。

- 新辅助放化疗目前在适宜的不可切除的直肠癌患者中应用广泛,可使之术前降期并可以完整切除。对于术前放化疗能否真正提高低位直肠癌括约肌保留率,目前存在争议。

（叶颖江　周　静　译）

参考文献

1. Haydon A. Adjuvant chemotherapy in colon cancer: what is the evidence? Intern Med J 2003; 33(3):119–24.

2. Moertel CG. Chemotherapy for colorectal cancer. N Engl J Med 1994; 330(16):1136–42.

3. Buyse M, Zeleniuch-Jacquotte A, Chalmers TC. Adjuvant therapy of colorectal cancer. Why we still don't know. JAMA 1988; 259(24):3571–8.

4. Laurie JA, Moertel CG, Fleming TR et al. Surgical adjuvant therapy of large-bowel carcinoma: an evaluation of levamisole and the combination of levamisole and fluorouracil. The North Central Cancer Treatment Group and the Mayo Clinic. J Clin Oncol 1989; 7(10):1447–56.

   Large randomised trial that was important in proving the principle of adjuvant chemotherapy.

5. Moertel CG, Fleming TR, Macdonald JS et al. Levamisole and fluorouracil for adjuvant therapy of resected colon carcinoma. N Engl J Med 1990; 322(6):352–8.

   Along with Ref. 4, led to the NIH Consensus Statement recommending adjuvant chemotherapy for stage C colon cancer.

6. Moertel CG, Fleming TR, Macdonald JS et al. Fluorouracil plus levamisole as effective adjuvant therapy after resection of stage III colon carcinoma: a final report. Ann Intern Med 1995; 122(5):321–6.

   An update of the trial patients in Ref. 5 that continued to show ongoing benefit to adjuvant treatment.

7. NIH Consensus Conference. Adjuvant therapy for patients with colon and rectal cancer. JAMA 1990; 264(11):1444–50.

   A very influential guide to practice in North America, that was widely followed until recently.

8. Advanced Colorectal Cancer Meta-Analysis Project. Modulation of fluorouracil by leucovorin in patients with advanced colorectal cancer: evidence in terms of response rate. J Clin Oncol 1992; 10(6):896–903.

9. QUASAR Collaborative Group. Comparison of flourouracil with additional levamisole, higher-dose folinic acid, or both, as adjuvant chemotherapy for colorectal cancer: a randomised trial. Lancet 2000; 355(9215):1588–96.

   An influential UK study which showed that low-dose FA was equivalent to high-dose FA, and also demonstrated no benefit for levamisole. Led to weekly bolus 5-FU/FA becoming widely used in the UK.

10. Saltz LB, Niedzwiecki D, Hollis D et al. Irinotecan fluorouracil plus leucovorin is not superior to fluorouracil plus leucovorin alone as adjuvant treatment for stage III colon cancer: results of CALGB 89803. J Clin Oncol 2007; 25(23):3456–61.

11. Ychou MR, Raoul JL, Douillard JY. A phase III randomized trial of LV5FU2 + CPT-11 vs. LV5FU2 alone in adjuvant high risk colon cancer (FNCLCC Accord02/FFCD9802). J Clin Oncol 2005; 23 (Suppl):16s, Abstract 3502.

12. Van Cutsem E, Labianca R, Hossfeld G. Randomized phase III trial comparing infused irinotecan/ 5-fluorouracil (5-FU)/folinic acid (IF) versus 5-FU/ FA (F) in stage III colon cancer patients (PETACC 3). J Clin Oncol 2005; 23(Suppl):3s, Abstract 8.

13. Wolmark N, Wieand HS, Keubler JP. A phase III trial comparing FULV to FULV + oxaliplatin in stage II or III carcinoma of the colon: results of the NSABP protocol C-07. 2005; 23(Suppl):16s, Abstract 3500.

    One of two large randomised trials addressing the addition of oxaliplatin to adjuvant 5-FU/FA (in this case as a weekly bolus regime 6 weeks out of every 8). The combination gave improved disease-free survival.

14. Andre T, Boni C, Mounedji-Boudiaf L et al. Oxaliplatin, fluorouracil, and leucovorin as adjuvant treatment for colon cancer. N Engl J Med 2004; 350(23):2343–51.

    The other large randomised trial combining oxaliplatin with 5-FU/FA, in this case using a 48-hour infusional regime of 5-FU every 2 weeks. In this paper the improvement in disease-free survival is reported.

15. de Gramont A, Boni C, Navarro M et al. Oxaliplatin/ 5FU/LV in adjuvant colon cancer: updated efficacy results of the MOSAIC trial, including survival,

with a median follow-up of six years. J Clin Oncol 2007; 25(Suppl):18S, Abstract 4007.

Updated results from the MOSAIC trial which described an overall survival benefit, for the oxaliplatin-containing combination arm, in a subgroup analysis of stage III patients.

16. Twelves C, Wong A, Nowacki MP et al. Capecitabine as adjuvant treatment for stage III colon cancer. N Engl J Med 2005; 352(26):2696–704.

17. Labianca R, Beretta G, Clerici M et al. Cardiac toxicity of 5-fluorouracil: a study on 1083 patients. Tumori 1982; 68(6):505–10.

18. de Gramont A, Boni C, Navarro M et al. Oxaliplatin/5FU/LV in the adjuvant treatment of stage II and stage III colon cancer: efficacy results with a median follow-up of 4 years. J Clin Oncol 2005; 23:16S, Abstract 3501.

19. Sargent DJ, Goldberg RM, Jacobson SD et al. A pooled analysis of adjuvant chemotherapy for resected colon cancer in elderly patients. N Engl J Med 2001; 345(15):1091–7.

20. Iwashyna TJ, Lamont EB. Effectiveness of adjuvant fluorouracil in clinical practice: a population-based cohort study of elderly patients with stage III colon cancer. J Clin Oncol 2002; 20(19):3992–8.

21. Jessup JM, Stewart A, Greene FL et al. Adjuvant chemotherapy for stage III colon cancer: implications of race/ethnicity, age, and differentiation. JAMA 2005; 294(21):2703–11.

22. QUASAR Collaborative Group, Gray R, Barnwell J, McConkey C et al. Adjuvant chemotherapy versus observation in patients with colorectal cancer: a randomised study. Lancet 2007; 370 (9604):2020–9.

This large randomised trial addressed the benefit of adjuvant chemotherapy in patients where the benefit was uncertain (predominantly stage II patients). It showed a small but statistically significant improvement in overall survival.

23. Wolmark N, Wieand HS, Rockette HE et al. The prognostic significance of tumor location and bowel obstruction in Dukes B and C colorectal cancer. Findings from the NSABP clinical trials. Ann Surg 1983; 198(6):743–52.

24. Steinberg SM, Barkin JS, Kaplan RS et al. Prognostic indicators of colon tumors. The Gastrointestinal Tumor Study Group experience. Cancer 1986; 57(9):1866–70.

25. Steinberg SM, Barwick KW, Stablein DM. Importance of tumor pathology and morphology in patients with surgically resected colon cancer. Findings from the Gastrointestinal Tumor Study Group. Cancer 1986; 58(6):1340–5.

26. Shepherd NA, Baxter KJ, Love SB. Influence of local peritoneal involvement on pelvic recurrence and prognosis in rectal cancer. J Clin Pathol 1995; 48(9):849–55.

27. Talbot IC, Ritchie S, Leighton M et al. Invasion of veins by carcinoma of rectum: method of detection, histological features and significance. Histopathology 1981; 5(2):141–63.

28. Talbot IC, Ritchie S, Leighton MH et al. Spread of rectal cancer within veins. Histologic features and clinical significance. Am J Surg 1981; 141(1):15–17.

29. de Gramont A, Tournigand C, Andre T et al. Targeted agents for adjuvant therapy of colon cancer. Semin Oncol 2006; 33(6, Suppl 11):S42–5.

30. Bilchik AJ, Hoon DS, Saha S et al. Prognostic impact of micrometastases in colon cancer: interim results of a prospective multicenter trial. Ann Surg 2007; 246(4):568–75; discussion 575–7.

31. Adjuvant radiotherapy for rectal cancer: a systematic overview of 8,507 patients from 22 randomised trials. Lancet 2001; 358(9290):1291–304.

A very important overview of the many early trials of adjuvant radiotherapy in rectal cancer that clearly demonstrated a reduction in local recurrence and also suggested a reduction in cancer-related mortality. Used individual patient data for analysis.

32. Camma C, Giunta M, Fiorica F et al. Preoperative radiotherapy for resectable rectal cancer: a meta-analysis. JAMA 2000; 284(8):1008–15.

Another important meta-analysis of adjuvant radiotherapy trials with similar results to Ref. 31.

33. Heald RJ, Moran BJ, Ryall RD et al. Rectal cancer: the Basingstoke experience of total mesorectal excision, 1978–1997. Arch Surg 1998; 133(8):894–9.

34. Martling AL, Holm T, Rutqvist LE et al. Effect of a surgical training programme on outcome of rectal cancer in the County of Stockholm. Stockholm Colorectal Cancer Study Group, Basingstoke Bowel Cancer Research Project. Lancet 2000; 356(9224):93–6.

35. Wibe A, Rendedal PR, Svensson E et al. Prognostic significance of the circumferential resection margin following total mesorectal excision for rectal cancer. Br J Surg 2002; 89(3):327–34.

36. Kapiteijn E, Marijnen CA, Nagtegaal ID et al. Preoperative radiotherapy combined with total mesorectal excision for resectable rectal cancer. N Engl J Med 2001; 345(9):638–46.

Initial report of the Dutch trial of SCPRT combined with TME surgery (versus a policy of TME followed by selective post-op radiotherapy). Showed that routine SCPRT continued to have an effect on local recurrence despite the excellent results with TME alone.

37. Adam IJ, Mohamdee MO, Martin IG et al. Role of circumferential margin involvement in the

local recurrence of rectal cancer. Lancet 1994; 344(8924):707–11.

38. Birbeck KF, Macklin CP, Tiffin NJ et al. Rates of circumferential resection margin involvement vary between surgeons and predict outcomes in rectal cancer surgery. Ann Surg 2002; 235(4):449–57.

39. Nagtegaal ID, Quirke P. What is the role for the circumferential margin in the modern treatment of rectal cancer? J Clin Oncol 2008; 26(2):303–12.

40. Goldberg PA, Nicholls RJ, Porter NH et al. Long-term results of a randomised trial of short-course low-dose adjuvant pre-operative radiotherapy for rectal cancer: reduction in local treatment failure. Eur J Cancer 1994; 30A(11):1602–6.

41. Marsh PJ, James RD, Schofield PF. Adjuvant preoperative radiotherapy for locally advanced rectal carcinoma. Results of a prospective, randomized trial. Dis Colon Rectum 1994; 37(12):1205–14.

42. Stockholm Colorectal Cancer Study Group. Randomized study on preoperative radiotherapy in rectal carcinoma. Ann Surg Oncol 1996; 3(5):423–30.

43. Cedermark B, Johansson H, Rutqvist LE et al. The Stockholm I trial of preoperative short term radiotherapy in operable rectal carcinoma. A prospective randomized trial. Stockholm Colorectal Cancer Study Group. Cancer 1995; 75(9):2269–75.

44. Swedish Rectal Cancer Trial. Improved survival with preoperative radiotherapy in resectable rectal cancer. N Engl J Med 1997; 336(14):980–7.

A large randomised trial of 1168 patients that demonstrated both a reduction in local recurrence and an improvement in overall survival for routine SCPRT in resectable rectal cancer.

45. Peeters KC, Marijnen CA, Nagtegaal ID et al. The TME trial after a median follow-up of 6 years: increased local control but no survival benefit in irradiated patients with resectable rectal carcinoma. Ann Surg 2007; 246(5):693–701.

Longer-term follow-up of patients in Dutch TME/SCPRT trial. Confirmed sustained improvement in local control but found no effect on overall survival.

46. Sebag-Montefiore D, Steele R, Quirke P. Routine short course pre-operative radiotherapy or selective post-op chemoradiotherapy for resectable rectal cancer? Preliminary results of the MRC CR07 trial. ASCO Annual Meeting 2006(24):Abstract 3511.

Large, international, multicentre randomised trial, coordinated in the UK, comparing routine SCPRT with a selective policy of post-op chemoradiotherapy. Reinforced the results of the Dutch trial, with improved local control after routine SCPRT. Also showed a small but statistically significant improvement in disease-free

survival at 3 years.

47. Peeters KC, van de Velde CJ, Leer JW et al. Late side effects of short-course preoperative radiotherapy combined with total mesorectal excision for rectal cancer: increased bowel dysfunction in irradiated patients – a Dutch colorectal cancer group study. J Clin Oncol 2005; 23(25):6199–206.

48. Marijnen CA, van de Velde CJ, Putter H et al. Impact of short-term preoperative radiotherapy on health-related quality of life and sexual functioning in primary rectal cancer: report of a multicenter randomized trial. J Clin Oncol 2005; 23(9):1847–58.

49. Pollack J, Holm T, Cedermark B et al. Late adverse effects of short-course preoperative radiotherapy in rectal cancer. Br J Surg 2006; 93(12):1519–25.

50. Bosset JF, Collette L, Calais G et al. Chemotherapy with preoperative radiotherapy in rectal cancer. N Engl J Med 2006; 355(11):1114–23.

Large European trial showing that the addition of chemotherapy to conventionally fractionated preoperative radiotherapy improves local control rates. Interestingly, postoperative chemotherapy conferred no survival benefit after long-course preoperative treatments.

51. Gerard JP, Conroy T, Bonnetain F et al. Preoperative radiotherapy with or without concurrent fluorouracil and leucovorin in T3–4 rectal cancers: results of FFCD 9203. J Clin Oncol 2006; 24(28):4620–5.

A further large trial which also showed improved local control with the addition of chemotherapy to preoperative long-course radiotherapy. It did not address the role of adjuvant chemotherapy.

52. Bujko K, Nowacki MP, Nasierowska-Guttmejer A et al. Long-term results of a randomized trial comparing preoperative short-course radiotherapy with preoperative conventionally fractionated chemoradiation for rectal cancer. Br J Surg 2006; 93(10):1215–23.

53. Medical Research Council Rectal Cancer Working Party. Randomised trial of surgery alone versus surgery followed by radiotherapy for mobile cancer of the rectum. Lancet 1996; 348(9042):1610–4.

54. Gastrointestinal Tumor Study Group. Prolongation of the disease-free interval in surgically treated rectal carcinoma. N Engl J Med 1985; 312(23): 1465–72.

55. Krook JE, Moertel CG, Gunderson LL et al. Effective surgical adjuvant therapy for high-risk rectal carcinoma. N Engl J Med 1991; 324(11):709–15.

56. Fisher B, Wolmark N, Rockette H et al. Postoperative adjuvant chemotherapy or radiation therapy for rectal cancer: results from NSABP protocol R-01. J Natl Cancer Inst 1988; 80(1):21–9.

57. Neugut AI, Fleischauer AT, Sundararajan V

et al. Use of adjuvant chemotherapy and radiation therapy for rectal cancer among the elderly: a population-based study. J Clin Oncol 2002; 20(11):2643–50.

58. Kachnic LA. Should preoperative or postoperative therapy be administered in the management of rectal cancer? Semin Oncol 2006; 33(6, Suppl 11):S64–9.

59. Sauer R, Becker H, Hohenberger W et al. Preoperative versus postoperative chemoradiotherapy for rectal cancer. N Engl J Med 2004; 351(17):1731–40.

A very influential study which has led to the widespread adoption of preoperative rather than postoperative CRT, after showing improved local control and reduced toxicity.

60. Minsky BD. Adjuvant management of rectal cancer: the more we learn, the less we know. J Clin Oncol 2007; 25(28):4339–40.

61. Botterill ID, Blunt DM, Quirke P et al. Evaluation of the role of pre-operative magnetic resonance imaging in the management of rectal cancer. Colorectal Dis 2001; 3(5):295–303.

62. Blomqvist L, Machado M, Rubio C et al. Rectal tumour staging: MR imaging using pelvic phased-array and endorectal coils vs endoscopic ultrasonography. Eur Radiol 2000; 10(4):653–60.

63. Brown G, Richards CJ, Newcombe RG et al. Rectal carcinoma: thin-section MR imaging for staging in 28 patients. Radiology 1999; 211(1):215–22.

64. Bissett IP, Fernando CC, Hough DM et al. Identification of the fascia propria by magnetic resonance imaging and its relevance to preoperative assessment of rectal cancer. Dis Colon Rectum 2001; 44(2):259–65.

65. Beets-Tan RG, Beets GL, Vliegen RF et al. Accuracy of magnetic resonance imaging in prediction of tumour-free resection margin in rectal cancer surgery. Lancet 2001; 357(9255):497–504.

66. Brown G, Radcliffe AG, Newcombe RG et al. Preoperative assessment of prognostic factors in rectal cancer using high-resolution magnetic resonance imaging. Br J Surg 2003; 90(3):355–64.

67. Diagnostic accuracy of preoperative magnetic resonance imaging in predicting curative resection of rectal cancer: prospective observational study. BMJ 2006; 333(7572):779.

Powerful data supporting the accuracy of preoperative MRI scanning when predicting circumferential resection margin status. Has led to the widespread adoption of pelvic MRI as a standard staging procedure for rectal cancer.

68. Extramural depth of tumor invasion at thin-section MR in patients with rectal cancer: results of the MERCURY study. Radiology 2007; 243(1):132–9.

Further data from the MERCURY study showing the accuracy of MRI when predicting the depth of extramural spread around rectal cancers.

69. Medical Research Council Rectal Cancer Working Party. Randomised trial of surgery alone versus radiotherapy followed by surgery for potentially operable locally advanced rectal cancer. Lancet 1996; 348(9042):1605–10.

70. Frykholm GJ, Pahlman L, Glimelius B. Combined chemo- and radiotherapy vs. radiotherapy alone in the treatment of primary, nonresectable adenocarcinoma of the rectum. Int J Radiat Oncol Biol Phys 2001; 50(2):427–34.

71. Rich TA, Skibber JM, Ajani JA et al. Preoperative infusional chemoradiation therapy for stage T3 rectal cancer. Int J Radiat Oncol Biol Phys 1995; 32(4):1025–9.

72. Minsky B, Cohen A, Enker W et al. Preoperative 5-fluorouracil, low-dose leucovorin, and concurrent radiation therapy for rectal cancer. Cancer 1994;73(2): 273–80.

73. Minsky BD, Kemeny N, Cohen AM et al. Preoperative high-dose leucovorin/5-fluorouracil and radiation therapy for unresectable rectal cancer. Cancer 1991; 67(11):2859–66.

74. Bosset JF, Pavy JJ, Hamers HP et al. Determination of the optimal dose of 5-fluorouracil when combined with low dose D,L-leucovorin and irradiation in rectal cancer: results of three consecutive phase II studies. EORTC Radiotherapy Group. Eur J Cancer 1993; 29A(10):1406–10.

75. Glynne-Jones R, Sebag-Montefiore D. Chemoradiation schedules – what radiotherapy? Eur J Cancer 2002; 38(2):258–69.

76. Glynne-Jones R, Mawdsley S, Pearce T et al. Alternative clinical end points in rectal cancer – are we getting closer? Ann Oncol 2006; 17(8):1239–48.

77. Collette L, Bosset JF, den Dulk M et al. Patients with curative resection of cT3–4 rectal cancer after preoperative radiotherapy or radiochemotherapy: does anybody benefit from adjuvant fluorouracil-based chemotherapy? A trial of the European Organisation for Research and Treatment of Cancer Radiation Oncology Group. J Clin Oncol 2007; 25(28):4379–86.

78. Bujko K, Kepka L, Michalski W et al. Does rectal cancer shrinkage induced by preoperative radio(chemo)therapy increase the likelihood of anterior resection? A systematic review of randomised trials. Radiother Oncol 2006; 80(1):4–12.

79. Rullier E, Sebag-Montefiore D. Sphincter saving is the primary objective for local treatment of cancer of the lower rectum. Lancet Oncol 2006; 7(9):775–7.

80. O'Neill BD, Brown G, Heald RJ et al. Non-operative treatment after neoadjuvant chemoradiotherapy for rectal cancer. Lancet Oncol 2007; 8(7):625–33.

第 7 章

肛 管 癌

John H. Scholefield

概述

肛管癌罕见，约占大肠恶性肿瘤的4%，但有证据表明它的发病率正在增加。虽然少数肛管癌起源于肛腺和导管，但大多数起源于肛缘或肛管的鳞状上皮。

传统上将肛门区域分为肛管和肛缘。这两个部位肛管癌的自然病程、人口统计学和外科处理的方法不同。关于肛管的准确定义是有争议的。解剖学家认为肛管是位于齿状线和肛缘之间这一区域，而在外科上则认为肛管是位于肛管直肠环与肛缘之间。病理学家把肛管定义为内括约肌纵轴相对应的范围。除了刚刚过齿状线上的一小部分叫做移行或结合区外，齿状线以上的肛管的分界线是直肠黏膜。肛管向下的部分被覆分层的鳞状上皮。关于肛管和肛缘部位的肿瘤的定义也比较混乱。肛缘被描述为从外面可看到的部位到肛缘，或齿状线以下的部位。因为手术在治疗上起的作用并不大，这些争议已经变得不那么重要了，但由于定义不同，使得过去几十年有关手术治疗结果的报告显得很混乱。

超过80%的肛管癌是鳞癌，起源于肛管和肛门周围的鳞状上皮；10%是起源于肛管上段的黏膜腺体、肛腺和导管。肛管黑色素瘤是非常罕见和特殊的恶性肿瘤。肛门淋巴瘤和肉瘤很少见但近来发病率在增加，特别是在患有人类免疫缺损病毒（HIV）感染的患者中。在HIV患者中其他肛管上皮样肿瘤的发病率也在升高。

上皮样肿瘤

病因和发病机制

肛管鳞状细胞癌是相对少见的肿瘤；英格兰和威尔士每年有250～300例新发病例。根据这些数据，每个接诊的普外科医生预计每3～4年可能会遇到1例肛管癌。然而，肛管癌可能会低报，因为一些肛管癌可能被误归类为直肠肿瘤，一些肛周肿瘤被误归类为皮肤鳞癌。

SEER数据（2005年）显示，美国的发病率约为1.5/10万；英国的发病率与美国的类似。男性和女性的平均发病年龄为57岁。

全世界肛管癌发病率在人口统计学上有很大的不同，但由于上面提到的原因，对这些数字的判断必须要注意。不过，Rizal报告菲律宾的发病率很低（0.2/10万），而瑞士日内瓦的发病率最高（3.6/10万）。肛管癌高发地区通常宫颈癌、外阴癌和阴茎癌的发病率也很高（反映了常见的病因学因素，如：乳头状瘤病毒）。

在美国，HIV感染发病率的增加导致了肛管癌发病率的增加。像有大量同性恋人群的旧金山地区，报告的病例数急剧增加。来自丹麦的一项最近的研究报告指出，在过去的10年肛管癌的发病率，特别是在女性中[1]，翻了一番。其他国家目前还没有发病率有类似增加的报告，但丹麦的癌症登记数据是以它的准确性和完整性而闻名的。

来自旧金山和洛杉矶的报告指出，在男性同性恋人群中肛管癌有很高的发病率。Daling等[2]证实了发生肛管鳞状细胞癌的危险因素，有肛门性交史的男性发生肛管癌的相对风险是发生结肠癌的33倍。有生殖器疣病史也可以增加发生肛管癌的相对风险（男性为27倍，女性为22倍）。这些研究表明，性传播因素可能是肛管鳞状细胞癌的一个发病因素。

同样，流行病学和分子生物学数据已经证实，性传播因素与女性生殖器癌有相关性。利用核酸杂交技术，人类乳头状瘤病毒（HPV）16 型 DNA，以及比较少见的 18 型、31 型和 33 型 DNA 都被发现可以整合到生殖器鳞状细胞癌的基因组中。同样的 HPV DNA 类型也被证实存在于肛管鳞状细胞癌类似的部位[3]。HPV 是 DNA 病毒，含有超过 60 种能够引起各种鳞状上皮病变的类型。普通的疣可以在儿童和年轻人的手和脚上发现，是由 1 型和 2 型 HPV 感染引起的。肛门生殖器乳头状瘤病毒的感染比 1 型和 2 型少，而且只通过性传播。生殖器乳头状瘤感染的流行病学不太清楚，主要是由于针对性传播感染社会和道德方面的避讳。与肛门生殖器乳头状瘤有关的病变可以是从上皮内瘤变的尖锐湿疣到浸润性癌。引起生殖器疣最常见的 HPV 类型是 6 型和 11 型，从低级别上皮内瘤变中也可以分离出来。16 型、18 型、31 型和 33 型 HPV 很少与生殖器尖锐湿疣有关，但在高级别上皮内瘤变和浸润癌中更常见。一旦肛门生殖器上皮的一个区域被乳头状瘤病毒感染，其他区域可能随后也会被感染，但在大多数患者并没有表现出来。因此，通常认为的肛管癌只发生在那些有肛门性交行为的患者的观点还不能成立。

癌前病变

 肛管和生殖器乳头状瘤病毒相关性病变在临床上可以通过肉眼观察来证实，但更常用的方法是通过手术显微镜（阴道镜）和将醋酸涂在上皮上产生一种"醋酸白"样的病变来证实。阴道镜检查可以显示发育异常的程度并可以对病变进行靶向活检，但组织学检查仍是诊断的标准。虽然对宫颈乳头状瘤病毒感染和上皮内瘤变的自然病程已经有了很充分的了解，但对肛管病变则不然，可能是由于对它们的诊断只是最近 5～10 年的事情。因此，肛管上皮内瘤变的自然病程和恶性潜能都还不太清楚。

宫颈（CIN）、外阴（VIN）、阴道（VAIN）和肛门（AIN）的肛门生殖器上皮内瘤变分为 I～III 级，将上皮深度分为 3 层，根据组织切片上异型增生的上皮所出现的层次来划分。那么，III 级就是整个上皮全层的细胞都出现异型增生，与原位癌为同义词。

高级别肛管上皮内瘤变以过度角化或上皮色素沉着改变为特征。原位癌可以表现为白色、红色或棕色，染色常常不规律。病变可以是扁平的或隆起的，但是溃疡形成提示为浸润性癌。重要的是对任何可疑的部位都要进行活检以及组织学检查。最好避免使用"肛门 Bowen 病"和"白斑"这样的名称，因为这些名称容易被混淆，并且不能表达特定的含义。两者的恶性潜能还都不清楚。

目前，多灶性生殖器上皮内瘤变是一个棘手的临床问题，由于可以发生同时性或异时性肛门上皮内瘤变[4]，使这一问题变得更为复杂。对这些患者的处理有争议，因为这些病变的自然病程还没有搞清楚。

辅助致癌因子

癌的发生是一个多步骤过程，乳头状瘤病毒可能只是这些肿瘤发病机制的多个因素之一。其他可能的辅助致癌因素正在研究中，包括其他性传播感染因素，如 II 型单纯疱疹病毒和衣原体。

已经发表的感染 HIV 患者中 HPV 感染的流行病学资料很少，但在这一人群中肛门生殖器 HPV 感染非常常见。在 HIV 感染流行的地区肛管癌发病率明显增高，提示细胞介导的对 HPV 感染反应的抑制可能在肛管癌发病机制中是很重要的；在器官移植后接受全身免疫抑制治疗的患者中鳞癌的发病率增高也支持这种观点。

组织类型

上皮样肿瘤包括鳞状细胞癌、基底样细胞（或泄殖腔源性）癌和黏膜 - 上皮样癌。肛管癌形态学类型的不同并不代表预后的不同。起源于肛缘的肿瘤分化好并且有角化，而那些起源于肛管的肿瘤常常分化差。基底样细胞癌起源于齿状线周围的移行区，占所有肛管肿瘤的 30%～50%。

扩散方式

　　肛管癌主要向头侧局部扩散，以至于肿瘤看起来像是来源于直肠。肿瘤还可以向外扩散至肛门括约肌和直肠阴道隔，在更晚期的病例可以扩散至会阴体、阴囊或阴道（图 7.1）。肿瘤常常会发生淋巴结转移，特别是肛管部位的肿瘤。最先转移到直肠周围的淋巴结，然后转移到腹股沟、痔和盆腔侧方淋巴结。淋巴结受累的机会与原发肿瘤的大小以及浸润深度有关。近 14% 的患者会有腹股沟淋巴结受累，但当原发肿瘤的直径大于 5cm 时，这一数字就会增加到近 30%。就诊时有淋巴结肿大的患者只有 50% 被证实是肿瘤性的。伴有淋巴结转移的预后非常差，而异时性发生的转移则生存率要高得多。

　　血行播散发生较晚，而且通常与肿瘤局部的进展有关。转移的主要部位是肝、肺和骨，但也有转移到肾、肾上腺和脑的报告。

临床表现

　　上皮样肛管癌主要的症状是疼痛和出血，出现在大约 50% 的病例。少部分患者会注意到有肿块，大约在 25%。发生肛门瘙痒和排泌分泌物的比例相似。进展期肿瘤可以累及括约肌，引起排便失禁。侵及阴道后壁可以引起阴道瘘。

　　肛缘癌通常表现为隆起、外翻和边缘质硬的恶性溃疡。虽然范围广泛的病变扩散到肛缘或通过坐骨直肠窝可以突向臀部的皮肤，但肛管内的病变可能看不见。肛门指诊往往会引起疼痛，可能不能显示肿瘤的真实情况。由于肛管癌有向上扩散的倾向，因此可以累及远端直肠，可能会造成病变是起源于直肠的假象。指诊时有可能会摸到直肠周围受累的淋巴结，比浸润性直肠癌的淋巴结受累要明显得多。如果肿瘤已经扩散到括约肌，在肛管周围可能会摸到播散性恶性肿瘤所特有的硬块。

　　虽然有多达 1/3 的患者会有腹股沟淋巴结肿大，但活检证实为转移的只占其中的 50%，其余的为继发感染所致。如果准备做根治性的整块切除，为了证实腹股沟淋巴结是否受累，大多人建议做活检或细针穿刺检查。虽然必须要检查肝，但肛管癌远处播散少见，因此肝大并不常见。常常会同时存在与肛管癌相关的其他肛周良性疾病，如肛瘘、尖锐湿疣或白斑。

检查

　　在处理肛管癌时最重要的检查是在麻醉下进行的检查。在麻醉下检查可以最恰当地评估肿瘤的大小、侵犯周围脏器的情况和淋巴结有无转移，还可以提供最佳的获得组织学证据的活检机会。最好采用乙状结肠镜进行检查。

临床分期

　　还没有一个能被广泛接受的肛管肿瘤的分期系统，但应用最广泛的是国际抗癌联盟（UICC）的分

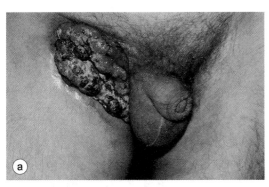

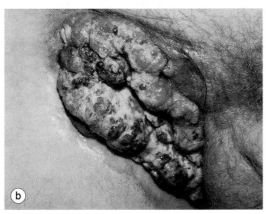

图 7.1 ● 局部进展期的肛门癌侵及肛管、肛门周围皮肤、会阴皮肤和阴囊根部。化疗 - 放疗后病变没有得到控制，患者进行了补救性腹会阴切除术。

期系统。就肛管病变来说，这个系统受到质疑，因为它需要评估外括约肌的受累情况。为了克服这一缺点，Papillon 等提出了一个如下的分期系统[5]：

T1   < 2cm；

T2   2 ~ 4cm；

T3   > 4cm，可推动；

T4a   侵及阴道黏膜

T4b   侵及除了皮肤、直肠、阴道黏膜以外的组织

近年来，磁共振显像（MRI）在评估病变分期方面替代了以往的经直肠超声检查。MRI 在提供肛管以外受累情况方面优于经直肠超声检查。

血清肿瘤标记物检查一般是没有帮助的，因为这些检查不能提供可靠的信息。

治疗

历史

传统上，肛管癌被认为是一种"手术治疗"的疾病。肛管肿瘤采用根治性腹会阴切除和结肠造瘘的治疗方法，而肛缘肿瘤一般采用局部切除。过去 10 年，非手术的根治性治疗，如联合或不联合化疗的放射治疗，已经成为治疗大多数病例的首选方法。

总的来说，对于一种主要是局部性疾病，肛管癌手术治疗的结果是令人失望的。几十年来，世界各地的大多数医疗中心喜欢采用根治性腹会阴切除直肠和肛门的方法来治疗肛管癌。肛管癌的腹会阴切除与直肠癌切除的手术操作没有什么区别，但特别要注意的是需要清扫盆底以下的间隙。大约有 20% 的病例在就诊时已经不能通过手术治愈。从 20 世纪 80 年代中期收集到的过去几十年的报告得到的结果显示，生存结果有很大的不同，但平均的 5 年生存率为 55% ~ 60%。多数手术后的复发发生在局部。

约 75% 的肛缘癌过去采用局部切除。这样做的理由是肛缘肿瘤很少发生转移，虽然它并不是总能被长期的随访完全证实。假设，如果更多地采用根治性手术，结果可能比那令人悲观的 5 年生存率（50% ~ 70%）会好些。

当前的治疗

放疗科医生治疗肛管肿瘤已经有很多年了，取得了与根治性手术相同的生存率，但带来的好处是避免了大多数进行根治性手术的病例所需要的造瘘。具有讽刺意义的是，正是一个外科医生——Norman Nigro 报告了联合应用化疗和放疗将那些不能手术的病例变成可以进行补救手术的病例，他开始改变了外科医生将手术作为首选治疗方法的道路[6]。

单纯放射治疗

最初对肛管癌进行放射治疗是因为肛管癌手术死亡率和并发症的发生率过高，不能被人们接受。然而到 20 世纪 30 年代，人们认识到使用低电压的放射治疗常常会导致严重的放射性坏死。由于手术变得更安全了，所以在随后的 40 年里，对浸润性病变采用腹会阴切除、对小的病变采用局部切除成为标准的治疗方法。

20 世纪 50 年代发展起来的能发射高能量射线的钴发生器，以及更近些年出现的直线加速器，这些设备使放疗医生可以将更高穿透剂量的射线发送到更深在的脏器而体表受到辐射的能量更少，其结果是对周围组织的损伤减少而同时可以增强癌细胞坏死的效应。内放射可以使局部肿瘤的控制率达到 47%。有报告显示，应用外照射技术结合内照射可以改善治疗结果：2/3 的病例达到 5 年生存，大多数可以保留括约肌功能。在英国，常常使用大剂量的外照射治疗，3 年时报告的 5 年生存率达 75%。

化学 - 放射治疗（联合治疗）

肛管癌的联合治疗是由 Norman Nigro 倡导的。Nigro 根据经验选择 5 氟尿嘧啶（5-FU）和丝裂霉素 C 作为手术前用药，目的是改善根治手术的效果[6]，然后用 30Gy 的外照射，共 3 周。在放射治疗的第一周，第一天给予冲击剂量的丝裂霉素，同时给予连续 4 天的 5-FU。完成放疗后，再输注一次 5-FU。然后患者接受腹会阴切除手术。Nigro 发现大多数患者的肿瘤明显缩小：1974 年他发表的文章中报告 3 例患者的肿瘤完全消失，两例腹会阴切除患者的手术标本

中未发现肿瘤，第三例患者拒绝手术。Nigro 十多年的确切经验证明了他早期热衷于这项工作的正确性。由于变得越来越有信心，他不再常规告诉患者做根治性手术，刚开始时是在联合治疗后只切除原发的肿瘤，后来在治疗后如果原发部位视诊和触诊正常的话，他甚至放弃这种较小的手术[7]。

随后又有各种类似技术的报告。随着经验的增加，目前已经很明确可以使用大剂量（45 ~ 60Gy）的放疗，为了减少并发症，通常分为 2 个阶段。化疗是在第一阶段放疗的开始和结束时静脉输注 5-FU，并且在治疗的第一天使用一次冲击剂量的丝裂霉素[8]。对老年人或体弱的患者以及伴有大面积溃疡的患者，使用改良的化疗剂量和预防性抗生素是必要的。

所有报告的病例所描述的结果都非常好，但目前尚存争议，即放疗联合化疗的效果是否优于单纯的放疗。有关放化疗联合治疗与单纯放疗疗效比较的多中心随机对照研究的最新数据来自英国癌症研究协作委员会（Coordinating Committee for Cancer Research）[9]。该研究随机选取 585 名患者，这是肛管癌研究中最大的单一试验研究。研究结果显示，接受联合治疗的患者肿瘤局部控制率优于单纯放疗的患者。只有 36% 接受联合治疗的患者局部控制失败，而单纯放疗患者中这一比率达到 59%。尽管两组患者总生存率相似，但在联合治疗组中因肛管癌死亡的风险明显降低（图 7.2）。基于这一研究结果，似乎肛管上皮样癌的标准治疗是放疗与静脉输注 5-FU 和丝裂霉素的联合治疗，这仍然是金标准。

丝裂霉素可导致许多放化疗的毒性反应（特别是对于老年患者而言），使用顺铂替代丝裂霉素的试验研究已经完成（RTOG，2006）。这项研究随机选取 652 名患者，结果显示顺铂的效果并不优于丝裂霉素，甚至效果更差。寻找理想药物的研究正在进行中。

肛管癌放化疗的并发症包括腹泻、黏膜炎、骨髓抑制、皮肤红斑以及脱皮。远期并发症包括肛管狭窄和肛瘘。

患有肛管上皮癌的 HIV 患者最好采用放化疗联合治疗，但毒性反应会增加[10]。

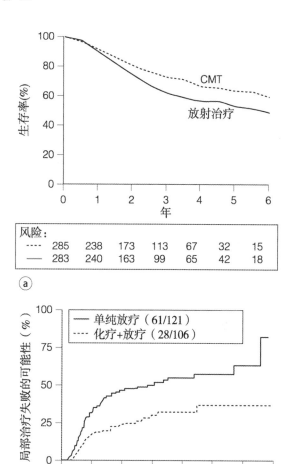

图 7.2 • （a）死于肛管癌。治疗例数：放射治疗 105 例，联合治疗（CMT）77 例（RR = 0.71，95% CI 0.53-0.95，*P* = 0.02）。风险数 = 存活人数。（b）UKCCCR 肛管癌试验：局部治疗失败的风险（T1-2，N0 期）。（a）：UKCCCR Anal Cancer Trial Working Party. Lancet 1996; 348:1055, Figure 5. With permission from Elsevier. （b）：Northover J, Meadows A, Ryan C et al., on behalf of UKCCCR Anal Cancer Trial Working Party. Lancet 1996; 349:206. With permission from Elsevier.

当前手术的作用

虽然外科医生不再起治疗的核心作用，不过他们仍有重要的工作要做。

初诊

大多数患者会去看外科医生，外科医生最适合在麻醉下进行检查来确诊以及评估肿瘤局部浸润的范围。

肛缘病变

　　对小的肛缘病变最好还是只做局部切除，避免耽误非手术治疗。一些证据表明原发肿瘤的大小与区域淋巴结转移的风险无关，这可以解释为什么在局部切除后有时报告的结果是令人失望的；这与肿瘤大小与分期有关的观点矛盾，这种观点可以解释为什么对小的肿瘤局部切除可以获得很好的结果。

治疗的并发症和肿瘤的复发

　　在最初的非手术治疗失败后，无论肿瘤是早期还是晚期，外科医生在治疗肛管癌方面仍然起重要的作用。在初次的非手术治疗后，有以下四种情况需要手术治疗：有残留的肿瘤，治疗引起的并发症，治疗后出现排便失禁或瘘以及以后的肿瘤复发。

1. 放疗后肿瘤原发部位的表现常常会产生误导。由于肿瘤完全消失，大多数患者会表现为完全缓解。但在某些患者可能会残留一个溃疡，偶尔看起来像是没有变化的原发性肿瘤。只有立即进行活检才能证明残留的溃疡内是否含有肿瘤还是仅仅为炎症组织。因此，在向患者建议进行根治性手术之前一定要有组织学证据。对证实有肿瘤残留的患者，补救性的腹会阴切除术可能是唯一的选择。对侵及阴道或膀胱的盆腔广泛浸润的患者，需要考虑做盆腔清扫。由于放疗的原因，这类手术有很高的妨碍伤口愈合的并发症发生率[1]。对于这些病例，强烈建议应用肌瓣进行会阴部位的一期重建。
2. 肛管癌非手术治疗的并发症确实可以发生在一定比例的患者中，包括放射性坏死、瘘和肛门失禁。由于肛门环放射性坏死引起的严重疼痛可能需要做结肠造口，或彻底的肛门直肠切除联合应用肌瓣的会阴重建术。结肠造口的目的是希望粪便经造口排出后病变能够愈合。
3. 偶尔，肿瘤局部范围过于广泛，以至于由于原发肿瘤缩小导致患者出现肛门失禁。虽然阴道直肠瘘可以修补，但局部手术不能改善肛门括约肌的损伤，需要经腹会阴切除肛门直肠。在这种情况下直肠的腹会阴切除通常最好联合使用腹直肌肌瓣来帮助会阴伤口愈合。

4. 在初次治疗后发生的肿瘤复发，提倡在手术治疗前进行病理活检。活检组织的大小、数量和深度要合理，因为放疗后组织学的表现可能会使组织病理学的判断变得困难。若初次治疗使用了大剂量的放射治疗，对复发的肿瘤再采用非手术治疗通常是不合适的，需要采取根治性的手术切除。

腹股沟转移

　　10% ~ 25% 的肛管癌患者有腹股沟淋巴结肿大。虽然腹股沟淋巴结转移可以采用放射治疗，但喜欢采用手术治疗的人会有一些争议；因而，建议在做腹股沟清扫前要有组织学证实，因为高达 50% 的病例淋巴结肿大是单纯炎症性的。在初次治疗后一段时间出现的腹股沟淋巴结肿大最可能是肿瘤的复发而致；在这种情况下应该做根治性淋巴结清扫，5 年生存率可达 50%。

上皮内瘤变的治疗

　　肛门生殖器部位的 HPV 感染很常见；据报道超过 70% 的有性活动的成年人在某个时期会有隐匿性或显性的生殖器 HPV 感染。大多数人的感染是隐匿性的，但在少数人感染可以表现为湿疣或上皮内瘤变。就像其他病毒感染一样，用手术切除的方法是不可能根治 HPV 感染的；由于这一原因，手术切除湿疣更多是为缓解症状和美观的目的。

　　同样，低级别的肛门上皮内瘤变（AIN）（Ⅰ级和Ⅱ级）的自然病程似乎是相对良性的，因此仅仅采用观察的策略可能是合适的，尤其是当大面积的肛门生殖器上皮受累时。然而，对高级别的 AIN（Ⅲ级）的建议要更慎重；因为我们还不知道它的自然病程。如果 AIN Ⅲ级的范围小，可以谨慎地做局部切除，然后在随后的几年内有规律地定期对患者进行随访。如果 AIN Ⅲ级的范围太大而局部切除又有肛门狭窄的风险，那么每 6 个月复查一次的仔细观察策略可能是一种理想的选择。

　　切除整个肛门周围的皮肤和肛管，并用游离皮瓣进行表面的重建，再联合结肠造瘘这种积极的手术方式已经应用于大面积 AIN Ⅲ级的患者。这类手术需要多个手术步骤并承担很高的并发症的风险，对一个恶性潜能还不清楚的疾病来说，治疗可能比疾病本身更糟。

对 AIN 使用免疫调节剂作为一种可能的治疗方法已经进行了研究。一些作者报告了令人鼓舞的结果，但这些都是一些短期的小样本研究。使用表面光敏剂的光动力学治疗可能有效，但目前经验尚少。所有此类治疗对患者来讲都是很痛的，因而往往限制了它的应用。

罕见的肿瘤

腺癌

肛管的腺癌通常只是很低位的直肠癌向下蔓延至肛管；但真正的肛管腺癌确实存在，它可能起源于位于齿状线周围并呈放射状向外伸向括约肌内的肛腺。这是一种罕见的肿瘤，对放射治疗非常敏感，并且目前越来越推荐应用放化疗联合治疗。

恶性黑色素瘤

它是另一种非常罕见的肿瘤，只占肛管恶性肿瘤的 1%。由于颜色的原因使它看起来与血栓性外痔有些像，虽然也可以发生无黑色素的肿瘤。肛管黑色素瘤预后极差。文献报道中位生存期约 18 个月，5 年生存率只有 10% ~ 20%。所有的治疗方案效果皆不理想。由于治愈的机会很小，所以应该放弃将根治性手术作为初次治疗的方案，但局部切除可能会有一定的姑息治疗效果[11]。

> **● 关键点**
>
> - HPV 是肛管鳞状细胞癌的一个发病因素。既往有宫颈和外阴妇科病变和免疫抑制（器官移植的受者和 HIV 患者）的女性有 AIN 的风险。这些癌前病变在免疫抑制的患者可以迅速进展。
> - 最近几年对肛管鳞状细胞癌的治疗有了很大的变化。化疗放疗联合是治疗大多数病变的首选方法。
> - 对可以局部切除的小的肛周病变，手术可能是主要的治疗方式。

> - 肛门黑色素瘤非常罕见并且预后极差，根治性手术、化疗以及放疗均效果不佳，而局部切除可能有一定姑息治疗效果。

（尹慕军　高志冬　译）

参考文献

1. Frische M, Melbye M. Trends in the incidence of anal carcinoma in Denmark. Br Med J 1993; 306:419–22.

2. Daling J, Weiss N, Hislop T et al. Sexual practices, sexually transmitted diseases and the incidence of anal cancer. N Engl J Med 1987; 317:973–7.
   Excellent epidemiological paper on anal squamous cell carcinoma.

3. Palmer JG, Scholefield JH, Shepherd N et al. Anal cancer and human papillomaviruses. Dis Colon Rectum 1989; 32:1016–22.

4. Scholefield J, Hickson W, Smith J et al. Anal intraepithelial neoplasia: part of a multifocal disease process. Lancet 1992; 340:1271–3.

5. Papillon J, Mayer M, Mountberon J et al. A new approach to the management of epidermoid carcinoma of the anal canal. Cancer 1987; 51:1830–7.

6. Nigro N, Vaitkevicius V, Considine B Jr et al. Combined therapy for cancer of the anal canal. A preliminary report. Dis Colon Rectum 1974; 27:354–6.
   A classic paper – the first experience of using chemoradiation in anal cancer.

7. Nigro N. An evaluation of combined therapy for squamous cell cancer in the anal canal. Dis Colon Rectum 1984; 27:763–6.

8. Cummings B, Keane T, O'Sullivan B et al. Mitomycin in anal canal carcinoma. Oncology 1993; 50(Suppl 1):63–9.

9. UKCCCR Anal Cancer Trial Working Party. Epidermoid anal cancer: results from the UKCCCR randomised trial of radiotherapy alone versus radiotherapy, 5-fluorouracil, and mitomycin. Lancet 1996; 348:1049–54.
   A large well-run randomised trial that changed the management of this cancer in the UK.

10. Uronis HE, Bendell JC. Anal cancer – an overview. Oncologist 2007; 12:524–34.

11. Ross M, Pezzi C, Pezzi T et al. Patterns of failure in anorectal melanoma. A guide to surgical therapy. Arch Surg 1990; 125:313–16.

第 8 章

憩 室 病

Zygmunt H. Krukowski

概述

憩室病并不受外科医生和公众的重视，其诊断通常为排他法，除外其他"重要"疾病而得出。对此病是实施择期手术还是急诊手术观点差异很大，这势必决定了其治疗在当前非常具挑战性。

在东方国家憩室更常见于右半结肠[1]，而在西方国家憩室更常见于左半结肠及乙状结肠。发病率随年龄增长而增加，基于纤维乙状结肠镜检查结果，大于 70 岁的人群其发病率超过 75%[2]。其中 10% ~ 30% 的患者存在临床症状[3-5]。这些数据仅仅是基于症状而不是影像学资料，故其可靠性值得商榷。文献记载缺乏一致性使我们对此病的认识受到了阻碍[6]。最近，瑞典的一项针对急性憩室炎的前瞻性研究[7]报道，每 10 万人口的年度住院率及手术率分别为 47 及 12。也有有关出现败血症需住院[8]及有症状但无合并症的憩室病[9]治疗的报道。

年老及体弱患者败血症可导致憩室炎发病甚至死亡。恰当的手术及支持治疗可减少但不能根除并发症的发生。多数患者无需急诊手术治疗之观点正越来越被接受。确定哪些人需要手术，何时及怎样手术很有必要。不必要、不恰当或者糟糕的急诊干预意味着糟糕的手术比保守治疗更易发生并发症。尽管过度拒绝手术会给某些患者带来不良后果，但急诊情况下，应首先选择保守治疗[10,11]。英国、欧洲一些国家及美国体制、政治及经济压力等方面的不同决定了其切除率的不同。但临床问题却是相同的，即谁、什么时候及怎样手术。

憩室病手术治疗的循证医学基础

虽然文献较多，但质量却较差[8,12]。

治疗有合并症的憩室炎的文献中仅有两篇为随机对照研究[13,14]。源自美国结直肠外科医生协会[15]及欧洲内镜外科医师协会[16]的两篇文献意见统一，后者源于专家建议。与预设标准可能相关的文献很多，共检出 1360 篇，但其中仅有 21 篇为急性憩室炎的系统综述。同理，49 篇关于诊断准确性的文章中仅有 3 篇证据等级为 Ⅱ b 或更好[17]。最近一项重要研究[18]甚至对共识文献提出的建议也提出质疑，影像诊断的系统综述[17]所得出的结论也很难是公正的。

病理

病因

最近一项综述[19]支持后天获得性乙状结肠憩室病是膳食纤维缺乏所造成的[20]。与年龄老化相关的结肠壁内的胶原蛋白增生症[21]、胶原结构改变[22]及肠动力异常[17]也是其致病原因。加强活动、增加膳食纤维从而减低肠腔内压可减少憩室病的发生[23]。管腔较窄的乙状结肠的节段运动使其更易造成腔内高压（Laplace 定律），并表现为结肠黏膜的特征性向外突出，突出发生于终末小动脉穿过结肠带附近的环形肌的薄弱点处（图 8.1）。因直肠有完整的纵形肌，管腔较大，故较少发生憩室。

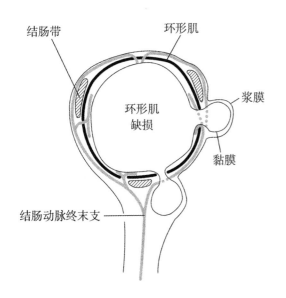

图 8.1 • 结肠憩室形成部位的切面形态。

合并症

肠壁张力及结肠腔内压力增高加之内脏高敏感性可使无合并症的憩室病患者感觉疼痛[19]，乙状结肠憩室病的主要并发症发生于造成局部或全身炎症的细菌感染后。随之发生纤维化、炎症水肿、肠壁增厚，可造成肠腔狭窄及肠梗阻。乙状结肠与任何邻近结构间均存在瘘的可能。在少数情况下，憩室内也可发生大出血。吸烟[24] 及服用非甾体类抗炎药物（NSAIDs）[25] 可增加憩室炎发生合并症的风险。有时其他病变可同时存在或症状与憩室病相似。例如，坏疽性乙状结肠炎有时被认为肌肉长期痉挛所致，其实可能是一种血管阻塞性病变，而炎性肠病则可与憩室病同时存在，纵形窦道并肉芽组织形成提示有克罗恩病。

憩室口受阻使细菌在一个封闭的腔隙内更易繁殖，更易形成脓肿。短时发作伴周围蜂窝组织炎可自限，但也可进一步加重（具体发生率不详）。感染可累及一段肠管并向周围组织扩散产生蜂窝组织炎。感染发展的概率及发生部位决定了其自限程度。发生于系膜侧的病变较系膜对侧者更易于局限。感染发展较慢则有炎症的邻近组织结构发生粘连，产生纤维素性渗出并使腹膜炎局限。严重者可产生一包括结肠、小肠、膀胱，子宫、卵巢、输卵管（偶尔包括输尿管）的感染性包块。伴憩室包块相关的腹膜炎程度各不相同，尽管可有大量的纤维素性渗出

液及炎性腹腔积液，但其中却可含菌很少。

无炎症的憩室发生破裂后，肠腔可与腹腔直接相通，造成游离的穿孔（图 8.2），但由此导致粪便性腹膜炎的情况不常发生。化脓性腹膜炎通常是由包裹脓肿破裂所致。较大的穿孔偶尔可使粪块直接破入腹腔，但此类情况可能是由压迫坏死导致的粪性溃疡所致。此种穿孔与憩室病常同时并存，是否憩室病导致了此种穿孔目前仍是一个争论的焦点。同理，单独一粪块造成结肠穿孔这一因素是否包括于考虑范围内，将影响随后的分析。

憩室炎之炎症反应、腹腔污染范围均明显不同这一特征决定了其分类很难准确。腹腔内大量炎性渗出液中，革兰染色所见细菌污染可很少。此类反应性腹膜炎与包裹脓肿破裂所致化脓性弥漫性腹膜炎表现明显不同，后者预后差，腹腔内液体污染严重，每毫升液体内细菌则以百万计。同理，虽粪便性腹膜炎与高病死率相连，但如早期干预可在腹内炎症尚未严重之前将固性粪便去除，并给予腹腔冲洗，从而可使腹腔内炎症减至很小。如延误了治疗，粪便污染了全腹腔将导致严重后果。

有时乙状结肠憩室病与克罗恩病并存。此情况术前行钡灌肠检查时可发现除乙状结肠憩室外同时可有沿肠管长轴走行的一条或多条瘘道影，或对切除的乙状结肠憩室行组织学检查时发现肉芽组织形成。虽临床确实可有此两种常见疾病同时存在，但有些证据表明局限于乙状结肠的憩室病组织学检查时确实可发现类似于克罗恩病的肉芽肿反应，但当时及随后并无克罗恩病的表现（肉芽肿性乙状结肠炎）[26,27]。

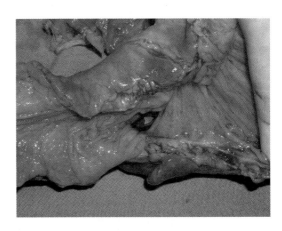

图 8.2 • 无炎症憩室破裂弹射样缺损的特征。

严重憩室病可导致肝脓肿，并需立即行乙状结肠切除。

憩室病分类

由于诊断、大体描述、放射病理学及腹腔污染等因素报道不规范统一，所以对急诊及择期手术进行对比非常困难，大多择期手术研究将患者分为无合并症组（即憩室病）及有合并症组（既往急性憩室炎发作，脓肿，狭窄及瘘）。而针对急诊则情况较复杂。Killingback 的病理学分类[28,29]描述精准，但有些特征同时并存有待于简化其分类，Hinchey 的分类[30]应用最广，但仅基于术中发现，且仅用于憩室炎穿孔。术前影像检查可不通过手术对败血症范围进行分类[31,32]。不同分类体系之关系见表8.1。Haglund 等生动地阐述了明确炎症过程的性质及范围的重要性[33]。392 例因急性憩室炎而住院的患者中，97 例做了急诊手术（25%）。手术组患者中 31 例有蜂窝组织炎但无明显化脓或穿孔；死亡率为 3%。与此对比，有穿孔的 66 例患者，死亡率为 33%。问题在于，如将手术适应证放得过宽，则许多病情很轻，或本就应有较好预后的病例被纳入了手术范围，如此将得出手术死亡率低的虚假结果。任何急性憩室病治疗结果的系统分析均应记录急诊住院患者总数、手术治疗的患者数、并对感染范围进行精准的分类。此外在英国，尸检率的下降，一些死于"腹膜炎"但当时考虑不适于手术的老年患者中必定存在憩室炎穿孔之可能。

临床表现

由于乙状结肠憩室病病理情况多种多样，故其临床表现也不尽相同。

择期手术

许多下腹痛、腹胀、大便习惯改变的患者，在行内镜检查及双重对比造影检查以排除肿瘤存在的过程中发现有憩室病。大部分患者通过增加食物纤维及安慰治疗就已足够。无合并症的憩室病患者，经数年内科治疗无效果，症状持续存在应考虑行手术治疗。在对一组经放射学检查证实为憩室病的患者共 261 人的研究中，虽有 36% 的患者腹痛反复发作，但仅有 6.5% 的患者需用抗生素治疗[34]。择期结肠切除未能缓解所有患者之疼痛[35]，据推理，这是由于长期存在潜在的功能性肠疾患的缘故。

急症

急性憩室炎

典型急性憩室炎表现为多日局限于左髂窝越来越重的下腹痛[36]，并伴有不同程度的恶心、排便习惯改变及盆腔脏器刺激症状。腹痛及压痛位置可因乙状结肠位置偏移而表现为中线偏右最明显，这对于粗心大意者来说是一个陷阱。

对大多数患者而言，左髂窝体征首先应考虑急

表 8.1 ● 憩室炎病理，手术及分类的关系

病理[28]		Hinchey 等[30]	Hansen 和 Stock[32]	Ambrosetti 等[31]
憩室病不伴炎症	无穿孔		0	
急性憩室炎			I	中度
脓肿 / 憩室周围炎			II a	
系膜 / 结肠周围脓肿	非交通性穿孔	I	II b	重度
盆腔脓肿		II		
化脓性腹膜炎		III	II	
粪便性腹膜炎	交通性穿孔	IV		
慢性 / 复发性憩室炎 - 狭窄 / 瘘			III	

性憩室炎可能，但需与累及大、小肠的疾病、泌尿生殖系统疾病、大血管疾病（如髂动脉瘤破裂）及腹壁疾病（如腹直肌鞘内血肿）等相鉴别。对腹膜炎范围的初步判断不一定准确，且有过高评估可能。随着复苏及镇痛的实施患者焦虑情况得以缓解，显著的弥漫改变往往会变得局限一些。少数弥漫性腹膜炎伴全身感染临床和影像表现的患者也不是绝对手术指征[37]。对所有患者而言，应先行得力的保守治疗，如无病情改善再行手术干预。

瘘

在有炎症的憩室与邻近器官间有形成瘘的可能。最常见的瘘为结肠膀胱瘘及结肠阴道瘘[38]，尤其是子宫切除后更常见[39]。但在结肠与阑尾、输卵管、子宫、输尿管、皮肤及大、小肠间均可形成瘘。发生在乙状结肠顶部的结肠周围脓肿与膀胱顶部粘连并穿通即形成膀胱结肠瘘，典型症状表现为泌尿系感染及气尿。虽然乙状结肠憩室病是最常见原因，但必须除外克罗恩病、结肠癌甚至膀胱癌。

脓肿

由憩室病导致的结肠周围、盆腔或结肠系膜脓肿的患者常表现为局限性下腹感染及全身症状。典型的盆腔脓肿可经直肠前壁明显触及，但大多数憩室性脓肿是通过 CT（图 8.3）或钡灌肠（图 8.4）而发现的。也有些患者脓肿进展隐匿，只在门诊钡灌肠检查时才发现。

出血

结肠憩室病出血特点为无痛且出血量大，其颜色取决于结肠出血的部位。左半结肠出血为鲜红色并有血块，而右半结肠出血则颜色较暗、呈李子色。结肠出血很少凶险，但可反复或持续出血以至于需输血及最终手术治疗[40]。

肠梗阻

乙状结肠纤维性缩窄造成的左半结肠梗阻与结肠癌所造成的渐进性梗阻方式相同。如果为完全梗阻，其检查及治疗基本相同，腹平片可显示其典型表现，急诊钡灌肠检查可确定梗阻部位。放射学检查的特征性改变可提示缩窄之良、恶性，但需切除，打开肠腔及行组织学检查后方能最终确诊。

小肠肠袢可粘连于盆腔的炎性包块处引起肠梗阻，有时小肠梗阻的症状较始发的结肠疾病表现更突出[41]。

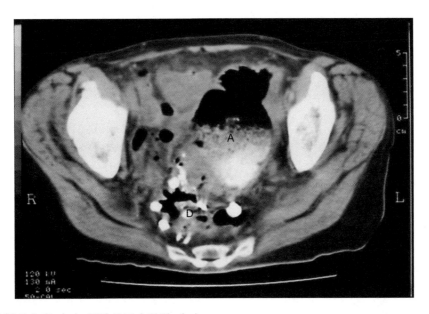

图 8.3 • CT 示乙状结肠憩室病（D）导致的巨大脓肿（A）。

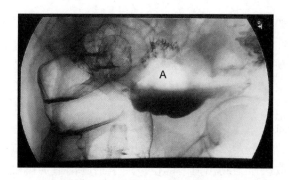

图 8.4 ● 对比灌肠检查示由憩室疾病导致的一个大脓肿 (A)，其内可见液气平面。

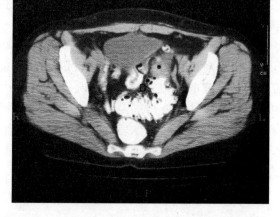

图 8.5 ● CT 显示结肠腔及乙状结肠憩室内均有对比剂。

检查

急性憩室炎 / 脓肿

轻症患者之临床特征决定了患者可在最少的检查条件下进行治疗 [42,43]。腹部及胸部平片常可间接证实炎症的存在，最显著之征象莫过于气腹。但膈下少量游离气体（通常为弥漫性腹膜炎征象）并不是一定需手术治疗的绝对指征 [37]。治疗需根据临床检查，而不是根据放射学检查的情况来决定。有时软组织的改变（包括梗阻征象、肠壁增厚及肠腔外包块）提示急性憩室炎的存在。

未做急诊钡灌肠检查之前，最先应行直肠指检而不是乙状结肠镜检。但在剖腹探查前则必须行乙状结肠镜检，在开腹前、麻醉后实施此检查则能最大程度上减轻患者的痛苦。该检查可排除影响预定手术的肛门直肠疾患，尤其是同时存在的直肠肿瘤。

根据临床症状无需行急诊剖腹探查时，应进一步确定急性憩室炎是否存在及排除其他疾病以避免长时间不恰当的治疗。CT 结合钡灌肠已越来越多地被应用于检查是否有急性憩室炎的存在（图 8.3 及图 8.5）。

　　　　尽管证据不充分 [17]，但支持 CT 检查优于超声或单独钡灌肠检查的文献是有说服力的 [31]。

需平衡考虑 CT 检查所接受的离子照射（尤其是应用早且频繁者 [44]）与影像质量及对治疗的影响。

如无条件行螺旋 CT 检查，则水融性对比剂灌肠检查仍不失为一种很可行的方法。对比灌肠检查可显示肠壁增厚、黏膜水肿、不规则、对比剂外溢（图 8.4）。外溢一般较局限，但有时可见游离的腹腔穿孔。检查仅限于诊断的目的，在患者康复期应及时行结肠镜或钡灌肠检查，并尽可能同时行病理检查以排除其他疾病可能。切记急诊灌肠检查虽对决定治疗很有价值，但不能把它看作是最终的结果。在急性期过后，必须检查以除外是否有同处或异处与炎性包块同时存在的结肠癌（图 8.6）。确实，在以憩室病行急诊左半结肠切除之包块中可有 20% ~ 25% 存在结肠癌 [29]。

临床医生接受采纳 CT 检查的程度各异。以致于在一宗研究显示，怀疑急性憩室炎患者仅 43%（150 人中有 64 人）[44] 得以确诊，而另一研究表明，急性憩室炎可疑病历确诊率可高达 66% ~ 77% [45,46]。

　　　　CT 特异性很高，在很多研究中都高于 97% [44]，且能得到可能的病理结果，故在行影像学检查时，需首先考虑行 CT 检查。

对于经直肠或经口行对比剂造影检查的优点放射学家还不肯定。经直肠造影方法很快，并能确定是否有外溢，而经口造影者需 48 小时的延迟，但由于小肠也显影，故可从中获得另外一些信息。

CT 虽有助于诊断，但对治疗的影响却不很显著。通过灌肠 [47] 或 CT 检查 [48] 显现对比剂外溢情况增加了早期手术的机会，但其结果本身却不是手术的绝对指征。笔者所在单位在 1990—1999 年常规首选检查为水溶性对比剂灌肠检查，而对治疗不够明确的患者则选择行 CT 检查：总手术率为 15%（图

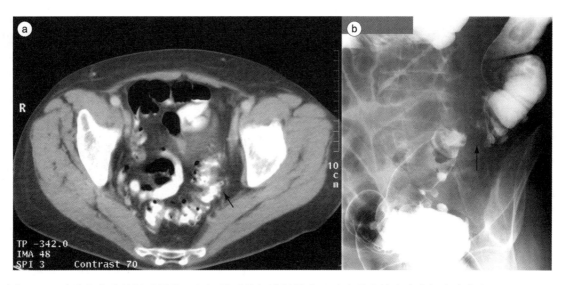

图 8.6 •（a）CT 显示憩室炎及结肠壁异常。（b）随后的钡灌肠检查显示在憩室性疾病内部有癌发生。

8.7）。这较以 CT 作为常规检查所得到的结果 24% 或 England 及 Wales 的全国平均值 23%[41] 均略少[49]。经 CT 诊断脓肿情况较其他方法多，但其中需干预治疗者较少[48]。

一些中心已能有效利用超声检查，但由于对超声检查结果的解释及做超声的医师水平的差异，使此项检查普遍作为首选的可操作性手段大打了折扣。如外科医师本人操作超声检查，则其诊断准确率可显著提高[50]。超声可用来监测已知脓肿或肿块的进展程度。

水溶性对比剂灌肠检查、CT 及超声在急性憩室炎诊断方面各有不同的作用。对比灌肠检查可显示肠腔内情况及对比剂外溢情况，但易漏掉壁外病变；尽管如此，其敏感性仍较高（约 90%）[51]。而 CT 及超声则可较好显示肠壁增厚，非交通性脓肿及腔外病变。但这些检查对患者治疗的总体影响是相似的，故采取何种影像学检查仅仅反映了专业人员及所拥有的设备情况。所有影像学检查结果必须合理考虑患者的实际临床情况做出判断，以在最大程度上减少不必要的治疗。

肠梗阻

如果腹平片怀疑左半结肠梗阻，则单纯行水溶

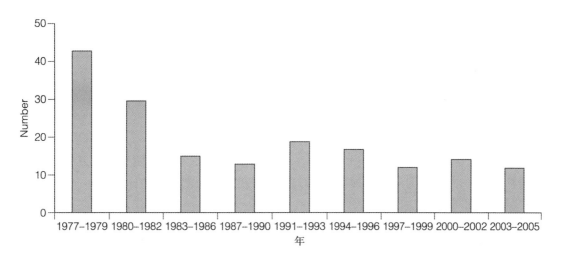

图 8.7 • 因急性憩室炎而急诊住院的患者行手术治疗的百分比。

性对比剂灌肠检查即能帮助决定梗阻水平及除外假性梗阻情况。

瘘

对结肠膀胱瘘患者仅行钡灌肠检查通常已足以判断患者潜在的病理变化，但如需除外癌存在，则需行纤维结肠镜及膀胱镜检查，并行活检病理检查。CT 已越来越多地被用做首选的检查手段，并可发现某些少见瘘的存在。子宫切除术后的患者结肠阴道瘘发生机会更多，此时行阴道的硬乙状结肠镜检查及阴道瘘管造影可能更为敏感[39]。

出血

持续或反复出血时需急诊行同时包括肠系膜上、下血管在内的血管造影。明确出血部位有助于准确限定切除结肠在一半之内而不是盲目地行结肠大部切除（图 8.8）[40]，如术前血管造影未能发现病灶或未来得及行血管造影，则可于手术中行结肠镜检查发现病灶以避免结肠大部切除。开腹后结肠镜可直接经肛门进入后由手术医生引导进至盲肠部。此外，透过结肠镜的光亮可显示血管发育异常的特征性改变。在某些体弱不适于行切除治疗的患者可考虑内镜止血，但必须在能辨别出血憩室的情况下进行[44]。栓塞治疗结肠出血有造成结肠壁梗塞危险。

治疗

地域和医疗体系的不同导致了憩室疾病治疗的不同。之前的异端学说变成了当今的流行做法，与某些机构手术率很高相比，某些单位行保守治疗却越来越多。个人及组织机构的关注甚至拥有财富的程度均可正面影响治疗率。相反，财力缺乏必将使治疗受限。患者选择的合理性及手术时机的选择仍有很大争议，故外科医生选择急诊或择期手术的比例差别很大。结肠癌时，一旦诊断自然需行手术治疗，但乙状结肠憩室病却很少需行手术治疗，需要手术及不需手术的界定并不十分清楚。这意味着做出决定并不容易，往往需要靠医生的经验及判断力。尽管憩室病常被认为是一种常见的疾病，但最近来自

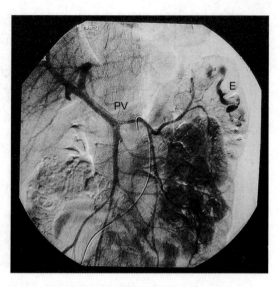

图 8.8 ● 肠系膜下血管静脉期显像，门静脉以 PV 标出，可见脾曲结肠憩室出血导致造影剂外溢至结肠腔。

英国 30 家医院的前瞻性调查显示、每个单位在长达 4 年余的时间内平均仅收治 10 例有合并症的憩室病病例[6]。因此每一主治医生一年内收治最严重的急性憩室炎患者不会超过 2～3 例。在这种状态下，不论是住院医生还是主治医生积累经验都是很困难的。

择期手术

如患者无并发症，则只在所谓保守治疗失败但腹痛持续之情况下考虑实行择期手术治疗。无合并症的乙状结肠憩室病择期切除后的随访显示，有 1/4 的患者术后仍有症状[35]，这反映了存在潜在肠动力问题之可能，只不过此时乙状结肠憩室病是一种最易显现的病变而已。

  最近的证据[8,18] 对出现一次或多次急性感染而入院的患者是否行急诊手术提出质疑。

有数据表明，主要并发症最多见于首次急性发作期，只有少数患者症状持续或多次急性发作，并且在急性期后紧急行 Hartmann 手术的病例为每年 1/2000[18]。在一个或多个急性发作后，如无反复败血症所引起的持续症状或肠腔狭窄所引起的梗阻，则不应考虑手术治疗。免疫抑制的患者发病率与死亡率的升高[53] 使选择择期手术的条件放宽。无"合并症"

憩室病无论开腹还是腹腔镜下，行乙状结肠切除术都是简单有效的，如纤维性包块与盆壁粘连并常累及输尿管则手术会困难很多。

体健患者结肠膀胱瘘应手术治疗，但年老体弱者应先考虑行保守治疗。手术时应正规切除结肠，并将带蒂的大网膜置于结肠吻合口与膀胱缺损处之间。膀胱瘘通常较小，仅需留置尿管引流膀胱即可治愈而无需缝合。手术后瘘很少再发，但如未做乙状结肠切除而只简单将瘘游离并修补其开口，则复发率相当高（30% ～ 50%）。

手术切除的范围取决于憩室病病变范围，但是手术范围不能小于行结肠与上段直肠吻合的正规乙状结肠切除术。远端切除必须包括所有病变结肠，否则术后复发率很高。左半结肠广泛受累时可行左半结肠全切除，但个别少数近端憩室可以忽略。累及全结肠的憩室病的病因与后天获得性乙状结肠憩室病不同，需手术治疗的病因必须查明。且结肠次全切除并回、直肠吻合术很少被考虑在列。

急症

腹腔感染很重或经最积极的保守治疗失败者应行手术治疗（框 8.1）。可将急诊治疗概括为对以下三个问题的回答：何时手术？何时切除？何时吻合？

何时手术

这是三个问题中最难回答的一个。对腹部体征仅局限于左下腹且全身症状不重者，很少有人赞成急诊手术。与此相反，对不明原因弥漫性腹膜炎并游离气体患者，一般应手术治疗。余者则适于实施

框 8.1 ● 穿孔性憩室炎的外科治疗途径

保守治疗

开腹冲洗加引流

开腹探查是否缝合，是否引流，是否行近端造口

乙状结肠袢处置

根治术

切除但不吻合（Hartmann's procedure）

切除加吻合

切除加吻合加近端造口

有效的复苏及抗菌治疗。以此法治疗腹腔广泛污染所造成的症状也可很快见到疗效。甚至对临床改善迅速或手术过度危险的气腹患者，其保守治疗也获成功[37]。

恰当的治疗需经一系列检查保障，最好经同一观察者完成。保守治疗时需及时观察患者对治疗的反应。手术治疗前试行保守治疗期限可长达 3 天。影像学检查占很重要的地位，与北美的做法不同，我们很少行经皮脓肿引流，大部分直径小于 5cm 的脓肿经保守治疗可治愈[48]。急诊入院患者在影响学检查过程中造影剂外溢增加了手术的可能性，但这一结果本身并不是急诊手术的绝对适应证[47,48]。我们在 20 世纪 80 年代早期已开始对此病行保守治疗，至今 25 年来急诊手术的概率持续减少（图 8.7），总死亡率及术后死亡率一直很低[54]。

如诊断明确，则不必要在急性期行诊断性腹腔镜检查，但腹腔镜治疗则是令人兴奋的创新。

一些对高选择性患者在腹腔镜下行腹腔灌洗治疗[56]后阐述乐观结果的研究[55]起初曾受到质疑，但最近两项对弥漫性和粪性腹膜炎患者的研究[57,58]平息了人们的怀疑。这两篇报道提出大部分患者可避免开腹探查，且治疗的总体发病率与死亡率要低于现在的报道。

何时切除

适应证恰当时，人们多偏向于乙状结肠切除术。

对手术的综述研究——即对弥漫或粪性腹膜炎患者（Hinchey 分级为 Ⅲ 级和 Ⅳ 级）的开腹手术，表明切除穿孔结肠比仅行引流和 / 或近端结肠造口更能增加患者生存率[29]（图 8.9）。

这项研究现在有点过时，所有随后发表文章（包括两项随机研究）的关键分析均肯定当污染最严重时，切除可增加生存率[13, 14]。这就是为什么在必须开腹时明确建议行乙状结肠切除。Myers 等发表的文章指出，只对初步腹腔镜探查发现交通性、结肠游离穿孔的患者行开腹手术治疗，这将进一步减少开腹手术的可能。

更麻烦的是过早地施行了手术或术中发现误诊，后者则可能由妇科或阑尾的感染被误诊所导致。但

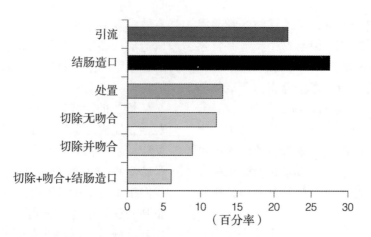

图 8.9 ● 弥漫性腹膜炎及粪性腹膜炎时行保守的及根治性手术治疗时的死亡情况。

随着腹腔镜更广泛地用于急腹症诊断，将有可能发现越来越多伴不同程度腹膜炎症反应的左半结肠炎症。此时理应避免切除结肠并术后给予抗生素治疗，这样通常能迅速缓解病情。另外的治疗方法，如造口、引流或切除效果是不能保证的。有些外科的教条可能会规定切除病变肠段，去除腹腔感染源，但对年老体弱的患者行肠切除或同时行造口的操作可能时间过长。尽管有些人认为这是一种救命的措施，但考虑到此法较高的死亡率、并发症发生率，不方便性及有可能再行开腹肠吻合等特性，非切除性操作则显得更具吸引力。

对有炎症但未穿孔患者行保守治疗并随时根据需要进行检查后，需手术解决的问题就很少了，遇到此类急诊情况的每位外科医生切记通常可行保守治疗。

何时吻合

上述已阐明何时手术、何时切除，那么何时需行吻合手术则需具备经验及判断力。20 世纪后 1/4 的时间里，盛行以 Hartmann 法治疗左半结肠的急性情况并认为此法是最安全的。一次切除但不做肠吻合的方法根除了感染源，并避免了吻合口瘘的危险。但此法也有其本身特有的弊病，不做吻合就意味着需行直肠远端关闭及近端肠外置，而在此病情本来就不利的情况下，不做肠吻合的方法与做肠吻合的方法比技术操作过程并未简化。左髂窝部位的结肠造口拉出后有一定张力，其可能发生的并发症与条件较差的肠吻合所致并发症也不相上下。远端闭合之肠断端缝合处破裂将导致严重的腹膜炎，当腹膜

内位直肠较长且充满粪便时更易发生此种情况。

因肠梗阻行结肠切除后一期吻合的丰富经验也使憩室炎穿孔后切除一期吻合情况增加。现在我们大部分患者都行一期吻合[37]，但只有在患者彻底复苏、麻醉充分及外科医生能娴熟地进行结直肠吻合的条件下方可考虑行吻合手术。一期吻合的增多也反映了术后护理的改善，通过监测能迅速预测及治疗心血管功能不全及低氧血症，从而促进吻合口在术后关键 48 小时内的愈合。

近期一项系统综述研究将急性憩室炎行切除并吻合（PRA）治疗的患者与行 Hartmann 手术的患者对比[59]证实了以前的观察结果[29]，即切除吻合术者死亡率低。PRA 术后患者死亡率为 7.4%，而 Hartmann 法术后为 15.6%。有趣的是这一结果在 25 年间没什么变化。

PRA 并不是有利于恢复，两者区别表现在于选择漏可能性小的患者。此时，高位结、直肠吻合并近端保护性造口的方法没有优势，在条件不很适宜时，应以安全为主，吻合应推迟进行。

出血

术前应尽可能查找出血位置，或行结肠镜检查，或如为活动性出血行血管造影检查，或针对出血量少时行标记红细胞扫描检查。如上述方法失败，则可考虑行围术期结肠镜检查。如仍不能找到出血灶，则不能精确地切除出血部位肠管，此时应行"盲目"的结肠次全切除。此时，患者状态通常较差，不宜

行回直肠吻合[40]，而应行回肠造口及直肠残断端闭合手术。事后再考虑是否可重建肠道连续性。

建议

 经有效的保守治疗，如液体复苏、恰当的监护及全身抗生素治疗等后，可见严重污染的腹腔很快明显恢复，大部分患者都可常规采取此保守治疗措施。

保守治疗

单纯抗生素治疗与多种方法综合治疗相比，两者效果相仿、不分高低，而大部分治疗都较贵。数年来针对不同污染程度所采取的特定治疗证明是成功有效的。口服甲硝唑及甲氧苄啶联合应用能有效控制需氧菌及厌氧菌的感染，主要用于治疗病情较轻者。而病情较重者则需联合治疗如下：庆大霉素（7mg/kg i.v. 每日一次）用于杀灭革兰阴性大肠杆菌状细菌，甲硝唑（500mg i.v. 每日三次）用于治疗厌氧菌感染。针对肠球菌的用药及青霉素衍生物的应用说服力尚不足，故不做为最基本的一线用药。可以替代的组合有：甲硝唑和头孢呋辛／头孢噻肟或者单用阿莫西林 - 克拉维酸盐（co-amoxiclav），亚胺培南或头孢西丁[36]。

抗生素是保守治疗中的主要措施，但通常必须于手术前即开始应用：全身应用抗生素对腹膜炎患者体内活性菌群的明显影响已有很多的文献报道[60]。

手术策略

对严重腹腔内感染的患者施行剖腹探查时的准备包括：彻底的临床检查、液体复苏及恰当监测条件下抗生素的应用。这些内容应持续维持至术后阶段。我们对 Hinchey Ⅲ 期患者腹腔镜灌洗术的报道结果印象很深，假如专业技术成熟，我们推荐首先应行腹腔镜检查，目的是为了避免剖腹探查或包括腹腔镜切除在内的切除手术。有小部分弥漫性腹膜炎患者或保守治疗无效的患者不可避免地需行剖腹探查手术。

切口

应用正中切口，操作简单，关闭可靠，伤口感染率低[61]。经右侧绕脐切开皮肤，以避免对左半结肠造口的影响。避免腹壁受腹腔内感染物污染的措施包括：应用伤口保护巾、塑料环状伤口保护器及设立"红色警示巾"技术等，将腹壁抬高，腹膜先开一小口以便及时吸出脓液及受污染的腹腔渗出液，以避免其外溢污染伤口。

腹壁小切口有害而无利，妨碍正确评价及准确记录腹腔及结肠病变范围。手术暴露及操作受限，影响腹腔的清洁冲洗，并限制了结肠的游离。而彻底探查到腹腔每一处将有利于对疾病做出评估并对污染进行分级。对疾病认识不足，欲以手术证实疾病的状况及预判预后不良是造成对腹腔感染严重程度夸大报告的常见原因。

尽管假定手术切除之病变为良性疾病，也不主张行乙状结肠仅数厘米的楔形切除。为使造口或吻合口无张力，左半结肠游离程度应与左半结肠癌根治术时相仿（不是一成不变的规定）。如排除了癌，则应保留供应直肠断端的肠系膜下动脉。切除结肠上端边界应确保完全包括炎性病变肠段并保证肠管断端血供良好。远端应达直肠上段。

如结肠内充满粪便，应将粪便清空，以防止造口近端粪便性穿孔及肠梗阻，即使是行 Hartmann 术式也应如此。在急诊左半结肠切除时，直肠也需清空。应常规经肛门清洗直肠，以减少直肠断端发生瘘的危险，也防止可能存在癌灶被切除但却未察觉的可能。

Hartmann 术式

如条件不允许行安全的吻合，则应选择腹部平坦处，最好经腹直肌将离断的结肠经左下腹圆形造口处拉出。这样可减少造口旁疝的发生。应尽可能在术前标好造口位置。其侧方间隙不做缝合，既简化了手术，也便于以后行肠道连续性重建。直肠残断端可以闭合器闭合或手缝关闭。笔者本人经验（包括因炎性肠病行全结肠切除后的直肠残断端的闭合）提示，手缝病历发生瘘更少。以 2/0 或 3/0 单丝可吸收缝线浆膜 - 黏膜下层连续缝合即可。完成后再在两侧端分别缝两针不可吸收缝线以便以后直肠残断端的辨认。

一期吻合

是否需术前行结肠盥洗准备目前尚有争议，但术中行结肠盥洗却能收到近乎完美的清洗效果。可经阑尾或末端回肠（如阑尾已被切除）置入一 Foley 插管完成此操作。如无常规的收集器，则可用麻醉用螺纹插管插入炎症部位近端的结肠内，并以尼龙夹固定，从而可以很方便地经放腹腔镜镜头的 trocar 口引出并收集流出液。

根治性切除的优点在于可按规定切除术前未知的恶性病变及获得正常的肠管以待吻合。盥洗并在骶骨岬与腹膜返折间游离直肠，游离近端结肠后，以 3/0 缝线行间断单层浆膜 - 黏膜下层端端结直肠吻合。笔者认为在此水平吻合后，不需行近端的保护性造口。

抗生素应用策略

多年来一直用四环素溶液盥洗腹腔，冲洗腹壁，并证明能有效降低腹腔内感染率[61]。但制备适合的四环素肠外制剂较困难，故现已用头孢噻肟替代用作盥洗剂（1mg/ml 0.9% 生理盐水）。这一做法用于儿童已多年，效果很好，后来实践证明用于成年人同样有效。以 1- 聚二噁烷酮连续缝合腹膜及前鞘层后，再冲洗切口，最终缝合皮肤层。如此操作即使是这种"污染"伤口，感染率也很低，使首次开腹手术不必延迟缝合切口。如腹腔污染已去除，则术后只需持续应用抗生素 3 天。每天监测庆大霉素水平，如全身感染超过 3 天，则应术中做细菌培养及药敏试验以指导抗生素的调整。

争论

急诊手术时机的选择

如所有乙状结肠憩室病患者均行手术治疗，并假如急诊入院患者一期手术并发症发生率及死亡率均低，则可预先设计治疗方案。但急诊手术情况越来越少，大部分患者 10 年内没有需行切除手术的严重并发症复发[54,62]（图 8.10）。不论是过分热情或无经验所造成的过度治疗都将积攒出大宗一期手术病例，且死亡率及并发症发生率结果均低。对腹腔镜手术有兴趣的医生也可能有意选择轻症患者。这使人们得出了一个误导性结论：即为所谓的生命安全

目的大量中度憩室炎病例需行手术治疗。在这种状况下，所收集的资料似支持对有合并症的憩室炎患者实施保守型的手术治疗，但不做任何手术也同样可得出相似的效果。故应在研究期间对非手术治疗患者的数量充分了解，以作出对治疗的恰当解释。

彻底性治疗与偏保守的治疗

尽管间接证据表明，严重腹膜炎时通过切除手术去除感染源后死亡率确实降低了[29]，但值得注意的是：两宗随机比较试验将一期切除并近端造口手术与引流做比较，其结果显示除少数 Hinchey IV 期的患者行切除术获得较好效果外，保守治疗者死亡率更低[13,14]。

一期吻合

对急诊住院患者，甚至是弥漫性或粪便性腹膜炎的患者，行一期切除吻合[63]，此观点正在逐渐被推广。对这一问题人们有争论，不同的情况应区别对待，只有条件合适者方可考虑，不要将其误作为外科治疗的完美无缺的标志。

 憩室炎的急性期保守治疗后是否需要外科治疗存在分歧。Ambrosetti 通过阐述 CT 诊断的病情严重性与后期出现并发症风险间的关系具体化了这一矛盾。"轻"症患者再发作风险率为 14%，"重"症患者为 39%[48]。这个实用观测的推论是大部分患者不会遭受病情进一步侵扰。我们的经验是：如果在入院或稍后阶段不需要手术治疗的话，那么需要乙状结肠切除的长期风险是很低的（图 8.10）。急性病的多样性及各种患者情况的不同使我们很难做出分类性结论，仍只能靠实际的临床判断。就大部分直接观察及复查而言，危及生命的复发可能性不大[8,18]。

后期择期手术

有一种观点认为年轻人（大约为小于 40 或 50 岁者）再次发作的危险性约为 25%，但对这一数字的解释却不尽相同；有人强调需行择期手术治疗[10]

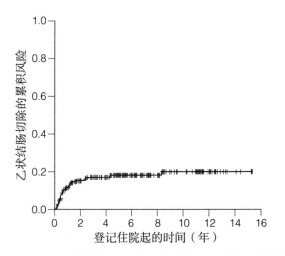

图 8.10 ● 232 例急性期入院之急性憩室炎患者行乙状结肠切除术的概率。

而另一些人则认为大部分患者无需行手术治疗，且所有患者均应行保守治疗[64]。Ambrosetti 报告初始发病有严重感染的年轻人复发可能高达 60%，甚至较轻的病例也有 23% 再次出现并发症的可能[48]。虽然如此高的复发率未得到普遍报道，且发病时的严重程度较年龄更重要[65]，但对因严重憩室病、症状不减并有结肠多种结构性改变而入院的小于 50 岁患者的治疗，人们越来越趋向于行择期手术治疗。

考虑到同时存在的危险因素，对任何因急性感染而二次住院的患者应考虑手术治疗。有证据表明，长期应用吸收差的抗生素及 5- 氨基水杨酸可减少憩室炎发生的频率并减轻炎症程度[66]。故可作为中度危险患者的一种治疗选择。与此相似，非甾体类抗炎药应用后住院次数增多，提示我们对老年人应慎重检查再决定是否择期手术治疗。

腹腔镜手术的作用

越来越多的人主张腹腔镜择期及急诊手术用于憩室病的治疗[67]。大量证据显示，择期情况下可经腹腔镜切除乙状结肠。然而，对单纯性憩室病 [包括绝大部分公布的数据——德国最大的一宗 1545 例中的 1353 例（占 88%）腹腔镜切除术[68]]，是否需手术治疗还值得怀疑。也许中转开放手术的比例在有合并症患者（61%）远高于无合并症患者（14%）[69]。有些论文阐述了腹腔镜手术的比较成本，但一直没有完善的健康经济分析，以支持或反对此法所带来

的整体改变。虽然如此，如手术成功则住院时间缩短，患者术后得到康复[70]。迄今还没有随机实验比较复杂或单纯憩室病患者接受外科或内科治疗后生活质量有无差别，从而影响医生的决定。

然而，令人兴奋的现象是对 Hinchey Ⅲ 期及 Ⅳ 期患者行早期腹腔镜治疗所带来的影响。减少随之伴有一定死亡率及发病率的急诊剖腹探查以及随后的手术切除操作，其前景诱人，但需要验证。

结论

憩室病择期手术的底线标准还未确定，且外科治疗是否为主要手段尚存怀疑。为降低憩室病死亡率及并发症发生率，在治疗急性复杂性憩室炎时，就必须细致评价其临床情况，选择合适的影像学检查，并在手术前充分考虑保守派意见。

● 关键点

- 乙状结肠憩室性疾病很常见。
- 急诊住院不常见。
- 加强 CT 是最好的急诊检查方法。
- 急诊住院患者中需急诊手术者少于 20%。
- 小于 5cm 的脓肿常可经抗生素治愈。
- 全身性腹膜炎患者应行腹腔镜腹腔灌洗术。
- 如需开腹手术，则切除是最好的选择。
- 在经仔细选择的病例中实施一期吻合是安全的。
- 择期手术应该用于有症状的患者。

（王有利 译）

参考文献

1. Chia JG, Wilde CC, Ngoi SS et al. Trends of diverticular disease of the large bowel in a newly developed country. Dis Colon Rectum 1991; 34: 498–501.

2. Loffeld RJLF, van der Putten ABMM. Diverticular disease of the colon and concomitant abnormalities in patients undergoing endoscopic evaluation of the large bowel. Colorectal Disease 2002; 4:189–192.

3. Pohlman T. Diverticulitis. Gastrointest Clin North

Am 1988; 17:357–85.

4. Almy TP, Howell DA. Diverticular disease of the colon. N Engl J Med 1980; 302:325–31.

5. Parks TG. Natural history of diverticular disease of the colon. Clin Gastroenterol 1975; 4:53–69.

6. Tudor RG, Farmakis N, Keighley MRB. National audit of complicated diverticular disease: analysis of index cases. Br J Surg 1994; 81:730–2.

7. Laurell H, Hansson L-E, Gunnarson U. Acute diverticulitis – clinical presentation and differential diagnostics. Colorectal Dis 2007; 9:496–502.

8. Peppas G, Bliziotis IA, Oikonomaki D et al. Outcomes after medical and surgical treatment of diverticulitis: a systematic review of the available evidence. JK Gastroenterol Hepatol 2007; 22:1360–8.

9. Simpson J, Scholefield JH, Spiller RC. Origin of symptoms in diverticular disease. Br J Surg 2003; 90:899–908.

10. Farmakis N, Tudor RG, Keighley MRB. The 5-year natural history of complicated diverticular disease. Br J Surg 1994; 81:733–5.

11. Schoetz DJ. Uncomplicated diverticulitis: indications for surgery and surgical management. Surg Clin North Am 1993; 73:965–74.

12 O'Kelly TJ, Krukowski ZH. Acute diverticulitis. Non-operative management. In: Schein M, Wise L (eds) Crucial controversies in surgery. Lippincott, Williams & Wilkins, 1999; Vol. 3, pp. 109–16.

13. Kronborg O. Treatment of perforated sigmoid diverticulitis: a prospective randomised trial. Br J Surg 1993; 80:505–7.

14. Zeitoun G, Laurent A, Rouffet F et al. Multicentre, randomized clinical trial of primary versus secondary sigmoid resection in generalized peritonitis complicating sigmoid diverticulitis. Br J Surg 2000; 87:1366–74.

15. Wong WD, Wexner SD, Lowry A et al. Practice parameters for the treatment of sigmoid diverticulitis – supporting documentation. Dis Colon Rectum 2000; 43:290–7.

16. Kohler L, Sauerland S, Neugebauer E. Diagnosis and treatment of diverticular disease: results of a consensus development conference. Surg Endosc 1999; 13:430–6.

17. Liljegren G, Chabok A, Wickbom M et al. Acute colonic diverticulitis: a systematic review of diagnostic accuracy. Colorectal Dis 2007; 9:480–8.

18. Janes S, Meagher A, Frizelle FA. Elective surgery after acute diverticulitis. Br J Surg 2005; 92: 133–42.

19. Simpson J, Scholefield JH, Spiller RC. Pathogenesis of colonic diverticula. Br J Surg 2002; 89:546–54.

20. Painter NS, Burkitt DP. Diverticular disease of the colon, a 20th century problem. Clin Gastroenterol 1975; 4:3–22.

21. Whiteway J, Morson BC. Elastosis in diverticular disease of the sigmoid colon. Gut 1985; 26: 258–66.

22. Wess L, Eastwood MA, Wess TJ et al. Cross linkage of collagen is increased in colonic diverticulosis. Gut 1995; 37:91–4.

23. Aldoori WH, Giovannucci EL, Rimm EB et al. Prospective study of physical activity and the risk of symptomatic diverticular disease in men. Gut 1995; 36:276–82.

24. Papagrigoriadis S, Macey L, Bourantas N et al. Smoking may be associated with complications of diverticular disease. Br J Surg 1999; 86:923–6.

25. Campbell K, Steele RJ. Non-steroidal anti-inflammatory drugs and complicated diverticular disease: a case control study. Br J Surg 1991; 78: 190–1.

26. Burroughs SH, Bowrey DJ, Morris-Stiff GJ et al. Granulomatous inflammation in sigmoid diverticulitis: two diseases or one? Histopathology 1998; 33:349–53.

27. Gledhill A, Dixon MF. Crohn's-like reaction in diverticular disease. Gut 1998; 42:392–5.

28. Killingback M. Management of perforated diverticulitis. Surg Clin North Am 1983; 63: 97–115.

29. Krukowski ZH, Matheson NA. Emergency surgery for diverticular disease complicated by generalized and faecal peritonitis: a review. Br J Surg 1984; 71: 921–7.

30. Hinchey EJ, Schaal PG, Richards GK. Treatment of perforated diverticular disease of the colon. Adv Surg 1978; 12:85–109.

31. Ambrosetti P, Becker P, Terrier F. Colonic diverticulitis: impact of imaging on surgical management – a prospective study of 542 patients. Eur Radiol 2002; 12:1145–9.

32. Hansen O, Stock W. Prophylaktische Operation bei der Divertikelkrankheit des Kolons – Stufenkonzept durch exakte Stadienteinteiloung. Langenbeck's Arch Chir Suppl 199; II:1257.

33. Haglund U, Hellberg R, Johnsen C et al. Complicated diverticular disease of the sigmoid colon: an analysis of short and long term outcome in 392 patients. Ann Chir Gynaecol 1979; 68:41–6.

34. Simpson J, Neal KR, Scholefield JH et al. Patterns of pain in diverticular disease and the influence of acute diverticulitis. Eur J Gastroenterol Hepatol 2003; 15:1005–10.

35. Munson KD, Hensien MA, Jacob LN et al. Diverticulitis: a comprehensive follow-up. Dis

Colon Rectum 1996; 39:318–22.

36. Kellum JM, Sugerman HJ, Coppa JF et al. Randomized prospective comparison of cefoxitin and gentamicin/clindamycin in the treatment of acute colonic diverticulitis. Clin Ther 1992; 14:376–84.

37. Shaikh S, Krukowski ZH, O'Kelly TJ. Conservative management of pneumoperitoneum secondary to complicated sigmoid diverticulitis: a prospective observational study. Colorectal Dis 2006; 8(Suppl 4):115–16.

38. Vasilevsky CA, Belliveau P, Trudel JL et al. Fistulas complicating diverticulitis. Int J Colorectal Dis 1998; 13:57–60.

39. Tancer ML, Veridiano NP. Genital fistulas caused by diverticular disease of the sigmoid colon. Am J Obst Gynecol 1996; 174:1547–50.

40. McGuire HH. Bleeding colonic diverticula. A reappraisal of natural history and management. Ann Surg 1994; 220:653–6.

41. Kim AY, Bennett GL, Bashist B et al. Small bowel obstruction associated with sigmoid diverticulitis. Am J Roentgenol 1998; 170:1311–13.

42. Rege RV, Nahrwold DL. Diverticular disease. Curr Probl Surg 1989; 26:128–32.

43. Thompson DA, Bailey HR. Management of acute diverticulitis with abscess. Semin Colon Rectal Surg 1990; 1:74–80.

44. Rao PM. CT of diverticulitis and alternative conditions. Semin Ultrasound CT MR 1999; 20:86–93.

45. Eggesbo HB, Jacobsen T, Kolmannskog F et al. Diagnosis of acute left sided colonic diverticulitis by three radiological modalities. Acta Radiol 1998; 39:315–21.

46. Brengman ML, Otchy DP. Timing of computed tomography in acute diverticulitis. Dis Colon Rectum 1998; 41:1023–8.

47. Kourtesis GL, Williams RA, Wilson SE. Acute diverticulitis. Safety and value of contrast studies in predicting need for operation. Aust NZ J Surg 1988; 58:801–4.

48 Ambrosetti P. Diverticulitis of the left colon. In: Taylor I, Johnson CD (eds) Recent advances in surgery. 1997; Vol. 20, pp. 145–60.

49. Kang JY, Hoare J, Tinto A et al. Diverticular disease of the colon – on the rise: a study of hospital admissions in England between 1989/1990 and 1999/2000. Aliment Pharmacol Ther 2003; 17:1189–95.

50. Schwerk WB, Schwarz S, Rothmund M. Sonography in acute colonic diverticulitis: a prospective study. Dis Colon Rectum 1992; 35:1077–84.

51. Smith TR, Cho KC, Morehouse HT et al.

Comparison of computed tomography and contrast enema evaluation of diverticulitis. Dis Colon Rectum 1990; 33:1–6.

52. Prakash C, Chokshi H, Walden DT et al. Endoscopic hemostasis in acute diverticular bleeding. Endoscopy 1999; 31:460–3.

53. Tyau ES, Prystowsky JB, Joehl RJ et al. Acute diverticulitis: a complicated problem in the immunocompromised patient. Arch Surg 1991; 126:855–9.

54. Shaikh S, Krukowski ZH. Outcome of a conservative policy for managing acute sigmoid diverticulitis. Br J Surg 2007; 94:876–9.

55. O'Sullivan GC, Murphy D, O'Brien MG et al. Laparoscopic management of generalized peritonitis due to perforated colonic diverticula. Am J Surg 1996; 171:432–4.

56. Mutter D, Bouras G, Forgione M et al. Two stage totally minimally invasive approach for acute complicated diverticulitis. Colorectal Dis 2006; 8:501–6.

57. Taylor CJ, Layani L, Ghusn A et al. Perforated diverticulitis managed by laparoscopic lavage. Aust NZ J Surg 2006; 76:962–5.

58. Myers E, Hurley M, O'Sullivan GC et al. Laparoscopic peritoneal lavage for generalized peritonitis due to perforated diverticulitis. Br J Surg 2008; 95:97–101.

59. Constantinides VA, Tekkis PP, Athanasiou T et al. Primary resection with anastomosis vs. Hartmann's procedure in non-elective surgery for acute colonic diverticulitis: a systematic review. Dis Colon Rectum 2006; 49:966–81.

60. Krukowski ZH, Al Sayer HM, Reid TMS et al. Effect of topical and systemic antibiotics on bacterial growth kinesis in generalized peritonitis in man. Br J Surg 1987; 74:303–6.

61. Krukowski ZH, Matheson NA. A ten-year computerised audit of infection after abdominal surgery. Br J Surg 1988; 75:857–61.

62. Chautems RC, Ambrosetti P, Ludwig A et al. Long term follow-up after first acute episode of sigmoid diverticulitis: is surgery mandatory? A prospective study of 118 patients. Dis Colon Rectum 2002; 45:962–6.

63. Schilling MK, Maurer CA, Kollmar O et al. Primary vs. secondary anastomosis after sigmoid colon resection for perforated diverticulitis (Hinchey Stage III and IV): a prospective outcome and cost analysis. Dis Colon Rectum 2001; 44:699–703.

64. Vignati V, Welch JP, Cohen JL. Long-term management of diverticulitis in young patients. Dis Colon Rectum 1995; 38:627–9.

65. Biondo S, Pares D, Marti Rague J et al. Acute colonic diverticulitis in patients under 50 years of age. Br J Surg 2002; 89:1137–41.

66. Tursi A, Brandimarte G, Daffina R. Long-term treatment with mesalazine and rifaximin versus rifaximin alone for patients with recurrent attacks of acute diverticulitis of colon. Dig Liver Dis 2002; 34:510–15.

67. Franklin ME, Dorman JP, Jacobs M et al. Is laparoscopic surgery applicable to complicated colonic diverticular disease? Surg Endosc 1997; 11:1021–5.

68. Scheidbach H, Schneider C, Rose J et al. Laparoscopic approach to treatment of sigmoid diverticulitis: changes in the spectrum of indications and results of a prospective multicenter study on 1545 patients. Dis Colon Rectum 2004; 47:1883–8.

69. Vargas HD, Ramirez RT, Hoffman GC et al. Defining the role of laparoscopic-assisted sigmoid colectomy for diverticulitis. Dis Colon Rectum 2000; 43:1726–31.

70. Alves A, Panis Y, Slim K et al. French multicentre prospective observational study of laparoscopic versus open colectomy for sigmoid diverticular disease. Br J Surg 2005; 92:1520–5.

第 9 章

溃疡性结肠炎

R. John Nicholls·Paris P. Tekkis

概述

溃疡性结肠炎是一种病因尚未明确的大肠黏膜疾病，对于大多数病例内科治疗都可以控制病情的发展，但是还有大约 30% 的患者最终仍需要手术治疗。目前无论是急性还是慢性病例的治疗都已经形成了统一的治疗指南。

病因学

溃疡性结肠炎主要常见于年轻人，男女发病率相当，热带地区发病率较低。到 40 岁时每 10 万人群中的年发病率男女差别不大。一般来说，溃疡性结肠炎的发病率为 10/10 万，克罗恩病的发病率为 5/10 万，了解这些对于我们的临床工作是很有用的。在过去 30 年里溃疡性结肠炎的发病率变化不大；而克罗恩病尽管近年来发病率趋于稳定并有下降趋势，但是 30 年来其发病率增加了约 5 倍。

溃疡性结肠炎的患病率为 160/10 万（与之相比克罗恩病是 50/10 万），这意味着在英国有 10 万左右溃疡性结肠炎患者。

基因因素

10% ~ 20% 的患者一级亲属患有炎症性肠病（inflammatory bowel disease，IBD），如犹太家族中发病率较高，但其配偶中发病率很低而且其收养的子女中几乎不患病。一项双胞胎溃疡性结肠炎的研究中，发现在 20 对异卵双生者中有 1 例患病，而在 26 对单卵双生者中有 1 例患病，比克罗恩病少（26 对异卵双生中有 1 例患病；18 对单卵双生中有 8 例患病）[1]。在另一个针对 150 对双胞胎的调查研究显示，克罗恩病每 25 对单卵双生有 5 例患病，46 对异卵双生有 3 例患病；而溃疡性结肠炎每 38 对单卵双生有 6 例患病，34 对异卵双生有 1 例患病[2]。

克罗恩病和溃疡性结肠炎可以在同一个家族中发病，10% ~ 15% 的病例可以发生两种疾病特性的重叠（未定型性结肠炎），而且约 10% 的可能会将疾病的诊断由一种更改为另一种，这是遗传异质性的一个特点。研究表明，这两种疾病具有相似的基因位点，再与各自其他基因一起决定自己的特点。值得我们注意的是目前还没有关于单卵双生患者同时患有克罗恩病和溃疡性结肠炎的报道。

溃疡性结肠炎消化道外的表现包括强直性脊柱炎和原发性硬化性胆管炎，在感染者的一级亲属更为常见。这两种疾病都与 HLA 有关，分别为 HLA-B27 和 HLA-B8。溃疡性结肠炎在白种人中比在黑种人和阿拉伯人中更为常见，是基因因素还是环境因素尚不明确，IBD 在不发达国家的发病率较低。

环境因素

数据表明溃疡性结肠炎的发病比克罗恩病早了 10 年，提示环境因素在其中起作用。

已有证据表明，非甾体抗炎药与人类患 IBD 有关。医学上很早就发现一些溃疡性结肠炎患者曾有过感染性结直肠炎病史，提示感染在其中的作用。吸烟对于溃疡性结肠炎发病有一定抑制作用，但克罗恩病患者则需要严格戒烟，吸烟可以引起贮袋炎。关于口服避孕药对于溃疡性结肠炎的影响，目前观点不一，但是大多数人还是认为口服避孕药对克罗恩病还是有影响的。目前科学家并未发现饮食与此病有关。一些溃疡性结肠炎患者常伴有乳糖耐受异常，尽管这种病例为数不多。

病理学

炎症局限在大肠，包括结肠、直肠和上段肛管。黏膜柱状腺上皮延伸至肛管的移行带，其长度从数毫米至大于 1cm^3。解剖学上溃疡性结肠炎从累及上段肛管和直肠（直肠炎）到累及近端结肠（直肠结肠炎）。直肠受累见于所有病例，虽然接受局部抗炎治疗后直肠可不受累及，但如果未接受治疗而直肠正常应怀疑是否为克罗恩病。反流性回肠炎仅发生于局部结肠及回盲部。约 10% 的患者行直肠结肠切除术后发生肛周疾病，其病变通常并不严重，如低位肛瘘或肛裂，直肠阴道瘘偶而可以见到。

结肠和直肠的炎症呈弥漫分布，其间无正常黏膜，溃疡形成导致出血，重症患者炎性渗出可导致大量水分、电解质的丢失，24 小时内蛋白质的丢失可高达 200g。

临床表现

据文献报道，大约 50% 的病例病变局限在直肠（直肠炎），30% 病例侵犯左侧结肠（直肠乙状结肠炎），还有 20% 病变超过脾区（广泛结肠炎）（图 9.1）。症状分为局部和全身症状。局部症状的严重程度以及是否出现全身症状取决于病变侵及的范围。溃疡性结肠炎的特点是急性期及缓解期反复发作，急迫性血性腹泻是结肠炎的特点。

直肠炎

症状包括黏膜出血和分泌黏液增多。有时候患者会出现便秘，但更常见的是排便的次数增加。直肠的激惹又可以导致患者排便急迫感。全身症状是非常少见的。患者生长发育不会受到任何影响，仅有少数患者会出现消化道外的表现或癌变。然而，随着时间的增长，直肠炎症会有向近端扩散的趋势。

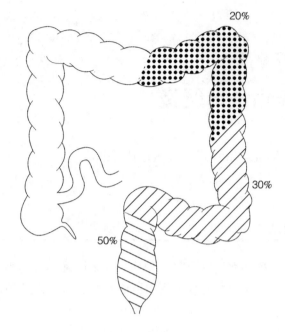

图 9.1 ● 溃疡性结肠炎的病变范围。

直肠乙状结肠炎和广泛性结肠炎

在一些病例，炎症向近端扩展至左侧结肠及更近端的结肠可导致局部症状加重和出现全身症状。便意急迫是最难以忍受的症状，严重的时候患者仅几秒钟就有排便感。这些患者常常会出现便失禁。严重的症状常影响患者的生活，严重者则影响工作和整个家庭生活。蛋白丢失性肠病可以导致营养不良、体重下降以及贫血。广泛性溃疡性结肠炎在儿童可以表现为生长发育迟滞。在急性重症患者由于水和电解质的丢失可以引起低血容量以及由于黏膜屏障的破坏导致败血症。

疾病加剧可以由焦虑及紧张所引起，但是目前病因还未十分明确。患者可以表现为急性复发型，其特点是在疾病完全缓解一段时间后又突然起病。也可以表现为慢性持续型，但这些患者病情可以急剧恶化，治疗也只能解决部分问题。

广泛性溃疡性肠炎患者还常常伴有肠外表现，并且容易恶变。这些并发症可以发生在病变局限在左半结肠的患者，但是广泛性结肠炎的患者则更为常见。

急性重症表现

大约 5% 的患者以急性重症结肠炎为首发表现。

患者会出现比较严重的局部症状，体重下降，恶心，水钠丢失。尽管强化内科治疗可能会使相当一部分患者缓解（70%），但是如果内科治疗失败则需要紧急或抓紧时间手术治疗。急性重症性结肠炎可以发展为结肠毒性扩张，表现为 X 线片观察到肠管直径大于 6 cm。虽然中毒性巨结肠穿孔发生率较低，但是作为一个严重的并发症，其死亡率仍接近 40%。偶尔溃疡性结肠炎可表现为直肠局部深大溃疡引起严重的出血。

消化道外表现

多达 1/3 的溃疡性肠炎患者在患病期间会出现消化道外的临床表现。这些消化道外表现可分为与活动期疾病相关的和与非活动期相关的两大类。淀粉样变性和肥大性骨关节病是少见表现，都是慢性疾病长期持续发展的结果。

关节病

关节病是最常见的消化道外临床表现。它可以分为三大组。

疾病活动期的多关节病

多达 20% 的溃疡性结肠炎患者会发生骨关节病，而且这部分患者大多是病变广泛者。该病主要累及肢体大关节，膝关节最常见。骨关节病的特点是呈游走性和不对称性，类风湿因子阴性。当内科治疗使疾病缓解或者施行直结肠切除术后，骨关节病也随即消失。另外，在重建性直结肠切除术后发生贮袋炎的患者也可发生骨关节病。

强直性脊柱炎

超过 20% 的溃疡性结肠炎患者会发生中轴骨的骨关节病，主要包括骶髂关节和一个或多个椎体，这些患者大部分 HLA-B27 为阳性。疾病的发生与是否与溃疡性结肠炎是否活动无关，并且不会因为施行直结肠切除手术而缓解。考虑其发生可能与遗传基因因素相关。

无症状的骶髂关节炎

这是一种只限于骶髂关节的关节病，HLA-B27 阴性。它比强直性脊柱炎更常见，并且也不受结直肠炎症治疗的影响。

肝

大约 5% 的患者会发生肝或肝外疾病，主要是那些病变范围较广泛的患者。肝脂肪变性较为常见，但其临床意义不大。其他还有活动性慢性肝炎或肝硬化，后者又可以导致门脉高压症。

原发性硬化性胆管炎在溃疡性结肠炎要比在克罗恩病中发生率高。这种病是以胆管系统中的纤维炎症反应为特征的，可以导致肝内外胆管狭窄。可以通过逆行性胰胆管造影或 MRI 确诊。尽管合并硬化性胆管炎患者在做了重建性直结肠切除术后贮袋炎和回肠贮袋黏膜异常增生的发生概率较高，但目前还没有发现其与疾病的持续时间和活动性之间有明显关系 [4,5]。类固醇药物、结肠切除术或抗生素的治疗都是无效的。最后这种病会发展到肝衰竭。这种情况下，患者就只能进行肝移植手术了。

尽管溃疡性结肠炎的患者胆管癌发生率不高，但是随着病程的延长这样的风险始终存在，即使是在做了直结肠切除术后也有可能发生。

皮肤

皮肤红斑是 IBD 最常见的皮肤疾病表现，它在克罗恩病中更为常见，红斑的出现是与疾病的活动性相关的。脓皮坏疽病在溃疡性肠炎中更常见，它常常出现在下肢，形成小块红斑，中间破溃形成一个溃疡，病变可以是多发性且部分分布广泛，可以通过行直结肠切除术治疗，约 50% 患者可以治愈，这个过程大约需要数周到几个月。

眼

眼色素层炎是很少见的并且与疾病活动性无关的胃肠道外表现。这种情况会导致视觉瘢痕性损伤，此时眼科的处理是很必要的。巩膜外层炎是与疾病的活动性有关的，它在克罗恩病中更常见，不会导致慢性病变。

癌变

关于溃疡性结肠炎可以恶变的问题已经认识到很多年了，但是直到 1967 年才在组织病理学中确认细胞异常增生是接近或已经恶变的标志。对于年轻的大肠癌患者要考虑可能是溃疡性结肠炎恶变。

溃疡性肠炎癌变与该病的持续时间有关。科学家估计发生癌变的危险在患病之初的 10 年少于 1%，在第二个 10 年中比率上升到 10% ～ 15%，在第三个 10 年中就上升到了 20%。一般来说，溃疡性肠炎 10 年后恶变为结直肠癌的风险每年增加 1%。

通过结肠镜取组织活检可以对平坦型细胞异常增生区和异常增生相关病变或肿块区（DALM）进行观察，病理学家已经对于癌变的诊断标准达成共识，低级别异型增生与高级别异型增生最后的癌变率非常接近（54% 对比 67%）[6]。

对于溃疡性结肠炎癌变的监测，普通结肠镜检查可能会漏诊，美国胃肠病学会应用参数委员会（The American College of Gastroenterology Practice Parameters Committee）建议每 2 年行结肠镜检查，每间隔 10cm 行结肠和直肠多处活检，还需要有经验的组织病理学家帮助阅片[7]。

诊断和评估

诊断

IBD 的分类请见框 9.1。在热带地区，感染性因素有关的 IBD 占绝大多数，在温带地区，感染性因素主要发生在医院和患者长期聚集的机构。诊断要依赖于内镜取活检行组织病理学检查确定，同时需排除微生物学因素。内镜检查可根据炎症的范围评价疾病的严重性。

微生物学

大便的标本应该做微生物检查。如果疑似阿米巴病，便标本必须在几个小时内尽快送实验室检验，此外阿米巴病的诊断还需要囊壁病理学检查。且志贺菌属（Shigella）、艰难梭状芽孢杆菌（C.difficile）和弯曲杆菌属（Campylobacter）感染必需除外，这些感染可发生流行且造成虚弱的老年患者死亡率显

框 9.1 ● 结肠炎性疾病的分类

感染性的

病毒
● 巨细胞病毒

细菌
● 弯曲杆菌属
● 大肠杆菌
● 志贺菌属
● 梭菌属
● 衣原体
● 淋菌

原生动物
● 阿米巴病
● 隐孢子虫病 *
● 贾第鞭毛虫病

非感染性的
● 溃疡性肠炎
● 克罗恩病
● 放射性肠炎
● 药物相关性肠炎

* 在缺乏免疫力患者中尤为常见。

著提高，微生物学家应该警惕这些感染。

直肠炎可以由淋病或衣原体感染引起。炎症特点为卡他性，黏膜持续存在表面附有脓性渗出物的红斑，炎症极少向近侧大范围扩展。当被疑为直肠炎时，需要直肠与尿道和阴道同时用拭子采样进行微生物检查。在免疫功能受到抑制的（如 HIV 感染者）和服用免疫抑制剂的患者可能会发生机会性感染导致结直肠炎，如巨细胞病毒、分枝杆菌属（*Mycobacterium avium-intracellulare*）和隐球菌感染等（见第 16 章）。

内镜检查

炎症最早期的表现是血管结构的缺失（通过透明的黏膜可见黏膜下血管），这主要是由于黏膜水肿导致黏膜不透光。水肿可引起黏膜细颗粒，是因黏膜表面规则的斑点状消失。进一步加重后表现为黏膜红斑、接触性出血和浅溃疡。先前有炎症急性发

作过的肠壁修复后可表现为再生结节或假性息肉，假性息肉是急性炎症期黏膜部分脱落形成的，也可以是溃疡被治愈后的残存突出物。直肠镜检查只能看到直肠，结肠镜检查可以检查到整个可能受累的肠段。

组织病理学

黏膜病理学检查是诊断的基础。

活检

活检对于疾病的诊断是非常必要的，通过直肠镜进行很方便，而纤维结肠镜检查则可以多点取材，当然穿孔和出血都是活检可能的并发症，患者在接受活检前必须询问是否用过抗凝剂或免疫抑制药物。在直肠镜下活检需要用具有尖端环形的钳子钳取组织，这样的钳子可以使刺入肠壁的深度控制到最小。理想的活检位置是距肛缘 7cm 的直肠前壁。直肠镜下首先充分明确病变位置，活检钳咬取包括黏膜和黏膜下层的组织。活检结束后，一定要仔细检查活检部位是否仍在出血。如果出血比较明显，我们可以用 1‰ 的肾上腺素溶液局部注射止血。活检组织需要小心地放在吸水纸上，并用 10% 的甲醛溶液固定。

活动期疾病

在溃疡性结肠炎活动期中（图 9.2），镜下可见黏膜增厚，中性粒细胞、浆细胞、淋巴细胞、嗜酸性粒细胞和肥大细胞浸润黏膜固有层。杯状细胞中的黏蛋白释放以致于镜下不易发现或缺失（杯状细胞的消耗）。中性粒细胞浸润的程度是炎症严重与否的最好的组织学标记，炎症较轻时中性粒细胞仅分布在黏膜下层，当中性粒细胞侵入小隐窝囊腔时就会形成小脓肿，小隐窝脓肿的数量与疾病严重程度明显相关。黏膜溃疡部分是由于小脓肿破溃造成黏膜的破坏。小隐窝底部的损伤导致隐窝的消失，隐窝的细胞可以再生，再生的细胞可能会被误认为是异型增生，但是大多正常细胞朝向腺腔表面，可与异型增生鉴别。这些再生的隐窝成为了继隐窝上皮损伤后的一个新的类型的隐窝。

急性重症性结肠炎

急性重症性结肠炎起病急剧，镜下溃疡面积也非常大，大量裸露的肌层被颗粒样组织覆盖，这些可能与肌层变薄和结肠扩张有关。炎症可以是透壁性的，经常可以看到肠壁裂隙存在。

缓解期

由于隐窝结构的破坏，恢复期镜下可见肠壁本身结构紊乱。残存的黏膜细胞常可以保留正常的功

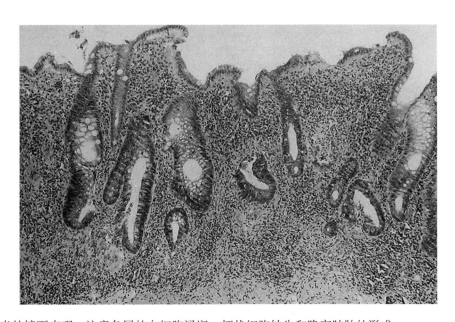

图 9.2 • 活动期肠炎的镜下表现。注意各层的白细胞浸润、杯状细胞缺失和隐窝脓肿的形成。

能，杯状细胞仍可以分泌黏液。可以看到慢性炎症细胞在固有层内浸润，尽管这种情况在缓解期患者中的表现是较轻的但是可以长期存在。潘氏细胞化生提示结肠炎刚刚发作过。

溃疡性结肠炎或克罗恩病

溃疡性结肠炎和克罗恩病的鉴别诊断多年来一直是个难题。病理学的区分标准如表 9.1 所示。

不定型结肠炎

在一些患者中，并不具有以上所说的所有特点，或所具备的特点不典型。因此让病理学家来区分这两种疾病比较困难。一般我们会定为未分类的结肠炎或是具有溃疡性结肠炎或克罗恩病表征的未分类结肠炎。然而，在 10% 的病例中，病理学家会诊断为不定型的结肠炎[8]。

不定型结肠炎并不是一种疾病，它只是意味着组织病理学家未能得到一个确切的诊断。在急诊结肠切除标本中因炎症较重同时具有溃疡性结肠炎和克罗恩病的两种特点时，诊断就比较困难。

有时为解决诊断上的困难要多点活检。如患者由于急性疾病做了结肠切除术，活检来自可能已发展为转移性直肠炎的直肠残留部分，这将使组织病理学家的工作更为困难。可行小肠内镜和造影检查，如发现异常或肛门出现病变则提示克罗恩病可能。

当把组织病理的、影像的和临床各方面特征综合考虑时，不定型结肠炎通常可以被断定更倾向于溃疡性结肠炎或克罗恩病。当还不能确诊时，通过病史往往会倾向于溃疡性结肠炎的诊断[9]。

放射影像学

腹平片是识别结肠扩张最有用的检查（图 9.3）。放射影像学检查已经由传统的对比造影检查向 CT 过渡，现在钡灌肠检查已较少应用，尽管它在大部分的病例中能很好地显示疾病的范围。

处理

成立管理单位

多学科团队包括医务人员、专科护士、营养专家和造口护理专家及社会心理学家的支持才可能达到最好的治疗，胃肠病学家和外科医生间的合作是必要的，包括对于合适患者共同合作诊治、对于疑难的病例共同商讨、对于急性病例外科医生尽早参与等。

表 9.1 • 溃疡性结肠炎和克罗恩病组织病理学的区别

	溃疡性结肠炎	克罗恩病
大体		
分布	结肠和直肠	全消化道
直肠	累及	少累及
肛肠疾病	极少	常见
恶性风险	20 年中 10%	相似（大肠病变）
肠瘘	不会	常见
狭窄（非肿瘤性）	极少	常见
镜下		
肠壁累及范围	黏膜和黏膜下层	全层
肉芽肿	不会	60%～70%
黏液分泌	受损（杯状细胞缺失）	轻微受损
裂隙	没有	常见
隐窝脓肿	常见	极少

治疗

直肠炎

　　大多数的患者联合应用类固醇激素和 5- 氨基水杨酸药物治疗结果是满意的。前者是用于急性期的缓解，而后者是用于缓解期的保持。可使用栓剂或灌肠剂，选择依赖于近端的病变范围。激素制品例如布地奈德不易于吸收，口服的 5- 氨基水杨酸一开始就要服用。现在的 5- 氨基水杨酸药物（Asacol、Pentasa 和 Balsalazide）不再含有磺胺成分（是柳氮磺胺吡啶引起不良反应的主要成分），可以防止阿司匹林在到达结肠之前被降解。难治性直肠炎可以试用其他药物，如铋剂、尼古丁和北美金缕梅。极少数患者因持续严重的症状而需要手术治疗。

急性重症结肠炎

　　患有严重急性结肠炎的患者需要住院治疗。发病之初可以应用药物治疗，但近 30% 的患者最终会接受手术治疗。手术绝对适应证主要包括急性中毒性肠扩张和穿孔。

处理

　　处理包括监护和治疗。

监护

　　监护对评定病情的好转和恶化是十分必要的。脉搏、体温和血压都需按时记录，患者住院时要测量体重，以后每星期测量两次。抽血化验主要包括血红蛋白、蛋白质、电解质的测定。需要作一个粪便记录表，以便记录下每次排便的量和黏稠度及每次便血的情况。患者需要定期行腹部的查体，腹胀提示可能存在中毒性巨结肠的可能，腹平片可以估计出结肠的直径（图 9.3）。腹肌紧张和反跳痛则提示着局限性或弥漫性腹膜炎。腹平片肠壁间气体出现是即将发生穿孔的标志，此时应该急诊手术。

药物治疗

　　治疗包括卧床休息和通过静脉补充林格乳酸盐容液进行水电紊乱的纠正，严重贫血的患者还需输

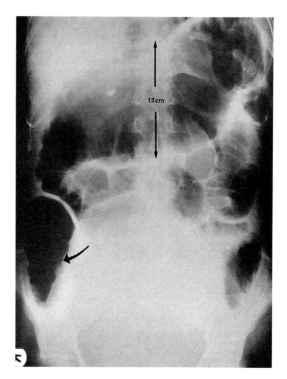

图 9.3 ● 中毒性结肠扩张的腹平片。示肠管直径（> 6cm），盲肠粪便阴影消失和肠壁阴影增宽（左下箭头）。

血。患者应多吃些含高蛋白和热量高的食物。当患者体重下降和血清蛋白减少时表明有严重营养不良，则需要给予静脉营养支持。

　　每天 60mg 的氢化可的松静脉注射和 H_2 受体阻断剂或质子泵抑制剂可防止上消化道溃疡的发生。据报道，环孢素可以使对类固醇无反应的 50% 以上的患者疾病缓解，但可能会在短期内复发[10,11]。

　　最近有些报道指出可使用生物制剂治疗急性溃疡性结肠炎，英夫利昔单抗（Remicade® Centocor, Malvern PA）是一嵌合的（75% 鼠，25% 人）抗肿瘤坏死因子 α（TNF-α）单克隆抗体，后者可以介导导致炎症性肠病的发病的复合促炎症过程。

　　2000—2006 年，在牛津的使用英夫利昔单抗治疗溃疡性结肠炎的 30 例患者中，约 53% 需行结肠切除术的患者手术时间推迟到输注后的第 140 天（中位时间，范围是 4 ~ 607 天），那些不用结肠切除的患者中只有 17% 需要持续应用激素来缓解。免疫治疗的结果已经得到肯定[12]。

外科治疗

适应证

外科手术对急性结肠炎的治疗是十分重要的。在发病后的第一年需要手术干预的患者比率最高（图9.4）。需要手术的各种情况的分布如表9.2所示。

药物治疗无效

在治疗过程中应及时发现是否有药物治疗无效的情况。胃肠病学家和外科医生应至少每天都观察病情的变化——是好转、停滞还是恶化。尽管药物治疗效果较肯定，但若出现病情恶化还应尽早手术。病情停滞无好转迹象也应及时手术治疗。

临床资料显示，每天排便10次以上，伴大便带

表 9.2 • 1976—1990 年溃疡性结肠炎急诊手术的总结

手术的主要原因	患者数量
药物治疗无效	71
毒性扩张	23
穿孔	9
出血	2
其他	1
总计	106

Data from Melville DM, Ritchie JK, Nicholls RJ et al. Surgery for ulcerative colitis in the area of the pouch: the St Mark's Hospital experience. Gut 1994; 35:1076–80. With permission from BMJ Publishing Group Ltd.

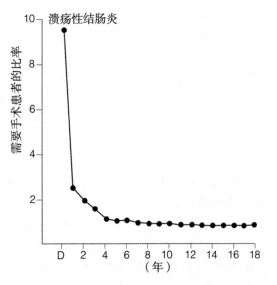

图 9.4 • 确诊为溃疡性结肠炎后不同年间进行结肠切除术的比率。

血，应该考虑接受手术治疗。此外低蛋白血症、贫血和体重锐减 10% 以上都是需要手术干预的指征。

之前有急性发作、身体一般状态差和影响患者疾病的社会环境因素术前都应该考虑。对于长期慢性疾病和生活社交能力低下的患者应该慎重手术。

巨结肠、穿孔和出血

巨结肠也是手术治疗的一个适应证。如果出现了腹膜炎，则需要急诊手术。若在穿孔前接受手术治疗，死亡率为 2% ~ 8%。一旦发生穿孔则更加严重，死亡率可达 40%。对于大量服用类固醇激素的患者其体征可不明显，难以发现，但可以通过检查腹平片观察有无腹腔游离气体来确诊。不合并巨结肠的肠穿孔很罕见，如果发生应考虑到克罗恩病的可能，严重的消化道出血通常起因于直肠的溃疡。

保留直肠的结肠切除回肠造口术

这是急性重症性结肠炎的手术方式之一。

手术技巧

患者体位

溃疡性结肠炎患者的所有手术采用膀胱截石位（Lloyd-Davies），以便于直肠的操作，术前通常留置尿管。最好进行直肠镜检查抽出肠腔内空气。

回肠造瘘术环锯

当要进行回肠造口术时，在剖腹前须预先准备环锯。

切口

结肠切除术通常采用正中切口，瘦的患者切口限制在 7cm 以内，旁正中切口已不再使用。腹腔镜结肠切除术为移出标本，采用小的横式切口，它也可用于手辅助腹腔镜（hand-assisted laparoscopy, HALS）切口。

开腹要特别小心，要极力避免损伤扩张的肠管。当结肠和腹壁粘连时，尽量靠近腹壁进行分离。

手术步骤

1. 游离右半结肠。术者站在患者的左侧。
2. 分离肠管。首先要将回盲部肠管游离，这样可

以安全地游离右半结肠，避免过度牵拉右结肠和回结肠血管。

3．分离横结肠血管。

4．游离左半结肠。术者移至手术台的另一边操作。

5．游离结肠脾曲。由于疾病本身的缘故，肠管会缩短，脾曲通常下降很容易被游离。

6．分离乙状结肠。不论是否行残端造口（图9.5），分离的水平应使末端肠管有足够长度可穿过前腹壁。如果分离至腹膜返折水平导致末端太短不能拖出造口，一旦发生残端缝线破裂就会给下次手术造成困难。虽然我们建议让直肠乙状结肠末端留得较长，但直肠有严重出血的情况除外。

末端肠管造瘘

尽管末端闭合缝线破裂是不常见的（小于5%），但对于营养不良而一般情况差以及末端肠壁仍有疾病无法进行缝合的患者应行末端肠管造瘘。回肠造口和末端肠管造口要有足够的距离，以便可以分别安装造瘘袋而不产生干扰，末端肠管造口应放置在

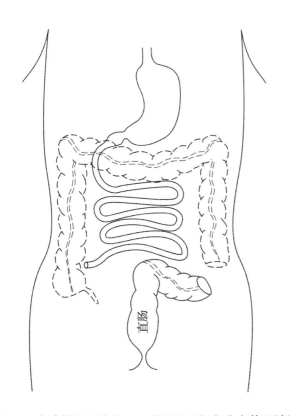

图 9.5 ● 急诊结肠切除术：乙状结肠处切断分离使远端肠管有足够的移动余地可以造口。

回肠造口的对侧。有一些手术医师偏好关闭残端，将其留在腹部伤口的皮下脂肪层内。

术后情况

在术后的一段时间里，建议每天置入直肠镜来引流直肠内容物（特别是直肠末端封闭时）。并发症主要包括肠梗阻和败血症。前者通常可以自行缓解。而败血症的出现大多来源于直肠乙状结肠残端瘘继发的腹腔内感染。这种情况下常常需要再次手术，如果有可能尽量将末端肠管造口外置。极少情况下需要行保留肛管的直肠切除手术。偶尔直肠残端的炎症还持续发展，局部治疗如果无效的话，也需要行直肠切除术。

术后恢复通常需要数个星期至数个月的时间，这时类固醇激素和其他药物也要逐渐减量。当患者恢复健康和树立信心后就可以回去工作及继续接受教育。随后的手术时间取决于患者，但不应该在前3个月内。

死亡率

从英国、丹麦和美国的专业治疗中心得到的数据显示，手术的死亡率为小于1% ~ 5%。

近期的相关研究数据表明，英国一组1998—2000年因溃疡性结肠炎就诊于专业治疗中心的8245名患者，全部是首次就诊，发病超过4天，随访到2003年结果为3年的死亡率急诊手术组3.2%，择期手术组2.2%，均低于非手术组（7.4%）[13]。

这些数据建议的手术门槛太高。有证据表明，在小型医院小样本的数据患者的死亡率较高[14]。

慢性结肠炎

药物治疗

药物治疗包括抗感染、营养、对症及心理治疗。

给予40mg氢化可的松作为初始剂量，随着症状在接下来的几个星期逐渐好转而逐渐减少用量，对类固醇类药物没有反应或是那些可能长期依赖类固醇治疗的患者可以试用硫唑嘌呤治疗。环孢素也

可以有效地缓解严重急性患者，但它对慢性期患者作用则不肯定。患者的营养状况也必须留意，没有研究证实饮食会影响病情的发展，但应该鼓励患者多摄取高蛋白和高热量饮食。适量补充微量元素（如铁）是十分必要的，止泻剂包括磷酸可待因和洛哌丁胺等对减少便频、便急十分有效，最大剂量分别是每天 60mg 4 次和每天 8mg 4 次。当以上药物反应效果不好时，止泻宁（阿托品和苯乙哌啶）有时会很有效。长期使用激素治疗的患者要进行骨密度的测定。

择期手术适应证

大多数需要手术的患者都是病变广泛者，他们的局部症状更严重，更容易合并多器官疾病。他们有更大的风险患上急性重症结肠炎，并且容易恶变。远端肠管病变的患者多数不需要手术，极少情况下由于局部症状较严重需要手术治疗。

手术适应证包括：

1. 药物治疗无效。
2. 少年生长发育迟滞。
3. 恶变。

药物治疗无效

药物治疗无效包括多种临床类型：

慢性疾病

这类情况见于患者经过各种药物治疗，但仍有全身和局部症状。慢性贫血、虚弱、乏力、闭经和胃肠外表现都会使患者无法正常生活。患者往往经过长时间的多次反复住院治疗、离职，家庭生活受挫，接受教育和社会交往均受到影响。还有那些接受药物治疗但从未完全缓解的患者也需要手术治疗。

类固醇类药物依赖

类固醇类药物的治疗效果要靠持续用药来维持。如果一旦撤药就可能会反弹，此时如果其他药物如免疫抑制剂治疗也无效，除有手术禁忌证外一般需手术治疗。

急性重症复发

患者做手术的决心往往取决于发作的频率和发作的严重性，但在急性发作时手术通常采用结肠切除术和回肠造口术。相比之下，在疾病恢复期做的择期手术则要遵循疾病治疗的最佳原则，例如把重建性结直肠切除术作为治疗的第一步。

严重的症状

患者一般状况还好，但严重的便频便急会给生活带来影响，严重时可能会使患者不能工作，特别是可能出现便失禁时。

胃肠外表现

不是所有的胃肠外表现均可以在肠切除术后好转，肝和关节炎等胃肠外的表现就不会缓解。然而，与活动相关的多关节病变和脓皮坏疽病可以好转，尽管后者改善比较慢，常常需要数个月。

生长发育迟滞

病变较广泛的溃疡性结肠炎对儿童成长和第二性征的发育都有抑制作用。类固醇药物本身会导致骨骺的过早融合，导致永久性的生长障碍。这类患者通常需要儿科专家会诊，并由其进行生长评估。然而在青春期内，手术可能会推迟，原因部分是由于儿科医师的反对和 / 或患者（或父母）对回肠造口术的不接纳。

恶变

轻度或重度的细胞异常增生或发现有恶变都是需要手术的指征。尽管手术本身也带来了创伤，但是很多情况下只有通过切下的标本病理检查才能确诊，这时手术治疗还是很必要的。

手术方式的选择：总体评估

有 4 种术式可选择：

1. 保留直肠的全结肠切除、回肠造口术。
2. 传统的结直肠切除、永久回肠造口术。
3. 全结肠切除和回直肠吻合术。
4. 重建性结直肠切除、回肠肛管贮袋吻合术。

这些患者需要把结肠全部切除。即使有些患者的右半结肠看起来是正常的，也不建议实行部分结肠切除术，因为这样会有较高的复发率。需要永久回肠造口术的患者，如果情况允许可选择 Kock 式可控性造瘘。

只有当直肠炎症很轻及扩张性很好，并且结肠活检未见到细胞学异常时，结肠切除同时行回肠直肠吻合术才会被考虑。大多数患者达不到这些标准，只好选择传统的或重建性的直肠结肠切除术。但如果肛管括约肌不完整或肛管仍有病变的话就不能进行重建手术了。其实大多数情况下术式的选择还是由患者的意愿决定的。这时，临床医生应向患者讲解手术的风险、术后功能恢复的情况以及术后并发症和不同选择可能需要的治疗期限等详细信息，同时需要造口师和支持小组的参加。目前重建性结直肠切除术已经成为最常用的手术方式。超过 80% 的患者要求择期手术。

保留直肠的结肠切除术和回肠造口术

这种术式在择期手术也会用到。对于不适合采用重建性结直肠切除术的患者，此术式可能更为合适。保留直肠除了可以使患者快速康复外，还使其有了回肠造口术的感受，这对患者考虑下一步手术是有用的。这种术式可以为组织病理学家确诊还未确诊为溃疡性结肠炎的患者提供依据。大多数病例都不需要急着做下次手术，因为随访的患者 10 年里极少出现细胞异常增生。以上的观点会在下文中讨论。

传统结直肠切除和永久性回肠造口术

在重建性结直肠切除开展之前，外翻性回肠造口术是治疗溃疡性结肠炎的标准术式。这种手术方式的缺点是虽然溃疡性结肠炎被治愈了，但留下了永久性的回肠造口。

适应证

适应证包括：

1. 直肠和肛门不适合保留做重建性手术的患者：
   a. 括约肌功能不好。
   b. 低位直肠癌。
2. 患者自愿选择。

患者应该知道回肠造口术相关的并发症及其可能导致需要进一步的手术以及会阴创口拖延不愈，

而重建性结直肠切除术后则可能出现盆腔感染以及回肠贮袋炎之类的并发症。

手术技巧

手术采用正中切口，在切开之前需要在体表做一个回肠造口标志。当有癌变或细胞异常增生时，需行常规解剖学的清扫（全直肠系膜切除术）。对于大多数没有癌变的患者，则不需要进行根治性切除，沿肠管周围游离即可，这样就会降低对盆腔神经的损害，减少了因其损伤导致的排尿和性功能障碍。然而也有统计显示，非随机性试验发现该种方法和传统方法对排尿和性功能的影响无统计学差异[15]。无论采用哪种方法，游离直肠时在前方沿着 Denonvilliers 筋膜分离，在两侧一定要紧靠直肠壁，以避开盆腔神经易损伤区域。如果较低位的肛管直肠区域无癌变，肛管的切除可以在括约肌间进行。良好的回肠造口技术包括肠系膜的游离以及与前腹壁腹膜的固定。游离系膜血管时在结扎回结肠动静脉后，要注意保留回肠末端 5cm 的边缘血管（图 9.6）。造口会自然外翻，以高出皮面 2.5cm 为较理想。

结果

术后肠梗阻偶尔需要二次手术，但大多数情况下可自行缓解，极少数情况下是由于小肠疝入回肠

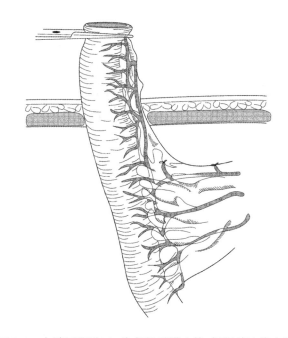

图 9.6 ● 末端回肠造口，分离肠系膜血管，保留其边缘血管。

造口旁间隙。直肠切除后的残腔血肿可能导致感染，而盆腔感染可能导致会阴部窦道形成。可能需要随后进行外科清创术，个别难治病例可能需要会阴部腹直肌皮瓣填塞。有 10% ~ 20% 的病例会阴伤口会延迟愈合直到 6 个月。

回肠造口并发症非常普遍。包括狭窄、脱出或回缩以及造口旁疝形成。这些通常需要进行矫正手术，有报告称 5 年中大约共有 25% 的患者需行回肠造口的二次手术。通常这是一个局部手术，但在一些病例，尤其是有造口旁疝的时候，需要进行一个较大的手术，重新造口。

可控性小肠造口术

Kock[16] 发明了这种手术，最初用于替代膀胱，并建立一可控性的腹部小肠造口使其适应。这种手术仍用于肛管括约肌已切除的患者。贮袋的建立是由 30cm 的末端回肠和最末端 15cm 的小肠套入贮袋而形成乳头活瓣（图 9.7）。贮袋每天经由大口径的腹部造口插管排空数次，并维持可控性。

术后早期的并发症包括由于贮袋漏引起的腹膜炎和肠瘘。最主要的后期并发症是乳头瓣的半脱位，其主要表现是造口失禁和导管难以插入。通过 X 线检查可以显示活瓣部分或全部脱出。有报告 17% ~ 40% 的病例可能会发生活瓣滑脱，它是手术失败最主要的原因。而肠瘘发生率为 10% ~ 26%。1974 - 2001 年在同一所医院治疗的 330 个患者中，10 年和 20 年的贮袋完好率分别为 87% 和 77%[17]。不定型结肠炎或克罗恩病的患者贮袋失败率是溃疡性结肠炎患者的 4.5 倍，在 49 例克罗恩病患者累计 10 年的随访中发现复发率为 48%，其中 8 例需要切除贮袋[18]。

90% 以上的活瓣具有长期的可控性。随访 4 年贮袋炎发生率高达 40%，而在 30 年的随访中发现 40 个患者中 3 例发生细胞异常增生[19]，有 1 例发生贮袋部位癌变[20]。

可控性小肠造口术仍不失为一些如无法行重建性结直肠切除术和已经进行了永久的小肠造口术并希望提高生活质量的患者的较好选择，它也可用于重建性结直肠切除术后失败的患者。

全结肠切除及回肠直肠吻合术

适应证

结肠切除及回直肠吻合术（IRA）是耐受良好的一期手术。在重建性结直肠切除术开展之前，它是唯一可免于回肠造口术的手术。根据手术医生的偏好，约 10% ~ 80% 以上的患者都进行这种手术方式，自重建性结直肠切除术开展以后，它的使用降至 10% 以下。

适应证如下：

1. 直肠无或轻度的红肿。
2. 结直肠黏膜活检未见细胞异常增生。
3. 肛管括约肌功能良好。
4. 可以方便密切随访的患者。
5. 直肠正常的结肠多发肿瘤。

图 9.7 ● Kock 可控性回肠造口。

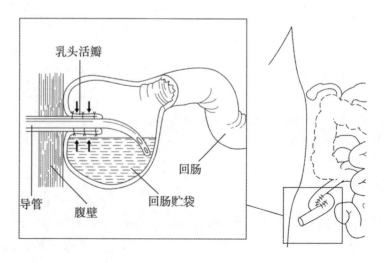

由于直肠的残端在 20 年内约有 5% 恶变的风险，因此患者要有术后每年行直肠镜检取活检的心理准备，如果不可能做到，就不应该考虑这种手术。

手术技巧

这种手术方式和结肠切除与回肠造口术前期的切除范围差不多。上部直肠可以选择手工缝合或吻合器吻合。

结果

当直肠有潜在的活动性疾病时该手术可以作为尝试方式。持续反复的炎症会使肠管功能较差或发生恶变，这将导致手术失败。随访结果表明，该手术的死亡率和并发症发生率都较低，但是手术失败需要再次手术切除直肠的机会还是比较高[21]。在一项对 384 个患者的随访调查中，22 人发生了癌变，其中 12 人死亡[22]。

如果手术失败或者残存直肠发生癌变，只要癌变未侵及肛管，并且没有扩散，这些患者可以选择做直肠切除永久性回肠造口术或者重建性结直肠切除术。

带有回肠贮袋的重建性结直肠切除术

保留肛门括约肌的结直肠切除术式最初是由 Ravitch 和 Sabiston 报道的[23]。在当时有一些外科医生采用直接回肠肛门吻合术，Valiènte 和 Bacon 等[24] 对该术式进行了随访，发现大多数患者由于排便过急和过频而功能不佳。

可控性小肠造口术的开展[16] 显示，小肠贮袋可以在排便控制方面起很大的作用，这使得 Parks 和 Nicholls[25] 将其和肛门内吻合技术相结合，创造出回肠肛门小肠贮袋吻合术。因为他们发现排便频率主要与新建直肠的容量负相关，而与直肠直接与回肠吻合还是与回肠贮袋吻合无关。

适应证

施行该手术的唯一原因是可以避免永久的回肠造口术，传统的结直肠切除术除了造口以外其他方面显示良好的治疗效果。如果没有医学禁忌，就可以由患者自己决定是施行重建性还是传统的结直肠切除术。医生要将所有的风险都跟患者充分讨论，包括手术失败和可能的并发症、整个治疗时间、贮

袋炎发生的可能性和可能出现的功能性后果。专科护士、造口专家和社工人员共同参加，提供有益的建议，但最终由患者自己作出决定。

适应证包括：

1．溃疡性结肠炎。
2．家族性腺瘤性息肉病（FAP）。
3．非急性重症性结肠炎。任何病情严重的患者首先都应考虑行结肠切除术。
4．无低位直肠癌。而且一旦有癌变发生就必须进行局部清扫，无论是进行新辅助化放疗或前切除或全直肠切除，病情评价与普通的直肠癌治疗没有差别。而对于有广泛扩散的患者则不同。
5．保留足够的直肠括约肌功能。如果术前括约肌功能在临床上不确定，就应当进行测压。

争议

1．**年龄**　手术失败、并发症发生率和功能恢复在儿童患者和所有年龄组患者之间是相似的[26]。在拥有良好功能贮袋的患儿中，一般的健康和生活质量与健康儿童是一样的。有些证据表示便失禁，通常是轻度的，更常见于超过 45 岁的患者[27,28]，然而并不能据此得出高龄是该手术的禁忌证这一结论，手术指征的评估应当个体化，特别是对直肠括约肌功能的评估。
2．**女性的生育能力**　施行重建性结直肠切除术后女性生育能力的问题会增加超过 3 倍[29,30]。

　女性溃疡性结肠炎和 FAP 患者术后均会有此种问题[31]，但更多见于前者[32]。单纯结肠切除不影响生育能力[32]。

重建性结直肠切除术后患者的不孕不育发生率远高于正常人群[33]。手术涉及盆腔的解剖问题和高龄是造成女性生育能力下降的主要因素。对于育龄期女性由于手术导致生育能力下降是一个重要的医学法律问题，患者可决定接受重建性结直肠切除术后生育能力下降的风险或决定先行结肠切除、回肠造口术而保护其生育能力，在患者情况允许以后再施行重建性直肠切除术。

3．**克罗恩病**　除一组研究以外[34]，其他研究显示，

118

克罗恩病患者比普通贮袋患者手术失败率要高[34]（表9.3）。一系列的研究显示，溃疡性结肠炎和克罗恩病的失败率大约分别为10%和50%[35]。

 随访超过20年的病例显示，克罗恩病的失败率为55%[36]，克罗恩病的失败率明显高于不定型性结肠炎[37]。

因此克罗恩病被认为是重建性结直肠切除术的禁忌证。

4. 不定型性结肠炎 不具有克罗恩病的影像学和临床表现的不定型性结肠炎患者其结果与溃疡性结肠炎相似。大量病例10年以上的随访结果显示，失败率约为10%[35,38]，随访20年溃疡性结肠炎与不定型性结肠炎的失败率无显著性差异（分别为6%和12%）[36]。

并发症和功能恢复也与溃疡性结肠炎术后的患者类似[36,39]。必须注意不包括小肠和肛管的疾病。

5. 术前肛门病理学 伴有肛门表现的患者应警惕克罗恩病的可能。肛门病灶的存在增加了吻合口瘘[40]、贮袋-阴道瘘和会阴瘘及手术失败的风险[41]。
6. 硬化性胆管炎 伴有硬化性胆管炎的患者重建性直肠切除术后贮袋炎发生率会加倍[42]。它还可增加贮袋细胞异常增生的风险，尽管风险是很小的[5]。虽然它并不是手术禁忌证，但应该详细告知患者可能的风险，并做术前常规肝功能检查。

手术技巧（图9.8）
手术步骤包括：

1. 游离结肠和直肠。这一步与传统的结直肠切除术相同。
2. 分离肠管。向下游离直肠至肛管直肠汇合处，如果准备用吻合器进行回肠肛管吻合，那么可以使用闭合器在此水平横向钉合、切断肛管。如果准备施行手工吻合，那么同样在此水平切断、保留开放的肛管以备吻合。
3. 分离小肠系膜。移出外科切除标本后分离小肠系膜以获得充分的游离为回肠肛管吻合准备，肠管一定要游离到能降至肛门的水平，若未达到，进一步的游离是必需的，选择性血管的分离是必要的，但小心避免缺血。
4. 回肠贮袋。双腔型（J）贮袋易于手工和吻合器操作。Parks的最初的三腔型（S）贮袋会引起排便困难，这是由于末端贮袋的回肠节段较短。

表9.3 ● 克罗恩病行重建性结直肠切除术结果总结

作者	例数	失败
Galandiuk 等[74]	16	4
Deutsch 等[75]	9	4
Hayman 等[76]	25	7
Grobler 等[77]	20	8
Panis 等[78]	31	2
Regimbeau 等[34]	41	3
Tulchinsky 等[35]	13	6
Hahnloser 等[36]	44	20

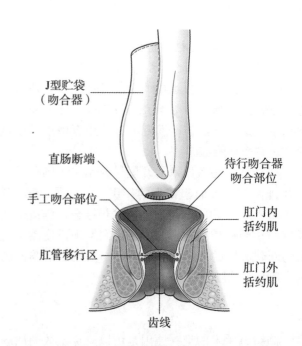

图9.8 ● 图示重建性结直肠切除术。Reproduced from McLaughlin SD, Tekkis PP, Ciclitira PJ et al.Review article: restorative proctocolectomy, indications, management of complications and follow-up: a guide for gastroenterologists. Aliment Pharmacol Ther 2008, in press. With permission from Blackwell Publishing.

四腔型（W）贮袋容量普遍大于 J 型贮袋，并且同样没有末端部分。总而言之，贮袋越大排便频率越低[43]。

5. 吻合。（1）手工吻合。黏膜切除术是经由直肠内入路完成的，黏膜下注射盐水 / 肾上腺素（1 : 300 000）后以尖锐的剪刀切除黏膜，撤掉肛门牵开器以减轻张力，将回肠贮袋拖入肛管，在每个点方位上缝合肛管与贮袋共 12 针。（2）吻合器吻合。将横断的吻合器放置在肛管直肠汇合处水平，然后切断肠管，于贮袋荷包缝合埋入圆形吻合器钉站，经肛门完成吻合。

手工吻合要求达到对合非常精确，要避免后方残余直肠黏膜遗漏。吻合器吻合后残余的直肠黏膜炎症可以引起吻合口炎（图 9.9），导致持续的出血、不适和便急，排便困难。有报告吻合器吻合后 10% ～ 15% 的患者会发生剥脱性直肠炎[44,45]，随访 16 个月后会有累计约 3% 的患者发生细胞异常增生[46]。有少数回肠肛管吻合口癌的报告，但它发生于原始手术标本中有细胞异常增生或侵袭性癌的患者[47]。

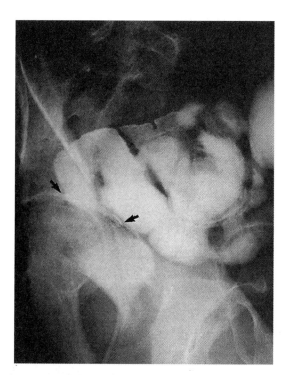

图 9.9 ● 重建性结直肠切除术，造影图示回肠肛管贮袋吻合，图中可见吻合口瘘。

吻合器吻合简单且快速，它可减少肛门括约肌的损伤，且是小肠拖入至肛管水平导致系膜张力增大患者进行吻合的首选。

 最近的 21 项对照研究的 meta 分析资料分析表明，两种吻合方式的术后并发症发生率没有显著区别，夜间渗漏较多由吻合器吻合引起，因炎症而导致的持续症状及细胞异常增生较多由手工吻合引起[48]。

外科医师应具备这两种吻合方法的能力。

6. 预防性回肠造口术。多数外科医师常规进行预防性回肠造口术。实际上回肠造口术本身也会引起并发症，无论是否行回肠造口术，手术并发症都只占 20% 左右。不常规作回肠造口手术同样也会取得很好的效果。然而，meta 数据分析显示，未行预防性回肠造口术患者术后吻合口瘘和继发直肠病变的并发症增加两倍[49]。

结果

失败

手术失败被定义为需要切除贮袋或改行造口分流。研究表明，回肠贮袋手术的失败与学习曲线有关，随着手术经验的增加成功率逐渐提高，一般要到 23 例以上才可以到达平台期，手工吻合要到 31 例以上才能得到足够的经验[50]。

早期报道的失败率为 5% ～ 10%（表 9.4）。继续随访，失败率继续呈直线上升，15 年后接近 15%[35]，虽然另一大样本的研究结果显示，5 年的失败率为 3.7%，20 年后升高至 7.9%[36]。

失败的原因包括盆腔感染（50%），括约肌功能不良（30%）和贮袋炎（10%）[35]。

 术后早期盆腔感染会导致手术失败率增加 5 倍[51]。在 1983-2001 年在一个中心进行的一组 1965 名患者的治疗中发现 4 个术前和 4 个术后因素与回肠贮袋失败有关。用多因素调查分析，将每一个因素与其影响的比重形成评分体系来量化个体患者贮袋失败的风险[41] 见表 9.5。

并发症

并发症发生率为 20% ～ 50%。许多并发症可以

表 9.4 ● 溃疡性结肠炎患者重建性结直肠切除术后的失败率

作者	例数	随访时间（月）*	贮袋切除	改行造口分流	总失败率（%）
Gemlo 等[79]	253	> 12	–	–	9.9
Foley 等[80]	460	–	7	9	3.5
MacRae 等[81]	551	> 30	49	9	10.5
Korsgen 等[82]	180	> 24	23	8	17.2
Meagher 等[83]	1310	24 ~ 180 (77)	84	50	10
Tulchinsky 等[35]	634	36 ~ 288 (85)	41	20	9.7
Fazio 等[41]	1975	1 ~ 228 (49)	38	39	4.1

* 括号内为平均随访时间。

自行缓解，但有一些并发症需要积极干预。

盆腔感染、败血症　因回肠肛管吻合口漏或血肿继发感染或者二者共同影响引起的，约占患者中的 5% ~ 20%。术后几天之内发热，肛门指诊发现吻合口不完整，有肠腔外血肿提示指征（通常在后方），指诊有鲜血均是重要特征。进一步需要行 CT 扫描并在麻醉下仔细检查并收集引流物以明确。

吻合口狭窄　占患者中的 15% ~ 30%，需要积极的干预（扩张或者更大的干预方式）。

肠梗阻　5% ~ 20% 的患者发生肠梗阻，尽管多数可自行缓解，但仍有少数需要外科治疗。

贮袋 - 阴道瘘　5% ~ 10% 女性患者发生贮袋 - 阴道瘘（男性相应的是贮袋 - 会阴瘘），它是术后远期失败的重要原因，可发生在回肠造瘘术后的数月或数年，在大多数的病例中与吻合口并发症有关。不定型性结肠炎或克罗恩病的患者比溃疡性结肠炎患者有更高的风险（危险比率分别为 1.4 和 2.2）。回肠贮袋建立之前存在肛周脓肿或肛瘘会使发生贮袋 - 阴道瘘的概率增加 3.7 ~ 6 倍[41]。

功能

术后排便频率平均为每 24 小时 4 ~ 7 次，但是有 20% ~ 30% 的患者排便 8 次或更多。也许是因为仅有不到 5% 的患者存在排便过急，多数患者认为这种情况是可以接受的，夜间排便情况可能是衡量术后功能最敏感的指标。排便频率差异较大并且受饮食影响，排便控制率差异也较大，但是大便失禁相对较少（5%）。20% ~ 50% 的患者需要抗腹泻治疗。

随着术后时间的延长，排便功能会有所改善。大量病例随访 20 年的排便频率维持稳定，约每 24 小时 6 次及每晚 1 次。同时轻度的大便失禁（渗漏）从 4% 增加到接近 20%[52]（表 9.6）。另一篇报道有相似的结果，轻度的大便失禁第 1 年为 3.9%，第 20 年为 21%，24 小时的排便频率只有轻度增多（第 1 年为 7.2%，第 20 年为 8.4%）。总的来说，随着时间的延长，排便功能维持良好稳定，便失禁情况有轻度加重。

远期

一般情况

随访 2 ~ 3 年只有小于 10% 的患者有铁和维生素 B_{12} 的缺乏，二者的缺乏会导致贫血。贮袋内细菌菌落单位显著升高，超过正常的百万倍，在正常末端回肠细菌计数为每克粪便含有 10^4 ~ 10^6 菌落单位。

贮袋炎

在几乎所有病例中（包括那些患有 FAP 的患者）小肠黏膜会有不同程度的萎缩。图 9.10 示内镜下无炎症的贮袋表现。一些患者发生急性感染，表现为便频、便急、水样便和消化道外症状等，这种情况可以诊断为贮袋炎（图 9.11）。研究表明贮袋炎发生在回肠造口关闭的早期[53,54]。在 FAP 患者中很少见，而不吸烟者[55] 和硬化性胆管炎患者[4] 较常见。

超过 5 年的累积发生率接近 50%，但表现为慢性持续性贮袋炎只有 5%。诊断依赖于临床、内镜和组织病理学特征，后者是最重要的，可以显示急性炎症改变。已建立评估严重性的分级系统[56-58]。

细菌可能是导致贮袋炎的部分原因，因为抗生素和有益菌种治疗有效，而抗生素包括甲硝唑、环丙沙星和安美汀（阿莫西林 - 克拉维酸钾），80% 以

表 9.5 • 回肠贮袋失败的术前术后危险因素评分（a）和评分预测重建性结直肠切除术后随访回肠贮袋失败的比率（b）

(a)	评分
术前危险因素	
诊断	
FAP	0
溃疡性结肠炎或不定型性结肠炎	1
克罗恩病	1.5
共患疾病情况	
无共患疾病	0
一种共患疾病	0.5
两种以上共患疾病	1.0
术前肛门疾病	
术前不存在肛门疾病	0
术前存在肛门疾病	1
肛门括约肌测压	
压力正常	0
压力异常	1
术后危险因素	
吻合口漏	
无吻合口漏	0
吻合口漏	1
吻合口狭窄	
无吻合口狭窄或无症状的狭窄	0
有症状的吻合口狭窄	1
盆腔感染	
无盆腔感染	0
只有一次盆腔感染	1
有两次及反复发作盆腔感染	2
瘘形成	
无瘘形成	0
贮袋 - 会阴瘘	1
贮袋 - 阴道瘘	2

(b) 总评分	随访（年）		
	1	5	10
0	0.1%	0.4%	0.8%
1	0.3%	1.1%	2.0%
2	0.8%	2.9%	5.0%
3	2.0%	7.2%	12.3%
4	5.0%	17.4%	28.5%
5	12.4%	38.7%	57.7%
6	28.7%	71.5%	89.0%

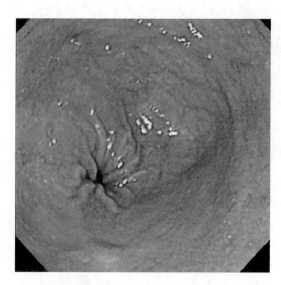

图 9.10 ● 正常内镜表现。

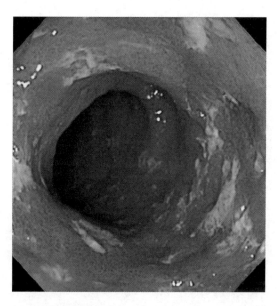

图 9.11 ● 贮袋炎。

上的患者可以有较好反应 [59,60]。

　　研究显示，坚持每天使用益生菌 VSL3，超过 9 个月后 85% 的患者有效，而对照组安慰剂有效率为 0%[61]。

停药可能会复发。应避免长期应用甲硝唑，因其对外周神经有损害，图 9.12 示贮袋炎的治疗程序 [62]。

约 10% 的患者因贮袋炎而去除贮袋，预防性造口并不影响炎症的程度，贮袋炎后可以切除并重建新的贮袋。

癌变

贮袋黏膜发生异型增生很少见 [63-65]。有超过 20 篇的病例报道贮袋或肛门直肠末端发生癌变，几乎所有的病例在原始的手术标本中不是存在有异型增生就是有癌，没有一例是发生在诊断溃疡性结肠炎 10 年以内的 [47]。因而这些患者应在诊断为溃疡性结肠炎 10 年以后，推荐每年在内镜下多处取活检进行监测（图 9.13）。

挽救性手术

由于需要再次入院和导致 40% 的患者会阴伤口延迟愈合，贮袋切除有明显的并发症 [66]。因而只有当贮袋受到感染或功能不佳时，才考虑进行挽救性手术，手术应尽可能地减少肛管的损伤，并提供保留良好肛管功能的机会。

这种患者通常有贮袋功能障碍，可以通过放射影像学检查，如贮袋排空造影、肛管压力测定、贮袋容积测量、MRI 和活检材料的组织病理检查确定。贮袋功能的诊断见图 9.14。

对于盆腔感染的挽救性手术成功率报道不一，范围为 30% ～ 80%[51,67-69]。贮袋 - 阴道瘘应该在预防性造口的基础上尽最大努力去修补，如果是低位瘘可以通过肛管或阴道路径修补。尽管以后还有可能复发，但是约 60% 的患者可以修补成功 [70,71]。如果是高位瘘（通常与用吻合器进行回肠肛管吻合有关），70% 以上患者通过经腹切除外翻的黏膜取得成功 [72,73]。贮袋会阴瘘在男性患者很难关闭，可以采取挂线的方法让其慢慢愈合，效果比较满意。

吻合口狭窄和直肠残端固定导致的机械性肠梗阻，开腹手术成功率为 70% ～ 90%[68,69]。

小容量贮袋增大后可改善功能。

　　当败血症是挽救性手术的指征时，手术的成功率令人满意（图 9.15）。

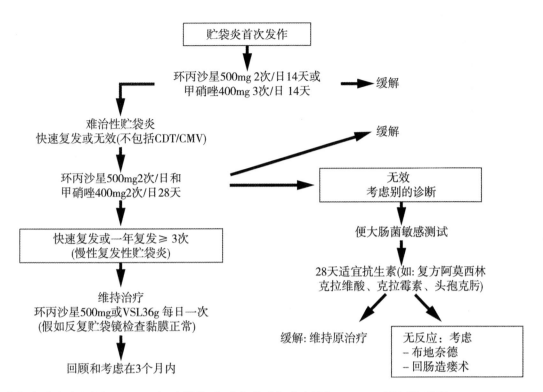

图 9.12 ● 贮袋炎治疗流程图。CDT：细胞膨胀致死毒素（非确定性）；CMV：巨细胞病毒。Adapted from McLaughlin SD, Tekkis PP, Ciclitira PJ et al. Review article: restorative proctocolectomy, indications, management of complications and follow-up: a guide for gastroenterologists. Aliment Pharmacol Ther 2008, in press. With permission from Blackwell Publishing.

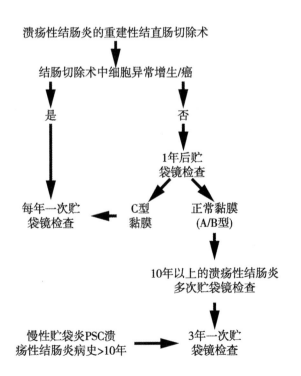

图 9.13 ● 贮袋术后随访活检流程。PSC：原发性硬化性胆管炎（非确定性）。Adapted from McLaughlin SD, Tekkis PP, Ciclitira PJ et al. Review article: restorative proctocolectomy, indications, management of complications and follow-up: a guide for gastroenterologists. Aliment Pharmacol Ther 2008, in press. With permission from Blackwell Publishing.

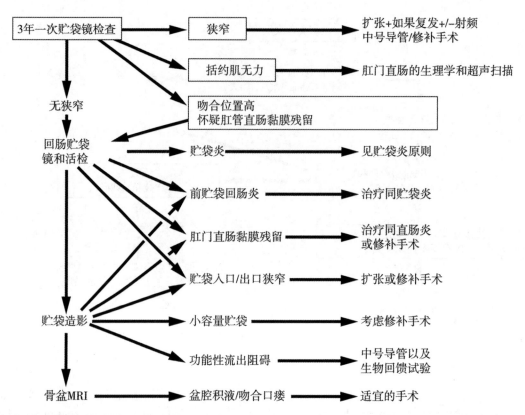

图 9.14 ● 贮袋功能随访流程图。Adapted from McLaughlin SD, Tekkis PP, Ciclitira PJ et al. Review article: restorative proctocolectomy, indications, management of complications and follow-up: a guide for gastroenterologists. Aliment Pharmacol Ther 2008, in press. With permission from Blackwell Publishing.

图 9.15 ● 对于感染性和非感染性并发症挽救性手术随访 5 年 的 肛 管 功 能。Reproduced from Tekkis PP HA, Smith JJ, Das P et al. Long-term results of abdominal salvage surgery following restorative proctocolectomy. Br J Surg 2006;93:231-7. With permission from Blackwell Publishing.

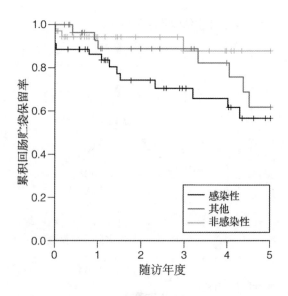

● 关键点

- 溃疡性结肠炎的患病率为 160 / 10 万人，而克罗恩病的患病率为 50 / 10 万人。
- 溃疡性结肠炎 50% 的病变分布在直肠，而 30% 病变发展到乙状结肠，20% 的病变超过结肠脾曲。
- 约 25% 的溃疡性结肠炎患者至少合并一种胃肠外表现，如：关节病、原发性硬化性胆管炎、皮肤红斑、眼色素层炎等
- 溃疡性结肠炎患者发病第一个 10 年内癌变率几乎为零，而发病第二个 10 年内癌变率达到 10%～15%，第三个 10 年癌变率将超过 20%。
- 肠黏膜活检的组织病理学检查是溃疡性结肠炎诊断的基础。
- 急性重症溃疡性结肠炎初期治疗是药物治疗，但有约 30% 的患者最终需要手术，手术治疗的绝对适应证为中毒性巨结肠和肠道穿孔。
- 急性重症溃疡性结肠炎的手术方式为结肠切除、回肠造瘘、保留直肠。
- 慢性溃疡性结肠炎的择期手术指征为药物治疗无效、生长发育迟滞和细胞异常增生。
- 大多数慢性溃疡性结肠炎患者可以选择重建性结直肠切除术的术式。
- 重建性结直肠切除术的禁忌证包括克罗恩病、不定型性结肠炎（有克罗恩病表现的）、括约肌功能不良和患者不接受。
- 回肠贮袋的不同类型（J、W）、吻合方法的不同（手工和吻合器）对术后的结果和功能的恢复无明显影响。
- 重建性结直肠切除术术后约 1/3 患者有较严重的合并症，包括吻合口漏、盆腔感染、吻合口狭窄、瘘、小肠梗阻、出血和贮袋炎。
- 重建性结直肠切除术术后贮袋失败率随时间延长而升高，术后 10 年估计 5%～10% 的患者需要切除贮袋或行分流术。
- 患者术后出现贮袋失败时医生应该考虑施行挽救性手术，成功率在 80% 左右。

（杨晓东　沈丹华　译）

参考文献

1. Tysk C, Linkberg E, Jarnesot G et al. Ulcerative colitis and Crohn's disease in an unselected population of monozygotic and dizygotic twins: a study of heritability and the influence of smoking. Gut 1988; 29:990–6.

2. Thompson NP, Driscoll R, Pounder RE et al. Genetics versus environment in inflammatory bowel disease: results of a British twin study. Br Med J 1996; 312:95–6.

3. Thompson-Fawcett MW, Mortensen NJ. Anal transitional zone and columnar cuff in restorative proctocolectomy. Br J Surg 1996; 83(8):1047–55.

4. Penna C, Dozois R, Tremaine W et al. Pouchitis after ileal pouch–anal anastomosis for ulcerative colitis occurs with increased frequency in patients with associated primary sclerosing cholangitis. Gut 1996; 38(2):234–9.

5. Stahlberg D, Veress B, Tribukait B et al. Atrophy and neoplastic transformation of the ileal pouch mucosa in patients with ulcerative colitis and primary sclerosing cholangitis: a case control study. Dis Colon Rectum 2003; 46(6):770–8.

6. Thomas T, Abrams KA, Robinson RJ et al. Meta-analysis: cancer risk of low-grade dysplasia in chronic ulcerative colitis. Aliment Pharmacol Ther 2007; 15:657–68.

7. Sachar AKaD. Ulcerative colitis practice guidelines in adults (update); American College of Gastroenterology, Practice and Parameters Committee. Am J Gastroenterol 2004; 99:1371–85.

8. Price AB. Overlap in the spectrum of non-specific inflammatory bowel disease – 'colitis indeterminate'. J Clin Pathol 1978; 31:567–77.

9. Wells AD, McMillan I, Price AB et al. Natural history of indeterminate colitis. Br J Surg 1991; 78(2):179–81.

10. Jakobovits SL, Travis SP. Management of acute severe colitis. Br Med Bull 2006; 75/76:131–44.

11. Shibolet O, Regushevskaya E, Brezis M et al. Cyclosporine A for induction of remission in severe ulcerative colitis. Cochrane Database Syst Rev 2005; 1:CD004277.

12. Jakobovits SL, Jewell DP, Travis S. Infliximab for the treatment of ulcerative colitis: outcomes in Oxford from 2000 to 2006. Aliment Pharmacol Ther 2007; 25:1055–60.

13. Roberts S, Williams JG, Yeates D et al. Mortality in patients with and without colectomy admitted to hospital for ulcerative colitis and Crohn's disease: record linkage studies. Br Med J 2007; 335:1033–41.

14. Kaplan G, McCarthy EP, Ayanian JZ et al. Impact

of hospital volume on postoperative morbidity and mortality following a colectomy for ulcerative colitis. Gastroenterology 2008 (Epub ahead of print).

15. Lindsey I, George BD, Kettlewell MG et al. Impotence after mesorectal and close rectal dissection for inflammatory bowel disease. Dis Colon Rectum 2001; 44(6):831–5.

16. Kock NG. Intra-abdominal 'reservoir' in patients with permanent ileostomy. Arch Surg 1969; 99:223–31.

17. Nessar G, Fazio VW, Tekkis PP et al. Long-term outcome and quality of life after continent ileostomy. Dis Colon Rectum 2006; 49:336–44.

18. Myrvold H. The continent ileostomy. World J Surg 1987; 11:720–6.

19. Hulten L, Willen R, Nilsson O et al. Mucosal assessment for dysplasia and cancer in the ileal pouch mucosa in patients operated on for ulcerative colitis-a 30-year follow-up study. Dis Colon Rectum 2002; 45(4):448–52.

20. Cox CL, Butts DR, Roberts MP et al. Development of invasive adenocarcinoma in a long-standing Kock continent ileostomy: report of a case. Dis Colon Rectum 1997; 40(4):500–3.

21. Aylett SO. Three hundred cases of diffuse ulcerative colitis treatment by total colectomy and ileorectal anastomosis. Br Med J 1966; 1:1001–5.

22. Baker WNW, Glass RE, Ritchie JK et al. Cancer of the rectum following colectomy and ileorectal anastomosis for ulcerative colitis. Br J Surg 1978; 65:862–8.

23. Ravitch MM, Sabiston DC. Anal ileostomy with preservation of the sphincter; a proposed operation in patients requiring total colectomy for benign lesions. Surg Gynecol Obstet 1947; 84:1095–9.

24. Valiènte MA, Bacon HE. Construction of pouch using 'pantaloon' technique for pull through following colectomy. Am J Surg 1955; 90:6621–43.

25. Parks A, Nicholls RJ. Proctocolectomy without ileostomy for ulcerative colitis. Br Med J 1978; 2:85–8.

26. Alexander F, Sarigol S, Difiore J et al. Fate of the pouch in 151 pediatric patients after ileal pouch anal anastomosis. J Pediatr Surg 2003; 38(1):78–82.

27. Delaney C, Fazio VW, Remzi FH et al. Prospective, age-related analysis of surgical results, functional outcome, and quality of life after ileal pouch–anal anastomosis. Ann Surg 2003; 238:221–8.

28. Farouk R, Pemberton JH, Wolff BG et al. Functional outcomes after ileal pouch–anal anastomosis for chronic ulcerative colitis. Ann Surg 2000; 231(6):919–26.

29. Waljee A, Waljee J, Morris AM et al. Three-fold increased risk of infertility: a meta-analysis of

infertility after pouch surgery in ulcerative colitis. Gut 2006; 55:1575–80.

30. Cornish JA, Tan E, Teare J et al. A systematic review. The effect of restorative proctocolectomy on sexual function, urinary function, fertility, pregnancy and delivery. Dis Colon Rectum 2007; 50:1128–38.

31. Olsen K, Juul S, Berndtsson I et al. Ulcerative colitis: female fecundity before diagnosis, during disease, and after surgery compared with a population sample. Gastroenterology 2002; 122(1):15–19.

An epidemiological study of a cohort of women of child-bearing age in which fecundability was compared with the general population before and after the onset of ulcerative colitis and following restorative proctocolectomy.

32. Olsen KO, Juul S, Bulow S et al. Female fecundity before and after operation for familial adenomatous polyposis. Br J Surg 2003; 90(2):227–31.

A similar analysis by the same group of patients with familial adenomatous polyposis showing that colectomy with ileorectal anastomosis was not associated with a fall in fecundability.

33. Lepisto A, Sarna S, Tiitinen A et al. Female fertility and childbirth after ileal pouch–anal anastomosis for ulcerative colitis. Br J Surg 2007; 94:478–82.

34. Regimbeau JM, Panis Y, Pocard M et al. Long-term results of ileal pouch–anal anastomosis for colorectal Crohn's disease. Dis Colon Rectum 2001; 44(6):769–78.

35. Tulchinsky H, Hawley PR, Nicholls J. Long-term failure after restorative proctocolectomy for ulcerative colitis. Ann Surg 2003; 238(2):229–34.

36. Hahnloser D, Pemberton JH, Wolff BG et al. Results at up to 20 years after ileal pouch–anal anastomosis for chronic ulcerative colitis. Br J Surg 2007; 94:333–40.

A prospective long-term follow-up over 20 years in a large series of patients having restorative proctocolectomy.

37. Tekkis PP, Heriot AG, Smith O et al. Long-term outcomes of restorative proctocolectomy for Crohn's disease and indeterminate colitis. Colorectal Dis 2005; 7:218–23.

A long-term analysis of patients with Crohn's disease and indeterminate colitis after restorative proctocolectomy.

38. Yu CS, Pemberton JH, Larson D. Ileal pouch–anal anastomosis in patients with indeterminate colitis: long-term results. Dis Colon Rectum 2000; 43(11):1487–96.

39. Delaney CPR, Gramlich FH, Dadvand T et al. Equivalent function, quality of life and pouch survival rates after ileal pouch–anal anastomosis for indeterminate and ulcerative colitis. Ann Surg 2002; 236(1):43–8.

40. Richard CS, Cohen Z, Stern HS et al. Outcome of the pelvic pouch procedure in patients with

prior perianal disease. Dis Colon Rectum 1997; 40(6):647–52.

41. Fazio V, Tekkis PP, Remzi F et al. Quantification for risk failure after ileal pouch anal anastomosis surgery. Ann Surg 2003; 238:605–17.

    A multivariate risk analysis of factors associated with failure after restorative proctocolectomy resulting in a scoring system for failure applicable to individual patients.

42. Penna C, Dozois RR, Tremaine W et al. Pouchitis after ileal pouch anal anastomosis for ulcerative colitis occurs with increased frequency in patients with associated primary sclerosing cholangitis. Gut 1996; 38:234–9.

43. Lovegrove R, Heriot AG, Constantinides V et al. Meta-analysis of short-term and long-term outcomes of J, W and S ileal reservoirs for restorative proctocolectomy. Colorectal Dis 2007; 9:310–20.

44. Lavery IC, Sirimarco MT, Ziv Y et al. Anal canal inflammation after ileal pouch–anal anastomosis. The need for treatment. Dis Colon Rectum 1995; 38(8):803–6.

45. Thompson-Fawcett MW, Mortensen NJ, Warren BF. "Cuffitis" and inflammatory changes in the columnar cuff, anal transitional zone, and ileal reservoir after stapled pouch–anal anastomosis. Dis Colon Rectum 1999; 42(3):348–55.

46. Ziv Y, Fazio VW, Sirimarco MT et al. Incidence, risk factors, and treatment of dysplasia in the anal transitional zone after ileal pouch–anal anastomosis. Dis Colon Rectum 1994; 37(12):1281–5.

47. Das P, Johnson MW, Tekkis PP et al. Risk of dysplasia and adenocarcinoma following restorative proctocolectomy for ulcerative colitis. Colorectal Dis 2007; 9:15–27.

48. Lovegrove RE, Constantinides VA, Heriot AG et al. A comparison of hand-sewn versus stapled ileal pouch anal anastomosis (IPAA) following proctocolectomy: a meta-analysis of 4183 patients. Ann Surg 2006; 244:18–26.

    A meta-analysis of 21 studies comparing manual and stapled ileoanal anastomosis.

49. Weston-Petrides G, Lovegrove RE, Tilney HS et al. Comparison of outcomes after restorative proctocolectomy with or without defunctioning ileostomy. Arch Surg 2008; 143:406–12.

50. Tekkis PPF, Remzi VW, Senagore FH et al. Evaluation of the learning curve in ileal pouch–anal anastomosis surgery. Ann Surg 2005; 241:262–8.

51. Heuschen U, Allemeyer EH, Hinz UH et al. Outcome after septic complications in J pouch procedures. Br J Surg 2002; 89:194–200.

    An analysis of a prospectively maintained database in which immediate postoperative sepsis conferred a fivefold risk of subsequent failure.

52. Tekkis PLR, Tilney H, Sagar P et al. Primary and salvage ileal pouch surgery in the United Kingdom – a multicenter study of 2,491 patients. Dis Colon Rectum 2007; 50:756.

53. Apel R, Cohen Z, Andrews CW Jr et al. Prospective evaluation of early morphological changes in pelvic ileal pouches. Gastroenterology 1994; 107(2):435–43.

54. Setti-Carraro P, Talbot IC, Nicholls RJ. A long term appraisal of the histological appearances of the ileal reservoir mucosa after restorative proctocolectomy for ulcerative colitis. Gut 1994; 35:1721–7.

55. Merrett MN, Mortensen NJ, Kettlewell M et al. Smoking may prevent pouchitis in patients with restorative proctocolectomy for ulcerative colitis. Gut 1996; 38:362–4.

56. Moskowitz R, Shepherd NA, Nicholls RJ. An assessment of inflammation in the reservoir after restorative proctocolectomy with ileoanal ileal reservoir. Int J Colorectal Dis 1986; 1:167–74.

57. Sandborn WJ. Pouchitis following ileal pouch–anal anastomosis: definition, pathogenesis, and treatment. Gastroenterology 1994; 107(6):1856–60.

58. Shen B, Achkar JP, Connor JT et al. Modified pouchitis disease activity index: a simplified approach to the diagnosis of pouchitis. Dis Colon Rectum 2003; 46(6):748–53.

59. Shen B, Achkar JP, Lashner BA et al. A randomized clinical trial of ciprofloxacin and metronidazole to treat acute pouchitis. Inflamm Bowel Dis 2001; 7(4):301–5.

60. Mimura T, Rizzello F, Helwig U et al. Four-week open-label trial of metronidazole and ciprofloxacin for the treatment of recurrent or refractory pouchitis. Aliment Pharmacol Ther 2002; 16(5):909–17.

61. Gionchetti P, Rizzello F, Venturi A et al. Oral bacteriotherapy as maintenance treatment in patients with chronic pouchitis: a double-blind, placebo-controlled trial. Gastroenterology 2000; 119(2):305–9.

    A randomised controlled clinical trial of VSL3 as maintenance treatment in patients with pouchitis after an initial induction of remission by antibiotics.

62. McLaughlin SD, Tekkis PP, Ciclitira PJ et al. Review article: restorative proctocolectomy, indications, management of complications and follow-up: a guide for gastroenterologists. Aliment Pharmacol Ther 2008 (Epub ahead of print).

63. Veress B, Reinholt FP, Lindquist K et al. Long-term histomorphological surveillance of the pelvic ileal pouch: dysplasia develops in a subgroup of patients. Gastroenterology 1995; 109(4):1090–7.

64. Thompson-Fawcett MW, Marcus V, Redston M

et al. Risk of dysplasia in long-term ileal pouches and pouches with chronic pouchitis. Gastroenterology 2001; 121(2):275–81.

65. Borjesson L, Willen R, Haboubi N et al. The risk of dysplasia and cancer in the ileal pouch mucosa after restorative proctocolectomy for ulerative colitis is low: a long term follow-up study. Colorectal Dis 2004; 6:494–8.

66. Karoui M, Cohen RG, Nicholls J. Results of surgical removal of the pouch after failed restorative proctocolectomy. Dis Colon Rectum 2004; 47:869–75.

67. Fazio VW, Wu JS, Lavery IC. Repeat ileal pouch–anal anastomosis to salvage septic complications of pelvic pouches: clinical outcome and quality of life assessment. Ann Surg 1998; 228(4):588–97.

68. Dehni N, Remacle G, Dozois RR et al. Salvage reoperation for complications after ileal pouch–anal anastomosis. Br J Surg 2005; 92:748–53.

69. Tekkis PP, Heriot AG, Smith JJ et al. Long-term results of abdominal salvage surgery following restorative proctocolectomy. Br J Surg 2006; 93:231–7.

70. Shah NS, Remzi F, Massmann A et al. Management and treatment outcome of pouch–vaginal fistulas following restorative proctocolectomy. Dis Colon Rectum 2003; 46:911–17.

71. Heriot A, Tekkis PP, Smith JJ et al. Management and outcome of pouch–vaginal fistulas following restorative proctocolectomy. Dis Colon Rectum 2005; 48:451–4.

72. Cohen Z, Smith D, McLeod R. Reconstructive surgery for pelvic pouches. World J Surg 1998; 22:342–6.

73. Zinicola R, Wilkinson KH, Nicholls RJ. Ileal pouch–vaginal fistula treated by abdominoanal advancement of the ileal pouch. Br J Surg 2003; 90:1434–5.

74. Galandiuk S, Scott NA, Dozois RR et al. Ileal pouch–anal anastomosis. Reoperation for pouch-related complications. Ann Surg 1990; 212(4):446–52; discussion 452–4.

75. Deutsch AA, McLeod RS, Cullan J et al. Results of the pelvic pouch procedure in patients with Crohn's disease. Dis Colon Rectum 1991; 34:475–7.

76. Hyman NH, Fazio VW, Tuckson WB et al. Consequences of ileal pouch–anal anastomosis for Crohn's colitis. Dis Colon Rectum 1991; 34(8):653–7.

77. Grobler SP, Hosie KB, Affie E et al. Outcome of restorative proctocolectomy when the diagnosis is suggestive of Crohn's disease. Gut 1993; 34(10):1384–8.

78. Panis Y, Poupard B, Nemeth J et al. Ileal pouch/anal anastomosis for Crohn's disease. Lancet 1996; 347(9005):854–7.

79. Gemlo BT, Wong WD, Rothenberger DA et al. Ileal pouch–anal anastomosis. Patterns of failure. Arch Surg 1992; 127(7):784–6; discussion 787.

80. Foley EF, Schoetz DJ Jr, Roberts PL et al. Rediversion after ileal pouch–anal anastomosis. Causes of failures and predictors of subsequent pouch salvage. Dis Colon Rectum 1995; 38(8):793–8.

81. MacRae HM, McLeod RS, Cohen Z et al. Risk factors for pelvic pouch failure. Dis Colon Rectum 1997; 40:257–62.

82. Korsgen S, Keighley MR. Causes of failure and life expectancy of the ileoanal pouch. Int J Colorectal Dis 1997; 12:4–8.

83. Meagher AP, Farouk R, Dozois RR et al. J ileal pouch–anal anastomosis for chronic ulcerative colitis: complications and long-term outcome in 1310 patients. Br J Surg 1998; 85(6):800–3.

第 10 章

克罗恩病

Mark W. Thompson-Fawcett · Neil J.McC. Mortensen

概述

克罗恩病是一种慢性透壁性炎症病变，可累及消化道中自口腔到肛门的任何部位，并且可以引起胃肠外表现。此类疾病一般在胃肠道的多个部位发病，常见发病部位包括回肠、回 - 结肠及结肠，还可能伴发肛门周围疾病。克罗恩病多呈不连续节段性分布于有正常黏膜覆盖的部位，炎症可导致溃疡、穿孔、瘘管，并伴有狭窄的纤维化病变。组织学显示慢性炎症浸润是不规则的、透壁性的，而且可以看到由巨细胞形成的典型肉芽肿。该病临床表现多样，患者可表现为腹痛、腹泻，并可能发展为肠梗阻、肠内瘘。确诊需要结合临床表现、大体检查、放射影像、组织病理学等诸因素综合考虑。克罗恩病是一种周期不等、急性期与缓解期交替的慢性疾病。

流行病学

克罗恩病的发病率约为 0.1%，发病高峰年龄多集中在 15 ~ 25 岁，女性发病率略高于男性。克罗恩病的发病虽然与社会经济地位及职业无关，但是城市环境、相对凉爽的气候以及相对较好的卫生条件都可能会使发病危险增高。

在北欧、斯堪的纳维亚和北美地区，每年在每 10 万人口当中有 5 ~ 6 个新发克罗恩病患者，近几十年来患者数量在稳步增多，但是目前基本趋于平稳。在南欧和西欧以及亚洲地区发病率相对较低，但逐渐在升高。从对移民人口的研究中我们可以得到生活环境对发病率的影响[1]。目前认为环境因素比人种因素在地区发病率中更重要。

病因学

克罗恩病的病因涉及环境和遗传等因素的影响。究竟是何种特殊因素引起了黏膜的过度炎症反应导致发病仍不清楚，目前已经有多项研究关注这一领域。

吸烟和口服避孕药

吸烟可以将克罗恩病发病的危险提高 2 ~ 2.4 倍，然而对于溃疡性结肠炎而言，吸烟可以起到防护的功效。口服避孕药有可能增加发病的危险，然而还不清楚是存在必然因果联系还是某种巧合，有证据显示服用口服避孕药与疾病活动无关[1]。

感染

副结核分枝杆菌（*Mycobacterium paratuberculosis*）可以在牲畜的肠道中引发肉芽肿炎性疾病（Johne 病），因而有假想认为克罗恩病是该感染在人类机体上的发病形式。但是由于研究的结果不一致，许多学者对此仍持怀疑态度，尚有待于进一步研究证实[2]。

对于麻疹病毒感染或接种疫苗诱发克罗恩病的肉芽肿性血管炎一直存在争论，但是目前尚无足够的证据支持[3]。

遗传病学

炎症性肠病（inflammatory bowel disease，IBD）最可能的发病原因是在遗传因素的基础上，免疫系统与环境因素尤其是肠道微生物环境的异常反应导致的结果。流行病学研究证实了其家族聚集性，

2% ～ 22% 克罗恩病患者的一级亲属患有炎性肠病，与异卵双生（4%）相比，同卵双生（36%）更易一同发病。发病年龄越早其家族成员发病率越高，从而支持了遗传因素的作用。IBD 患者的亲子及同胞临床模型在早发及晚发病例中，在病变范围及肠外表现上均具有一致性。克罗恩病患者其亲属溃疡性结肠炎的患病率更高，克罗恩病与溃疡性结肠炎在已发现的易感基因中有多个是相似的。

对于家族聚集性的 IBD 患者全基因组测序找到了 9 个易感基因位点（IBD1 ～ 9）。这其中所有 IBD1 变种及活化的聚集结构域家族成员 15（CARD15）基因最可能与克罗恩病相关。CARD15 编码核苷酸结合的寡聚化结构域蛋白质 2（NOD2），它与回肠病变和人种间变异有关（北欧及亚洲少见）。多数证据表明 CARD15 的变异破坏黏膜的免疫能力，降低小肠上皮对病原及肠内微生物的抵抗能力。希望随着遗传学的进步能够改善其分型及预后，发现新的治疗方法 [4]。

发病机制

正常情况下，肠道能够抑制由于一系列微生物、饮食和其他抗原与黏膜的接触产生的炎症免疫反应，但在 IBD 患者中该抑制功能消失。在克罗恩病的研究中发现了肠黏膜的免疫缺失及黏膜通透性增加导致了细胞旁路的渗漏。

免疫缺失包括影响上皮屏障的天然免疫机制受损，树突细胞的抗体的识别和处理功能受损，心理社会应激引起的神经免疫功能受影响等。在克罗恩病中起主导作用的是细胞介导免疫反应，表现为效应 T 细胞（Th1）过度活化，较调控 T 细胞（Th3，Tr）占优势，从而关闭此过程。效应 T 细胞活化后释放促炎症反应因子，如肿瘤坏死因子（TNF）-α、白细胞介素（IL）-1 和 IL-6，同时树突细胞会加速炎症反应的进程，进而白细胞被趋化因子引入，促进局部炎症反应。结果就是发生局部及全身反应，包括发热、急性期反应、血清蛋白减少、体重减轻、肠黏膜上皮组织通透性增强、内皮损伤以及胶原合成增加。这使得肠黏膜的炎症反应无限制的发展，导致病变进入慢性期 [1,5]。

病理学

分布

该病的大体表现及其在肠道的分布特点是病理学的首要特点，是诊断及鉴别克罗恩病与其他形式的 IBD 疾病，尤其是溃疡性结肠炎重要的根据。常见发病部位包括：

1. 小肠，30% ～ 35%。
2. 结肠，25% ～ 35%。
3. 小肠和结肠，30% ～ 50%（通常为回结肠）。
4. 肛周病变，50% 以上。
5. 胃和十二指肠，5%（较小的亚临床的黏膜异常占 50%）。

跳跃性病变（发病范围被正常肠道分隔）是克罗恩病的特征，但有些远端溃疡性结肠炎例外，它可以合并出现阑尾周围和盲肠溃疡性病变。

大体表现

克罗恩病的典型表现为一段肠壁变厚变硬并有脂肪包裹的肠管。在肠壁的浆膜表面有肠系膜脂肪组织朝向对侧肠系膜缘延伸，这只是影响肠壁全层的结缔组织改变的一部分。由于炎症是全层的，在浆膜表面会有纤维蛋白渗出及粘连。狭窄线状溃疡与水肿黏膜交织造成黏膜表面典型的鹅卵石状外观。溃疡是不连续分布的，匍行线状溃疡通常沿肠系膜的管腔走行，线状溃疡造成的深度裂缝可能引发穿透肠壁的瘘管的形成。仔细地检查可以看到黏膜多发口疮性溃疡，病变常发生在黏膜下层淋巴样小结的表面，这是克罗恩病典型病变出现之前的最早可视病变外观。炎性息肉经常出现在病变结肠，但不常见于小肠。切除的肠系膜上可能会发现肿大的淋巴结，但通常无干酪化及融合。肠腔狭窄部位可以为 1 ～ 30cm 长短不等，这些肠管硬化如同橡胶软管并且有明显水肿，或是由于炎症消尽后的纤维化导致狭窄，管腔变窄可能会导致梗阻和近端扩张，常常可以见到多处狭窄部位伴有多处扩张的肠管。瘘、瘘管和脓肿经常出现在回盲肠部位，但是也可能发生在任何病变部位，而且可以形成各种内瘘（如肠管与其他肠管、胃、膀胱、阴道、皮肤之间）或者腹腔内部脓肿。

显微镜下表现

炎症可涉及肠壁全层，早期为黏膜病变，可以看到腺腔基底部有大量中性粒细胞浸润，引起局部腺体损伤，导致局灶性腺腔脓肿。随着炎症发展形成黏膜下淋巴聚集导致口疮性溃疡。与溃疡性结肠炎相比较杯状细胞相对无变化，而后者通常有黏蛋白缺失。随着疾病进展，在肠壁全层发生结缔组织病变，引起肠壁硬化、增厚，外观肉眼即可看出黏膜下层和肌层纤维化。由于结缔组织增生导致黏膜肌层和固有肌层增厚，具有代表性的特征为肠壁全层慢性炎症浸润和黏膜结构改变的不一致性，透壁炎症以淋巴聚集的形式在肠壁出现，导致在浆膜表面克罗恩病特征性的"串珠"样改变，以下是诊断克罗恩病的三种特征性改变：

1. 深在的非干酪化肉芽肿（除了局限在黏膜的或者腺窝破裂的情况）在 60% ～ 70% 患者中可以见到，并且一般常见于肠壁，但是也可能在肠系膜、局部淋巴结、肝或者邻近的有关组织中发现。
2. 淋巴管内肉芽肿。
3. 肉芽肿性脉管炎。

克罗恩病结肠炎和溃疡性结肠炎的鉴别误区

有时候即使是经验丰富的胃肠病理学家也很难仅通过组织学切片区分克罗恩病结肠炎和溃疡性结肠炎，病理学家已经就相互重叠的情况发表了相当数目的报道。两种疾病间有许多交叉，因而结肠疾病的患者中的 5% ～ 10% 诊断为不定型性结肠炎。在病变发展期间，病情也许会发生变化，从而导致诊断也随之变化，而且通常会发展为克罗恩病。对于诊断有困难的病例，需要综合考虑病变大体形态、显微镜下表现、放射影像学特点和内镜下特征等诸多条件，如果用能够取得的切除结肠标本对黏膜活检切片检查的资料进行补充，那么诊断可能更加明确。如果只有内镜组织切片检查，那么内镜下的表现就非常重要了，这时候一定要与病理学家共同讨论。

部分溃疡性结肠炎的患者直肠可以未受累，尤其在已经使用局部药物的病例中，这时要小心鉴别。病变溃疡散在分布是克罗恩病的一个特征，但是经治疗过的溃疡性结肠炎也会出现散在的黏膜溃疡。尽管溃疡性结肠炎可以合并肛周病变，如肛瘘和脓肿，但是肛周病变更常见于克罗恩病。在重症溃疡性结肠炎中有时可以见到黏膜基部的淋巴滤泡，但是实际上它是克罗恩病的显著特征，而且为穿透性的。在克罗恩病中，杯状细胞黏蛋白可以相对保存完好，而与之相反，黏蛋白缺失是溃疡性结肠炎的特征（暴发性溃疡性结肠炎除外，令人惊奇的是在此型中仅有少量黏蛋白丢失）。对于明确的转移性直肠炎或隐窝炎，很难排除克罗恩病，因为此两种表现可以类似克罗恩病。

临床表现

胃肠症状

克罗恩病的临床表现依据发病位置的不同而变化。急性起病十分罕见，但是回肠疾病易与急性阑尾炎混淆，而且结肠疾病可也表现为突发性结肠炎。

大部分患者主诉腹泻（70% ～ 90%）、腹痛（45% ～ 65%）、直肠出血（30%）和肛门周围疾病（10%）。腹泻的原因有肠黏膜的炎症、肠管之间的内瘘、手术之后的短肠综合征、肠管梗阻后肠内细菌的过度繁殖以及末端回肠疾病的胆汁盐吸收障碍等，后两种病因也可以造成脂肪泻。远端结肠炎和直肠炎以及直肠顺应性的降低导致里急后重和频繁的肠蠕动。腹痛为绞痛，可以由肠道梗阻或急性炎症引起的腹膜炎刺激所致。末端回肠疾病常常引起肠梗阻，直肠出血在回肠末端病变时不常见，而在结肠病变时约 50% 的患者有直肠出血。大出血的发生率为 1% ～ 2%，但出血位置经常难以确定。当合并肛周疾病时，患者经常主诉肛门不适，脓性及粪便样分泌物多，肛裂裂口变大、变为慢性和无痛感。严重的肛门周围疼痛提示有肛周脓肿存在。与膀胱形成瘘管后导致排尿有气和周期性发作的尿道感染，而侵及阴道则可引起阴道排气或粪便样排泄物。

全身症状

65%～75%的患者体重减轻，通常下降10%～20%，主要由于厌食、恐惧进食、腹泻和少见的吸收不良导致。后者可由炎症疾病引起，但是更为普遍的是由于肠瘘、梗阻、盲袢造成的肠内细菌过度生长所致。如果小肠疾病范围较大，就会出现脂溶性维生素吸收不良，从而导致骨软化（缺乏维生素D）或出血倾向（缺乏维生素K）。其他营养缺乏则不常见，通常原因为吸收不全，包括镁、锌、维生素B及维生素C缺乏。贫血症状较为常见，常为肠内出血导致的缺铁性贫血，少见的还包括由于缺乏维生素B_{12}或者叶酸导致的巨幼细胞性贫血。切除超过50cm的末端回肠后，维生素B_{12}吸收可下降到正常水平之下。胆汁盐和脂肪吸收不良，可以导致腹泻，这种情况通常只发生在回肠切除超过100cm的情况下。30%～49%的患者在炎症过程中会出现低热，若其间温度升高或者寒战，则应考虑可能伴发有腹腔内化脓性感染灶的可能[1]。

胃肠外表现

在框10.1中列出了克罗恩病的胃肠外表现，相对于单发于小肠的克罗恩病来说，这些胃肠外表现更多见于克罗恩病结肠炎。与溃疡性结肠炎的胃肠外表现基本相同，因而可以认为是IBD的独立的或伴发的表现，有较高的患病率。胆结石的发生通常认为是由于末段回肠胆盐吸收不良引起的，但是其发病率同整体人群相比并没有增加。脂肪泻促进了草酸盐的吸收，因此增加了肾草酸结石的发病率。由于营养不良或接受全肠外营养，患者可以发生脂肪肝，轻度的肝功能异常通常与克罗恩病变本身活动性病变相关，并不能表明出现了明显的肝部疾病。

炎症性肠病偶尔会发生血管栓塞性并发症，并且常见于重症活动性结肠疾病患者。易患部位为下肢和盆腔静脉，但是脑血管意外也有报道。转移性克罗恩病是罕见的并发症，多见于身体远端部位，包括外阴、乳房下及四肢出现结节性溃疡性皮损，活检表现为非干酪样肉芽肿。一些广泛性小肠疾病的病例可见到杵状指。

有报道尸检中25%的克罗恩病患者有淀粉样变，而临床上只有1%的患者有表现，它可以发生在肠道和任何其他器官，包括肝、脾和肾。如果肾

框10.1 • 克罗恩病的肠外表现

与疾病活动性相关
● 口疮性溃疡（10%）
● 结节性红斑（5%～10%）
● 坏疽性脓皮病（0.5%）
● 急性关节病（6%～12%）
● 眼部并发症（结膜炎等）（3%～10%）
● 淀粉样变性（1%）

与疾病活动性无关
● 骶骨关节炎（通常症状较轻）（10%～15%）
● 强直性脊柱炎（1%～2%）
● 原发性硬化性胆管炎（罕见）
● 慢性活动性肝炎（2%～3%）
● 肝硬化（2%～3%）
● 胆石症（15%～30%）
● 肾结石（5%～10%）

功能受到影响，切除病变的肠道可以使淀粉样变逆转和肾功能恢复[1]。

体征

普通患者一般状况良好而且体格检查正常。而在严重的病例中可以出现体重下降、贫血、电解质紊乱、杵状指、恶液质、近端肢体肌病、沮丧、体温升高、心动过速和外周水肿。也可以表现出肠外病变的体征。

腹部检查可能是正常的，但是通常表现为右髂窝处压痛，有时可以触到增厚的肠管，肠管聚合在一起时可以形成腹部包块。有腹腔内脓肿时腹部查体可以有阳性体征，而且偶尔会有腹膜炎体征。如果以前做过手术，经常可以见到手术瘢痕处肠外瘘，有急性或慢性肠狭窄或有癌变时可以见到肠梗阻表现，克罗恩病不但增加了小肠癌变的风险，还有3%～5%的可能并发小肠腺癌。肛周疾病可以表现为从无症状的肛瘘或炎性皮赘到看起来如"森林火灾"（forest fire）般的表现，红肿、巨大的皮肤皱褶、带有皮桥的深度慢性肛裂、多发的肛瘘使得会阴部看起来就像个"水管"（watering-can）。慢性炎症的纤维化可以导致肛管变得僵硬或直肠肛门狭窄。

儿童和青少年

在儿童和青少年克罗恩病患者，胃肠道表现同成年人相似，而胃肠外和全身表现则变得更为重要。大约有 15% 的患儿有关节痛和关节炎，且通常在胃肠道症状出现的数月或数年前就表现出来。由于症状的非特异性，如体重减轻、生长延迟和无法解释的贫血和发热，很容易造成诊断的延误。如果活动性疾病能通过药物控制或手术治疗解决，并能维持足够的营养，生长和性发育的落后是可以逆转的[1]。

妊娠

这个问题受到重视是因为克罗恩病首先累及青年人，大部分炎性肠病患者的生育能力是正常的，只有少部分人的生育能力轻度下降。在疾病的非活动期妊娠率同正常对照组是相同的，如果妊娠时疾病处于活动期，会增加自发流产和早产的可能性，而且妊娠时疾病复发的机会要大于 50%。而妊娠时如果疾病为非活动期，那么复发的风险将降为 20% ~ 25%，因此在疾病的急性期应避免妊娠。妊娠可能不会影响疾病的长期病程，氨基水杨酸盐、糖皮质激素和硫唑嘌呤在妊娠期使用是安全的，但是在通常情况下应避免使用环孢素，而甲氨蝶呤是禁用的[1]。

辅助检查

实验室检查

抗酵母抗体（ASCAs）和核周抗中性粒细胞胞浆抗体（p-ANCA）对区别溃疡性结肠炎和克罗恩病有帮助。35% ~ 50% 克罗恩病患者 ASCAs 检测阳性，而溃疡性结肠炎患者不足 1%，特异性在 90% 左右。另一方面 p-ANCA 通常在溃疡性结肠炎患者中升高，其敏感性为 55%，特异性约为 90%。只有克罗恩病伴随结肠炎时会出现 p-ANCA 升高[6]。

在重症和已确诊的病例中，应检查镁、锌和硒的水平，在疾病的活动期血清白蛋白含量通常是下降的，这是由于细胞因子（IL-1、IL-2、TNF）介导的白蛋白合成的下调造成的。肝功能检测通常会有轻度异常，但是如果肝功能持续异常则需要进一步检查。中性粒细胞增多经常表明疾病活动或并发感染，在炎症的血清蛋白标志物中，C- 反应蛋白和 α-酸性血清类黏蛋白是同临床疾病的活动性关系最为紧密的，红细胞沉降率的测定也很有帮助，但主要是在克罗恩病结肠型而不是小肠型。如果存在吸收不良，粪便中脂肪排泄颗粒可增多。回盲部病变较重时可以引起右肾积水或无菌性脓尿，而一旦形成肠膀胱瘘可以导致菌尿出现。

放射影像学检查

小肠钡剂检查已成为确诊小肠疾病的传统检查方法，如今 CT、MR 肠造影和高分辨超声也可以得到很好的结果。选用何种检查方法取决于放射科医生的擅长、经验和可操作性，其中小肠钡剂检查是常用方法且简单易行，在诊断中它通常作为检查病变范围的方法。其中钡餐还是钡灌肠何种为最佳方法仍有争议，也许最重要的是放射科医生能够提供给我们最佳质量的片子。小肠克罗恩病有很多细微的特征包括瓣膜增厚、颗粒样黏膜改变和鹅口疮样溃疡。随着疾病进展，发展为肠壁增厚、鹅卵石样和裂隙状溃疡、窦道和瘘管形成等特征。可以形成狭窄引起肠梗阻，最常见的部位是回肠末端（图 10.1）。多个狭窄肠段中伴有局部扩张肠

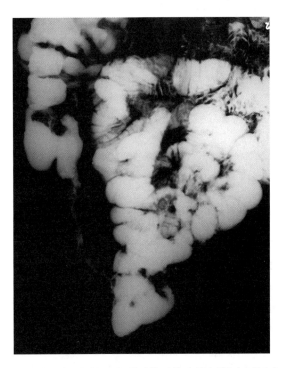

图 10.1 • 小肠钡造影可以看到典型的末端回肠克罗恩病表现：肠管狭窄、鹅卵石样和裂隙状溃疡。

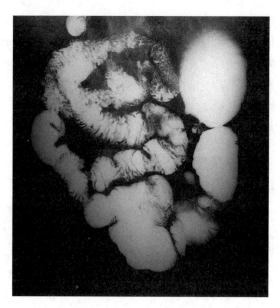

图 10.2 • 小肠钡造影显示多个狭窄肠段中伴有局部扩张肠段。

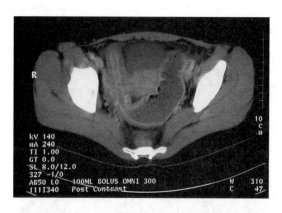

图 10.3 • CT 显示末端回肠肠壁增厚，近段扩张。

段产生了"一连串湖泊"（chain of lakes）样表现（图10.2）。

对于腹痛的患者如果 CT 检查发现增厚的肠袢，尤其在末段回肠，提醒医生考虑克罗恩病的诊断（图10.3）。CT 对于诊断腹腔内脓肿及小肠节段性扩张更有优势，高分辨磁共振成像（MRI）能读得到比 CT 更好的图像。MRI 能够像小肠钡剂检查那样分辨出狭窄，而且还能区分炎症与纤维化。MRI 没有电离辐射，不受肾功能制约，但是花费较高。克罗恩病并发肛周脓肿时也应该选择 MRI。高分辨超声在欧洲很流行，它容易发现炎症的肠管，但是结果依赖于检查者的经验。

结肠气钡灌肠双重对比造影能够提供很好的观察疾病发展和严重程度的整体图像，而且可以作为将来病情变化的对比，如今其应用程度不及结肠镜广泛。结肠病变的影像学改变与小肠相似，肛瘘并不常见，而且经常在不合并有直肠受累的情况下发现，肠腔狭窄常需要和肿瘤鉴别，大约 25% 的患者有狭窄，而且其中的一半是多发狭窄。慢性炎症导致了结肠袋的缩短和消失，在重症病例需要先拍摄腹平片来明确有无梗阻、黏膜水肿和肠管扩张。

内镜检查

结肠镜提供了可记录的大体影像，它可以取活检以帮助鉴别诊断，明确狭窄部位性质，对于有些明显的临床症状与诊断不符的疾病作鉴别诊断，还可以通过回盲瓣对末段回肠进行检查和取活检。和溃疡性结肠炎的红斑和血管纹理消失相比，克罗恩病的早期特征是小的鹅口疮样溃疡，在很多的重症病例中可以看到深的裂隙样溃疡与水肿的黏膜相互交叉所形成的鹅卵石征。如果黏膜外观是正常的话应该取多处活检，因为一旦找到肉芽肿样改变就可以支持本病的诊断。通常并不需要频繁的定期做内镜随访，因为内镜下的表现同临床症状并不成比例。尽管对内镜随访仍有许多不同的意见和局限性，但是对于病程较长的克罗恩病因为有潜在癌变的危险，同样需要像在溃疡性结肠炎中那样定期进行结肠镜检查。

如果有相应的症状或钡餐的结果异常，食管、胃和十二指肠的内镜检查也是必需的。表现包括黏膜皱襞肥大、深的纵形和鹅卵石样黏膜溃疡，后者是同消化性溃疡鉴别诊断的重要特征。此时需要取活检，但是很少看到肉芽肿样典型改变[1]。

很少的情况下需要由胶囊内镜协助作出克罗恩病的诊断；这种情况通常是存在慢性胃肠道出血而其他的检查结果为阴性时，需要注意的问题是如果病变区域肠腔受损，胶囊可能会不能通过，如果考虑可能存在这种情况，可以首先使用模拟的可溶的胶囊进行实验。

疾病活动性的评估和生活质量

出于临床的目的，疾病活动性最好由以上提到的临床特征和调查纲要来评估。常分为轻型、中等和重型，如果已没有临床症状（未使用激素）或无明显残存病灶可评为缓解。目前已经有很多评估克罗恩病活动性的指数，包括克罗恩病活动指数和 Harvey-Bradshaw 指数，但是它们很大程度上只用于临床试验，利于标准化和对患者进行分组研究。

　　健康相关生活质量（health-related quality of life，HRQOL）是对于个人健康状况的主观感觉的定量测量方法，包括情绪和社会方面。如果要进行比较不同治疗方法的临床试验，HRQOL 是非常重要的，因为它能够提供对治疗效果的有效和客观的测量。

表型

　　克罗恩病的表型是指由于疾病部位和疾病行为（例如：狭窄或瘘管）的变化而观察到不同的临床表现。现在看来，病变的部位随着时间的改变是趋于稳定的，但是其病变的行为按维也纳分型在整个病程中的变化是很大的。数据显示在过去的 10 年里，46% 的患者表现出与当初诊断时不同的病变的行为。表型对于遗传学研究是很重要的，因为不同的表型可能与特定的基因变化相关联，同样对于各种治疗、不同药物以及手术效果的研究表型也是非常重要的。维也纳分型在 1998 年确立，要求在作出诊断的时候记录以下内容：年龄 < 40 岁或 ≥ 40 岁，病变的位置（末段回肠、结肠、回结肠、上消化道），病变的行为（非狭窄性 / 非穿透性、狭窄性、穿透性），还要记录性别、种族、是否犹太人、炎性肠病的家族史和肠外表现。

鉴别诊断

小肠克罗恩病

　　大多数病例中，在经过合适的检查后就可以作出明确诊断，这些检查包括病史、临床资料、实验室检查、放射学检查、内镜检查和病理学结果。框 10.2 列出了小肠克罗恩病的鉴别诊断；其中最困难的两个需要鉴别的疾病是耶尔森病（Yersinia）和肠结核。

框 10.2 • 小肠克罗恩病的鉴别诊断

鉴别诊断
阑尾炎
阑尾脓肿
盲肠憩室炎
盆腔感染
卵巢囊肿或肿瘤
盲肠肿瘤
回肠类癌
白塞病
累及小肠的全身性血管炎
放射性肠炎
回盲部结核
耶尔森（Yersinia）小肠结肠炎
嗜酸性粒细胞性胃肠炎
淀粉样变性
小肠淋巴瘤
放线菌病
慢性非肉芽肿性空回肠炎

有效的鉴别方法
病史，CT 扫描
病史，超声 /CT 扫描
老年人，钡剂灌肠
病史
超声
钡剂灌肠 / 结肠镜
小肠造影
口腔或外生殖器痛性溃疡
全身结缔组织功能紊乱
放疗病史
结核病史，结核杆菌的环形抗体，便培养
自限性，便培养，血清学检查
胃部受累，外周嗜酸性粒细胞增多
活检
影像学表现
细针穿刺细胞学检查
临床表现和病史

大肠克罗恩病

当小肠和肛周没有受累的时候，有两个部位的克罗恩病诊断可能比较困难。一个是病变累及孤立的肠段，尤其是比较短的肠管，那么它同肿瘤、缺血、结核和淋巴瘤的鉴别诊断就比较困难了。另外在很少见的情况下，严重的憩室炎性病变可以表现为类似克罗恩病，也可存在肉芽肿样病变、透壁性炎症和裂隙状溃疡，但是在克罗恩病中单独乙状结肠受累很少见，因而在合并有憩室病的情况下应该非常谨慎地作出诊断。克罗恩病同溃疡性结肠炎的鉴别诊断在前面已经叙述过了。

药物治疗

在框 10.3 中列出了克罗恩病药物治疗的一线药物选择。克罗恩病治疗的目的是缓解症状并维持，缓解病情最有效的药物是糖皮质激素和最近刚刚开始应用的英夫利昔单抗（infliximab）。对于中到重度病例，要同时开始应用类固醇激素和免疫抑制剂，通常为硫唑嘌呤，当免疫抑制剂数周或数月后开始显效的时候，可以停用类固醇激素。氨基水杨酸制剂对于非重型结肠型患者有一定疗效。与原来逐渐增加药物强度的治疗相比，初始应用强力制剂的"阶梯疗法"（top-down therapy）更被普遍接受。

框 10.3 ● 克罗恩病一线用药选择的总结

发病期治疗
轻到中型病例
●泼尼松每日 20 ～ 40mg 应用 2 ～ 3 周后减量
●小肠和 / 或右半结肠：布地奈德每日 9mg
●克罗恩结肠炎：适当的水杨酸药物（口服和 / 或灌肠）
●肛周病变：甲硝唑 400mg 3 次 / 日或环丙沙星 500mg 2 次 / 日
重型病例
●静脉应用每日泼尼松 60 ～ 80mg
●英夫利昔单抗或其他生物制剂
缓解期维持
●硫唑嘌呤、6- 巯嘌呤、甲氨蝶呤、布地奈德每日 6mg（小肠和 / 或右半结肠）

氨基水杨酸制剂

柳氮磺胺吡啶和 5- 氨基水杨酸（5-ASA，又叫美沙拉嗪）是治疗轻到中型病变的最常用药物。柳氮磺胺吡啶是由磺胺吡啶与 5- 氨基水杨酸合成的，在结肠被细菌分解成有活性的 5- 氨基水杨酸，而其中的 20% 会被吸收。如果直接口服 5- 氨基水杨酸，它在近段小肠就被完全吸收。尽管起主要药物作用的是 5- 氨基水杨酸，但大部分的副作用是由磺胺吡啶产生，包括恶心、呕吐、胃灼热、头痛、精子减少和轻度溶血等，这些副作用是与剂量相关的，还有一些超敏反应是同药物剂量无关的，包括结肠炎加重恶化。如果每日服用 4g 柳氮磺胺吡啶，30% 的人会出现副作用。新型 5- 氨基水杨酸制剂采用不同的载体，使用 pH 或时间依赖性的糖衣使得它在空肠、回肠或结肠开始释放。

氨基水杨酸制剂一直以来在控制克罗恩病方面占有着不可替代的位置，但是现在出现了不同意见。通常氨基水杨酸制剂作为治疗小肠和结肠病变手术后预防复发的药物，但是在疗效方面收益甚微，而替代疗法显得更加有效[7, 8]。但它们可以作为治疗轻到中型结肠病变及预防小肠切除术后复发的首选药物[9]。

类固醇激素

对于中到重型克罗恩病，全身应用皮质激素是最常用和最有效的方法，它可以使 70% ～ 80% 的病例得到缓解，但是对于仅有结肠受累的病例则效果较差。泼尼松的剂量范围为中型患者 20 ～ 40mg/d 口服，重型患者为 60 ～ 80mg/d 静脉用药。类固醇激素应该短程应用，达到临床目标后必需逐渐减量。在疾病早期，它们对于缓解由炎性水肿造成的狭窄所引起的梗阻症状有效，但是对于确定的由纤维狭窄所引起的梗阻症状是没有作用的。有一部分患者需要维持类固醇的治疗才能有效缓解症状，这也意味着激素依赖性疾病，但除此之外一般不用类固醇作维持治疗。联合使用氨基水杨酸和类固醇治疗也并没有显示出更好的治疗效果。

对于左半结肠疾病，使用类固醇激素灌肠也很有效，但它们是全身吸收的，长期应用可能会引起肾上腺皮质功能减退。5- 氨基水杨酸泡沫剂灌肠可以达到同样的效果，而且在恶化的病例中可以和口服类固醇激素联合使用。

为了避免全身性不良反应，临床上已经应用了可以局部作用的皮质激素——布地奈德，口服后缓慢释放，在小肠和结肠均可以起作用并能够通过灌肠给药。由于在肝中快速通过，布地奈德的全身生物利用度只有 10% ~ 15%，但是它仍然可以对肾上腺皮质激素水平产生抑制。

 在活动性克罗恩病中，全身应用类固醇激素可以使 60% ~ 73% 患者症状缓解，而布地奈德可以使 51% ~ 60% 的患者的症状得到缓解，但是报道的不良反应却减少了一半，从 60% 降低到 30%。研究显示治疗回肠和 / 或升结肠疾病，每日服用 9mg 布地奈德同每日服用 4g 美沙拉嗪相比，在 16 周时布地奈德组的缓解率为 62%，而美沙拉嗪组的缓解率为 36%，而且布地奈德的耐受性更好。但布地奈德在维持治疗中作用有限[10]。在评价布地奈德降低回肠或回结肠切除术后的内镜下复发率（在第 3 个月和第 12 个月）的随机对照双盲试验中，同安慰剂相比布地奈德并无明显作用[11]。

抗生素

甲硝唑是最常用的抗生素，它的作用机制并不是很清楚，也许是通过它的多种抗菌作用或是通过抑制细胞介导的免疫反应来发挥作用。它的作用效果首先在治疗肛周疾病中报道，但是它的作用效果是在无对照组的情况下取得的，至今仍没有对照试验来支持这种治疗方法。由于可能诱发周围神经炎，长期应用甲硝唑 > 10mg/kg 是禁忌的。

营养治疗

营养治疗的原理是：肠腔内的饮食抗原可以引起炎症反应，去除这些刺激和肠道休息能够使症状缓解。

 完全肠外营养可以使 60% ~ 80% 的患者的症状缓解，这同类固醇激素的疗效相似，但是它们二者联合应用的效果并不优于单独使用其中一种方法，停用后复发率高，完全肠内营养同肠外营养一样有效，而且停用后复发率相似。多聚合剂的效果和微量元素与多肽营养合剂一样，但是多聚合剂更便宜而且口感更好，因此作为首选[12]。

免疫调节治疗

免疫调节治疗可以降低类固醇的用量，尤其是在症状得到缓解后和在难治病例中更为明显。硫唑嘌呤和 6- 巯嘌呤是嘌呤类似物，硫唑嘌呤很快代谢为 6- 巯嘌呤，它们通过抑制细胞毒性 T 细胞和自然杀伤细胞的活性来抑制细胞增殖和细胞介导的免疫反应从而达到治疗目的。治疗的起效时间要 3 ~ 6 个月。毒性作用不常见，有 3% ~ 15% 的患者可能会发生胰腺炎，但停药后可以缓解。

 免疫治疗可以出现发热、皮疹、关节痛和肝炎，骨髓抑制是与药物剂量相关的。研究显示免疫抑制药物可以在 70% ~ 80% 的病例中取得改善疾病症状和降低类固醇的用量的效果，而且是在克罗恩病的所有类型包括肛周疾病中均有效。甲氨蝶呤偶尔也会用于克罗恩病的治疗，目前关于它的研究不多，但结果显示其治疗效果与硫唑嘌呤和 6- 巯基嘌呤相当，可以用于对二者耐药或不能耐受的患者[12]。

关于针对炎性反应中特殊介质的大量单克隆抗体的临床试验正在进行中。

 关于鼠 - 人嵌合体 TNF-α 单克隆抗体（英夫利昔单抗）的初期的安慰剂对照试验表明，单次剂量应用即可以缓解症状，在应用单次剂量 4 周后，使用英夫利昔单抗的患者中有 65%（83 人中的 54 人）的人出现初期治疗反应，而对照组为 17%（24 人中的 4 人）；12 周时，这个数字分别为 41% 和 12%[13]。在近期的 ACCENT Ⅰ临床试验中，研究了在 1 年里使用英夫利昔单抗维持症状缓解的患者，有 573 位患者入选，在初次注射后，58% 的患者有反应。把有反应的患者随机分到安慰剂组或英夫利昔单抗组，在第 2 周、第 6 周给药，然后每 8 周一次直到第 54 周。第 54 周时，初次有反应的患者中，在安慰剂组中 15% 的患者和治疗组中 35% 的患者得到了临床缓解[14]。

使用英夫利昔单抗治疗瘘管也取得了与之相似的结果。ACCENT Ⅱ研究了肛周瘘管和肠外瘘的治疗，并把治疗的第一目标设定为瘘管的数量减少 50% 以上。在第 0、2、6 周 3 次注射后，有治疗反应的患者在第 14 周随机分为安慰剂组或英夫利昔单抗组，并每 8 周注射一次直到 54 周，若患者对治疗失去反应或者瘘管再次活动则停止注射。结果在参加试验的 306 位患者中，195 位（64%）治疗有效果者在第 14 周时被随机分组，在第 54 周时，接受安慰剂治疗的 98 位患者中有 23 位仍然有效，接受英夫利昔单抗治疗的 91 位患者中有 42 位有效。这意味着进入这个试验的所有 306 位患者在用英夫利昔单抗治疗后大约 30% 的患者在 1 年内持续有效果，22% 的患者为获得完全缓解。在初次使用英夫利昔单抗后有效的安慰剂组患者中，19%（98 位患者中的 19 位）获得完全缓解[15]。因而可以用 1 年的完全缓解率来判断英夫利昔单抗的治疗效果。

英夫利昔单抗治疗价格昂贵而且存在不良反应，且尚无长期安全性数据。因而在临床中最好用于当传统药物治疗无效时的短期治疗以缓解症状，然后再继续使用传统的免疫抑制药物。最好由有经验的多学科治疗小组使用英夫利昔单抗。近期阿达木单抗（adalimumab，一种人抗肿瘤坏死因子）开始应用于 CHARM 和 CLASSIC Ⅰ 期和 Ⅱ 期临床研究，取得了与英夫利昔单抗类似的效果。目前有许多作用于炎症反应的抗体正在进行临床试验研究。对于那些应用如此昂贵的药物得到症状缓解的患者来说，长期的治疗效果尚不得而知。

手术和免疫抑制剂

随着免疫抑制治疗的逐渐应用，患者围手术期的安全逐渐被大家所关注。幸运的是尚无证据表明，应用英夫利昔单抗及硫唑嘌呤治疗的患者手术并发症会增加。但对应用泼尼松大于 20mg、时间大于 6 周的患者，在条件允许的情况下需要术前冲击治疗和类固醇减量[9]。

术后预防病情复发

术后需要用药物治疗来预防复发，10 年来应用美沙拉嗪的结果是可喜的，但是还需要更多的数据来支持。

至今为止一系列的临床荟萃分析指出可能有 15% 的病例出现临床复发，推荐在小肠切除术后 2 周开始应用药物治疗，剂量 > 2g/d，持续应用 2 年[9]。

曾有人提出对高危患者应用硫唑嘌呤，但是目前尚无证据支持[7,8]。

其他药物

在轻到中型病例中可以使用止泻药和抗胆碱药来减轻痉挛性腹痛，但是不能应用于重型恶化型病例。非甾体抗炎药也应该尽量避免使用，因为它们可能会使疾病恶化，而麻醉剂能增加肠麻痹的发生。考来烯胺（cholestyramine，消胆胺）可以用于治疗胆盐腹泻。

外科治疗

外科治疗的进展

克罗恩病最初由 Crohn 及其同事首先报道的一类节段性炎性肠病，其特点是肠管切除后复发率很高，复发多发生于切除后的吻合口，经常会导致不得不再次手术切除。现代外科治疗克罗恩病的目的是切除最少的肠管以及尽可能地重建肠道功能。

必须认识到克罗恩病是一种广泛分布的肠道疾病，切除边缘的情况并不影响这种疾病的再发[16,17]。

一些小规模的研究进一步显示：回结肠切除之后内镜下残存的无症状的小肠病变与复发并无直接的关系[18]，尽管"疾病再发"（recurrence of disease）这一术语广泛应用，但"复发"（recrudescence）似乎更为合适，其指原有的疾病又有新的发作出现。

尽管手术治疗有时需要切除较多的肠管，但重要的是尽量避免切除不必要的过多的肠管来防止疾病的复发。而对于内科药物治疗的患者，一旦出现手术指征时千万不能拖延。当患者确定需要手术治疗时，大多数应该在 12 个月内进行，手术越早进行患者获益越大[19]。无论是手术治疗，还是内科药物治疗，只有使病情得到缓解，患者的生活质量才能得到明显的提高[20]。一旦内科治疗无效，或者药物副作用无法耐受，手术治疗就成为大多数患者的最佳选择。

腹腔镜手术用于克罗恩病的治疗既方便又安全，而且越来越多地应用到一些比较复杂的病例。大多数外科医生喜欢将肠管提出腹腔外吻合，如果可能，分离结扎系膜也可以在腹腔外进行。回结肠病变属于相对容易操作的疾病，一般在脐周作 1 个 3 ～ 5cm 的切口即可，meta 分析显示腹腔镜回盲部切除手术瘢痕小，术后恢复有明显的优势[21]。但是快速康复的开腹手术（fast-track）也可以让患者早期出院取得同样的效果[22]。随着结直肠腹腔镜手术的逐渐普及，越来越多的患者开始接受这种微创手术。与开腹手术相比，腹腔镜手术切口小，恢复更快。

手术与再手术的风险

目前还没有克罗恩病的疾病表型和各种并发症的准确数据，本文的许多数据都是来自于专业治疗中心，但是这些数据并不符合大样本随机对照研究。最大的样本报道来自瑞典，病例数为 1936，其 1、5、10 年的累计肠切除率是 44%、61% 和 71%，随后 5 年和 10 年的复发率分别为 33% 和 44%[23]。另有 1 个 210 例患者的样本研究，这些患者的平均病程为 11 年，56% 的患者需要手术，存活患者中 10 年和 20 年的再手术率分别是 25% 和 56%[24]。

在 3 个专业治疗中心的 592 例克罗恩病患者的治疗经验中，随诊 13 年 74% 的患者需要手术。不同病变部位的手术的机会不同，小肠病变的手术机会为 65%，结肠或直肠肛管受累为 58%，回盲部病变为 91%[25]。在上述 3 个中心已接受一次手术的病例中，随访 10 年以上约一半的患者需要再次手术[26,27]。多数报道结果显示每年有 5% ～ 15% 的患者复发，每年的再手术率为 2% ～ 10%。复发主要在原手术部位，但也可能新发[28]。对于需要外科手术治疗的患者，随访 20 年约 14% 需要永久造瘘，临时造瘘的为 40%[29]。

复发的危险因素

许多研究都谈到了复发的危险因素，复发可以通过影像学检查、内镜检查、症状复发和再次手术而确诊。目前的大多数研究都是回顾性的，尽管有一些

研究认为找到了复发危险因素，但其他的研究并没有证实这些因素，这些尚未证实的因素包括发病的年龄、性别、病变的位置、再手术次数、小肠切除的范围、近切缘的长度、切缘的镜下表现、是否存在瘘管或梗阻、病变的数量、是否有肉芽肿以及是否有输血史等[30]。

尽管复发多发生在吻合口近端，但是没有证据表明吻合技术（侧侧吻合、端端吻合、端侧吻合、手工吻合、吻合器吻合）可以影响复发。多数人认为类似侧侧吻合器吻合的宽阔的吻合术更容易被接受，进一步的随机对照实验正在进行中。

研究已经证实术后持续吸烟使复发的风险成倍强加，因而患者必须戒烟[31-33]。而术后预防性应用 5-ASA 可以使复发的危险降低 15%（见以上讨论），即每 8 个患者有 1 人受益。

外科治疗克罗恩病的原则

围术期问题

良好的围术期处理对于克罗恩病患者的术后恢复是很有必要的，因为即使是小肠病变患者结肠也有受累可能，所以在所有择期手术的病例的术前准备中应包括充分的肠道准备，还应该注意预防深静脉血栓的发生，因为炎症性肠病的患者发生栓塞并发症的风险很大[34]，通常应给患者皮下注射小剂量肝素和配合使用弹力袜，如果患者有血栓史的话仅有这些措施可能还是不够的。这些患者还存在合并肾上腺功能抑制的风险，所以需要静脉内注射类固醇激素。在择期手术前还应该通过肠内或者肠外营养的途径纠正明显的营养不良和电解质紊乱，同时要控制感染，如果这些做不到，手术应考虑行临时肠造瘘而不是肠吻合。邀请胃肠专家参加治疗及决定治疗方案也是很必要的，另外在住院期间对于这些患者进行围术期的心理辅导和咨询安慰是很重要的。

手术技巧

外科医生将会面对一些在技术上很难处理的患者，在这种情况下不要轻易改变原治疗方案。因为克罗恩病可能会涉及任一部位的肠管，所以大多数患者选择会阴截石位手术，脐下正中切口是较好的选择，利于将来再次手术而且也不影响双侧腹壁可

能造瘘位置的选择。手术时应探查全部肠管，以利于确定疾病范围，测量剩余及切除肠管长度，用一个金属夹子标记吻合口位置对于复发病例很有帮助。对于首次发作的病例，术中应切除阑尾以避免将来影响诊断以及混淆病情。

特别要注意这些患者的肠系膜往往肥厚水肿，普通的结扎可能会让血管回缩至肠系膜，以致形成肠系膜血肿，压迫供应其余肠管的血运，所以对这类血管的处理一定要注意安全，一些医生推荐双线结扎。术中尽量避免肠内容物的溢出，谨慎止血是十分重要的，因为炎症导致的粗糙面不可避免地会有一些渗出。此外还应该注意分离严重的炎症粘连时要避免损伤其他肠管及脏器。

 透明质酸酶可以用来减少粘连，将网膜隔在切口与内脏之间也可以减少粘连，对于很可能需要再次或多次手术的患者可以采取这种方法[35]。

还有许多相似的产品包括一些喷射装置和防粘连膜，使用起来更容易，据说效果也很好。除此以外，腹腔镜手术也可以减少粘连的形成。

外科治疗小肠和回结肠克罗恩病

适应证

外科治疗小肠克罗恩病主要是为了治疗内科治疗无效的并发症，包括：

1. 有梗阻症状的肠管狭窄。
2. 肠外瘘或者腹腔内与其他器官之间形成的瘘。
3. 腹腔内或腹腔后脓肿需要引流。
4. 控制急性或慢性出血。
5. 肠穿孔。

其中梗阻是最常见的指征。

胃十二指肠疾病

有症状的胃十二指肠克罗恩病占 0.5% ~ 4%，常合并其他位置病变，十二指肠的第一、二部分最常受累，病变常发展延伸至胃腔内。多数患者因梗阻（少数因出血）需要手术，通常通过内镜很难分辨克罗恩病和消化性溃疡，但试验性内科治疗可以帮助明确诊断。胃大部切除术是消化性溃疡或幽门梗阻的标准术式，历史上迷走神经切断术多用来作为减少吻合口溃疡的选择，由于质子泵抑制剂可以达到同样的效果，迷走神经切除术已很少使用。

如果可以实施幽门或十二指肠成型术，会取得更好的疗效。十二指肠成型的预后报道各不相同，关键在于病例的选择[36,37]。大量急性出血很少见，但如果内镜下止血不成功，只能采取缝扎止血来控制。球囊扩张用于狭窄的治疗是安全的，但有限的报道显示远期效果并不好。十二指肠瘘在克罗恩病中的发病率为 0.5%，大多是其他部分的病变瘘入十二指肠，外科治疗大多是成功的，预后与原发疾病肠管的严重程度有关，十二指肠瘘口的关闭一般采取空肠浆膜修补或者 Roux-en-Y 吻合的方式，而不用直接缝合的方法。

回结肠疾病

远端回结肠疾病从确诊开始 5 年的累积手术率是 80%。手术方式通常是回结肠局部切除，两端各包括几个厘米的正常肠管，至于采用何种吻合技术能够得到最好的效果仍存在争议，大多数人选择能够使吻合口管腔较大的吻合方法。

第一次手术后 5 年再手术率为 20% ~ 25%，10 年为 35% ~ 40%。再手术率对于第二次和第三次手术的患者是一样的。复发多位于吻合口的回肠一侧，而且应该认为它是一种疾病的新形式，与原切缘的情况无关，尽管复发率很高，基本上每个患者 10 年之内都可能会再次手术，但是手术对于缓解患者的症状还是很成功的，尤其对于那些内科治疗很困难的患者。

球囊扩张可以用来治疗一些有选择的回结肠狭窄的患者，尤其是术后短期吻合口狭窄的患者，其短期有效率在 60% ~ 80%（穿孔的危险在 2% ~ 11%），长期有效率为 40% ~ 60%[38]。

空回肠多发疾病

如果是小肠单发克罗恩病，基本上均位于回肠末端，手术行局部切除即可。如果是多发广泛的小肠病变，常常会出现小肠梗阻症状。在过去此种情况多需要手术切除多段肠管以致会伴发短肠综合征，现在的治疗理念是尽可能地保留一定长度的肠管，所以肠管狭窄切开成型术越来越多地开始使用，这种技术适用于任何部位的狭窄，对于短的小肠纤性狭窄尤为理想，至于 10 ～ 15cm 长的狭窄也开始使用，但是总体来说长段的活动性炎性狭窄最好行肠切除术，除非因为要保留的肠管长度不够。在大多数情况下行狭窄切开成型的患者一半需同时行肠切除术。

肠管狭窄切开成型术手术方法与幽门成型基本相同，经常使用的是 Heineke-Mikulicz 方法。对于少数长段肠管狭窄又需要保留肠管的患者，可以采用 Finney 或者 Jaboulay 的方法。而对于更长段的狭窄 Michelassi 采取了顺蠕动侧侧吻合的技术[39]，这种改良的技术方法最近开始用于梗阻近端正常肠管与远端侧侧吻合，有些医生认为此方法可以减少进一步狭窄的风险。多数患者可以同时行 3 ～ 4 个狭窄切开成型术，少数甚至可以到 10 ～ 15 个。为了确保术中不会遗漏狭窄处，可以采取用从切开处置入 Foley 导管，球囊打到 25mm 直径，这样当它从肠管通过时，如果有外观不易发现的肠管狭窄就可以明确。还可以采取直径约 25mm 的石质、钢质或木质球，用它来检验肠管的狭窄之处。

肠管狭窄切开成型术已被证实是安全和有效的，总的并发症为 10% ～ 20%，术后腹腔内感染为 4% ～ 5%，98% ～ 99% 的患者术后症状得到缓解，切开成型处术后出血的比例约为 3%，大多数可以通过保守治疗缓解。随访复发需要再次手术的比例 5 年约为 30%。无论是否同时行肠切除术，狭窄切开成型术后的再手术率没有区别，至于是第一次还是第二次甚至是第三次手术，其术后复发需要再手术率亦没有差别。不足 10% 的患者会发生局部再狭窄，大多数复发发生在新的部位[40-44]。

肠瘘和脓肿的处理

超过 30% 的克罗恩患者会发生肠瘘，其中肠内瘘约 40%，肠外瘘约 40%，二者都有的约 20%。可以分为自发的肠瘘和手术后肠瘘两种，后者经常为外瘘。大多数肠瘘均伴发脓肿形成（至少在初期时），有经验的外科医生修补肠瘘的成功率可以达 95% 以上，但是经过确定性手术后仍失败者会面临较高的死亡率。

小肠皮肤瘘和腹腔内脓肿

小肠皮肤瘘是克罗恩病中最常见的导致肠功能衰竭的原因，患者一旦发生肠功能衰竭就需要多学科的监护小组密切观察。腹腔内脓肿经常向外破溃形成瘘管，外科医生的重要任务就是确认该瘘管是否达到了很好的引流腹腔内脓肿的目的，如果没有就需要创立新的引流。无论是自发的还是手术以后的肠瘘，通常会沿着最薄弱的地方破溃，最常见的部位就是手术切口和原引流口。

处理原则

尽管自发和术后的瘘管的表现不一样，但处理原则一样，具体如下：

1. 首先是复苏，主要是纠正水电解质紊乱，提高血红蛋白水平，通过切开或经皮引流以及配合抗生素来控制感染，偶尔可以选择肠管造瘘，尽量不要试图修补或吻合肠管，尤其当患者存在严重营养问题或感染时。要注意保护瘘口周围皮肤，可以采用一些专用的造瘘设备。

 目前很多地方使用生长抑素类似物来减少瘘管的分泌量，但一系列的临床研究证明这样做是无益的[45]。

2. 建立营养通路，通过肠内营养或者全肠外营养来改善患者的状态。
3. 鼓励患者建立战胜疾病的信心。由于不断面临新的问题和对自己的将来会发生什么心中无数，患者通常情绪低落，充满失落、生气、害怕的感觉，外科医生应该时刻认识到这一点，并准备好解决患者的问题。
4. 调动患者的积极性，如果估计瘘口可以通过保守措施自行闭合或者瘘是术后继发的，那么至少要等待 6 周。如果 12 周还没有闭合，那么就认为不会自行闭合了，因为多数情况下会 6 周内自然闭合，除非以下情况：
   (a) 瘘管发生于病变肠道；
   (b) 吻合口破裂超过肠管周径的 50%；
   (c) 皮肤和肠黏膜之间有交通；
   (d) 瘘口远端有肠梗阻。
5. 制订一个确定性的手术方案：
   (a) 术中完全游离肠管，彻底松解粘连；
   (b) 切除病变受损肠管与瘘管以及与之相通的

原吻合口。

制订这一计划需要影像学检查（1）确定病变肠管的范围，（2）除外任何梗阻性病变，（3）明确瘘管走行。一定要避免急于提前手术和重复影像学检查，除非检查结果有变化。有报道称负压辅助包扎和明胶海绵瘘管填塞可以达到封闭的效果，但其能否加速瘘管愈合并取代手术仍无定论。

自发性肠瘘

克罗恩病患者一旦出现自发性肠瘘就意味着有一段肠管需要手术切除，遇到下列情况下应尽早手术：

1. 估计瘘管不会自行闭合。
2. 估计最近的一次开腹术不会使手术增加困难。
3. 慢性肠穿孔、腹部感染灶已局限，全身症状已明显改善。
4. 尽管想在手术前努力改善患者的一般情况和营养状态，但由于克罗恩病处于活动期，这一目标很难达到。

术后肠瘘

同自发性肠瘘相比，术后肠瘘常常可以自行愈合，因为病变肠管已经切除，只要下端没有梗阻，自行愈合是完全可能的。然而术后患者都很虚弱，手术有可能合并广泛的腹腔内污染，所以通常要注意引流情况，一般通过切口或术中的引流管引流，必要时可以采取开放或经皮肤再引流。某些情况下腹部伤口需要早期敞开并给予负压引流，虽然这种方法可能引起肠皮肤瘘。

腹腔内瘘

腹腔内瘘通常是自发的，原发灶可以位于肠管的任何部位，但回盲部最多见，处理的原则与上面相似，但患者的情况往往较好，症状也少，大约一半的内瘘通过临床可以诊断，其余的没有症状或在外科手术时发现，多见于两个相互粘连的肠袢之间。内瘘通常发生与胃十二指肠、阴道、输卵管、尿道相通，但乙状结肠、小肠和膀胱也是常见的位置。多数高位阴道瘘是来自于直肠，但也有一部分来自于回肠。

外科治疗包括切除原发病变，切除原发于吻合口的瘘管和单纯缝合继发病变位置瘘口，但是对于后者，十二指肠例外。

小肠或结肠的自发穿孔

克罗恩病患者的肠管游离穿孔率为1%，小肠和结肠的发病率相似。最好的治疗方法是24小时内手术，切除病变肠管并近端造瘘。

结肠、直肠克罗恩病的外科治疗

适应证

大多数结肠克罗恩病外科治疗是针对那些内科控制无效、难以处理的情况。是否需要手术以及选择什么样的术式决定于病变的程度。其中1/3的患者病变是节段性的，1/3局限于左半结肠，全结肠病变占其余1/3，全部患者中约1/3合并肛周病变。自诊断后10年内，约一半患者需要一次大手术，1/4的患者需要永久性回肠造口[46]。在重症结肠炎患者中，大多数通过内科治疗可以缓解，但是其中超过一半的患者在疾病发作后1～2年需要结肠切除手术[47]。

急诊结肠切除术和结肠切除回肠造口术

急性克罗恩病中，急诊结肠切除术只占一少部分。手术指征包括中毒性巨结肠、出血、穿孔和内科治疗无效的重症结肠炎。如果48～72小时内内科治疗有效，则不需要外科手术。对于那些估计有可能会再发中毒性结肠炎而且症状难以控制的患者，建议早期行选择性结肠切除。1%的结肠炎患者会发生严重的出血和穿孔，手术通常行全结肠切除和回肠造瘘术。

如果可以，需待患者的全身情况条件允许时进行直肠切除术，但是严重出血是很棘手的问题。在保留直肠残端的患者中通常因术后并发症需再次手术切除。保留直肠也会增加了远期癌变的机会，需要严密随访监视。在一些重症的部分失去结肠功能的结肠炎患者中，有选择地行回肠袢造口术能使临床改善率达到80%以上，一半患者最后可以闭合造瘘口，但只有20%的患者在中期随访中没有复发[48]。

除急诊结肠切除和高风险患者外，当肛门直

病变的患者出现会阴部的伤口时，可以考虑结肠切除和回肠造口术。结肠切除术后给予大剂量药物治疗可以控制病情，结果是否优于直肠切除术仍存在争论。

节段性结肠切除

节段性结肠切除近年来逐渐流行，其指征为存在肠管狭窄以及一些需要除外癌变的病例，其复发率与节段性小肠病变相似（表 10.1）。一项 meta 分析比较了节段性结肠切除和结肠切除后回肠直肠吻合的随访结果。如果存在多发节段性结肠病变，节段性结肠切除术后复发时间会更早，但是在永久性造瘘率方面没有差别。治疗的选择取决于病变的范围[49]。

全结肠切除和回肠直肠吻合术

有 25% 的克罗恩病患者需要行全结肠切除、直肠保留术，因为其直肠功能和括约肌功能正常，这些患者适合回肠直肠吻合。部分存在直肠炎和 / 或会阴部病变的患者也可以得到满意的功能。重症患者需要分期行全结肠切除和回肠直肠吻合术。

临床随访 10 年复发率为 50%，对于那些将来需要切除回直肠吻合的患者，他们中的大多数在再次手术前仍可以保持 4 ～ 5 年的正常功能，这一点对于青少年患者来讲是很重要的。另一半的患者随访 10 年后仍可以继续保留直肠，如果会阴部疾病加重通常也需要切除直肠。

全直肠结肠切除术

这种式式是治疗克罗恩病结肠型的标准式式，尽管需要肠造瘘，但是复发率较低。复发部位多位于小肠，可能的原因是与会阴部病变有关，术后 10 年的复发率为 15% ～ 25%。对于疾病局限在结肠的患者，结肠切除、回肠造瘘后随访生活质量很好[26]，只有少部分患者因为回肠造瘘并发症而需要二次手术[29]。

直肠切除时需要小心以避免损伤盆腔神经，目前保留内括约肌和直肠周围肌的切除技术已经逐渐普及，它带来的问题是由于没有自然的解剖平面，游离切除时涉及更多血管，更费时，在关键的地方如直肠前方及侧方一旦突破进入直肠系膜平面以外可能会损伤副交感神经，对于外科专家来说沿着直肠系膜平面的间隙游离也许更加安全。无论采用哪种技术，外科医生必须学会随机应变，因为有时严重的会阴及直肠周围病变会使游离十分困难。会阴部伤口最好一期缝合，并在上面放置负压引流（如果需要）。伤口延期愈合是一个常见的问题，尽管 60% ～ 80% 的患者可以正常愈合，但是多达约 30% 的患者需要 4 ～ 6 个月才能完全愈合，在许多病例现在通过真空辅助换药系统可以缩短愈合时间。还有 10% 的患者长期要面临会阴窦道的困扰，他们中大多数需要再次手术，手术方法包括：去除窦道的坏死组织，清创窦道壁，切除会阴瘘管（图 10.4）及病变的皮肤。对于结直肠切除术后难处理的活动性会阴病变，可以采取局部广泛切除以及腹直肌皮瓣转移会阴再造的方法（图 10.5）。令人失望的是一小部分正常皮肤皮瓣可以发展为克罗恩病肉芽肿样皮肤改变。

重建性结直肠切除术

回肠贮袋肛管吻合在克罗恩病已经被看成为一个禁忌式式，因为容易继发小肠或肛周疾病进而导致需要切除贮袋。然而最近这一观点有所改变，部

表 10.1 ● 节段性结肠克罗恩病行结肠部分切除术后长期随访情况

作者	病理数	平均随访时间（年）	临床复发率（%）	10 年再手术率（%）	避免永久造口比例（%）
Allan 等[70]	36	—	—	66	—
Makoweic 等[71]	142	12	60	32	88
Prabhakar 等[72]	48	14	77	33	86
Polle 等[73]	91	8.3	—	33（中位 8.3 年）	56*

Prabhakar 等报告的病例中包括 10 例行大部结肠切除术的患者。

* 部分患者结肠节段性切除术后出现穿孔。

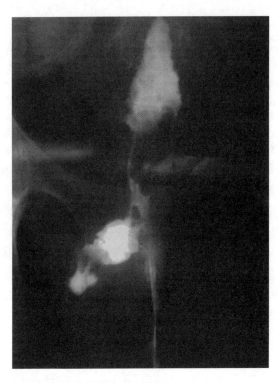

图 10.4 ● 窦道造影显示会阴部肠瘘。

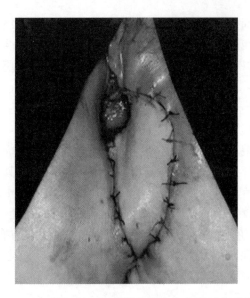

图 10.5 ● 用腹直肌皮肤皮瓣来重建治疗会阴部窦道的严重并发症——皮肤鳞癌（阴道位于皮瓣末端的顶部）。

手术切除确定诊断。

分医生认为对于一个孤立结肠病变需要做结直肠切除的患者，可以选择回肠贮袋吻合术，而其他的医生认为其仍然是克罗恩病的禁忌[9]。贮袋失败及切除的风险为 10% ～ 45%，仍然比溃疡性结肠炎要高，随访 10 年再手术的比率为 50%，对于克罗恩病的患者这样的数据是可以接受的。小肠疾病复发的比率与其他术式相似[50,51]。巴黎研究小组 10 年的随访结果显示，克罗恩病结肠型有选择行回肠贮袋吻合术复发率为 35%，只有 10% 的患者需要二次手术切除贮袋[52]。

克罗恩病性结肠炎与癌变

有报道克罗恩病结肠型随访 22 年有 8% 的患者发生癌变，和溃疡性结肠炎癌变风险一样[53]。而另一项 3 个中心提供的数据指出，克罗恩病施行结肠切除的患者中发现 5% 有癌变或异型增生[54]，而溃疡性结肠炎患者中同样可以观察到类似比例的结肠黏膜异型增生[55]。因为多数克罗恩病患者都需要行结肠切除，所以需要密切监视随访的绝对病例数量不多。但是这些患者都需要定期结肠镜监测癌变。特别需要注意的是当有结肠狭窄时，应该假设这些患者可能有恶变，直到有证据表明其为良性或者通过

肛周疾病

30% ～ 70% 的克罗恩病患者会合并不同程度的肛周疾病，从小的皮肤病变到严重的肛周疾病都可以见到[1]。然而只有很小一部分患者是因为肛周疾病而需外科手术治疗[56]，通常是与结肠疾患特别是直肠疾患一同处理[57]。有少部分患者最初表现为肛管疾病，多年后有大约一半的患者会在其他部位出现克罗恩病表现，肛管疾病的变化与近端肠管疾病的活动性不相关。

一般情况下愈后良好，只有 5% ～ 10% 的肛周克罗恩病患者需要行结直肠切除。如果直肠同时也存在疾患，那么需要行结直肠切除术的比率将增加一倍。肛裂和肛瘘可能没有症状，一半患者可以几年后自愈，20% ～ 30% 可以通过外科手术处理后愈合，癌变较少见的但确实存在，局部感染如脓肿也可以合并存在。大多数肛周疾病患者会经历一个由难治性疾患引起的良性疾病过程，因而许多医生（而不是所有的外科医生）倾向于保守治疗，但是最近越来越多的报道显示有选择的非活动性病例行外科治疗效果更为理想。无论如何，在此类患者中保留肛门括约肌功能是治疗的重中之重。框 10.4 为克罗恩病肛周疾患的 Hughes 和 Taylor 分类[58]，外科手术

最常用于继发和偶发伴随病变。

检查

认真仔细的肛门检查通常在麻醉下是最有效的，也是全身查体重要的一部分。对于复杂的病例，MRI 与 / 或在麻醉下的肛门内超声结合将会使诊断更准确[59]。

内科治疗

甲硝唑、硫唑嘌呤和英夫利昔单抗（见上文）可以有效地控制和改善肛周疾病，但大多数有关的文献是无对照的，而且不能确定内科治疗是否可以减少并发症及降低手术的比例。病例报告显示，对于初始反应有效的病例，加用英夫利昔单抗对于内

框 10.4 ● 克罗恩病肛周疾患的 Hughes 分类

原发疾患
● 肛裂
● 溃疡水肿性痔病
● 潜行性溃疡
● 侵袭性溃疡
继发疾患
● 皮肤皱褶
● 肛管 / 直肠狭窄
● 肛周脓肿 / 肛瘘
● 肛管阴道 / 直肠阴道瘘
● 癌变
偶发伴随疾患
● 痔病
● 肛周脓肿或肛瘘
● 皮肤皱褶
● 隐窝炎
● 感染

From Hughes LE, Taylor BA. Perianal lesions in Crohn's disease. In: Allan R, Keighley M, Alexander-Williams J et al. (eds) Inflammatory bowel disease, 2nd edn. Edinburgh: Churchill Livingstone, 1990; pp. 351–61. With permission from Churchill Livingstone.

科和外科治疗的病例均可以提高其疾病缓解率[60]。而对于那些活动性病例可以帮助缓解症状及避免结直肠切除术。甲硝唑常用于治疗克罗恩病感染性并发症，是内科治疗一线用药，但需要警惕它的神经系统副作用。环丙沙星被认为同样有效且耐受性很好，但价格相对较贵。

肛裂

大多数肛裂位于后正中线，1/3 为多发，2/3 无症状，患者的肛管压力与对照组相同。50% ～ 70% 可以自愈及通过内科治疗愈合[61]，对于慢性肛裂推荐开始时采取保守治疗。治疗措施包括局部应用硝酸甘油、地尔硫䓬、内毒菌毒素注射，所有这些措施都用来保护内括约肌功能，然而如果这些努力都失败而患者有明确的症状，可以手术切除肛门一侧外括约肌，这样做效果也很好且不影响排便控制。但当患者合并有活动性直肠炎时不能使用这一方法。及时促进肛裂愈合能防止肛周脓肿和瘘的发生[62]。

脓肿

肛周脓肿发生于深部腔溃疡或肛腺感染（图 10.6），首发症状是逐渐加重的肛周疼痛。如果开始检查时不明确可以通过 MRI 协助确定。偶尔脓肿可以位于括约肌水平以上，这时麻醉后认真的体检通常能发现问题（对于疑难病例与 MRI 相比），可以切除一小块皮肤以利于引流。如果脓腔较大，可以插一蘑菇管利于引流和冲洗。在这一时期内彻底敞开是不明智的。

肛瘘

肛瘘的程度可以从偶发性瘘至"水管样"会阴，如果是偶然发现的肛瘘或者没有合并直肠和肛周活

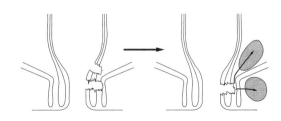

图 10.6 ● 肛周脓肿发病机制图。外括约肌和肛提肌深面的腔隙脓肿导致瘘形成。

动性病变，那么就可以进行标准的保留括约肌的手术治疗：首先探明瘘管途径，伤口敞开（表浅情况下），然后予以挂线引流，随访 2～3 年的治愈率为 50%～70%[56,63]。最近有人提出应用牛骨胶原关闭瘘管，其对于单纯瘘管的成功率较复杂瘘管要高[64]。瘘口被覆盖对大多数患者是无益处的。在并发瘘或活动性炎症存在时治疗的目的是建立充分引流，采取松的硅橡胶挂线引流效果最好，可以保留较长时间而且能保护肛门排便功能。肛提肌以上的瘘比较难处理，因为手术的最基本目的是引流和明确内口，对于这样的肛瘘由于常常存在直肠或其以上邻近肠管穿孔的危险，因而很有可能需要行结直肠切除术。肛管深部腔的溃疡导致的瘘处理起来很困难，往往最后难以避免结直肠切除。

直肠阴道瘘

阴道内排出粪便或气体意味着发生了直肠阴道瘘，这种情况下通常需外科治疗。在克罗恩病治疗中心中直肠阴道瘘的发生率为 10%，研究显示直肠阴道瘘中 37% 的患者发生于结直肠切除术后，仅有 1/3 是原发的直肠阴道瘘[65]，结肠病变患者较小肠病变更易发生。如果是低位瘘，最好在麻醉后进行检查，检查前应给予灌肠和预防感染。MRI 可以显示周围的感染及瘘的位置，而对于复杂且开口较高的瘘来说，阴道造影是最佳选择。

药物治疗的效果令人满意，英夫利昔单抗的效果尚存在争论。如果病情为静止期，可以选择多种外科治疗。根据局部组织情况不同，可以选择直肠皮瓣转移术、齿状线皮瓣转移术、阴道皮瓣转移术、马蒂乌斯皮瓣转移术、股薄肌置入术或括约肌成型术[66,67]。由于治疗方法多，效果持久，瘘的闭合率可以达到 50% 以上，在复杂修补手术时应该考虑行暂时性肠造瘘。

肛周病变的保护性回肠造口

对于那些病情危重的患者，暂时的回肠造口可以缓解其症状，从而提供时间讨论或进行下一步治疗方案。在这种情况下，大多数患者会感到症状明显缓解，但是随访发现只有一小部分人可以恢复肠道的连续性，其中更少的患者在继续随访中可以维持症状的缓解[48]。

肛周病变的远期并发症

肛周克罗恩病远期并发症包括直肠肛管狭窄和由于纤维化或括约肌破坏引起的便失禁。有症状的狭窄需要轻柔扩张至不超过 20mm，要注意受损的括约肌可能会突然断裂或致失禁加重，约半数直肠肛管狭窄的患者需要行直肠切除术[68]。

预后

一般患者都能过正常生活，尽管因该病死亡的人数不多，但是 20 岁之前发病的患者死亡率较高，特别是越早发病者死亡率越高。死因包括败血症、围术期并发症、电解质紊乱、癌变。

生活质量问题对于这些患者很重要，他们往往感到精力的丧失、对手术的恐惧以及身体的损害，对于他们来讲丧失精力和心情抑郁带来的影响比身体上的不适更可怕。从医疗的学术角度看，疾病并没有对他们造成阻碍，就业率与正常人也没有差别。然而他们还是经常感到自己的工作能力、生活娱乐能力、人际关系能力以及性能力下降。大多数患者刚开始适应生活和感到希望，但是疾病的复发又使其重新面临考验，这时来自心理学家、精神医生、非医疗人员和社工的心理治疗以及安慰支持对他们来说是很重要的[69]。

> ● **关键点**
>
> ● 克罗恩病患者表现为间断发作的活动性病变，发作后首选内科药物治疗。
> ● 多数患者在疾病的某个阶段需要接受手术治疗，多学科合作是取得良好治疗效果的关键。
> ● 外科手术主要是用来处理内科药物治疗难以控制的情况。
> ● 克罗恩病小肠型主要手术指征是其难以处理的并发症，包括肠管狭窄和肠瘘。
> ● 克罗恩病大肠型主要手术指征是内科药物治疗不能控制其症状。

（杨晓东 刘 岩 沈丹华 译）

参考文献

1. Satsangi J, Sutherland LR. Inflammatory bowel diseases. Elsevier, 2003.

2. Sartor RB. Does *Mycobacterium avium* subspecies *paratuberculosis* cause Crohn's disease? Gut 2005; 54:896-8.

3. Bernstein CN, Rawsthorne P, Blanchard JF. Population-based case–control study of measles, mumps, and rubella and inflammatory bowel disease. Inflamm Bowel Dis 2007; 13:759-62.

4. Gaya DR, Russell RK, Nimmo ER et al. New genes in inflammatory bowel disease: lessons for complex diseases? Lancet 2006; 367:1271-84.

5. Baumgart DC, Carding SR. Inflammatory bowel disease: cause and immunobiology. Lancet 2007; 369:1627-40.

6. Nikolaus S, Schreiber S. Diagnostics of inflammatory bowel disease. Gastroenterology 2007; 133:1670-89.

7. Baumgart DC, Sandborn WJ. Inflammatory bowel disease: clinical aspects and established and evolving therapies. Lancet 2007; 369:1641-57.

8. Bergman R, Parkes M. Systematic review: the use of mesalazine in inflammatory bowel disease. Aliment Pharmacol Ther 2006; 23:841-55.

9. Travis SP, Stange EF, Lemann M et al. European evidence based consensus on the diagnosis and management of Crohn's disease: current management. Gut 2006; 55(Suppl 1):i16-35.

   European Crohn's and Colitis Organisation Consensus Development Conference series. Evidence-based consensus statements that include opinions of experts both for and against the various recommendations.

10. Thomsen O, Cortot A, Jewell D et al. A comparison of budesonide and mesalamine for active Crohn's disease. N Eng J Med 1998; 339:370-4.

    Budesonide is twice as effective as mesalamine in treating active Crohn's with the benefit of less side-effects than systemic steroids.

11. Hellers G, Cortot A, Jewell D et al. Oral budesonide for prevention of postsurgical recurrence in Crohn's disease. Gastroenterology 1999; 116:294-300.

    Budesonide does not have a role in prophylaxis after surgery.

12. Elton EHS. Review article: the medical management of Crohn's disease. Aliment Pharmacol Ther 1996; 10:1-22.

    A review article that includes data on the effect of parenteral and enteral nutrition that are as effective as steroids at inducing remission, but the effect ends as soon as normal diet is reintroduced.

13. Targan SR, Hanauer SB, van Deventer SJ et al. A short-term study of chimeric monoclonal antibody cA2 to tumor necrosis factor alpha for Crohn's disease. Crohn's Disease cA2 Study Group. N Engl J Med 1997; 337:1029-35.

    The first randomised controlled trial of biological agents in Crohn's disease demonstrating moderate efficacy in inducing remission.

14. Hanauer SB, Feagan BG, Lichtenstein GR et al. Maintenance infliximab for Crohn's disease: the ACCENT I randomised trial. Lancet 2002; 359:1541-9.

    Many centres took part with small numbers in each. There is drug company representation on the writing committee. Infliximab is moderately effective at inducing remission but at 12 months is only a little better than placebo. The data need to be interpreted carefully; infliximab is very expensive, has a poor cost–benefit ratio, and there are concerns about serious long-term side-effects. On the other hand, there are many anecdotes of dramatic clinical responses when other measures have failed. It has a role to induce remission in refractory cases.

15. Sands BE, Anderson FH, Bernstein CN et al. Infliximab maintenance therapy for fistulizing Crohn's disease. N Engl J Med 2004; 350:876-85.

    This study looks at the role of infliximab for fistulating Crohn's disease and is a similar design to ACCENT I. Similar comments apply as for ACCENT I above.

16. Fazio VW, Marchetti F, Church M et al. Effect of resection margins on the recurrence of Crohn's disease in the small bowel. A randomized controlled trial. Ann Surg 1996; 224:563-71.

    From restrospective reviews and now a small randomised trial it seems highly likely that microscopic involvement of resection margin does not increase recurrence rates.

17. McLeod RS. Resection margins and recurrent Crohn's disease. Hepatogastroenterology 1990; 37:63-6.

18. Klein O, Colombel JF, Lescut D et al. Remaining small bowel endoscopic lesions at surgery have no influence on early anastomotic recurrences in Crohn's disease. Am J Gastroenterol 1995; 90:1949-52.

19. Scott NA, Hughes LE. Timing of ileocolonic resection for symptomatic Crohn's disease – the patient's view. Gut 1994; 35:656-7.

20. Thirlby RC, Land JC, Fenster LF et al. Effect of surgery on health-related quality of life in patients with inflammatory bowel disease: a prospective study. Arch Surg 1998; 133:826-32.

21. Tilney HS, Constantinides VA, Heriot AG et al. Comparison of laparoscopic and open ileocecal resection for Crohn's disease: a meta-analysis. Surg Endosc 2006; 20:1036-44.

22. Andersen J, Kehlet H. Fast track open ileo-colic

resections for Crohn's disease. Colorectal Dis 2005; 7:394–7.

23. Bernell O, Lapidus A, Hellers G. Risk factors for surgery and postoperative recurrence in Crohn's disease. Ann Surg 2000; 231:38–45.

24. Shivananda S, Hordijk ML, Pena AS et al. Crohn's disease: risk of recurrence and reoperation in a defined population. Gut 1989; 30:990–5.

25. Farmer RG, Whelan G, Fazio VW. Long-term follow-up of patients with Crohn's disease. Relationship between the clinical pattern and prognosis. Gastroenterology 1985; 88:1818–25.

26. Halme LE. Results of surgical treatment of patients with Crohn's disease. Ann Chir Gynaecol 1992; 81:277–83.

27. Nordgren SR, Fasth SB, Oresland TO et al. Long-term follow-up in Crohn's disease. Mortality, morbidity, and functional status. Scand J Gastroenterol 1994; 29:1122–8.

28. Fichera A, Lovadina S, Rubin M et al. Patterns and operative treatment of recurrent Crohn's disease: a prospective longitudinal study. Surgery 2006; 140:649–54.

29. Post S, Herfarth CH, Schumacher H et al. Experience with ileostomy and colostomy in Crohn's disease. Br J Surg 1995; 82:1629–33.

30. Borley NR, Mortensen NJ, Jewell DP. Preventing postoperative recurrence of Crohn's disease. Br J Surg 1997; 84:1493–502.

31. Cottone M, Rosselli M, Orlando A et al. Smoking habits and recurrence in Crohn's disease. Gastroenterology 1994; 106:643–8.

A study of 182 patients looking for risk factors for recurrence of Crohn's after surgical resection. The study found that smoking doubles the risk of recurrence of Crohn's disease.

32. Moskovitz D, McLeod RS, Greenberg GR et al. Operative and environmental risk factors for recurrence of Crohn's disease. Int J Colorectal Dis 1999; 14:224–6.

A retrospective study of 92 patients that confirms the findings of other studies that showed a doubling of recurrence rate for those who continue to smoke after surgical resection.

33. Sutherland LR, Ramcharan S, Bryant H et al. Effect of cigarette smoking on recurrence of Crohn's disease. Gastroenterology 1990; 98:1123–8.
The first of a number of papers that have shown the powerful effect of smoking on recurrence. Evidence is probably level III but the strength of the effect is such that there is little doubt.

34. Hudson M, Chitolie A, Hutton RA et al. Thrombotic vascular risk factors in inflammatory bowel disease. Gut 1996; 38:733–7.

35. Becker JM, Dayton MT, Fazio VW et al. Seprafilm biosorbable membrane in the prevention of post operative abdominal adhesions; a prospective, randomised, double blinded multicenter study. J Am Coll Surg 1996; 183:297–306.

Robust evidence that adhesion formation is reduced, particularly beneath the wound.

36. Worsey MJ, Hull T, Ryland L et al. Stricturoplasty is an effective operation in the operative management of duodenal Crohn's. Dis Colon Rectum 1999; 42:596–600.

37. Yamamoto T, Bain IM, Connolly AB et al. Outcome of stricturoplasty for duodenal Crohn's disease. Br J Surg 1999; 86:259–62.

38. Sabate JM, Villarejo J, Bouhnik Y et al. Hydrostatic balloon dilatation of Crohn's strictures. Aliment Pharmacol Ther 2003; 18:409–13.

39. Michelassi F, Taschieri A, Tonelli F et al. An international, multicenter, prospective, observational study of the side-to-side isoperistaltic stricturureplasty in Crohn's disease. Dis Colon Rectum 2007; 50:277–84.

40. Fearnhead NS, Chowdhury R, Box B et al. Long-term follow-up of strictureplasty for Crohn's disease. Br J Surg 2006; 93:475–82.

41. Ozuner G, Fazio VW, Lavery IC et al. How safe is stricturureplasty in the management of Crohn's disease? Am J Surg 1996; 171:57–60.

42. Serra J, Cohen Z, McLeod RS. Natural history of stricturureplasty in Crohn's disease: 9-year experience. Can J Surg 1995; 38:481–5.

43. Yamamoto T, Bain IM, Allan RN et al. An audit of stricturureplasty for small-bowel Crohn's disease. Dis Colon Rectum 1999; 42:797–803.

44. Yamamoto T, Fazio VW, Tekkis PP. Safety and efficacy of stricturureplasty for Crohn's disease: a systematic review and meta-analysis. Dis Colon Rectum 2007; 50:1968–86.

45. Scott NA, Finnegan S, Irving MH. Octreotide and postoperative enterocutaneous fistulae: a controlled prospective study. Acta Gastroenterol Belg 1993; 56:266–70.

46. Lapidus A, Bernell O, Hellers G et al. Clinical course of colorectal Crohn's disease, a 35 year follow-up study of 507 patients. Gastroenterology 1998; 114:1151–60.

47. Kornbluth A, Marion JF, Salomon P et al. How effective is current medical therapy for severe ulcerative and Crohn's colitis? An analytic review of selected trials. J Clin Gastroenterol 1995; 20:280–4.

48. Edwards CM, George BD, Jewell DP et al. Role of a defunctioning stoma in the management of large

bowel Crohn's disease. Br J Surg 2000; 87:1063–6.

49. Tekkis PP, Purkayastha S, Lanitis S et al. A comparison of segmental vs subtotal/total colectomy for colonic Crohn's disease: a meta-analysis. Colorectal Dis 2006; 8:82–90.

50. Panis P, Poupard B, Neneth J et al. Ileal pouch–anal anastomosis for Crohn's disease. Lancet 1996; 347:854–7.

51. Phillips RKS. Ileal pouch–anal anastomosis for Crohn's disease. Gut 1998; 43:303–8.

52. Regimbeau JM, Panis Y, Pocard M et al. Long-term results of ileal pouch–anal anastomosis for colorectal Crohn's disease. Dis Colon Rectum 2001; 44:769–78.

53. Gillen CD, Walmsley RS, Prior P et al. Ulcerative colitis and Crohn's disease: a comparison of the colorectal cancer risk in extensive colitis. Gut 1994; 35:1590–2.

54. Maykel JA, Hagerman G, Mellgren AF et al. Crohn's colitis: the incidence of dysplasia and adenocarcinoma in surgical patients. Dis Colon Rectum 2006; 49:950–7.

55. Sigel JE, Petras RE, Lashner BA et al. Intestinal adenocarcinoma in Crohn's disease: a report of 30 cases with a focus on coexisting dysplasia. Am J Surg Pathol 1999; 23:651–5.

56. Sangwan YP, Schoetz DJ Jr, Murray JJ et al. Perianal Crohn's disease. Results of local surgical treatment. Dis Colon Rectum 1996; 39:529–35.

57. Halme LA, Sainio P. Factors related to frequency, type and outcome of anal fistulas in Crohn's disease. Dis Colon Rectum 1995; 38:55–9.

58. Hughes LE, Taylor BA. Perianal lesions in Crohn's disease. In: Allan R, Keighley M, Alexander-Williams J et al. (eds) Inflammatory bowel disease, 2nd edn. Edinburgh: Churchill Livingstone, 1990; pp. 351–61.

59. Schwartz DA, Wiersema MJ, Dudiak KM et al. A comparison of endoscopic ultrasound, magnetic resonance imaging, and exam under anesthesia for evaluation of Crohn's perianal fistulas. Gastroenterology 2001; 121:1064–72.

60. Hyder SA, Travis SP, Jewell DP et al. Fistulating anal Crohn's disease: results of combined surgical and infliximab treatment. Dis Colon Rectum 2006; 49:1837–41.

61. Sweeney JL, Ritchie JK, Nicholls RJ. Anal fissure in Crohn's disease. Br J Surg 1988; 75:56–7.

62. Fleshner PR, Schoetz DJ Jr, Roberts PL et al. Anal fissure in Crohn's disease: a plea for aggressive management. Dis Colon Rectum 1995; 38:1137–43.

63. Sonoda T, Hull T, Piedmonte MR et al. Outcomes of primary repair of anorectal and rectovaginal fistulas using the endorectal advancement flap. Dis Colon Rectum 2002; 45:1622–8.

64. O'Connor L, Champagne BJ, Ferguson MA et al. Efficacy of anal fistula plug in closure of Crohn's anorectal fistulas. Dis Colon Rectum 2006; 49:1569–73.

65. Radcliffe AG, Ritchie JK, Hawley PR et al. Anovaginal and rectovaginal fistulas in Crohn's disease. Dis Colon Rectum 1988; 31: 94–9.

66. Songne K, Scotte M, Lubrano J et al. Treatment of anovaginal or rectovaginal fistulas with modified Martius graft. Colorectal Dis 2007; 9:653–6.

67. Andreani SM, Dang HH, Grondona P et al. Rectovaginal fistula in Crohn's disease. Dis Colon Rectum 2007; 50:2215–22.

68. Linares L, Moreira LF, Andrews H et al. Natural history and treatment of anorectal strictures complicating Crohn's disease. Br J Surg 1988; 75:653–5.

69. Kornbluth A, Salomon P, Sachar D. Crohn's disease. In: Feldman M, Scharschmidt BF, Sleisenger MH (eds) Sleisenger and Fordtran's gastrointestinal and liver disease, 6th edn. Philadelphia: WB Saunders, 1998; Vol. 2, pp. 1708–34.

70. Allan A, Andrews H, Hilton CJ et al. Segmental colonic resection is an appropriate operation for short skip lesions due to Crohn's disease in the colon. World J Surg 1989; 13:611–14.

71. Makowiec F, Paczulla D, Schmidtke C et al. Crohn's colitis: segmental resection or colectomy. Gastroenterology 1996; 110:A1402.

72. Prabhakar LP, Laramee C, Nelson H et al. Avoiding a stoma; the role of segmental colectomy in Crohn's colitis. Dis Colon Rectum 1997; 40:71–8.

73. Polle SW, Slors JF, Weverling GJ et al. Recurrence after segmental resection for colonic Crohn's disease. Br J Surg 2005; 92:1143–9.

第 11 章

大便失禁

Paul Durdey

概述

大便失禁可导致社交能力丧失。人群中大便失禁的确切发病率显然是被低估的，但仍然可以达到 1%～2%。这绝大程度上是由于患者感到尴尬造成的，患者可能因此不愿意向他们的亲属或医生讨论病情。而小便失禁看起来带来较少的社交障碍，女性患者在一定程度上更愿意讨论她们存在的问题。随着患者和医生对该病认识的提高，寻求治疗该病的患者数量在不久的将来会越来越多。大便失禁常见于女性患者，特别高发于年老女性患者。

病因

大便失禁的病因是多方面的。直肠存储粪便的能力受多因素的影响，包括粪便的黏稠度、直肠的容量和顺应度、正常的直肠肛门抑制反射、正常的内外括约肌功能以及正常的肛管感觉等。以上任一因素的丧失都可以导致大便失禁。大便失禁的主要病因详见框 11.1。大部分术后大便失禁的患者是由于产科损伤、阴部神经损伤（神经性或特发性大便失禁），或者术前诊断不明确的肛门手术导致的医源性损伤——肛门手术导致的医源性失禁易被忽视和低估。肛瘘手术就导致了大多数这类医源性失禁的发生。接受高位肛瘘治疗，或者复发性肛瘘或难愈性肛瘘多次手术的患者，术后更容易发生大便失禁。让人吃惊的是相当一部分接受痔切除术的患者会出现轻度的失禁。这可能是由正常肛垫的丧失导致一定程度上肛管感觉受损引起的。大部分这样的患者是不需要再次手术治疗的。

肛裂的治疗可以导致大便失禁。对于多种肛管直肠疾病常用的治疗方法为人工扩肛术，可以导致多达 20% 的患者发生大便失禁[1]。近来的括约肌切断术有较低的术后大便失禁发生率；然而对于这种情况存在的争议是括约肌切断术是否应在外侧位进行以及不能通过肛裂的底部。括约肌切断术据称更容易导致锁眼畸形（keyhole deformity）的发生。

轻度失禁可以发生在直肠切除术后，比如直肠低位前切除术和结直肠吻合术后。这种情况发生的

框 11.1 ● 导致大便失禁的疾病

创伤
●产伤
●外科手术创伤
●意外／战争创伤
结直肠疾病
●痔疮
●直肠脱垂
●炎性肠病
●肿瘤
先天因素
●先天性脊柱裂
●先天性肛门闭锁手术
●先天性巨结肠病
神经性因素
●大脑病变
●脊髓病变
●外周神经病变
混杂因素
●行为
●嵌塞情况
●功能性大便失禁

原因可能主要包括两方面。首先，重建直肠的储存容量减少，这可能是由于术后形成小的 J 形结肠袋状结构造成的。其次，可能与内侧肛门括约肌的管壁神经通路受损有关。

意外损害如创伤，或者遭受侵害，如战争损伤或枪械损伤，都可以导致会阴外伤性损害。有时社会获得性损伤也可以发生。大多数严重括约肌受损的患者是由于公路交通事故中骨盆创伤造成的。同时这些患者往往还伴有泌尿道的损伤。

绝大多数寻求外科治疗的大便失禁患者是那些曾经遭受过产科损伤的女性患者。很多大便失禁的女性患者有产程延长或阴道分娩损伤的既往史。Snooks 等[2,3]进行的一系列研究表明阴道分娩的女性，其肛门括约肌结构会受到隐性损伤，包括：括约肌静息压和自主收缩压下降，这主要是由于阴道分娩女性的会阴持续下降和外阴神经末段运动神经反应时间延长造成的。然而大多数这些损害可以在阴道分娩 6 个月后缓解，而接受产钳助产的阴道分娩女性患者往往会表现有持续的外阴神经传导受损。

大便失禁的风险在以下情况会增加：多次阴道分娩、巨大胎儿分娩、第二产程延长以及接受产钳助产。严重的会阴损伤如三度撕裂伤可以导致即刻大便失禁发生。0.5% ～ 2% 的阴道分娩女性会发生三～四度撕裂伤，尽管产科医生通常会立即修补撕裂伤产生的明显括约肌结构断裂，但有证据显示许多女性（多达 85%）修补后在进行肛管超声内镜检查中仍发现存留的括约肌缺陷。许多这类患者留有症状[4,5]。隐性括约肌损伤可发生在多达 1/3 的阴道分娩女性中[6]，在产钳助产分娩的女性中高达80%[4]。

老年女性发生大便失禁的确切病因目前还不明确。许多这类患者都有多次经阴道分娩、阴道分娩延长或阴道分娩困难的既往史。对患者盆底肌肉的组织化学检测显示括约肌神经损伤后，盆底肌肉与神经再支配不相适应。这些改变可以发生在外侧肛门括约肌、耻骨直肠肌以及肛提肌[7,8]。这些去神经支配和神经再支配的改变可以通过对盆底横纹肌的肌电图监测发现。

大多数特发性大便失禁的患者有外阴神经病变[9-11]。外阴神经损害可以导致肛管自主收缩力降低、外阴神经末段运动神经反应时间明显延长、平均纤维密度增加以及肛管感觉下降。长期压力增大、过负荷和会阴下降可以造成外阴神经的远期损害。

Parks 等[12]于 1966 年首次描述了患者会阴异常下降的情况。肛门直肠交界通常位于耻骨联合下缘与尾骨顶端的连线上方，可以在骨盆侧位放射线平片下定位。会阴下降综合征的患者中，肛门直肠交界则位于该连线的下方，并且发生压力增大变形同时会导致进一步的会阴下降。会阴下降也可能与阴道分娩的次数相关，同时它本身也可以导致外阴神经远期损伤。然而，会阴下降和盆底的神经损害的确切关系目前还不清楚，并且近期的研究也没有显示它们之间有直接的联系[13]。这可能说明大多数继发于产科损害的大便失禁是由于在分娩过程中盆底受损，同时伴有其支配神经损伤造成的。

临床表现

病史

大便失禁患者病史的准确采集是非常重要的。失禁的频率和程度应当认真记录。这对于了解患者是否对液体、固体、气体或全都失禁非常重要。患者的病史往往能够提示失禁是源于直肠还是源于括约肌结构。一定比例的单纯肛管感觉异常患者表现为无感觉的粪便渗漏。病史中特异性的特征可能会指出潜在的病因。来源于英国布里斯托尔（Bristol）的数据显示患者最初常抱怨便急——换句话说就是患者能够意识到要排便，但不能抑制排便，哪怕是几分钟——这提示他们的外侧肛门括约肌功能受损。[14]然而，如果患者同时存在小便失禁，常提示病因可能是神经病变。许多神经性失禁的老年患者也常提供无感觉性粪便渗漏的病史。

采集完整的病史必须特别注意涉及直肠肛门手术或外伤的内容。特别是还要问及患者任何神经方面的病史以及详细的产科病史。使用标准评分系统来评估失禁的程度是很有帮助的，目前这样的系统很多。本文建议使用克利夫兰临床评分系统（Cleveland Clinic scoring system）[15]（表 11.1）。

检查

患者应当接受腹部的全面检查以及神经系统的评估。视诊患者会阴时，应当嘱患者做增加腹压动

表 11.1 ● 大便失禁患者评估方法（克利夫兰临床评分系统）

	从不	极少	有时	通常	常常
固态	0	1	2	3	4
液态	0	1	2	3	4
气态	0	1	2	3	4
衬垫使用	0	1	2	3	4
生活方式改变	0	1	2	3	4

定义
极少：少于每月 1 次。有时：多于每月 1 次，但少于每周 1 次。通常：多于每周 1 次，但少于每天 1 次。常常：多于每天 1 次。

作以便评定会阴下降，同时除外直肠脱垂。应视诊肛周区域是否有先前手术的痕迹或轻微直肠肛门疾病。检查肛门时，应使患者肛门处于休息状态以便观察它是关闭的还是张开的。

直肠指诊可以提供一些信息。它可以评估肛门静息位时的受压伸缩性，尽管临床检查和生理功能评估之间的相关性仍存在争议。应当检查患者外侧肛门括约肌的自主收缩功能。这可以区别评估外侧括约肌和耻骨直肠肌的运动。同时可以识别有括约肌前端缺陷的患者。应当对是否有直肠脱出进行评估，同时必须进行直肠镜检查和乙状结肠镜检查以除外其他重要的病变。

特殊检查

直肠肛门的生理功能评估在第 1 章已进行了全面地介绍。本文作者的研究是在直肠肛门生理功能实验室中，对所有伴有症状的失禁患者进行评估。这项测试常规采用三维测压法来检查静息压和自主收缩压。这种办法可以绘制肛门括约肌结构的压力曲线图，这对于寻找括约肌结构的缺陷特别有效，同时它还可以同直肠肛门超声检查的解剖结构图像联系起来。使用肛门内超声评估括约肌是一种非常实用的方法，可以用来鉴别内外肛门括约肌的特殊解剖结构缺陷或监测手术效果。患者同时也接受肛门黏膜电敏性评估以及直肠顺应性评估。本文作者并不推荐患者常规接受外阴神经终末运动电位反应时间评估。

本文作者也没有常规使用粪便造影检查来评估大便失禁的患者，除非是明显直肠脱垂并且临床表现不明显的患者或直肠内肠套叠可疑的患者。

大便失禁的治疗

大便失禁的治疗方法取决于疾病的病因。降低肛周污物程度的最佳办法就是仔细地做好肛周卫生清洁，但是对于棘手的长期大便失禁患者，办法的选择可能就会介于保守疗法或括约肌结构外科修复手术之间了。对于产后或直接损伤后的大便失禁患者，大部分可通过三维测压法或肛门内超声鉴定出有特殊括约肌缺陷的患者最适宜进行外科修补术。然而在上述患者中对于那些考虑是神经源性的患者仍应当接受保守疗法，至少初期应当先进行保守治疗。

保守治疗

有相当比例的患者发生失禁是与其肠道排泄物是水样便相关的。如果这些患者的粪便可以保持固态，便失禁可以消失。对于这类患者，正确的办法是尝试应用抗腹泻药物治疗，甚至有时可使用填充剂来增加粪便密度。应用填充剂和洛哌丁胺的治疗方案可以很好地控制腹泻，避免了有创性治疗，同时应提倡患者多食高纤维食品。

同样，许多患者在排便后仍会有烦人的粪便渗漏。如果直肠能够完全排空，这种情况就可以改善。甘油或比沙可啶栓剂可以帮助治疗。或者患者有选择性地接受每天行磷酸盐灌肠剂治疗。局部应用 10% 的苯肾上腺素凝胶可以治疗单纯内侧括约肌功能障碍[16]。

物理疗法和盆底再训练疗法（生物反馈训练）可以应用于一部分失禁患者。对于最初出现肛管感觉问题导致排便感觉丧失的失禁患者，生物反馈训练特别有效。患者被训练利用肌电图和测压反馈系统来改善他们肛门括约肌的力量，并且如果结合肛门内球囊治疗，可以改善他们的直肠感觉敏感度。生物反馈训练被应用于住院患者；然而为获得最好的治疗效果，需要患者出院后携带生物反馈训练器械回家并坚持训练 2～3 个月。

单纯盆底练习，例如推荐分娩后患者进行练习可以有效地治疗一些失禁患者。然而，本文作者发现了更特效的物理疗法：应用任何一种盆底干预治疗的同时，特别使用一个肛门塞样电极进行营养刺激可以获得非常好的效果。营养刺激技术通过应用电子脉冲模拟会阴神经信号传导训练。盆底电子刺激的确切作用还不清楚[17,18] 对于神经性失禁的患者渐进性的物理疗法可以取得同修复手术几乎相同的疗效。据报道生物反馈训练的积极参与者中有多达 70% 的患者得到改善[19]。生物反馈训练可以确切改善肛门括约肌结构缺陷患者的症状，尽管远期效果还不明确[20]。目前关于这方面的随机实验还很少[21,22]。

　　最近发表的一篇回顾性文章证实了生物反馈训练的疗效[22]。

最新的英国国家临床评价鉴定机构（National Institute for Clinical Excellence，NICE）指南推荐所有大便失禁的患者在考虑手术治疗前，都应先接受保守方案治疗。

外科治疗

大便失禁的外科治疗主要分为修复括约肌缺损法（例如直接损伤或产后创伤的修补）以及折叠修补法（例如原发问题看起来是神经源性时的修补）。如括约肌不能更好地被修复或括约肌直接修补术失败，仍然有多种技术来增强或替代肛门肌肉组织。这些方法包括股薄肌肌肉移位术、肛周硅橡胶悬吊替代术、人工肛门括约肌的应用以及骶骨神经刺激术等。

手术术式的选择很大程度上取决于生理功能上和放射线学上的检查发现。如果原发疾病经测压或超声鉴定是特殊的括约肌缺损，那么这种情况应选择直接修补术。对于前括约肌缺损的患者，常由临床症状或检查结果来明确，这类患者常常是继发于产后损伤，推荐采用前括约肌修补及肛提肌成形术。许多这样的患者常同时伴有一定程度的盆底神经性损害，特别是有过多次阴道分娩史的患者，这类患者也适用前括约肌修补术[23]。

对于初发病因看似是神经源性的患者和手术前检查未能发现括约肌缺损的患者，本文作者的经验是可行骶神经刺激试验治疗。

括约肌修补方法

术前准备

现在很少有外科医生对于非急诊手术的患者仍采用造瘘口来辅助括约肌修补术。然而，复杂性括约肌重建可能仍然需要造瘘口支持，例如同时患有克罗恩病的患者、排泄腔缺损的患者或者伴有肛门阴道瘘或直肠阴道瘘的患者。

一些外科医生在括约肌修补术前要对患者进行完全机械性肠道准备。本文作者推荐在灌肠时加用两次磷酸盐灌肠剂，一次在术前夜晚，一次在手术当日早上。效果不佳的完全机械性肠道准备甚至比无肠道准备更糟糕，因为液态粪便可以流经手术部位。

所有接受括约肌修补术的患者都应常规应用 3 倍于术前剂量的抗生素，例如头孢呋辛和甲硝唑。

前括约肌修补术和肛提肌成形术

该术式适用于前括约肌损伤的患者。长久以来，英国大部分外科医生采用这种术式时患者摆截石位。本文作者多年来的研究中，患者均采取俯卧折刀位，这种体位与美国大部分外科医生采取的手术体位相同。这样患者可以不用常规插尿管。

内外括约肌间平面几乎近似于靠近阴道口的一条曲线切口，并且可以横向延伸至肛周边缘。少数患有严重产科损伤的女性患者，在阴道和肛门口之间只有极少的皮肤相连，伴有黏膜 - 黏膜相连。对于这些病例 Z- 成形术是合适的术式（图 11.1）。切除皮瓣直至肛门边缘，以便于显露外侧括约肌纤维。在产科损伤严重的病例中，外侧括约肌可以完全裂开并被瘢痕组织替代。

解剖内外括约肌平面发现，这个区域血管相对

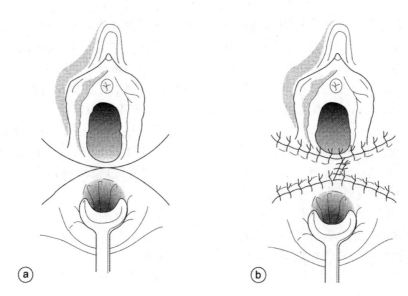

图 11.1 ● 括约肌修补双 Z- 成形术：（a）在存在明显缺陷的会阴区进行交叉 切口；（b）手术完成后会阴部皮肤被延长。Reproduced from Keighley MRB，Williams NS. Surgery of the anus，rectum and colon. Philadelphia: WB Saunders，1993. With permission from Elsevier.

较少，锐性分离贴近阴道壁的外括约肌前缘，外括约肌可能被周围纤维化组织包绕，故分离时应掌握好技术。分离侧面后，正常的肛门外括约肌就可以确定，应特别注意不能过于广泛分离侧面组织，以免损害外括约肌的神经血管，否则有可能导致术后疗效不佳。

一旦外括约肌从周围纤维组织中游离后，可能有所回缩，对于直肠阴道隔组织应继续分离。直肠阴道隔富含血管，分离过程中可能会出现严重的出血，特别是对于年轻女性。此外应注意切勿分破直肠进入肠腔。从直肠前壁小心分离阴道全长，前入路及上方入路可以确定肛提肌的位置。

前方肛提肌成形术通过 2 ~ 3 针间断缝合肛提肌两端（图 11.2）。笔者常使用 2/0 聚二氧环己酮缝线（POS，强生爱惜康缝线）。若外括约肌完全分离后仍有瘢痕组织，则应将瘢痕组织剥除，行叠瓦式修补术，给予双层 2/0 POS 线水平褥式缝合肌肉（图 11.3），缝合每层时应先行缝合后再一并打结。一些外科医生倾向于行端端吻合而不是叠瓦式缝合肌肉，两者效果相似。

手术过程中导致的产科损伤往往被认为是由于损伤了会阴以及直肠阴道隔，但是以往有人试图通过纠正这些操作来避免这种损伤，如在括约肌上方叠合加强直肠壁及叠合加强内括约肌等术式，但都

没有比简单的叠合修补术有更好的效果，而且往往导致了更多的并发症 [24]。

这样做之后常见的一个问题是，本来是半圆形的切口在经过括约肌前修补术和肛提肌成形术后都变成了纵形的切口。皮肤可以通过可吸收缝线，如 Vicryl 进行对合。切口留置一个小缺口以方便引流切口内的血肿。

术后，一些外科医生安排患者在 48 ~ 72 小时进流食并使用便秘药物，然而另外一些医生让患者进普食并使用轻泻剂，并鼓励早期排便。

 最近的证据表明，没有必要限制进食 [25]。

在笔者单位我们发现，在切口愈合并经过 6 ~ 8 周的营养刺激后，术后理疗对于所有类型的括约肌修复都很有好处。

相同的技术还被应用于保留有外伤性括约肌功能障碍的患者。通过辨认损伤部位，分离组织直至正常肌肉。穿过瘢痕组织离断括约肌，然后进行叠合缝合修复。通常切口都会被敞开以促进肉芽生长。

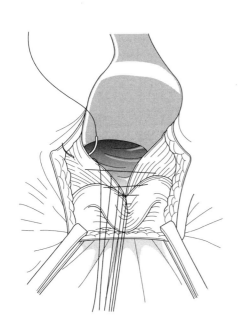

图 11.2 ● 前方肛提肌成形术，通过旋转前方的收缩肌，可显露耻骨直肠肌前方纤维，形成褶皱，以便于在前方中轴与盆底形成张力。Reproduced from Keighley MRB，Williams NS. Surgery of the anus，rectum and colon. Philadelphia: WB Saunders，1993. With permission from Elsevier.

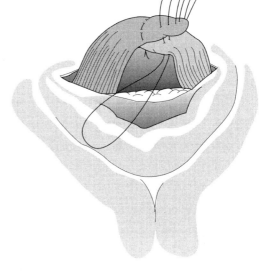

图 11.3 ● 双层叠瓦修补术。Reproduced from Keighley MRB，Williams NS. Surgery of the anus，rectum and colon. Philadelphia: WB Saunders，1993. With permission from Elsevier.

肛门后修补术

Parks 于 1975 年发明了肛门后修补术[26]。Parks 发现很多自发性便失禁患者的肛门直肠角变钝了，而该手术的设计目的是为了保留正常的肛门直肠角。笔者个人认为目前患者并没有行这种手术的指征。

全盆腔底修补

该手术设计的目的是为了解决肛门后修补术后长期的神经性便失禁的困扰，而且此类患者还有解剖异常导致的直肠膨出和会阴下坠[27]。然而由于骶骨神经刺激术的出现，这项手术已经废弃。

 关于是否把肛门内括约肌进行反折的问题值得讨论，但是最近的一个随机临床试验表明这种做法对于标准的盆腔底修补没有作用[28]。

孤立的肛门内括约肌损伤可以通过注射硅树脂来治疗。但是效果并不明确而且远期效果不佳。

反折手术方法

单纯的肛门括约肌紧缩术在 100 年前就有文献描述了。但是据笔者所知，外括约肌的紧缩术的作用非常有限。继发于产科创伤之后的括约肌损伤的患者，其外括约肌并不是离断了，而仅仅是变薄并松散地分布在肛门周围。不包括离断肌肉的单纯的反折手术可以通过肛提肌成形术来同时进行会阴重建成形。笔者个人认为外括约肌的单纯紧缩术的适应证很少，但是确实存在一些散发男性便失禁病例，该手术对他们有着惊人的效果。

括约肌扩张方法

少数患者，由于剩余的括约肌数量太少，且因为神经性损伤或者早期修复手术失败等原因，导致他们无法进行直接的括约肌修补术。对这些患者应该考虑进行括约肌扩张术。使用的肌肉各式各样，包括臀大肌、缝匠肌、长收肌以及最常用的股薄肌等。

股薄肌移位术

从 1952 年股薄肌就开始用作肛门括约肌的补

充；但 Corman[29] 在 1978 年才开始将此项技术发扬光大。股薄肌的好处是它是大腿上最表浅的肌肉。其大小刚好合适而且血供和神经走行于近端。因此在远端离断肌肉就不需要处理血供。这一术式目前已被电刺激股薄肌 - 括约肌成形术所替代。

电刺激股薄肌 - 括约肌术

肛管周围肌肉移位手术的一个问题就是外括约肌同其他骨骼肌生理功能的不同。肛门外括约肌有静息张力以及慢抽搐肌纤维的优势。而任何用于括约肌扩张术的骨骼肌都没有这样的特点。这使得一些研究机构开始探索使用电刺激股薄肌来检测该肌肉在生理功能上是否能够更好地替代外括约肌[30-32]。这个方法的原则就是用电流持续地通过直接或者间接刺激支配该肌肉的神经。这种刺激是通过埋入的刺激发生器来达到的。这种技术不仅应用于扩张肛门括约肌，而且还可用于直肠肛管发育不全的患者。该技术还用于行直肠切除但是因为宗教或者社会原因而不能忍受永久腹壁造瘘的患者。但是这项技术能否应用于股薄肌受损或者有可能发生会阴感染的患者仍然存在很大的争议。

但是该项技术不适用于那些虚弱的或者年龄偏大的患者，还有一部分不能控制刺激发生器的患者也不适用该项技术。而且由于该项技术非常复杂，因而原先非常流行的术式如造瘘等支持者就据此反对股薄肌移位术。尽管如此，最近的一系列研究表明造瘘术并不适用于每一个病例，而且造瘘本身也存在着一定的并发症，如会阴感染等[33,34]。

通过刺激近端股薄肌，支配其的神经血管束可被确定。支配股薄肌的主要神经位于主要的血管蒂上方，并且这可以通过应用神经刺激器来定位。主要的神经干位于内收短肌。

目前有两种刺激肌肉的方法。由 Williams 等人发明的方法中[30]，直接把刺激电极摆放在股薄肌的支配神经上。辨认出神经后，就直接安装电极和刺激器。刺激器放在低位肋骨前面的口袋里面。导线埋在通过腹股沟区的一个皮下通道里面，电极安装在神经上面。电极板习惯于以纵形方式缝在主要神经束上面（图 11.4）。电极板必须要放在最合适的位置以保证有足够的电刺激使股薄肌收缩，一旦放置的位置合适之后就使用丝线缝合固定。

另一种技术[31]就是将电极插入股薄肌邻近供应

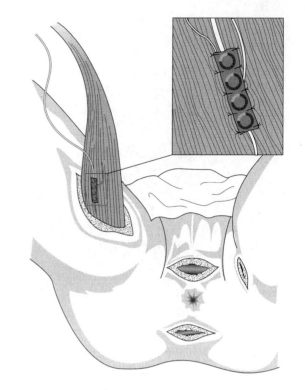

图 11.4 ● 刺激器持续电刺激股薄肌。电极被缝合在靠近血管神经束的股薄肌近端。Reproduced from Keighley MRB, Williams NS.Surgery of the anus, rectum and colon. Philadelphia: WB Saunders, 1993. With permission from Elsevier.

的神经（Medtronic，Minneapolis，USA）。该项技术的出现是为了避免上述第一种方法（直接将电极板放置在神经上）产生的并发症。

电极板同刺激器的连接是通过体外的遥测程序控制来实现的。将股薄肌放置在肛门外括约肌外平台的环绕肛管的通道之中。我们同样建议将肌肉环绕肛管，然后缝合在对侧坐骨粗隆的骨膜上（图 11.5）。为了更好的手术效果，非常重要的一点就是，环绕肛管的是肌肉而不是肌腱。

术后，患者的腿部松散包扎。考虑到术后 10 天的时候，患者伤口基本已经愈合，此时可以开电刺激。刺激器的程序设计依据于标准的训练记录结果。一旦患者训练结束，则造瘘就可以关闭了。刺激器可以通过其上方的磁铁来控制开关。

臀大肌移位术

从多方面来看，臀大肌由于其位置都是非常理想的用作移位的肌肉，而且最近报道的结果也都是

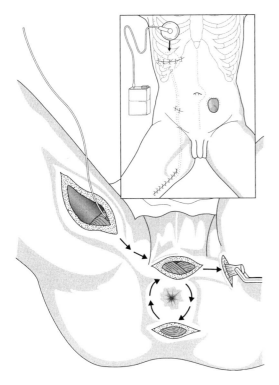

图 11.5 • 股薄肌被环绕于肛管周围。接收器接收由外源性起搏生成器生成的刺激。Reproduced from Keighley MRB, Williams NS. Surgery of the anus, rectum and colon. Philadelphia: WB Saunders, 1993. With permission from Elsevier

非常令人振奋的[35,36]。它同样可以应用刺激器[36]。这一术式并不常用而且可能即将被废弃。

植入物及人工括约肌

尼龙绷带式硅胶悬带

在英国，通过采用人工悬带环绕肛管以辅助加强括约肌功能的方法很少被采用，但其在美国却得到广泛应用[37]。沿肛缘两侧 3cm 处分别做两个切口。进入坐骨直肠窝，形成一条环绕肛管的隧道。裁剪出一块 1.5cm 大小的硅胶条。用两把钳子将该硅胶条环绕肛管放置，并保证预留足够的肛管腔。一旦确定网片的位置无误，即可用 30mm 的直线吻合器闭合其末端。有必要的话，可采用不可吸收线沿吻合线给予间断加强。

人工括约肌治疗便失禁

尚无证据表明采用人工肠道括约肌治疗便失禁（图 11.6）比治疗尿失禁更为成功，而在 1989 年 Christiansen 和 Lorentzem 就已报道了 5 例采用 AMS800 人工尿道括约肌治疗尿失禁的病例[38]。充当括约肌的套囊环绕肛管，而泵被置于左侧阴囊或左侧大阴唇内。调节压力用的球囊被置于膀胱左侧的腹膜外间隙中。

一种改进型的人工肠道括约肌正在评估之中[39,40]。使用人工肠道括约肌的指征包括先天性肛门直肠发育不良、外伤、神经损伤，或是既往失败的括约肌修复病例。根据肛管直径大小，设计特定尺寸的套囊。与尿道括约肌类似，该套设备能通过一个可置于阴囊或大阴唇内的泵来控制的埋植于腹壁内的储器。该套囊有一个充满液体的充气外壳，通过多点环绕肛管固定。通过钝性分离，围绕肛管建立一条隧道，小心避免损伤阴道的直肠壁。重要的是保证该套囊必须深深地嵌入组织中，以防止术后表面皮肤糜烂。压力调节球囊经普凡嫩施蒂尔（Pfannenstiel）切口置入膀胱前间隙。控制泵置入阴囊或阴唇内的软组织中。控制泵是一个软球囊，患者通过挤压或放松球囊，将液体挤入或排出套囊。该技术有相当高的损伤率。一项多中心试验指出大多数受术者存在与置入物相关的并发症。据报道，最常见的并发症是感染、置入物糜烂、功能不全以及移位。大约超过 1/3 的患者由于术后的并发症需要将置入物取出。一项来自美国的多中心研究表明，约 2/3 的患者术后第一年置入物可正常运作。来自大规模研究的经验表明，单纯肛周切口是首选，并且应至少 3cm 深。正确地选择压力调节球囊非常重要。大多数患者并不需要使用转换接口。最近也有经腹植入装置的报道，但长期效果尚不明确。

其他术式

骶神经刺激术

骶神经刺激术已被用于治疗尿失禁（图 11.7）。采用类似的方法用于便失禁的治疗已显现出初步成效[41,42]。通过局部麻醉或全身麻醉将经皮导线插入到第三或第四骶孔中。其位置合适的指标是盆底收缩并且引起同侧大脚趾屈曲。该导线接外置刺激

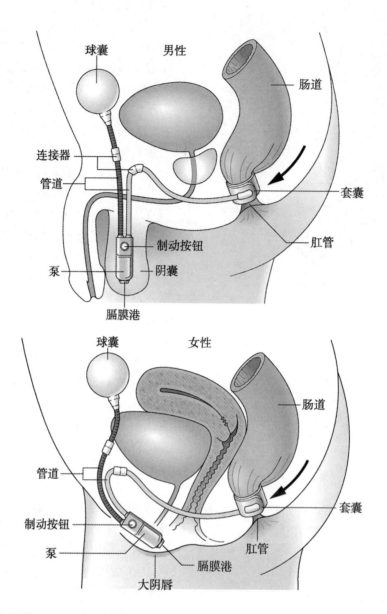

图 11.6 ● 用于男性及女性患者的 Acticon 人工括约肌。

器，观察疗效 2 ～ 3 周。如果有效，则可置入永久性刺激器。可通过经皮方法置入永久微小电极，并连接到同侧臀部皮下的植入脉冲发生器（IPG；图 11.8）。无论是医生还是患者都可以方便地经皮调节刺激器的设置。该技术可使那些在超声上显示肛门括约肌完整，并且阴部神经功能部分存留的患者获益。

肛门塞

肛门塞是一种非常简便的用来控制排便的技术[43]。它在一些患者的治疗中发挥重要作用。

造瘘

当其他治疗措施失败时，应当考虑给予造瘘治疗，这是可以通过腔镜来完成的。通常情况下首选封闭直肠的结肠造瘘术。如果存在直肠残端的话，患者会受到不断排出黏液的困扰，有时甚至需要接受直肠切除术。另外亦可选择在乙状结肠或横结肠构建一个可控的结肠段，以便顺行地进行结肠灌洗治疗[44]。

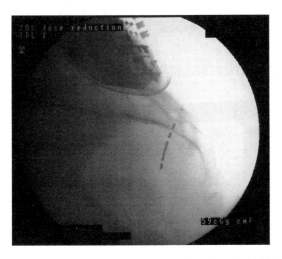

图 11.7 ● 骶神经刺激：经皮引导的带有永久性刺激器的永久性叉状电极的 X 线片。

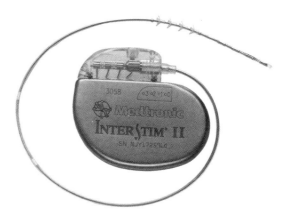

图 11.8 ● 植入脉冲发生器（IPG）和永久性骶神经刺激微小电极。

治疗结果

直接修复括约肌

由于肛门直肠外伤或医源性损伤造成的括约肌损伤，采用直接修复法疗效显著。Browning 及 Motson[45] 报道了 97 例接受直接修复括约肌的病例，绝大多数患者属于上述两类。据报道手术成功率可达到 78%（值得注意的是，一小部分由于产伤引起的括约肌功能障碍的患者该治疗效果不佳）。其他报道亦有类似的结果（表 11.2）。

前括约肌修复术

前括约肌修复术是否联合肛提肌成形术的结果如表 11.3 所示，总体上讲其满意率可达到 3/4 以上。那些合并阴部神经病变的患者似乎并不能从该种术式中获益[54,55]。一部分术后功能恢复不佳的患者，通过超声内镜可以发现他们存在永久性的括约肌缺损[54]。需要注意的是，年龄对于结果无负面影响[53]。前括约肌修复术后的生理学改变包括平均静息压力的恢复以及肛管长度的增加。然而最为重要的生理学改善参数则是最大挤压压力的提高[56]。然而，并非所有的文献均支持功能的改善与可测量参数间存在良好的相关性[54]。

　　　　长期随访中，初步研究提示成功率基本维持不变[57]。然而，越来越多的新近研究表明，对于产伤而言，采用前括约肌修复的疗效可能无法长期保持。长远看来，仅 40% 的患者能保留有满意的排便控制[58,59]。

肛后修复

肛后修复的前期研究结果令人鼓舞（表 11.4）。

表 11.2 ● 直接括约肌修复的结果

参考文献	人数	可完全控制排便的患者（%）
Manning 及 Pratt[46]	102	74
Fang 等[47]	79	58
Corman[48]	28	100
Cterceko 等[49]	44	54

表 11.3 ● 已发表的前括约肌修复文献

参考文献	人数	疗效为好 / 非常好（%）
Laurberg 等[50]	19	47
Yoshioka 及 Keighley[51]	27	74
Orrom 等[23]	16	62
Wexner 等[52]	16	74
Fleshman 等[53]	28	75
Engel 等[54]	55	76
Oliveira 等[55]	55	71

表 11.4 ● 主要的肛后修复术相关研究

参考文献	人数	效果为好 / 很好（%）
Browning 及 Parks[60]	140	86
Henry 及 Simson[61]	129	70
Yoshioka 及 Keighley[62]	116	57

然而，针对患者的长期随访表明，其术后功能随时间的推移而下降。Birmingham 小组的研究数据显示，术后 3 年仅有 34% 的患者能够良好的控制排气及排便[60-62]。目前这一术式已不再使用。

总结

括约肌修复后的生理学改变较难证明。Birmingham 关于肛后修复的系列研究指出，肛管内静息及用力压力无明显改善，更为重要的是作为由 Sir Alan Parks 制订的手术成功标准的肛门直肠角度亦无任何改善。与术后无改善的相关术前生理学指标参数包括较低的肛管静息压力以及用力压力，严重的盆底神经病变以及直肠脱垂。电生理研究显示出一个有意义的结果，肛后修复术加剧了横纹括约肌的神经损伤，甚至是在一些术后功能得以改善的患者亦是如此[63]。若患者术后出现功能恶化，常常会表现出明显的神经系统损伤。因此，那些肛后修复术后效果不良的患者有进行性的去神经（denervation）现象。来自我们的进一步研究表明，那些接受肛后修复术而无明显疗效的便失禁患者，往往有异常的肛门外括约肌神经肌肉颤抖。目前造成这种进行性去神经现象的原因仍未明。

全盆底修复术的初期结果令人鼓舞，约 90% 的患者能够完全控制排便或排便控制力得到改善。然而，一项针对 57 名患者的长期随访表明，仅有 14% 的患者能够做到完全控制排便，76% 的患者可以参与适当的社会活动[64]。通过对盆底进行仔细的临床以及生理学评估，可以发现这类患者要么虽无神经病变但存在特定的括约肌缺损，要么虽无明显的解剖学缺损但存在有原发性神经病变，或者是二者合并存在。

骶神经刺激术的出现标志着对于神经源性的大便失禁患者采用括约肌修复术或缩紧术式已经不合时宜。

目前我们所能提供给患者的最佳治疗措施是，采用前括约肌成形术来直接修复括约肌，或采用重叠修补术修复受损伤的肛门括约肌。合并存在神经病变的情况在笔者看来虽不改变手术方式，但显著影响预后。

因严重神经病变引起的便失禁患者，保持粪便黏稠度以及物理疗法或生物反馈疗法是最佳的保守治疗。事实上，最新的 NICE 指南指出此类患者接受术前的保守治疗应当被考虑为是强制性的。手术方式的选择有限。许多此类患者经超声检查无任何括约肌缺损需要修补，并且括约肌成形术、肛后修复以及全盆腔底修补术已被证实效果不佳。

骶神经刺激术的出现，为神经源性大便失禁的患者提供了又一可选的治疗途径。初期的治疗效果是令人鼓舞的，并且最近的研究[65]已经证实适当时间的骶神经刺激术对神经源性大便失禁有效。在笔者看来，对于保守治疗失败、重度便失禁以及只能接受造瘘术的神经源性大便失禁患者，都应接受骶神经刺激术试验治疗。对于那些括约肌严重受损的年轻患者，或之前修复手术失败的患者，应当考虑采取骶神经刺激术或某些手段以加强括约肌。甚至可考虑采用动力性股薄肌成形术或肠道括约肌成形术。

对于年长而合并不良预后因素的患者，应从现实的角度出发，告知患者预期疗效。比起行括约肌重建，也许此类患者更倾向于通过更小的创伤以得到更高的生活质量，比如行结肠造口术。

括约肌加强术

动力性股薄肌成形术

非刺激的股薄肌转位术的长期预后令人失望。虽然已有关于双侧非刺激股薄肌转位术的研究，但目前主要的可行数据来自基于电刺激股薄肌成形术的中长期随访[66]。

目前这一技术已有改进，大多数作者倾向于采用肌肉内置的电极而非采用直接电刺激股薄肌的方法。而后者有着明显的技术问题，尤其是周围神经纤维化以及电极移位，这些都是需要重新手术的[33,35]。

新近的研究表明，股薄肌成形术的成功率已可达 60% ~ 80%。但其并发症依然发生于约 1/3 的患者中[35,67,68,69]。

最近关于动力性股薄肌成形术的第三方预后评估显示该术式可明显改善患者的生活质量。最新研究显示对于无法行直接修复术缓解的严重大便失禁患者就成本效益而言，股薄肌成形术可以作为人工肠管括约肌技术或结肠造瘘术的替代治疗方法，但这仅限于专门的研究中心。

人工肠道括约肌技术

目前尚无更多关于人工肠道括约肌技术的经验。有两篇新近大宗研究报道了详细的结果[40,68]。正如之前所报道的一样，该术式有着明显的并发症。短期随访显示，约 2/3 的患者括约肌功能尚正常，其中近 80% 的患者明显提高了控制排便能力，特别是对于成形粪便的控制力。而一项随访长达 7 年的研究指出，其疗效不能长期保持，仅有不到 50% 的患者括约肌工作正常，总的有效率为 47%[70,71]。

一项多中心队列研究指出[71]，该术式有着明显的合并症：45% 的患者需要再次手术，37% 的患者需要移除置入物。在那些保留置入物的患者中，其排便控制满意率可超过 80%。

一项新近的系统回顾已对使用置入物提出质疑，因其以有限的获益却带来了明显的并发症[72]。

　　目前关于前肠道括约肌技术的经验仍然不足。

括约肌修复失败

对于术者而言，既往修复术失败的患者往往令人担忧。有证据表明，既往修复术失败的患者二次手术的成功率可达 50% ~ 60%[73,74]。

而行股薄肌成形术，人工肠道括约肌及骶神经刺激术后失败的患者往往被认为不宜再次行括约肌修复术。

骶神经刺激术

已有数篇关于骶神经刺激术的安全性以及有效性的报道[41,42,75,76]。一项新近的关于应用骶神经刺激疗法治疗便失禁的综述[77]指出，其并发症发生率很低，植入永久置入物的并发症仅为 5% ~ 10%。初期的结果显示骶神经刺激术对于接受永久植入的患者，可以使 70% ~ 80% 的患者改善排便控制功能[41,42]。骶神经刺激术的作用机制仍不清楚。关于大宗长期随访病例的研究已经确认了骶神经刺激术的有效性[65]。其他的研究[77,78]证实该方法是神经源性大便失禁患者成本效益最佳的治疗手段。

对于大便失禁的患者而言，骶神经刺激术的作用越来越重要。早期研究[79]已经证实对于部分脊髓损伤的患者骶神经调节术有效。就笔者的经验而言，对于部分患者选择这一方法确实有效。同时对于接受骶神经刺激术有效的大便失禁患者而言，括约肌完整并不是必备条件[80]。在笔者看来骶神经刺激术将是未来治疗措施的主流。

展望未来

越来越多的医师及患者注意到，大多数便失禁都可以得到成功的治疗。更多关注由产伤引起的便失禁，则能带来助产技术的发展，能够避免过多的外科手术干预。无论如何，完全避免产伤是不现实的，而有经验的产科医师能够在助产的同时注意到所带来的损伤，并能够及时做出手术干预。

目前的共识是，即使是顺利的阴道分娩仍然会带来一定程度的盆底支配神经损伤。目前对于神经再生因子的研究已引起越来越多的重视。将来有可能通过应用此类生长因子，为盆底神经再生带来更好的预后。同样，更新的电生理试验以及肛内成像技术能够更好地选择适宜的人群并能带来更好的长期预后。

骶神经刺激术是一项治疗便失禁的新技术，特别是对那些盆底神经损伤的患者而言。将来骶神经刺激必将得到更广泛的应用。电刺激新括约肌成形的指征正在不断扩大，越来越多的患者被纳入适用人群。人工肠道括约肌的使用尚存在争议。将来是否能够得到广泛应用仍不得而知。

● **关键点**

- 便失禁是一种较为常见的状态。
- 造成女性便失禁最为常见的原因是产伤。
- 通过详细的评估以及研究，大多数患者可采用保守治疗而获益。
- 多数经肛超声可显示出括约肌缺损的产伤患者，在短期内可从前括约肌修复中获益。
- 前括约肌修复的长期随访表明，近40%的患者能够完全控制排便。
- 括约肌加强技术被越来越多地用于那些不适合直接括约肌修复或既往行修复术失败的患者。
- 骶神经刺激疗法被认为是治疗便失禁的新兴疗法，并且有可能将来成为神经源性大便失禁和括约肌修复术失败患者的主要治疗手段。

（姜可伟　高志冬　译）

参考文献

1. MacIntyre IMC, Balfour TW. Results of the Lord non-operative treatment for haemorrhoids. Lancet 1977; i:1094.

2. Snooks SJ, Swash M, Henry MM et al. Risk factors in childbirth causing damage to the pelvic floor innervation. Int J Colorectal Dis 1986; 1:20–4.

3. Snooks SJ, Swash M, Mathers SE et al. Effect of vaginal delivery on the pelvic floor: a 5 year follow-up. Br J Surg 1990; 77:1358–60.

4. Sultan AH, Kamm MA, Bartram CI et al. Third degree obstetric anal sphincter tears: risk factors and outcome of primary repair. Br Med J 1994; 308:887–91.

5. Gjessing H, Backe B, Sahlin Y. Third degree obstetric tears: outcome after primary repair. Acta Obstet Gynaecol Scand 1998; 77:736–40.

6. Cook TA, Mortensen NJ. Management of faecal incontinence following obstetric injury. Br J Surg 1998; 85:293–9.

7. Perry RE, Blatchford GJ, Christensen MA et al. Manometric diagnosis of anal sphincter injuries. Am J Surg 1990; 159:112.

8. Parks AG, Swash M. Denervation of the anal sphincter causing idiopathic anorectal incontinence. J R Coll Surg Edinb 1979; 24:94–6.

9. Neill ME, Parks AG, Swash M. Physiological studies of the pelvic floor in idiopathic faecal incontinence and rectal prolapse. Br J Surg 1981; 68:531–6.

10. Kiff ES, Swash M. Slowed conduction in the pudendal nerves in idiopathic (neurogenic) faecal incontinence. Br J Surg 1984; 71:614–16.

11. Rogers J, Henry MM, Misiewicz JJ. Combined sensory and motor deficit in primary neuropathic faecal incontinence. Gut 1988; 29:5–9.

12. Parks AG, Porter NH, Hardcastle JD. The syndrome of the descending perineum. Proc R Soc Med 1966; 59:477–82.

13. Jorge JMN, Wexner SD, Ehrenpreis E et al. Does perianal descent correlate with pudendal neuropathy? Dis Colon Rectum 1992; 35:11–12.

14. Gee AS, Durdey P. Urge incontinence of faeces is a mark of severe anal sphincter dysfunction. Br J Surg 1995; 82:1179–82.

15. Jorge JM, Wexner SD. Etiology and management of fecal incontinence. Dis Colon Rectum 1993; 36:77–97.

16. Carapeti EA, Kamm MA, Evans BK et al. Topical phenylephrine increases anal sphincter resting pressure. Br J Surg 1999; 86:267–70.

17. Fynes MM, Marshall K, Cassidy M et al. A prospective randomized study comparing the effect of augmented biofeedback with sensory biofeedback alone on faecal incontinence after obstetric trauma. Dis Colon Rectum 1999; 42:753–61.

18. Osterberg A, Graf W, Eeg-Olofsson K et al. Is electrostimulation of the pelvic floor an effective treatment for neurogenic faecal incontinence? Scand J Gastroenterol 1999; 34:319–24.

19. Norton C, Kamm MA. Outcome of biofeedback for incontinence training. Br J Surg 1999; 86:1159–63.

20. Macleod JH. Biofeedback in the management of partial anal incontinence. Dis Colon Rectum 1983; 26:244–6.

21. Heyman S, Jones KR, Ringel Y et al. Biofeedback treatment of fecal incontinence. Dis Colon Rectum 2001; 44:728–36.

22. Norton C, Chelvanayagam S, Wilson-Barnet J et al. Randomised controlled trial of biofeedback for fecal incontinence. Gastroenterology 2003; 125:1320–9.

23. Orrom WJ, Miller R, Cornes H et al. Comparison of anterior sphincteroplasty and postanal repair in the treatment of idiopathic fecal incontinence. Dis Colon Rectum 1991; 34:305–10.

24. Briel JW, De Boer LM, Hop CJ et al. Clinical outcome of anterior overlapping external anal sphincter repair with internal sphincter imbrication.

Dis Colon Rectum 1998; 41:209–14.

25. Nessim A, Wexner SD, Agachan F et al. Is bowel confinement necessary after anorectal reconstructive surgery? A prospective randomized surgeon trial. Dis Colon Rectum 1999; 42:16–23.

    This trial has demonstrated that it is unnecessary to restrict oral intake following reconstructive surgery of the anorectum.

26. Parks AG. Anorectal incontinence. Proc R Soc Med 1975; 68:681–90.

27. Pinho M, Ortiz J, Oya M et al. Total pelvic floor repair for the treatment of neuropathic fecal incontinence. Am J Surg 1992; 163:340–3.

28. Deen KI, Kumar D, Williams JG et al. Randomised trial of internal anal sphincter plication with pelvic floor repair for neuropathic fecal incontinence. Dis Colon Rectum 1995; 38:14–18.

    This trial demonstrated that there is no value in plicating the internal sphincter during pelvic floor repair. In this study, however, the internal sphincter was plicated longitudinally.

29. Corman ML. Gracilis muscle transposition. Contemp Surg 1978; 13:9–16.

30. Williams NS, Patel J, George BD et al. Development of an electrically stimulated neoanal sphincter. Lancet 1991; 338:1166–9.

31. Baeten CGMI, Konsten J, Spaans F et al. Dynamic gracilloplasty for treatment of faecal incontinence. Lancet 1991; 338:1163–5.

32. Sielezneff I, Malouf AJ, Bartolo DCC et al. Dynamic gracilloplasty in the treatment of patients with faecal incontinence. Br J Surg 1999; 86:61–5.

33. Navrantonis C, Wexner SD. Stimulated gracilloplasty for treatment of intractable fecal incontinence. Dis Colon Rectum 1999; 42:497–504.

34. Cavina E, Seccia M, Evangelista G et al. Perineal colostomy and electrostimulated gracilis neosphincter after abdominoperineal resection of the colon and anorectum: a surgical experience and follow-up study in 47 cases. Int J Colorectal Dis 1990; 5:6–11.

35. Madoff RD, Rosen HR, Baeten CG et al. Safety and efficacy of dynamic muscle plasty for anal incontinence: lessons from a prospective multicenter trial. Gastroenterology 1999; 116:549–56.

36. Devesa JM, Vincente E, Enriquez JM et al. Total fecal incontinence. A new method of gluteus maximus transposition: preliminary results and report of previous experience. Dis Colon Rectum 1992; 35:339–49.

37. Corman ML. The management of anal incontinence. Surg Clin North Am 1983; 63:177–92.

38. Christiansen J, Lorentzem M. Implantation of artificial sphincter for anal incontinence. Report of five cases. Dis Colon Rectum 1989; 32:432–6.

39. Wong WD, Jensen LL, Bartolo DCC et al. Artificial anal sphincter. Dis Colon Rectum 1996; 39:1345–51.

40. Christiansen J, Rasmussen OO, Lindorf-Larsen K. Long term results of artificial anal sphincter implantation for severe anal incontinence. Ann Surg 1999; 230:45–8.

41. Ganio E, Lue AR, Clerico G et al. Sacral nerve stimulation for treatment of fecal incontinence. A novel approach for intractable fecal incontinence. Dis Colon Rectum 2001; 44:619–31.

42. Matzel KE, Stadelmaier U, Hohenfellner M et al. Electrical stimulation of sacral spinal nerves for treatment of faecal incontinence. Lancet 1995; 346:1124–7.

43. Mortensen N, Smilgin Humphreys M. The anal continence plug: a disposable device for patients with anorectal incontinence. Lancet 1991; 338: 295–7.

44. Hughes SF, Williams NS. Continent conduit for the treatment of faecal incontinence associated with disordered evacuation. Br J Surg 1995; 82:1318–20.

45. Browning GGP, Motson RW. Anal sphincter injury. Management and results of Parks sphincter repair. Ann Surg 1984; 199:351–6.

46. Manning PC, Pratt JH. Faecal incontinence caused by laceration of the perineum. Arch Surg 1964; 88:569–76.

47. Fang DT, Nivatvongs S, Vermeulen FD et al. Overlapping sphincteroplasty for acquired anal incontinence. Dis Colon Rectum 1984; 27:720–2.

48. Corman ML. Anal incontinence following obstetric injury. Dis Colon Rectum 1985; 28:86–9.

49. Cterceko GC, Fazio VW, Jagelman DG et al. Anal sphincter repair: a report of 66 cases and review of the literature. Aust NZ J Surg 1988; 58:703–10.

50. Laurberg S, Swash M, Henry MM. Delayed external sphincter repair for obstetric tear. Br J Surg 1988; 75:786–8.

51. Yoshioka K, Keighley MRB. Sphincter repair for faecal incontinence. Dis Colon Rectum 1989; 32:39–42.

52. Wexner SD, Marchetti F, Jagelman JD. The role of sphincteroplasty for faecal incontinence re-evaluated. A prospective physiologic and functional review. Dis Colon Rectum 1991; 34:22–30.

53. Fleshman JW, Dreznik Z, Fry RD et al. Anal sphincter repair for obstetric injury: manometric evaluation of functional results. Dis Colon Rectum 1991; 34:1061–7.

54. Engel AF, Kamm MA, Sultan AH et al. Anterior anal sphincter repair in patients with obstetric trauma. Br J Surg 1994; 81:1231–4.

55. Oliveira L, Pfeifer J, Wexner SD. Physiological and

clinical outcome of anterior sphincteroplasty. Br J Surg 1996; 83:502–5.

56. Simmans C, Birnbaum EH, Kodner IJ et al. Anal sphincter reconstruction in the elderly: does advancing age affect outcome? Dis Colon Rectum 1994; 37:1065–9.

57. Engel AF, van Baal SJ, Brummeckamp WH. Late results of anterior sphincter plication for traumatic faecal incontinence. Eur J Surg 1994; 160:633–6.

58. Malouf AJ, Norton CS, Engel AF et al. Long term results of overlapping anterior anal sphincter repair for obstetric trauma. Lancet 2000; 355:260–5.

59. Halverson AL, Hull TL. Long term outcome of overlapping anal sphincter repair. Dis Colon Rectum 2002; 45:345–8.

60. Browning GGP, Parks AG. Postanal repair for neuropathic faecal incontinence: correlation of clinical results and anal cancer pressures. Br J Surg 1983; 70:101–4.

61. Henry MM, Simson JNL. Results of postanal repair: a retrospective study. Br J Surg 1985; 72(Suppl):517–19.

62. Yoshioka K, Keighley MRB. Critical assessment of quality of continence after postanal repair for faecal incontinence. Br J Surg 1989; 76:1054–7.

63. Laurberg S, Swash M, Henry MM. Effect of postanal repair on the progress of neurogenic damage to the pelvic floor. Br J Surg 1990; 77:519–22.

64. Pinho M, Keighley MRB. Results of surgery in idiopathic faecal incontinence. Ann Med 1990; 22:425–33.

65. Melenhorst J, Koch SM, Uludag O et al. Sacral neuromodulation in patients with faecal incontinence: results of the first 100 permanent implantations. Colorectal Dis 2007; 9:725–30.

66. Wexner SD, Baeten C, Bailey R et al. Long term efficacy of dynamic graciloplasty for fecal incontinence. Dis Colon Rectum 2002; 45:809–18.

67. Rongen MGM, Uludas O, El Naggar K et al. Long term follow up of dynamic graciloplasty for fecal incontinence. Dis Colon Rectum 2003; 46:716–21.

68. Devesa JM, Rey A, Hervas PL et al. Artificial anal sphincters: complications and functional results of a large personal series. Dis Colon Rectum 2002; 45:1154–63.

69. Tillin T, Gannon K, Fieldman RA et al. Third party prospective evaluation of patient outcomes after dynamic graciloplasty. Br J Surg 2006; 93:1402–10.

70. Wong WD, Congliosi SM, Spencer MP et al. The safety and efficacy of the artificial bowel sphincter for faecal incontinence: the results from a multicentre cohort study. Dis Colon Rectum 2002; 45:1139–53.

71. Mundy L, Merlin TL, Maddern GJ et al. Systematic review of safety and effectiveness of an artificial bowel sphincter for faecal incontinence. Br J Surg 2004; 91:665–72.

72. Melenhorst J, Koch SM, Van Gement WG et al. The artificial bowel sphincter for faecal incontinence: single centre study. Int J Colorectal Dis 2008; 23:107–11.

73. Pinedo G, Vaizey CJ, Nicholls RJ et al. Results of repeat anal sphincter repair. Br J Surg 1999; 86:66–9.

74. Giordano P, Renzi A, Efron J et al. Previous sphincter repair does not affect the outcome of a previous repair. Dis Colon Rectum 2002; 45:635–40.

75. Malouf AJ, Vaizey CJ, Nicholls RJ et al. Permanent sacral nerve stimulation for fecal incontinence. Ann Surg 2000; 232:143–8.

76. Kenefick NJ, Christiansen J. A review of sacral nerve stimulation for the treatment of faecal incontinence. Colorectal Dis 2004; 6:75–80.

77. Holtzer B, Rosen HR, Novi G et el. Sacral nerve stimulation for neurogenic faecal incontinence. Br J Surg 2007; 94:749–53.

78. Hetzer FH, Bieler A, Hahnloser D et al. Outcome and analysis of sacal nerve stimulator for faecal incontinence. Br J Surg 2006; 93:1411–7.

79. Jarrett ME, Matzel KE, Christiansen J et al. Sacral nerve stimulation of faecal incontinence in patients with previous partial spinal injury including disc prolapse. Br J Surg 2005; 92:734–9.

80. Melenhorst J, Koch SM, Uludag O et al. Is morphologically intact anal sphincter necessary for success with sacral nerve modulation in patients with faecal incontinence. Colorectal Dis 2007 (abstr).

第 12 章

功能性疾病及其外科治疗

Nicola S. Fearnhead

概述

盆底病理学复杂而且跨越多个学科。单纯的泌尿妇科治疗可能会影响排便功能[1]。对女性盆底功能障碍的理想治疗需涉及泌尿科专家、妇科学专家和结直肠外科医生，并联合放射学、物理疗法等专科医生共同合作，需要专业的护理知识，生理学、肠胃病学、精神病学知识，以及需要慢性疼痛门诊的配合。术前评估包括对产科和泌尿妇科的病史采集、便秘和尿失禁评分、疼痛的视觉模拟评分、生活质量问卷、仔细的临床检查、直肠镜或结肠镜检查、排便造影检查、肠道传输检查、肛肠生理和肛管内超声检查。为了进一步明确盆底解剖和功能方面的问题，需要建立多学科参加的盆底疾病临床诊疗团队[2,3]。

直肠脱垂

直肠脱垂指直肠经过肛门突出。脱垂的组织可以是黏膜，只有黏膜层经直肠肛门脱出；或者是直肠全层经肛门环周脱出。直肠脱垂偶尔在幼儿中发生，但最常见于年老女性。

直肠脱垂的危险因素包括结缔组织病，如 Marfan 和 Ehler-Danlos 综合征[4]，或有神经性厌食症病史[5]。后一类患者症状可能在精神障碍缓解几年后出现，脱垂主要是因为青少年期盆底肌肉的胶原纤维交联能力障碍。导致盆腔器官脱垂的其他危险因素包括高体重指数和阴道分娩巨大婴儿史[6,7]。

黏膜脱垂

黏膜脱垂可以独立发生，但是常见于阻塞性排便综合征（ODS）和孤立性直肠溃疡综合征（SRUS），这将在下面进行讨论。黏膜脱垂可以导致肛周不适，经肛门分泌黏液或者出血，便秘和排便费力。黏膜脱垂的初始治疗多采用容积性泻药和增加纤维摄入。如果必须进行外科干预，门诊手术（如吸引结扎或硬化剂注射），或者日间手术（如外科切除或脱垂黏膜折叠和射频消融）[8-10] 都是常用的。最近越来越多黏膜脱垂合并阻塞性排便障碍的患者采用吻合器痔上黏膜环切钉合术（Procedure for prolapse and haemorrhoids，PPH）或者吻合器经肛门直肠黏膜切除术（stapled transanal rectal resection，STARR）[11-14]（见下文）。

全层直肠脱垂（表 12.1）

虽然采用增加纤维摄入和应用容积性泻药的保守治疗在一定程度上可以改善症状，但全层直肠脱垂的最终治疗无一例外都需要手术。事实上，Cochrane 图书馆资料库中对脱垂手术的综述发现没有任何一项比较手术和非手术治疗疗效的临床试验[15]。手术修复可经腹或者会阴进行。此外也有在经腹（直肠切除固定术）或者经会阴（Altemeier 术式）时进行联合手术。

手术方法的选择

术式的选择多由外科医生的喜好和患者的情况决定，包括并发症、年龄、性别和性功能情况。一般情况下，大多数外科医生更倾向于对年长或者体弱的患者选择经会阴手术，无年龄问题的合适患者则选择经腹手术[16]。术式的选择也应该考虑到是否并发生殖器脱垂、术前便秘、排便困难、大便失禁和盆底损伤的病史[17]。直肠切除固定术是有便秘和直肠脱垂

表 12.1 • 直肠脱垂手术的随机对照试验

作者（参考文献）	年份	例数	随访时间	试验过程	结果
Speakman 等 [37]	1991	26	中位时间 12 个月	开腹羟乙酸乙酸聚酯网片直肠固定术分离与保留侧韧带之间的比较	保留侧韧带与更少的术后便秘相关，但是增加了脱垂的复发率
Luukkonen 等 [46]	1992	30	6 个月	开腹切除缝线直肠固定术与开腹聚乙醇酸网片直肠固定术	切除直肠固定术导致了更少的术后便秘
Mckee 等 [47]	1992	18	平均时间 20 个月	开腹切除直肠固定术与开腹缝线直肠固定术（分离侧韧带）之间的比较	切除直肠固定术导致少的术后便秘，但是大便失禁改善更少
Selvaggi 等 [38]	1993	20	平均时间 14 (6~24) 个月	开腹 Marlex®/Mersilene® 网片直肠固定术分离与保留侧阔韧带之间的比较	保留侧韧带与少的术后便秘相关
Winde 等 [43]	1993	49	平均 50.5 个月	开腹直肠固定术（使用前位网带）与聚乙醇酸和羟乙酸聚酯网片的比较	术后并发症或者复发率没有区别
Novell 等 [42]	1994	63	中位时间 47 (44~50) 个月	开腹聚乙烯醇海绵直肠固定术与缝线直肠固定术的比较	复发率没有区别，但是便秘在聚乙烯醇海绵组高发
Deen 等 [31]	1994	20	中位时间 17 (8~22) 个月	Altemeier 术式联合盆底修复与腹部切除直肠固定术联合盆底修复的比较	相似的全层脱垂和黏膜脱垂复发率。两组均有明显的术后死亡率。在切除直肠固定术组的患者明显改善了失禁
Galili 等 [31]	1997	37	平均时间 3.7 年	开腹网片直肠固定术（外侧直肠网片固定）与聚乙醇酸和聚丙烯网片之间的比较	术后并发症或者复发率没有区别
Boccasanta 等 [50]	1998	21	平均时间 29.5 (8~45) 个月	腹腔镜手术与开腹 Marlex®/Mersilene® 网片直肠固定术与开腹缝合网（外侧直肠网片固定）之间的比较	复发率没有区别
Mollen 等 [39]	2000	18	平均时间 3.5 年	后位网片直肠固定术分离与保留侧阔韧带之间的比较	功能预后方面没有差异
Solomen 等 [49]	2002	40	平均时间 24.2 (2~52) 个月	腹腔镜与开腹网片直肠固定术之间的比较	复发率没有明显区别，但是腹腔镜组与更少的死亡率、更短的住院时间和更长的手术时间相关。

续表

作者（参考文献）	年份	例数	随访时间	试验过程	结果
Boccasanta 等[20]	2006	40	平均时间 28 个月	Altemeier 术式联合肌成形术与单极电刀切除的比较和手工吻合与超声刀切除和环状吻合器吻合的比较	功能性预后和复发率方面没有明显差异，但是手术时间，失血和住院时间在吻合器组明显减少
PROSPER（脱垂手术：经会阴或直肠固定术）试验，www.prosper.bham.ac.uk		292	截至 2007 年 1 月已招募了 90% 的患者	第一步随机选择或选择者外科医师喜好选择分配经腹或者经会阴手术组。第二步随机选择经腹部缝合与切除直肠固定术比较，和经会阴 Delorme 术式与 Altemeier 术式的比较（图 12.1）	48 名患者被随机分配手术方法，78 名为经腹方式（切除 / 缝合直肠固定术），212 名患者为经会阴方式（Delorme/Altemeier 术式）。主要评估结果指标是直肠脱垂的复发，但是由于参与试验的人数没有预期水平，只有预期的 1/3，它稍后被归为对肠功能和生活质量评分的次要评估指标

患者的经典推荐术式，但是仅有少量循证医学资料（见下文）。男性患者更倾向于采用经会阴手术，这是因为经腹直肠手术有导致勃起功能障碍的可能。

 虽然只包含 8 个试验共 264 名患者，一项 2000 年由 Cochrane Library 进行的关于脱垂手术治疗随机对照研究试验的 meta 分析[15]，进行了关于经腹与经会阴手术比较，直肠固定术方法，开腹与腹腔镜的比较，不切除与切除比较的研究。虽然数据资料偏少、样本偏小和方法学的问题导致了分析中缺乏有说服力的结论，不过值得一提的是研究指出经腹手术和经会阴手术的复发率没有区别[15]。

经会阴手术

经会阴手术主要包括 Delorme 和 Altemeier 术式。Delorme 术式包括切除直肠黏膜多余的套叠部分和折叠不切除的脱垂直肠肌层[18-19]。Altemeier 术式（经会阴直肠乙状结肠切除手术）包括切开经道格拉斯陷凹脱垂的腹膜进入腹腔，接着切除直肠乙状结肠并进行结肠肛门吻合术（图 12.1 和图 12.2）。后者一般采用手法吻合，很少使用环状吻合器[20]。经会阴盆底修复或者肛提肌成形术可用于治疗失禁症状[21]。

Delorme 术式仍适用于全层直肠脱垂的治疗，是因为其在老年患者中耐受良好，并发症发生率和死亡率较低[22-24]，而且对肠道功能影响最小[23-25]。但是 Delome 术式复发率很高，约 5% ~ 26.5%[19,22-24,26]，尽管手术可以重复实施。

Altemeier 术式[27] 可能会发生吻合口裂开，并导致盆腔脓毒症的发生，但是即便是老年患者其耐受仍然良好[28]。目前有大宗系列临床研究报道其并发症发生率为 12% ~ 14%，死亡率极低并能使近半数患者的排便功能改善，但是脱垂的复发率仍然很高，为 10% ~ 16%[29,30]。

 一项 20 例患者入组的小型随机试验比较了 Altemeier 术式和经腹直肠切除固定术，两者均联合了盆底修复[31]。Altemeier 组的一例患者发生全层直肠脱垂复发，两组中各有两名患者发展为黏膜脱垂。两组术后并发症发生率均较低，但是只有经腹直肠切除固定术组可改善失禁的症状[31]。

经腹手术

腹部手术可以开腹或者经腹腔镜操作。经腹直肠固定术采用非吸收性缝线或补片行直肠松解并固

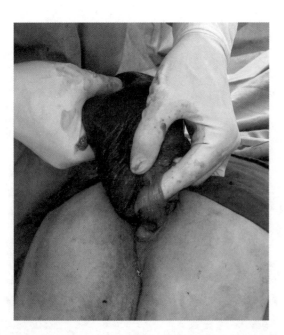

图 12.1 • 在 Altemeier 术式中切开腹膜反折。Photograph printed with permission of Dr Tracy Hull, Cleveland Clinic, Cleveland, Ohio.

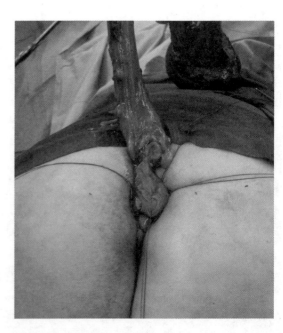

图 12.2 • 在 Altemeier 术式中在结肠肛门吻合前先切除直肠乙状结肠。Photograph printed with permission of Dr Tracy Hull, Cleveland Clinic, Cleveland, Ohio.

定于骶骨。直肠固定术可以后位使用 Ivalon 海绵(Well 术式)，阔筋膜（Orr-Loygue 术式）或不可吸收补片，或者前位使用网状吊带围绕直肠到骶骨（Ripstein 术式），或腹腔内补片直肠固定。直肠固定术联合切除术（Frykman-Goldberg 术式）通常需要乙状结肠切除，并在骶骨岬处行手工吻合或吻合器吻合。

一项包含 643 名经腹直肠脱垂术后患者随访 22 年的多中心联合分析发现，患病年龄、性别、手术技巧、手术途径（开腹或者腹腔镜）和直肠固定术的方法对复发率没有影响[33]。然而这是项回顾性研究，可能不足以显示单纯直肠松解手术、直肠松解联合直肠切除固定术或者直肠松解联合直肠固定术之间明显的统计学差异[33]。另外一项回顾性 meta 分析总结了经腹手术修复直肠脱垂的 6 项研究，发现复发率和年龄、性别或者手术技巧无关[34]。

经腹直肠固定术后排便功能紊乱是常见的，可能出现新发的或者更严重的便秘、排便费力或者大便失禁。虽然许多研究进行了相关问题的分析，但是症状的实际严重程度是难以量化的。一项包含了 23 名患者的小型研究评估了经腹直肠固定术后的肠道功能：失禁的症状改善了 82%，36% 的术前有便秘的患者手术后得到改善，而 42% 出现新发便秘[35]。报道称大部分经腹直肠固定术后患者大便失禁症状可得到改善[36]。

三项试验比较了后位补片直肠固定术时侧韧带保留和分离（直肠神经损伤可能）的效果[37-39]，但是所有研究仅包含了小样本的患者。其中两项研究发现保留侧韧带与术后便秘减少相关[37,38]，但是一项研究也发现了采取该技术使脱垂复发风险增加。一项最近的小型前瞻性随机研究发现后位 Teflon® 补片直肠固定术时分离侧韧带对术后便秘没有影响[39]。

许多研究关注了直肠固定术时直肠固定的不同方法。补片方法所关注的主要是感染和挤压。虽然感染的发生率很低[40,41]，但是一旦发生后果很严重。完全腹膜下缝合不可吸收补片可能会减少术后小肠梗阻的发生率。

虽然一项包含 63 名患者的随机性试验比较了 Ivalon® 海绵技术与缝合技术的直肠固定术，发现复发率没有区别[42]，但是在 Ivalon® 海绵组术后便秘发生率明显增加。作者认为成功的直肠固定术不需要修复材料。

两项试验比较了直肠固定术使用不同类型补片（可吸收或者不可吸收）的作用，发现无论是术后便秘或是复发率都没有区别[43,44]。

考虑到直肠固定术时使用不可吸收补片可能带来感染的额外风险，切除术后常使用缝合进行直肠固定[41]。然而，一组包含 35 例年轻患者行直肠切除固定术时使用不可吸收补片的研究报道，其具有良好的功能预后，并且没有一例患者出现补片感染或者吻合口瘘[45]。

两项共包含 48 名患者的试验研究了开腹直肠固定术时切除乙状结肠的影响[46,47]。一项实验随机将患者分为直肠切除固定术和聚乙醇酸补片直肠固定术组[46]，另一项则比较了直肠切除固定术和缝合直肠固定术[47]。如果结合这两项小型研究的结果分析，就会发现每项试验中切除组术后便秘发生率明显降低，并有统计学差异[15]。然而其中一项试验采用了侧韧带分离[47]，这可能是其导致术后便秘高发的原因。这项试验也表明在切除组失禁症状没有改善[47]。

经腹腔镜方式

目前尚缺少采用包含腹腔镜缝合直肠固定术或者腹腔镜直肠切除固定术的前瞻性的随机试验研究。一项 meta 分析了 195 名患者施行开腹和腹腔镜直肠固定术的比较[48]，其包含 6 项研究，仅一项是前瞻随机性的[49]。直肠固定术包括切除、缝合和补片技术。这项 meta 分析认为腹腔镜直肠固定术是安全的，并且与开腹手术有相似的脱垂复发率[48]。

两项随机性试验比较了补片直肠固定术的开腹和腹腔镜方式[49,50]。第一项小型试验（21 例患者）使用了非可吸收补片（Marlex® 或者 Mersilene®）将前外侧直肠固定到骶岬，发现两种不同术式之间复发率没有区别，虽然仅仅随访了 2 年[50]。第二项试验（40 例患者）描述了固定到骶岬的全直肠游离联合后位补片直肠固定术[49]，它也证实两年复发率（在开腹组有一例复发）没有区别，但是也显示腹腔镜组死亡率更少，住院时间更短，手术时间更长[49]。

直肠和泌尿生殖器脱垂的外科治疗最好经腹施行，腹腔镜手术特别适合修复异常的直肠、阴道、膀胱和盆底[51,52]。对于这些患者而言腹腔镜手术是神经保留性及微创性手术。联合手术应用于脱垂修复可同时解决同区域多处病损。

考虑到直肠脱垂可能始于直肠前壁套叠，应采用经腹直肠骶骨固定术，而不用其他直肠游离术。该术式可以开腹也可以通过腹腔镜操作。腹腔镜腹腔内直肠固定术经道格拉斯陷凹游离腹膜，通过直肠阴道隔到达盆底，补片固定到骶骨远端，或用缝合或者 ProTack™ 钉设备固定到骶骨近端，关闭腹膜，补片位于腹膜外[52]。可同时应用阴道内修补术，通过利用缝线缝合阴道到补片，治疗肠疝或者阴道脱垂。一组使用该技术治疗了 109 例患者的前瞻性研究报道其并发症发生率低（轻微并发症 7%），脱垂复发率低（4%）[52]。另一组包含 80 名患者的研究报道了并发症可达 21%，但是中位随访 54 个月后没有发现复发病例；并且明显改善了大便失禁或者排便

阻塞的症状[51]。两组均没有补片感染或腐蚀的情况发生。

PROSPER 试验

由于直肠脱垂最佳的手术方式尚不确定，因此于 2001 年在英国开始了 PROSPER（脱垂手术：会阴或者直肠固定术）临床试验。

PROSPER 试验中不同往常的实用设计是，治疗途径中的第一步或者第二步随机进行（图 12.3）。第一个潜在的随机性是建立在外科医生的随意选择，即经腹还是经会阴术式更适合。如果外科医生有偏好，那么这种随机性就被破坏了。第二个随机性是在第一步选择或随机分配为经腹术式组后，随机决定是行缝合还是切除固定术，或者在选择或随机分配为经会阴术式组后，随机决定是 Delorme 术式还是 Altemeier 术式。

PROSPER 试验中第一步随机分为经腹组和经会阴组，其主要评估结果指标是直肠脱垂的复发，但是由于参与试验的人数没有预期水平，它稍候归为对肠道功能和生活质量评分的次要评估指标。第二步随机分组的主要评估指标为肠道功能和生活质量。这项试验实际上较之经腹方法组，更多的患者被随机地分在了经会阴方法组。入组的最初预期目标数

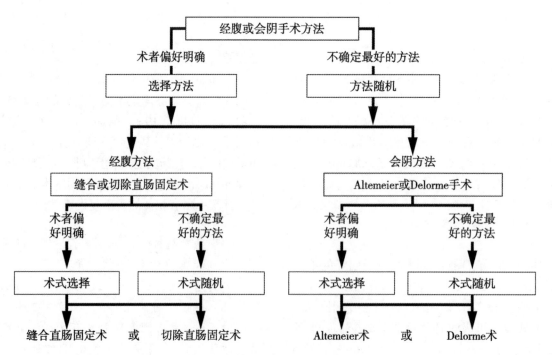

图 12.3 ● PROSPER 试验中的随机性选择。（Derived from trial design information，www.prosper.bham.ac.uk）

量是 1000 人，随后修订为 300 人并于 2007 年完成。最终 292 名患者纳入最后试验；其中 48 名患者被随机分配手术方法，78 名为经腹方式（切除/缝合直肠固定术），212 名患者为经会阴方式（Delorme/Altemeier 术式）。

　　　　一项中期报道 PROSPER 试验中最初的 153 名患者中有 5 人（3.7%）发生严重不良事件，包括 3 名（2%）患者死亡。23 名（15%）患者发生复发（11 名黏膜和 12 名全层）脱垂。32 名（20.9%）患者发生了术后便秘（www.prosper.bham.ac.uk/poster.pdf）。排便功能最初评价采用 Kamm 评分，发现在排便控制和排便功能方面得到极大改善。

复发直肠脱垂

　　直肠脱垂术后的复发率很高。由于所有的方法都有直肠脱垂复发的风险，许多患者往往需要二次手术。然而，治疗复发性直肠脱垂的文献报道很少。在一些研究组织中报道经腹术式较经会阴术式在治疗复发性全层脱垂中更常使用[53]，而其他研究组织指出经会阴术式可重复开展并且更安全[54]。不局限于同一部位的复发性脱垂更适合经腹部术式[55]。无论何种术式，手术引起术后肠道功能障碍如梗阻或者失禁的风险极高[53,54]。

排便梗阻和直肠前膨出

　　排便梗阻的主要的症状是排便费力，排便不尽感，需要经直肠、阴道或会阴手指挤压以达到排空的目的。费力排便时耻骨直肠肌呈矛盾肌收缩，更准确地应称为盆底共济失调。较之慢传导型便秘，其更常与妇科泌尿、胃肠、心理疾病相关。许多"便秘"患者治疗排便梗阻后将改善他们的症状。治疗措施主要是内科治疗，包括饮食控制、使用泻药和生物反馈训练[56]。

　　前位直肠突出和/或直肠套叠（内在直肠脱垂）常见于排便梗阻患者。然而这些症状特别复杂并且多样。排便梗阻的症状可能会掩盖许多隐匿性疾病，包括焦虑和抑郁症、妇科性脱垂、肛门痉挛、直肠敏感性降低和慢传导型便秘。因为很多相关的症状

不会立刻出现，这些导致排便梗阻症状的病变，被称作"冰山"病（iceberg disorder）[57]。对隐匿病理改变的再认识和预测能使治疗个体化。

　　当需要了解一项新手术的效果时，排便梗阻症状的主观评估特别重要。克利夫兰临床便秘评分系统（The Cleveland Clinic Constipation Scoring System）已广泛应用，但是对梗阻性排便评估并不特异[58]。一项新的评分系统使用了结构化问卷，目前被推荐使用[59]，它通过 31 个要素得到可能的最大评分。这个系统对排便耗费时间、每天试图排便次数、手指协助排便、泻药和灌肠剂使用、排便不尽感、排便费力和大便的连贯性进行了权重分析[59]。

直肠前膨出

　　直肠前膨出是直肠前壁经过直肠阴道隔形成的疝。它常常是由于阴道分娩时肌肉和神经损伤、停经后激素水平改变或者由于耻骨直肠肌不随意收缩引起的。直肠前膨出常由于耻骨直肠和球海绵体肌薄弱，当咳嗽、用力时直肠和阴道之间的压力梯度改变而发生[60]。阴道前壁的悬吊手术，如前壁阴道修补术或 Burch 阴道修补术，可能易导致直肠前膨出的发生[61]。后壁直肠前膨出非常少见，常常是由于创伤或者手术导致肛门尾骨韧带损伤导致。

　　前壁直肠突出常见于排便梗阻患者，但是也可发生于无症状的患者。它可在排便造影[62]和磁共振直肠排便造影[63]检查中发现。直肠前膨出的症状包括排空困难、便秘、排便时需要会阴或者阴道手指协助和直肠不适。直肠前膨出的程度不一，包括突出到阴道的程度以及直肠阴道隔涉及的长度，但是突出的大小和症状的严重程度无关。

　　有症状的直肠前膨出的治疗主要是饮食控制和生物反馈[64,65]。也可以由妇科或者结直肠外科医生进行手术修复。手术修复的效果不一，其可以采取经阴道、会阴、肛门或者经腹术式。可以采用缝合折叠，直肠阴道隔补片加固，多余组织切除，直肠、阴道或会阴部固定，或者盆底肌肉加固等多种技术。最近常使用线性[66,67]或环状吻合器（见吻合器经肛门直肠切除部分）切除直肠前膨出。

　　Block 术式是经肛门使用可吸收缝线全层缝合折叠直肠前膨出[68]。Sarles 术式采用椭圆形经肛门的皮肤黏膜皮瓣，用非可吸收缝线折叠缝合直肠前肌

肉，切除多余的黏膜并将皮瓣用可吸收缝线缝合至到肛门边缘[69]（与前位 Delorme 术式非常相似）。虽然其他研究显示对排便控制和性功能没有影响[72]，但经肛门方式可能会影响括约肌的完整并导致大便失禁[70,71]。

经腹部修复可通过开腹或者腹腔镜方式，并需要经道格拉斯陷凹分离直肠阴道隔；随后可通过应用直肠固定术或者骶骨固定术来修复直肠前膨出，也可用其他修复方式。

虽然许多作者报道了一系列不同的数据，但是只有极少的前瞻性随机对照研究资料（表 12.2）。

一项回顾性的多中心研究分析了 317 名患者经肛门方式（n=141）、经会阴提肌成形术（n=126）或者联合经肛门修复和会阴提肌成形术（n=50）直肠前膨出修复的结果[73]。没有一种手术方式是有功能性优势的，但是出血并发症更常见于在经肛门方式，性交疼痛和会阴伤口延迟愈合更常见于会阴提肌成形术。术前伴有大便失禁和和接受会阴提肌成形术的半数患者术后的排便控制评分均有改善[73]。

一项包含 30 名患者的小型前瞻性随机试验比较了经肛门直肠前膨出修复术和前壁阴道修补术[74]。两组均改善了排便功能，阴道术式组有更多比例的患者获得了成功的预后（表 12.2）。虽然后者的区别不明显，但是这可能是由于入组的数目太小造成Ⅱ型误差。经肛门组发生伴有症状的复发性阴道后壁脱垂概率更高[74]。

吻合器经肛门直肠切除术（stapled transanal rectal resection，STARR）

在吻合器痔上黏膜环切钉合（PPH）技术使用后，STARR 首先应用于排便梗阻。PPH 应用了由 Ethicon EndoSurgery® 的 Proximate PPH-01™ 环状吻合器。STARR 术式由 Altomare 等于 2002 年报道[75]，他采用经会阴切口分离阴道直肠隔联合 PPH-01 吻合器一次吻合。STARR 是改良的 PPH 技术，通过荷包缝合全层前壁的和后壁黏膜层。最初的研究描述了接受手术的 8 名女性患者的效果，她们均有与前位直肠前膨出相关的排便梗阻症状[75]。

早期介绍 STARR 术式的是一篇关于 29 名患者的报道研究[76]，其中半数出现中重度术后并发症或复发性症状。并发症包括严重的术中或者早期术后出血（需要再次手术或直肠填塞）、盆腔和腹膜后脓肿、持续而严重的会阴部疼痛、新发的大便失禁症状。7 名患者发生复发性排便梗阻症状，并且一名患者接受了复发性直肠内黏膜脱垂的再次切除[76]。作者讨论了技术的潜在失误，包括吻合口距齿状线太近，术前未发现的病理因素包括盆底共济失调或者患者入组选择失当。这项研究指明盆底共济失调和焦虑状态是导致 STARR 失败的危险预后因素[76]。

一项包含了 90 名患者的意大利前瞻性非随机多中心研究评估了 STARR 术式[77]。大多数患者住院时间短暂，并且术后疼痛轻微。与排便梗阻相关的便秘症状在术后得到了明显改善，并且没有发生失禁症状的加重。然而，也有其他明显的功能性并发症，约 17.8% 的患者有排便里急后重感，8.9% 的患者有排气失禁、5.5% 的患者有尿潴留、4.4% 的患者有术后出血，3.3% 的患者出现吻合口狭窄。随访 12 个月，53.3% 的患者满意程度为优秀，36.7% 为良好，5.6% 为一般，差的只有 4.4%[77]。

来自米兰的相同机构报道了一项比较单个吻合器经肛门脱垂切除术联合会阴提肌成形术与 STARR 术式比较的随机对照试验[78]。STARR 组有持久的低术后疼痛评分，但是手术时间、住院时间或重返工作时间均无区别。吻合器脱垂切除术组改善了 76% 患者的便秘症状，STARR 组则为 88%。两组的并发症率相似，脱垂切除组有较高的会阴伤口愈合延迟发生率。两组晚期并发症也相似，为排便里急后重感、排气失禁和肛门狭窄。脱垂切除组有 20% 患者发生性交疼痛，而 STARR 组没有[78]。

STARR 术虽然逐渐被广泛应用，但是尚缺少足够公开发表的证据证明其有效性和安全性，应该考虑发表更多关于这项术式的临床研究[79]。不过可以指出的是和 STARR 比较，目前也没有更佳的术式，并且该术式成功的关键是选择合适的患者。建议新术式的引进需要预先设计，并且需要合适的、有经验的结直

表 12.2 • 直肠突出手术的随机对照试验

作者（参考文献）	年份	例数	随访时间	术式	结果
Sand 等[102]	2001	160	12 个月	前位后位阴道修补术用者不用或者用 Vicryl™ 补片（Ethicon）的比较	• 1 年直肠突出复发率为 10% vs8.2%，没有明显差别（P=0.71） • 膀胱膨出复发率不用补片组为 43%，高于用补片组的 25%（P=0.02）
Boccasanta 等[78]	2004	50	23.4±5.1 个月对比 22.3±4.8 个月	经肛门吻合器脱垂切除术及经阴提肌成形术与 STARR 术式的比较	• STARR 组术后疼痛发生率较少（P＜0.0001），并且直肠感觉阈值量明显降低 • 功能的预后或早晚期并发症发生率没有区别（P=0.012） • 脱垂切除术及提肌成形术组性交疼痛发生率（20%）明显高于 STARR 组（0）（P=0.018）
Nieminen 等[74]	2004	30	12 个月	后位阴道修补术（15）与经肛门修补术的比较（15）	• 排便功能改善 93% 对比 73%（P=0.08） • 有症状的复发直肠前突和肠疝为 7% 对比 40%（P=0.04）
Paraiso 等[103]	2006	106	17.5±7 个月	后位阴道修补术（37）与位置特异性直肠前突修补（37）与位置特异性直肠前突修补及移植增强术（32）的比较	• 各组之间症状改善没有区别（总体上有 15% 的功能性失败率） • 任移植物增强组解剖性失败率 46%，其他两组分别为 14% 和 22%（P=0.02） • 性功能改善或者性交疼痛发生率没有区别 • 12 个月时各组的肠道症状均明显改善[104]

肠医生进行足够的训练，以确保新术式的安全性[79]。

关于 STARR 术式并发症的报道要引起我们的关注，并发症包括直肠阴道瘘[80,81]、吻合钉引起的肛门痛[82]、术后出血和新发便失禁[76]。此外，还有腹膜后脓肿的早期报道[78]，以及坏死性骨盆筋膜炎、需要紧急剖腹手术进行 Hartmann 手术和子宫切除术、早期死于多器官衰竭的报道[81]。患者的选择仍然是一个问题，成本效益也有待证实[83]。

近期有更多来自欧洲多中心的系列报道[81,84-87]；结果总结见表 12.3 。这些研究中指出 STARR 术的适应证包括保守治疗和 / 或生物反馈治疗无效的排便梗阻。最大的一组研究[81]表明，在作者自己医院的患者和第三级转诊医院的患者均有许多并发症发生。单因素分析表明差的预后与术后手指协助排便、盆底共济失调、肠疝、严重直肠前膨出、肠蠕动减弱和排便不尽感相关[81]。出血是这组研究中最常见的并发症，1/5 的患者需要进一步手术，大多数是因为复发。STARR 术后须第三级转诊的原因多是会阴疼痛（53%）、直肠前膨出复发和 / 或直肠套叠的持续不适症状（50%）、新发的大便失禁（28%）和直肠阴道瘘[81]。

另一组大宗的文献研究[85]是关于 71 名排便梗阻患者的。在这组研究中报道的并发症发生率非常低，会阴瘀伤为 23.5%，急性尿潴留为 4.4%，术后出血为 2.9%。该研究报道随访 6 个月，完美及良好的功能预后比率为 77.3%[85]。

The European STARR registry 最近报道了总共 1682 名患者随访 6 个月的结果分析[88]；其中 1404 名患者有完整的资料适合分析。经 STARR 术式的患者中位年龄是 53.5 岁，73% 的患者为女性。超过半数的患者有直肠前膨出，大约半数的患者有内脱垂。6 个月时排便梗阻的症状得到明显减轻，生活质量评分提高；31.7% 的患者有并发症出现，出血为 4.3%，排便里急后重感为 14.3%，术后会阴疼痛为 8.1%，新发大便失禁为 1.3%，脓肿为 1.1%[88]。

手术技巧

STARR 术式常采用 Lloyd-Davies 体位，但是一些外科医生更喜欢 jack-knife 或者 Kraske 体位。肛门拉钩协助 PPH 吻合器进入肛管，当在前壁操作时，为了保护后壁，一些术者也会使用平坦的压肠板放在肛门拉钩的后面。前壁的荷包缝合首先使用 3 ~ 4 根缝线，在齿状线上 4cm 并远高于痔核处开始，间隔 1cm 行间隔缝合做荷包，将环状吻合器插入肛管，在荷包的上面完全打开，然后缩紧荷包。吻合器完全关闭时，用一根手指在阴道内以保护直肠阴道隔。随后吻合并切除直肠前壁。后壁表层则由两个或者三个半环荷包折叠。术者可以选择使用黏膜或者全层后壁缝合。最后将是一行圆形吻合口。任何可见的出血点都要用可吸收缝线手工结扎。

PPH-01™ 最初是为吻合器痔上黏膜环切钉合术设计的。PPH-03™（Ethicon-Endo-Surgery®）吻合设备已经被改良过，以减少 STARR 术中出血的并发症[86]。一些机构已经开始使用新的环周吻合技术，它使用可 4、5 次击发的曲线状吻合器（Contour Transtar™，Ethicon-Endo-Surgery®），可以将荷包放到更精确的位置，并且吻合器的每次操作都能在直视下完成。目前尚没有组织公开发表应用这项技术的研究。

关于 STARR 术主要顾虑之一是其对道格拉斯陷凹区域直肠壁前结构的潜在威胁。由于盆底病患者伴发肠内疝是很常见的，因此在进行 STARR 术前使用排粪造影和磁共振排粪造影除外肠疝的存在很重要。一德国研究机构报道主张进行 STARR 术式时，使用腹腔镜观察是否术前存在内疝[89]。

外骨盆直肠悬吊术（external pelvic rectal suspension，EXPRESS）

EXPRESS 术是作为一项可选择的手术修补术，其主要针对排便梗阻和直肠套叠合并或不合并直肠前膨出的患者。开展这项术式的目的是为了研发一项比经腹直肠固定术更微创、术后不会导致更严重便秘并发症的术式。该术式最初使用了 Gore-Tex® 补片[90]，随后采用 Permacol® 补片（组织科学实验室）[91]。

有一项包含 17 名排便梗阻患者进行 EXPRESS 术治疗的研究报道，术中的并发症包括 2 名患者发生小的阴道穿孔和 3 名患者发生直肠前壁穿孔；所有的损伤在手术时都被发现并修复。1 名患者在直肠阴道平面出现脓肿，需行后续手术，并经腹壁引流。2 名患者出现术后脓毒血症，其中 1 名患者需要手术引流。3 名患者诉神经性疼痛，有的是会阴切口，有的是大腿前部，但是时间久后可以自行消失。患者的术前症状明显改善，生活质量评分明显提高，关于性功能的影响没有报道。作者指出该项手术术

表 12.3　吻合器经肛门直肠切除术的系列报道

作者（参考文献）	年份	例数	随访时间	并发症率	结果
Altomare 等 [75*]	2002	8	中位时间 12 个月	阴道损伤 12.5% 尿急 12.5%	中位克利夫兰临床便秘评分由 14.3 减少到 5.0（$P < 0.04$）
Dodi 等 [76]	2003	14	中位时间 12 个月	术中出血 7.1% 术后出血 14.3% 腹膜后脓肿 7.1% 持续严重的肛门痛 50% 大便失禁 21.4% 狭窄 7.1%	42.9% 患者直肠黏膜脱垂复发 50% 患者 ODS 复发
Boccasanta 等 [77]	2004	90	平均时间 16.3±4.8 个月	总发生率 40% 尿潴留 5.6% 出血 4.4% 尿急 10%（3 个月）和 1.1%（12 个月） 排气失禁 6.7%（3 个月）和 1.1%（12 个月） 狭窄 3.3%	平均便秘评分由 13.02 减少到 4.52（$P < 0.001$） 3 个月时患者满意度为良好或者优秀为 86.6%，12 个月时为 90%
Boccasanta 等 [78]	2004	25	平均时间 22.3±2.9 个月	总发生率 40% 尿潴留 8% 出血 4% 尿急 16% 排气失禁 8% 狭窄 4%	平均便秘评分由 18.01 减少到 5.65（$P < 0.001$） 平均直肠敏感阈值由 154.7 减少到 135.0（$P=0.0117$）
Ommer 等 [84]	2006	14	平均时间 19±9 个月	出血 14.3% 尿潴留 28.6% 严重的术后痛 7.1% 解决 尿急 21.4%，3 个月后解决 大便失禁 7.1%	1 个月时排便评分由 13.0 减少到 4（$P < 0.05$）

结直肠外科学

作者（参考文献）	年份	例数	随访时间	并发症率	结果
Renzl 等 [42]	2006	68	6 个月	会阴血肿 23.5% 尿潴留 4.4% 出血 2.9% 尿急 4.4%、6 个月的时候解决 排气失禁 2.9%、6 个月的时候解决 性交疼痛 1.4%、6 个月的时候解决 狭窄 1.4%，需要重新手术	ONS 评分由 15.1 减少到 5.1 （$P < 0.0001$） 平均克利夫兰便秘评分由 17.0 减少到 7.9 （$P < 0.001$） 患者满意度良好或者优秀 6 个月时为 79.3%
Pechlivanides 等 [67]	2007	16	9 个月	出血 6.3%	排便评分† 9 个月时由 9.5 减少到 3（$P < 0.001$） 43.8% 患者有持续性轻微的排便阻塞症状 平均最大肛门静息压 （$P=0.002$）、直肠顺应性 （$P < 0.001$）和最大耐受直肠体积（$P < 0.001$）均减少
Arroyo 等 [86]	2007	37	平均时间 24 个月	尿急 3 个月时为 24.3% 6 个月之前解决 排气失禁 4 周时为 18.9% 3 个月之前解决 复发 5.4% 狭窄 2.7%	51.4% 的患者需要术中用缝线缝扎吻合口出血 12 个月时，平均症状评分从 12.77 减少为 4.12 平均直肠静息压力、收缩压力、直肠敏感度或顺应性无明显改变
Jayne 等 [88]	2007	1401	6 个月	总发生率 31.7% 出血 4.3% 尿急 14.3% 疼痛 8.1% 失禁 1.3% 脓肿 1.1%	ONS 评分由 15.18 减少到 4.13 （$P < 0.001$） SSS 评分由 24.26 减少到 12.93 （$P < 0.001$） QoL 评分有提高 （$P < 0.001$）

ODS：梗阻性排便综合征；QoL：生活质量；SSS：症状严重程度评分。
*STARR 包含经会阴修复术联合吻合器切除术。
†未经验证的症状评分系统。

后并发症发生率低于 STARR 术式，但具有相似的预后[90-92]。EXPRESS 术在广泛应用以前尚需要长期的随访和在其他中心的广泛应用。

技术

EXPRESS 术多采用 Lloyd-Davies 体位。在会阴上方按肛门外括约肌的弧度行新月形切口。经直肠阴道隔进入道格拉斯陷凹，游离直肠侧壁高于直肠前膨出水平。在耻骨弓上区域行两个小切口，在耻骨的任一边经过切口行钝性分离进入膀胱前的耻骨后区域。固定缝线于直肠肌腱内。一个钝性尖端的弧形管状装置向上经会阴切口，通过由手指钝性侧方分离直肠、阴道和进入耻骨后区域形成的通道，与耻骨上切口相通。在装置通过后应注意检查阴道的完整性。在耻骨上切口处应用一根手指保护膀胱。

预先将两个 T 形的 Permacol® 网带浸泡在庆大霉素溶液中。每条网带需在 T 横梁做右边和左边标记，以避免通过直肠外隧道时扭曲。一根缝线缝合 T 带的中心部分至一个特殊的探头上；探头随后被固定到管状装置的尖端。每条 Permacol® 可从耻骨切口处退回到会阴切口。T 带在直肠另一边用可吸收缝线固定在直肠浆膜面的前外侧。Permacol® 带两端长条经过耻骨切口牵出后调短，并固定在直肠肌腱固定缝线处。

任何并发的直肠前膨出需经过会阴切口通过分离进入坐骨直肠窝的每一边以暴露坐骨结节。Permacol® 带的一翼插入到直肠阴道空隙，每一翼向下通过耻骨直肠肌，并缝合到坐骨结节的每一边。Permacol® 带的中间主要部分缝合固定到直肠上。

直肠套叠

直肠套叠指排便时直肠壁套入。套叠肠管的前缘可以下降到不同的程度。肠套叠可能全部在直肠内，到达齿状线，突出到肛门或者（全层脱垂）脱出肛门。然而排空排粪造影可见的脱垂程度和患者的症状关系不大。直肠套叠也可见于无症状的患者。

直肠套叠可能与排便梗阻症状有关。其可在有经验的硬性乙状结肠镜操作者在退镜并嘱患者用力排便时发现并被诊断。其更常见于对比核磁共振排粪造影。直肠内套叠最初可先用保守治疗。外科手术常在保守治疗无效时使用，包括经腹直肠固定术[93,94]、内部 Delorme 术[95]和最近的 STARR 术[84,87]。

孤立性直肠溃疡综合征（solitary rectal ulcer syndrome SRUS）

SRUS 可能是由于排便时肛门括约肌不随意收缩导致的，这常与手指插入肛门协助排便有关，并导致前壁黏膜损伤和溃疡。其特点是典型的症状，内镜下改变和组织病理学改变[96]。治疗包括改变饮食、容积性药物和生物反馈治疗以逆转排便紊乱[97]。很少进行外科干预，仅在伴随明确的脱垂或保守治疗后顽固性症状难以缓解的患者中使用。在 SRUS 的治疗中有报道的可选择术式包括经肛门溃疡的切除、吻合器黏膜切除、改良前位 Delorme 术、经腹直肠固定术和结肠造瘘术[98]。联合生物反馈的简单切除不能缓解症状[99]。直肠固定术的失败率可高达 50%[98,100]，但是 STARR 术治疗难治性 SRUS 的早期结果却是令人鼓舞的[101]。

● 关键点

- 排便功能障碍疾病患者如考虑外科治疗最好由多学科的医师或团队进行。
- 全层脱垂的治疗几乎无一例外都需手术治疗。
- 虽然目前没有证据支持经腹或者经会阴手术对直肠脱垂修复的优越性，但是 PROSPER 试验的结果值得期待。
- 在经腹直肠固定术中补片和缝线技术的效果一致。
- 直肠游离中保留外侧韧带与更少的术后排便症状相关。
- 腹腔镜经腹直肠固定术与开腹手术的效果一样，并且可能减少复发和降低死亡率。
- 腹腔镜手术对于治疗生殖器联合直肠脱垂可能尤其有益。
- 直肠脱出修复应该仅适用于经饮食、容积性泻药和生物反馈保守治疗后仍有症状或仍需经阴道或会阴手指协助排便（经肛门手指协助排便除外）的排便梗阻患者。
- 对于经过仔细筛选的排便梗阻患者，STARR 式式可使症状缓解。
- 对于排便梗阻伴有直肠套叠或直肠前膨出的患者，EXPRESS 术式是可选择的手术方式，但是尚需要其他机构进一步验证。

（谢启伟　申占龙　译）

参考文献

1. Davis K, Kumar D. Posterior pelvic floor compartment disorders. Best Pract Res Clin Obstet Gynaecol 2005; 19(6):941–58.

2. Kapoor DS, Sultan AH, Thakar R et al. Management of complex pelvic floor disorders in a multidisciplinary pelvic floor clinic. Colorectal Dis 2008; 10(2):118–23.

3. Finco C, Luongo B, Savastano S et al. Selection criteria for surgery in patients with obstructed defecation, rectocele and anorectal prolapse. Chir Ital 2007; 59(4):513–20.

4. Carley ME, Schaffer J. Urinary incontinence and pelvic organ prolapse in women with Marfan or Ehlers Danlos syndrome. Am J Obstet Gynecol 2000; 182(5):1021–3.

5. Dreznik Z, Vishne TH, Kristt D et al. Rectal prolapse: a possibly underrecognized complication of anorexia nervosa amenable to surgical correction. Int J Psychiat Med 2001; 31(3): 347–52.

6. Karasick S, Spettell CM. The role of parity and hysterectomy on the development of pelvic floor abnormalities revealed by defecography. Am J Roentgenol 1997; 169(6):1555–8.

7. Swift S, Woodman P, O'Boyle A et al. Pelvic Organ Support Study (POSST): the distribution, clinical definition, and epidemiologic condition of pelvic organ support defects. Am J Obstet Gynecol 2005; 192(3):795–806.

8. Chew SS, Marshall L, Kalish L et al. Short-term and long-term results of combined sclerotherapy and rubber band ligation of hemorrhoids and mucosal prolapse. Dis Colon Rectum 2003; 46(9):1232–7.

9. Gupta PJ. Randomized controlled study: radiofrequency coagulation and plication versus ligation and excision technique for rectal mucosal prolapse. Am J Surg 2006; 192(2):155–60.

10. Kleinubing H Jr, Pinho MS, Ferreira LC. Longitudinal multiple rubber band ligation: an alternative method to treat mucosal prolapse of the anterior rectal wall. Dis Colon Rectum 2006; 49(6):876–8.

11. Araki Y, Ishibashi N, Kishimoto Y et al. Circular stapling procedure for mucosal prolapse of the rectum associated with outlet obstruction. Kurume Med J 2001; 48(3):201–4.

12. Orrom W, Hayashi A, Rusnak C et al. Initial experience with stapled anoplasty in the operative management of prolapsing hemorrhoids and mucosal rectal prolapse. Am J Surg 2002; 183(5):519–24.

13. Johnson DB, DiSiena MR, Fanelli RD. Circumferential mucosectomy with stapled proctopexy is a safe, effective outpatient alternative for the treatment of symptomatic prolapsing hemorrhoids in the elderly. Surg Endosc 2003; 17(12):1990–5.

14. Corman ML, Carriero A, Hager T et al. Consensus conference on the stapled transanal rectal resection (STARR) for disordered defecation. Colorectal Dis 2006; 8(2):98–101.

15. Bachoo P, Brazzelli M, Grant A. Surgery for complete rectal prolapse in adults. Cochrane Database Syst Rev 2000; 2:CD001758.

Cochrane meta-analysis of randomised controlled trials in prolapse surgery identified eight trials with 264 patients. There was no difference in recurrence rates between abdominal and perineal approaches.

16. Brown AJ, Anderson JH, McKee RF et al. Strategy for selection of type of operation for rectal prolapse based on clinical criteria. Dis Colon Rectum 2004; 47(1):103–7.

17. Farouk R, Duthie GS. The evaluation and treatment of patients with rectal prolapse. Ann Chir Gynaecol 1997; 86(4):279–84.

18. Christiansen J, Kirkegaard P. Delorme's operation for complete rectal prolapse. Br J Surg 1981; 68(8):537–8.

19. Senapati A, Nicholls RJ, Thomson JP et al. Results of Delorme's procedure for rectal prolapse. Dis Colon Rectum 1994; 37(5):456–60.

20. Boccasanta P, Venturi M, Barbieri S et al. Impact of new technologies on the clinical and functional outcome of Altemeier's procedure: a randomized, controlled trial. Dis Colon Rectum 2006; 49(5):652–60.

21. Agachan F, Reissman P, Pfeifer J et al. Comparison of three perineal procedures for the treatment of rectal prolapse. South Med J 1997; 90(9):925–32.

22. Lechaux JP, Lechaux D, Perez M. Results of Delorme's procedure for rectal prolapse. Advantages of a modified technique. Dis Colon Rectum 1995; 38(3):301–7.

23. Watts AM, Thompson MR. Evaluation of Delorme's procedure as a treatment for full-thickness rectal prolapse. Br J Surg 2000; 87(2):218–22.

24. Watkins BP, Landercasper J, Belzer GE et al. Long-term follow-up of the modified Delorme procedure for rectal prolapse. Arch Surg 2003; 138(5):498–502; discussion 502–3.

25. Pascual Montero JA, Martinez Puente MC, Pascual I et al. Complete rectal prolapse clinical and functional outcome with Delorme's procedure. Rev Esp Enferm Dig 2006; 98(11):837–43.

26. Marchal F, Bresler L, Ayav A et al. Long-term results of Delorme's procedure and Orr–Loygue rectopexy to treat complete rectal prolapse. Dis Colon Rectum 2005; 48(9):1785–90.

27. Altemeier WA, Culbertson WR, Schowengerdt C et al. Nineteen years' experience with the one-stage perineal repair of rectal prolapse. Ann Surg 1971; 173(6):993–1006.

28. Kimmins MH, Evetts BK, Isler J et al. The Altemeier repair: outpatient treatment of rectal prolapse. Dis Colon Rectum 2001; 44(4):565–70.

29. Williams JG, Rothenberger DA, Madoff RD et al. Treatment of rectal prolapse in the elderly by perineal rectosigmoidectomy. Dis Colon Rectum 1992; 35(9):830–4.

30. Kim DS, Tsang CB, Wong WD et al. Complete rectal prolapse: evolution of management and results. Dis Colon Rectum 1999; 42(4):460–6; discussion 466–9.

31. Deen KI, Grant E, Billingham C et al. Abdominal resection rectopexy with pelvic floor repair versus perineal rectosigmoidectomy and pelvic floor repair for full-thickness rectal prolapse. Br J Surg 1994; 81(2):302–4.

   A randomised controlled trial of Altemeier's procedure with pelvic floor repair compared to abdominal resection rectopexy with pelvic floor repair. Similar recurrent prolapse rates and significant postoperative morbidity were observed in both groups. Incontinence significantly improved in the resection rectopexy group only.

32. Madoff RD, Williams JG, Wong WD et al. Long-term functional results of colon resection and rectopexy for overt rectal prolapse. Am J Gastroenterol 1992; 87(1):101–4.

33. Raftopoulos Y, Senagore AJ, Di Giuro G et al. Recurrence rates after abdominal surgery for complete rectal prolapse: a multicenter pooled analysis of 643 individual patient data. Dis Colon Rectum 2005; 48(6):1200–6.

   Analysis of outcomes from a large series of patients treated with abdominal prolapse procedures over a 22-year period found that age, gender, surgical technique, means of approach (open or laparoscopic) and method of rectopexy had no impact on recurrent rectal prolapse rates.

34. DiGiuro G, Ignjatovic D, Brogger J et al. How accurate are published recurrence rates after rectal prolapse surgery? A meta-analysis of individual patient data. Am J Surg 2006; 191(6):773–8.

35. Madden MV, Kamm MA, Nicholls RJ et al. Abdominal rectopexy for complete prolapse: prospective study evaluating changes in symptoms and anorectal function. Dis Colon Rectum 1992; 35(1):48–55.

36. Marderstein EL, Delaney CP. Surgical management of rectal prolapse. Nat Clin Pract Gastroenterol Hepatol 2007; 4(10):552–61.

37. Speakman CT, Madden MV, Nicholls RJ et al. Lateral ligament division during rectopexy causes constipation but prevents recurrence: results of a prospective randomized study. Br J Surg 1991; 78(12):1431–3.

38. Selvaggi F, Scotto di Carlo E, Silvestri L et al. Surgical treatment of rectal prolapse: a randomised study (Abstract). Br J Surg 1993; 80:89.

39. Mollen RM, Kuijpers JH, van Hoek F. Effects of rectal mobilization and lateral ligaments division on colonic and anorectal function. Dis Colon Rectum 2000; 43(9):1283–7.

40. Keighley MR, Fielding JW, Alexander-Williams J. Results of Marlex mesh abdominal rectopexy for rectal prolapse in 100 consecutive patients. Br J Surg 1983; 70(4):229–32.

41. Athanasiadis S, Weyand G, Heiligers J et al. The risk of infection of three synthetic materials used in rectopexy with or without colonic resection for rectal prolapse. Int J Colorectal Dis 1996; 11(1):42–4.

42. Novell JR, Osborne MJ, Winslet MC et al. Prospective randomized trial of Ivalon sponge versus sutured rectopexy for full-thickness rectal prolapse. Br J Surg 1994; 81(6):904–6.

   A prospective randomised trial comparing Ivalon® sponge to suture rectopexy found no difference in recurrence rates, although there was a significantly higher incidence of postoperative constipation in the Ivalon® sponge arm.

43. Winde G, Reers B, Nottberg H et al. Clinical and functional results of abdominal rectopexy with absorbable mesh-graft for treatment of complete rectal prolapse. Eur J Surg 1993; 159(5):301–5.

44. Galili Y, Rabau M. Comparison of polyglycolic acid and polypropylene mesh for rectopexy in the treatment of rectal prolapse. Eur J Surg 1997; 163(6):445–8.

45. Lechaux JP, Atienza P, Goasguen N et al. Prosthetic rectopexy to the pelvic floor and sigmoidectomy for rectal prolapse. Am J Surg 2001; 182(5):465–9.

46. Luukkonen P, Mikkonen U, Jarvinen H. Abdominal rectopexy with sigmoidectomy vs. rectopexy alone for rectal prolapse: a prospective, randomized study. Int J Colorectal Dis 1992; 7(4):219–22.

47. McKee RF, Lauder JC, Poon FW et al. A prospective randomized study of abdominal rectopexy with and without sigmoidectomy in rectal prolapse. Surg Gynecol Obstet 1992; 174(2):145–8.

48. Purkayastha S, Tekkis P, Athanasiou T et al. A comparison of open vs. laparoscopic abdominal rectopexy for full-thickness rectal prolapse: a meta-analysis. Dis Colon Rectum 2005; 48(10):1930–40.

49. Solomon MJ, Young CJ, Eyers AA et al. Randomized clinical trial of laparoscopic versus open abdominal rectopexy for rectal prolapse. Br J Surg 2002; 89(1):35–9.

   No significant difference was found in recurrence rates

but the laparoscopic approach was associated with significantly less morbidity, shorter hospital stays and longer operating times.

50. Boccasanta P, Rosati R, Venturi M et al. Comparison of laparoscopic rectopexy with open technique in the treatment of complete rectal prolapse: clinical and functional results. Surg Laparosc Endosc 1998; 8(6):460–5.

51. Slawik S, Soulsby R, Carter H et al. Laparoscopic ventral rectopexy, posterior colporrhaphy and vaginal sacrocolpopexy for the treatment of recto-genital prolapse and mechanical outlet obstruction. Colorectal Dis 2008; 10(2):138–43.

52. D'Hoore A, Penninckx F. Laparoscopic ventral recto(colpo)pexy for rectal prolapse: surgical technique and outcome for 109 patients. Surg Endosc 2006; 20(12):1919–23.

53. Hool GR, Hull TL, Fazio VW. Surgical treatment of recurrent complete rectal prolapse: a thirty-year experience. Dis Colon Rectum 1997; 40(3):270–2.

54. Fengler SA, Pearl RK, Prasad ML et al. Management of recurrent rectal prolapse. Dis Colon Rectum 1997; 40(7):832–4.

55. Gauruder-Burmester A, Koutouzidou P, Rohne J et al. Follow-up after polypropylene mesh repair of anterior and posterior compartments in patients with recurrent prolapse. Int Urogynecol J Pelvic Floor Dysfunct 2007; 18(9):1059–64.

56. Lau CW, Heymen S, Alabaz O et al. Prognostic significance of rectocele, intussusception, and abnormal perineal descent in biofeedback treatment for constipated patients with paradoxical puborectalis contraction. Dis Colon Rectum 2000; 43(4):478–82.

57. Pescatori M, Spyrou M, Pulvirenti d'Urso A. A prospective evaluation of occult disorders in obstructed defecation using the 'iceberg diagram'. Colorectal Dis 2006; 8(9):785–9.

58. Agachan F, Chen T, Pfeifer J et al. A constipation scoring system to simplify evaluation and management of constipated patients. Dis Colon Rectum 1996; 39(6):681–5.

59. Altomare DF, Spazzafumo L, Rinaldi M et al. Set-up and statistical validation of a new scoring system for obstructed defecation syndrome. Colorectal Dis 2008; 10(1):84–8.

60. Shafik A, El-Sibai O, Shafik AA et al. On the pathogenesis of rectocele: the concept of the rectovaginal pressure gradient. Int Urogynecol J Pelvic Floor Dysfunct 2003; 14(5):310–5; discussion 315.

61. Wiskind AK, Creighton SM, Stanton SL. The incidence of genital prolapse after the Burch colposuspension. Am J Obstet Gynecol 1992; 167(2):399–404; discussion 404–5.

62. Agachan F, Pfeifer J, Wexner SD. Defecography and proctography. Results of 744 patients. Dis Colon Rectum 1996; 39(8):899–905.

63. Kaufman HS, Buller JL, Thompson JR et al. Dynamic pelvic magnetic resonance imaging and cystocolpoproctography alter surgical management of pelvic floor disorders. Dis Colon Rectum 2001; 44(11):1575–83; discussion 1583–4.

64. Mimura T, Roy AJ, Storrie JB et al. Treatment of impaired defecation associated with rectocele by behavorial retraining (biofeedback). Dis Colon Rectum 2000; 43(9):1267–72.

65. Heymen S, Scarlett Y, Jones K et al. Randomized, controlled trial shows biofeedback to be superior to alternative treatments for patients with pelvic floor dyssynergia-type constipation. Dis Colon Rectum 2007; 50(4):428–41.

66. Ayav A, Bresler L, Brunaud L et al. Long-term results of transanal repair of rectocele using linear stapler. Dis Colon Rectum 2004; 47(6):889–94.

67. D'Avolio M, Ferrara A, Chimenti C. Transanal rectocele repair using EndoGIA: short-term results of a prospective study. Tech Coloproctol 2005; 9(2):108–14.

68. Block IR. Transrectal repair of rectocele using obliterative suture. Dis Colon Rectum 1986; 29(11):707–11.

69. Sarles JC, Arnaud A, Selezneff I et al. Endo-rectal repair of rectocele. Int J Colorectal Dis 1989; 4(3):167–71.

70. Ho YH, Ang M, Nyam D et al. Transanal approach to rectocele repair may compromise anal sphincter pressures. Dis Colon Rectum 1998; 41(3):354–8.

71. Ayabaca SM, Zbar AP, Pescatori M. Anal continence after rectocele repair. Dis Colon Rectum 2002; 45(1):63–9.

72. Heriot AG, Skull A, Kumar D. Functional and physiological outcome following transanal repair of rectocele. Br J Surg 2004; 91(10):1340–4.

73. Boccasanta P, Venturi M, Calabro G et al. Which surgical approach for rectocele? A multicentric report from Italian coloproctologists. Tech Coloproctol 2001; 5(3):149–56.

74. Nieminen K, Hiltunen KM, Laitinen J et al. Transanal or vaginal approach to rectocele repair: a prospective, randomized pilot study. Dis Colon Rectum 2004; 47(10):1636–42.

A small prospective randomised trial comparing transanal rectocele repair with posterior colporrhaphy. Both procedures resulted in an improvement in defecatory function. The transanal group had a greater proportion of patients with successful outcomes, but also had a significantly higher rate of symptomatic recurrent posterior vaginal wall prolapse.

75. Altomare DF, Rinaldi M, Veglia A et al. Combined

perineal and endorectal repair of rectocele by circular stapler: a novel surgical technique. Dis Colon Rectum 2002; 45(11):1549–52.

76. Dodi G, Pietroletti R, Milito G et al. Bleeding, incontinence, pain and constipation after STARR transanal double stapling rectotomy for obstructed defecation. Tech Coloproctol 2003; 7(3):148–53.

77. Boccasanta P, Venturi M, Stuto A et al. Stapled transanal rectal resection for outlet obstruction: a prospective, multicenter trial. Dis Colon Rectum 2004; 47(8):1285–96; discussion 1296–7.

78. Boccasanta P, Venturi M, Salamina G et al. New trends in the surgical treatment of outlet obstruction: clinical and functional results of two novel transanal stapled techniques from a randomised controlled trial. Int J Colorectal Dis 2004; 19(4):359–69.

A randomised controlled trial between single stapled transanal prolapsectomy in association with perineal levatorplasty compared to the STARR procedure. Constipation symptoms improved in 76% of the stapled prolapsectomy group and 88% of the STARR group. Late complications included urgency, flatus incontinence and anal stenosis. Dyspareunia affected 20% of the prolapsectomy group but none of the STARR group.

79. Jayne DG, Finan PJ. Stapled transanal rectal resection for obstructed defecation and evidence-based practice. Br J Surg 2005; 92(7):793–4.

80. Pescatori M, Dodi G, Salafia C et al. Rectovaginal fistula after double-stapled transanal rectotomy (STARR) for obstructed defecation. Int J Colorectal Dis 2005; 20(1):83–5.

81. Gagliardi G, Pescatori M, Altomare DF et al. Results, outcome predictors, and complications after stapled transanal rectal resection for obstructed defecation. Dis Colon Rectum 2008; 51(2):186–95.

82. De Nardi P, Bottini C, Faticanti Scucchi L et al. Proctalgia in a patient with staples retained in the puborectalis muscle after STARR operation. Tech Coloproctol 2007; 11(4):353–6.

83. Binda GA, Pescatori M, Romano G. The dark side of double-stapled transanal rectal resection. Dis Colon Rectum 2005; 48(9):1830–1; author reply 1831–2.

84. Ommer A, Albrecht K, Wenger F et al. Stapled transanal rectal resection (STARR): a new option in the treatment of obstructive defecation syndrome. Langenbeck's Arch Surg 2006; 391(1):32–7.

85. Renzi A, Izzo D, Di Sarno G et al. Stapled transanal rectal resection to treat obstructed defecation caused by rectal intussusception and rectocele. Int J Colorectal Dis 2006; 21(7):661–7.

86. Arroyo A, Perez-Vicente F, Serrano P et al. Evaluation of the stapled transanal rectal resection technique with two staplers in the treatment of obstructive defecation syndrome. J Am Coll Surg 2007; 204(1):56–63.

87. Pechlivanides G, Tsiaoussis J, Athanasakis E et al. Stapled transanal rectal resection (STARR) to reverse the anatomic disorders of pelvic floor dyssynergia. World J Surg 2007; 31(6):1329–35.

88. Jayne D, Schwandner O, Stuto A. The European STARR Registry: 6-month follow-up analysis (abstr). Colorectal Dis 2007; 9(Suppl 3):11.

The European STARR registry report on follow-up in 1404 patients undergoing the STARR procedure. A significant reduction in obstructive defecation symptoms and an improvement in quality-of-life scores were seen at 6 months. Complication rate was 31.7%, with bleeding 4.3%, urgency 14.3%, postoperative perineal pain 8.1%, new-onset faecal incontinence 1.3% and sepsis 1.1%.

89. Petersen S, Hellmich G, Schuster A et al. Stapled transanal rectal resection under laparoscopic surveillance for rectocele and concomitant enterocele. Dis Colon Rectum 2006; 49(5):685–9.

90. Williams NS, Giordano P, Dvorkin LS et al. External pelvic rectal suspension (the Express procedure) for full-thickness rectal prolapse: evolution of a new technique. Dis Colon Rectum 2005; 48(2):307–16.

91. Williams NS, Dvorkin LS, Giordano P et al. EXternal Pelvic REctal SuSpension (Express procedure) for rectal intussusception, with and without rectocele repair. Br J Surg 2005; 92(5):598–604.

92. Dench JE, Scott SM, Lunniss PJ et al. Multimedia article. External pelvic rectal suspension (the Express procedure) for internal rectal prolapse, with or without concomitant rectocele repair: a video demonstration. Dis Colon Rectum 2006; 49(12):1922–6.

93. Kruyt RH, Delemarre JB, Gooszen HG et al. Selection of patients with internal intussusception of the rectum for posterior rectopexy. Br J Surg 1990; 77(10):1183–4.

94. Christiansen J, Zhu BW, Rasmussen OO et al. Internal rectal intussusception: results of surgical repair. Dis Colon Rectum 1992; 35(11):1026–8; discussion 1028–9.

95. Trompetto M, Clerico G, Realis Luc A et al. Transanal Delorme procedure for treatment of rectocele associated with rectal intussusception. Tech Coloproctol 2006; 10(4):389.

96. Vaizey CJ, van den Bogaerde JB, Emmanuel AV et al. Solitary rectal ulcer syndrome. Br J Surg 1998; 85(12):1617–23.

97. Malouf AJ, Vaizey CJ, Kamm MA. Results of behavioral treatment (biofeedback) for solitary rectal ulcer syndrome. Dis Colon Rectum 2001; 44(1):72–6.

98. Sitzler PJ, Kamm MA, Nicholls RJ et al. Long-term clinical outcome of surgery for solitary rectal ulcer syndrome. Br J Surg 1998; 85(9):1246–50.

99. Marchal F, Bresler L, Brunaud L et al. Solitary rectal ulcer syndrome: a series of 13 patients operated with a mean follow-up of 4.5 years. Int J Colorectal Dis 2001; 16(4):228–33.

100. Tweedie DJ, Varma JS. Long-term outcome of laparoscopic mesh rectopexy for solitary rectal ulcer syndrome. Colorectal Dis 2005; 7(2):151–5.

101. Boccasanta P, Venturi M, Calabro G et al. Stapled transanal rectal resection in solitary rectal ulcer associated with prolapse of the rectum: a prospective study. Dis Colon Rectum 2008; 51(3):348–54.

102. Sand PK, Koduri S, Lobel RW et al. Prospective randomized trial of polyglactin 910 mesh to prevent recurrence of cystoceles and rectoceles. Am J Obstet Gynecol 2001; 184(7):1357–62; discussion 1362–4.

103. Paraiso MF, Barber MD, Muir TW et al. Rectocele repair: a randomized trial of three surgical techniques including graft augmentation. Am J Obstet Gynecol 2006; 195(6):1762–71.

104. Gustilo-Ashby AM, Paraiso MF, Jelovsek JE et al. Bowel symptoms 1 year after surgery for prolapse: further analysis of a randomized trial of rectocele repair. Am J Obstet Gynecol 2007; 197(1):76e1–5.

第 13 章

功能性疾病及其内科治疗

Anton V. Emmanuel

概述

胃肠道功能失调（functional gastroin testinal disorders，FGIDs）的症状相当普遍。基于社区的研究表明，22% 表面上看起来正常的英国人被诊断患有肠易激综合征（irritable bowel syndrome，IBS）[1]，而 28% 则患有功能性便秘。[1] 这些异常是一组症状，而非疾病。基于这些，治疗这些患者的要点是：除外器质性疾病，做一个自信的诊断，解释症状发生的原因，适当的生活方式和避免手术。关于健康的生活方式的教育，保证该症状不是由于危及生命的疾病（如癌症）导致和治疗性关系的建立是至关重要的，患者可以从改变生活方式方面获得比药物更大的益处。本章主要解决肠易激综合征以及功能性便秘，便失禁在第 11 章讲。同样，常常与便秘共存的直肠脱垂，其治疗在第 12 章讨论。

功能性疾病的发病率依赖于所用的准确的诊断标准；目前诊断 FGIDs 的标准是罗马 III 标准。[2] 诊断 IBS 的核心要求是存在与肠道功能相关的腹痛，同时伴有大便性状及排便次数的改变。功能性便秘要求至少包含以下的两点：每周排便次数少于 3 次，> 25% 大便费力，或需要用手帮助粪便排出，> 25% 大便干结或排便感觉异常。上述症状必须是慢性的，除外器质性病变。尽管这一标准被指涵盖面过于广泛，但 FGIDs 已占到门诊患者第二及三位，IBS 成为胃肠道门诊最为常见的诊断。[3] 当回顾关于 FGIDs 文献时，最令人不解的是此类文献大部分源于第三中心。已知加入这些研究机构的患者其抑郁评分、对于健康的焦虑以及躯体化障碍均有不成比例的增高。[4] 另一复杂的不确定因素是，在评价 FGIDs 的研究中，存在对于安慰剂的高反应性，占 30% ~ 80%。[5]

肠易激综合征

成功治疗 IBS 的关键是给予情感上的安慰。这需要针对患者的具体症状、信仰以及焦虑给予个体化的指导。[6] 早期和正确的诊断很关键。对确立诊断的一些有用的因素如下：（1）症状出现超过 6 个月；（2）为非胃肠道症状频繁会诊；（3）自我感觉压力使症状加重。

安慰的中心是给予解释，使其了解该症状的良性本质及预后。应该告诉患者在长达 30 年的随访中仅有不到 2% 的人需要改变其 IBS 的诊断[1]。有 88% 的患者胃肠道症状会反复出现，因此要安慰并告诉患者，控制症状是一个长期的过程。[1]

调查研究

出现预警症状时，比如 50 岁后发作、直肠出血、明显的体重减轻或腹部包块，应行血清学及肠镜检查以除外器质性疾病。对于年轻患者来说，应当避免频繁地进行这些检查（大多数这类症状的患者年龄均小于 35 岁），因为这将加重患者的焦虑并且破坏对于医师的信任。

 当出现严重贫血时，应当想到腹部疾病。

约 5% 完全符合罗马 II 标准的患者存在腹部疾病的组织学证据，而没有 IBS 症状的对照组仅有 0.5%。[7]

治疗

改变生活方式

对于 IBS 尚无有力的、可重复的临床试验证据支持任何的饮食疗法。

通过行为训练，鼓励使患者改变对于厕所的恐惧，是生物反馈的核心，这对于部分患者而言有着不容置疑的价值。[8]

可以预见，真正的食物过敏远较人们认为的少[9]，但也应当避免暴饮暴食和禁食。对于那些以腹泻为主型的 IBS（diarnhoea-predominant IBS，d-IBS）患者而言，有益的饮食干预是减少过量咖啡因以及山梨醇（多见于口香糖及甜味剂）的摄入。[10]

已经开展了关于增强饮食中的纤维素对一些便秘型 IBS（constipation-predominant IBS，c-IBS）患者的影响的研究。[11-12] 早年的两个安慰剂对照交叉研究发现其使肠道运动增快，但就症状而言没有显著性差异。[11] 而后来研究证明其缺乏改善症状的作用，并指出增加膳食纤维摄入后，加重了腹胀及胃肠道胀气。[12] 总之，增加 IBS 患者饮食中纤维素并没有得到明显的益处，并且这样的食物无法长期坚持食用。[13]

药物治疗

大多数 FGIDs 患者不需要药物治疗。洛哌丁胺对于 IBS 患者中的 d-IBS 型的腹泻及尿急来说是一种有效且可以耐受的治疗药物。[14]

IBS 症状源于胃肠道痉挛这一理论为多数人接受，从而导致大量关于抗痉挛药品的低质量研究出现。这些研究目前正遭到 meta 分析的质疑。[15] 事实上，目前尚无证据表明抗胆碱药（如双环维林、东莨菪碱）或抗痉挛药（如美贝维林、薄荷）对于缓解 IBS 患者症状更优于安慰剂。

相反，少量应用三环类抗抑郁药却表现出很好的疗效。[16]10 ~ 50mg 阿米替林或去甲阿米替林作用在 IBS 的中枢（焦虑和抑郁）以及外周（神经调节）机制上。

一个公认的三环类抗抑郁药的作用机制是，作用于胃肠道 5- 羟色胺受体。

许多激动或抑制该受体的药品被研发出来，然而这些药物的疗效却有限，仅比安慰剂高出 10% ~ 20%。[17]

目前在英国，这类药物没有一个获得批准，并且有一些处于安全考虑已经被撤回。然而与低剂量的三环类药物相反，新的标准剂量抗抑郁药物（选择性羟色胺再摄取抑制剂）却使 IBS 患者症状改善减少和花费增加。初步的最新研究提示某些益生菌可能对于 IBS 患者有好处。

心理治疗

一项由 Creed 等人完成的里程碑式的研究表明，对于女性 IBS 认知行为疗法疗效确切。[20]

此类治疗的要点是针对胃肠道，因为普通的认知行为治疗及休息疗法并没有比标准治疗更为有效。Creed 的研究表明，从长远看来这类治疗是有成本效益和益处的。[20]

文献中大量的研究指出，在 IBS 的治疗中可以通过使用催眠疗法而获益，更有文献提到在治疗停止后 6 年依然保持疗效。[17]

总而言之，3/4 的患者反映通过催眠治疗后症状有所缓解，其中超过 80% 的患者在随后 5 年的随访中维持疗效。[21]

外科治疗

在年龄及性别匹配的对照试验中，IBS 患者更容易接受腹部或盆腔手术。[22,23]IBS 患者中有 4.6% 接受过胆囊切除术，而对照组仅有 2.4%；18% 的患者接受过子宫切除术，而对照组有 12%。另有证据表明，IBS 患者更容易接受阑尾切除术（约 35% 的患者，正常对照组仅 8%）。[23] 此外，无论是肉眼检查或是组织学检查[24]，IBS 患者的结果更倾向于正常。

腹部或盆腔手术通过机械性、神经性或激素功能的减弱引发功能性的症状。Heaton 等人[30] 报道称 44% 接受胆囊切除术的患者产生了尿急这一新的症状，27% 的患者接受子宫切除术后出现便秘。[25] 相反，由于无痛适应证接受妇科手术的的妇女发生 IBS 的情况少于没有手术过的对照组。[26] 这些研究指出，对于 FGIDs 患者尽量减少手术是治疗关键所在。对于这些患者而言，其术后很有可能出现新的症状。因此，对高度怀疑 FGID（根据症状及常规检查）的患者，应当避免行诊断性腹腔镜手术，因为很有可能不能发现问题，还带来新的不适。

功能性便秘

据估计，在美国全年有约占全国人口 1.2% 的患者因便秘而就诊。[27] 其中 85% 的患者需服用缓泻药，这就不奇怪为什么英国全年缓泻药处方约合 4800 万英镑，[28] 比用于治疗高血压的花费还要高。这个数字尚不包括药店售出的缓泻药，也没有包含专家检查以及因便秘而旷工所带来的损失。这个数字也反映出专科医师在甄别患者是否需要进一步检查并给予特定治疗上所起的重要作用。

在病理生理学方面，功能性便秘是由于全胃肠道运动缓慢（结肠无力症），或直肠排泄障碍，或是由二者共同造成的。实践中最常见造成结肠运动缓慢的原因是治疗其他疾病的药物的副作用。最常见的药物是阿片类药物、抗胆碱能药物、抗高血压药物、铁剂、抑酸剂以及非甾体类抗炎药。[28]

检查

对于存在短病史或预警症状的 IBS 患者，应当行肠镜检查以除外结肠癌。除了上面列举的药物因素外，通过详细的病史询问还能诊断出常见的相关疾病，如神经系统疾病（多发性硬化、帕金森病、糖尿病性自主神经病变）。导致便秘的原因还可以通过简单血清学检查明确，包括甲状腺功能低下、高钙血症以及低钾血症。

尽管 IBS 是一个除外性诊断，但通过检查能够发现病理生理异常并且能够确定便秘的存在。结肠的运动可以通过不透 X 线的标记物进行简单的测量。一个好的评估应包括 24 小时内吞入 3 组不透 X 线的标记物，并且在第一次吞入后 120 小时行腹部平片

检查；3 组标记物中任何 1 组潴留超过正常值即提示传输缓慢。[29] 该检查花费低廉、敏感、可重复并且能够为临床上便秘的治疗提供有用的信息。[28]

排泄造影（使用钡剂或核磁共振胶）以及球囊排出试验是量化功能性便秘患者排便时直肠解剖及功能障碍的手段。肛管括约肌矛盾收缩、盆底肌舒张受损、肛管套叠以及直肠脱垂等都可以通过这些检查以明确。[30] 但没有确凿的证据表明这些异常对于便秘的治疗有意义。[30] 肛管直肠测压的意义在于除外 Hirschsprung 病。[30]

治疗

补充膳食纤维

这是治疗便秘的传统的一线手段，并且早在医师给予治疗建议之前，患者便已经开始这样做了。补充纤维素可以提高肠道传输速度以及增加粪便体积，但仅对轻度便秘的患者有效。[31] 对于那些少数没有试过补充纤维素的住院患者来说，可以建议其逐步增加膳食纤维的摄入。应当告知患者要过数个星期才会有明显的效果。

 患者应当坚持长期补充膳食纤维，[32] 有证据表明，这对于相当一部分人来说有困难。增加液体摄入以及保持规律的饮食习惯似乎对于改善症状亦有一定帮助，尤其是对于老年人。[31]

缓泻药、栓剂、灌肠剂以及新型促动力药

很多人错误地认为只有每日排便一次才能保证不会"自我中毒"。缓泻药使用的理论依据很有限，因而治疗便秘的第一步是避免缓泻药的滥用。[28, 33] 在慢性便秘的治疗中，缓泻药的作用相当有限。仅有少数的研究对比了缓泻药与安慰剂，汇总分析表明，无论是统计学还是临床上都没有明显的意义。[33] 尽管缺乏安慰剂对照的研究，目前仍有许多双盲、开放式的研究比较多种缓泻药。目前已有系统回顾，[33] 但可能是方法学缺陷和不一致导致不能得出有意义的结论。总体上讲，增加大便体积药物可以使每周大便次数增加 1.4 次，而其他缓泻药则可以增加 1.5 次。

缓泻药对于慢性便秘的患者来说，缓泻药所起的作用有限。更适用于那些不能摄入足够膳食纤维的患者。对于那些严重便秘或需要快速缓解症状的患者无效。

 渗透剂由很少吸收的盐离子或不可吸收的糖类和醇类组成。渗透性缓泻药可以实现剂量梯度，在治疗巨结肠以及巨直肠有着特殊的地位。

 刺激性缓泻药（蒽醌类复合物，如番泻叶，多酚类复合物，如比沙可啶）通常用于排除 24 小时内摄入的食物，更适合用于临时应用而非常规使用。

此类药物的作用难以预计，常常需要调整剂量。然而，它们是无害的，常被用于慢性重度便秘。从前认为长期应用蒽醌类药物会损害肠道神经，这一说法现在看来似乎不太可能。[34] 粪便软化剂以及上述缓泻药的复合物被广泛应用，尽管其有效性尚未得到严格的论证。

一些栓剂引起化学性诱导的直肠收缩。灌肠剂则是诱导直肠收缩或软化粪便。

 栓剂及灌肠剂对于经过改变饮食结构以及行为治疗仍不见成果的排便困难依然有效。在需要时，灌肠剂还可用于处理直肠粪便嵌塞。

西沙必利是第一个用于研究治疗慢性功能性便秘的促动力药，其作用时间短。普卡必利以及替加色罗是 5- 羟色胺 -4 受体的激动剂，可以加快上下消化道的传输速度。[35] 两种药物均能迅速改善症状，尽管其最佳治疗持续时间尚不确定。

行为治疗（生物反馈）

定向于胃肠道的行为治疗，亦称生物反馈，也是确定的功能性便秘的治疗手段，在许多专科医院已经成为新的一线治疗方法。[36,37] 生物反馈是一种基于操作性行为调节的学习策略。主要针对腹部及盆腔的协调，其不仅对排便障碍的患者有益，[36] 也对肠道传输缓慢的患者有益 [37]

 在专科中心，超过 60% 的未经选择的患者收到了长、短期疗效。[8 37 38]

疗效不仅表现在症状的改善（排便次数增加，排便费力减少），而且表现为缓泻药用量的减少和生活质量评分的提高 [8]。

生物反馈似乎是通过改变大量病理生理紊乱而实现的。有证据表明，生物反馈的成功与增强结肠自主神经传入以及提高结肠传输速度有关 [8]。

 此外，治疗还可以提高盆底的协调性，[37] 从而使结肠内容物顺行蠕动，阻止其逆行蠕动。更重要的是，生物反馈不仅对于轻症患者有效，而且对于那些曾经棘手甚至打算手术的病例依然有一定的疗效 [38]。

便秘的外科手术治疗

对于那些已知结肠传输缓慢，但通过改变膳食结构、生物反馈、长期的缓泻药及促动力药治疗均无效的患者来说，按照传统的治疗步骤就应当考虑手术。标准的手术是全结肠切除达到骶岬水平加回肠直肠吻合术 [39]。有报道称只要能保留大于 7 ～ 10cm 的直肠，回肠直肠吻合术较回肠乙状结肠吻合术在改善便秘方面更为成功 [39]，而且便软便急的程度也是可以接受的。

几乎所有的结直肠研究中心及大量其他中心的研究报道称，在治疗结肠传输缓慢上，结肠次全切术的有效率波动于 39% ～ 100%。[40] 尽管排便次数在统计学上明显增加，但在这些复杂的数据背后却有着这样的事实，首先，约 1/3 的患者症状根本没有缓解；其次，有些患者出现腹泻。

 通过结肠切除术治疗传输缓慢性便秘最受争议的地方在于，作为存在于全肠道的功能紊乱，仅仅通过结肠切除是不能解决问题的。[40,41]

从众多小规模研究的文献中可以得出两个结论。第一，在约过半数的患者身上产生了副作用。最常见的是偶发的亚急性小肠梗阻（在某些研究中这一比例高达 2/3），约 1/3 的患者需要后续的手术治理，约 1/4 的患者存在持续性便秘，约 1/4 的患者腹泻，10% 的患者存在大便失禁。

此外，如此多的副作用反映出选择患者的重要性。

　　在众多存在便秘的患者中，仅有一小部分（约 1%）需要接受第三阶梯的治疗，而其中仅有不到 5% 的患者可能通过外科手术而获益。[42] 对患者的选择应当包括症状（包括认真评估其潜在的精神障碍）和传输缓慢的实验室证据。有些作者建议术前进行完善的直肠肛管运动及感觉测试、排便造影以及上消化道运动试验可以发现那些可以通过手术获益的患者。[43] 与此形成对照的是，Rantis 等[44] 研究发现，通过上述检查仅使 23% 的患者改变了治疗策略，然而该试验花费巨大（在 1997 年约花费 14 万美元）。

　　针对行结肠次全切除所面临的矛盾，新的手术方式浮出水面。两种特殊的术式得到了文献的支持：造口成型以及分段结肠切除术。无论如何，相比于结肠次全切除术，其有效性及并发症发生率的数据没有什么差别。[45] 在治疗直肠排便功能障碍时，已不需要切断直肠耻骨肌。[46]

　　一项创伤更小的治疗功能性便秘的操作是顺行节制性灌肠（Malone 操作）。最初被用于继发于神经系统病变而引发的便秘，该技术应用于功能性便秘已有广泛的报道。[47] 将管子插入到患者的造口中（阑尾或人造管道），并且灌入水、刺激性或渗透性缓泻药。尽管超过 50% 的患者会出现造口并发症（狭窄、黏液渗漏以及疼痛），但有 3/4 的患者表示对该操作的结果相当满意。[47]

　　当今治疗 FGIDs 需要生活质量数据以及舒适性和有效性的数据。外科治疗文献数据显示尽管排便次数增加，但生活质量却没有相应的提高。[48]

公认的便秘治疗手段

　　最近的外科进展已经关注结肠次全切除术的变更。小型的短期研究已经表明回肠乙状结肠的或者逆蠕动盲肠直肠吻合可改善肠道活动频率和生活质量。[49,50]

　　然而，当前外科手术治疗便秘的最新进展是骶神经刺激术。[51] 目前仅有的一篇文献报道，对两名患者通过是否开启其骶神经刺激器进行了双盲交叉研究。

　　当刺激器开启后，无论是症状还是生活质量都有明显的提升，无形中开辟了骶神经刺激器治疗排便失禁的领域。

特发性巨直肠及巨结肠

　　巨直肠及巨结肠临床上少见，且原因未明。对于 20 岁出现的难以处理的便秘患者来说，不能除外该病的存在。[52] 其他表现为便秘的已知病因的胃肠道扩张（如先天性巨结肠、慢性小肠假性梗阻等）不包含在内。特发性巨直肠的患者在表现为反复发作的粪便梗阻甚至需要手术治疗的同时，有表现为大便失禁的倾向。相反，特发性巨结肠患者在慢性便秘时更容易表现为腹痛及腹胀。[52]

　　大多数特发性巨直肠及巨结肠患者可以通过应用渗透性缓泻药而解除梗阻。渗透性缓泻药提供了浓度梯度，使得患者每天可以有 3 次半成型的粪便排出。偶尔，需要通过促直肠排便的方法（比如栓剂或生物反馈疗法）使直肠内半成形的粪便排出。[53]

　　当治疗失败时（由于依从性不好或不能避免反复发作的梗阻），应当给予外科治疗。已有大量外科术式的成功报道。对于治疗特发性便秘的手术而言，随访时间越长，其结果越不尽如人意。直肠肛管生理研究、全胃肠道传输研究以及排便造影均无法预测患者术后是否能够获益。[54] 但结肠肛管生理研究却能够用于鉴别先天性巨结肠。

　　就切除术而言，结肠切除术在大多数患者（80%）身上取得了良好的效果，回肠直肠吻合最令患者感到满意。[54]

　　就 Duhamel 术而言，肛门肌肉切除以及恢复快的结肠直肠切除术在 70% 的患者身上也收到了良好的效果。结肠直肠切除术对于结肠和直肠都扩张的患者是一个合适的选择，同时建议对仅有直肠扩张的患者进行纵向缩小的直肠成形术。

当手术失败时，造口成型（结肠造口或回肠造口）效果也很好[55]。

造口作为初始治疗在大部分病例也是成功的[55]。最终是否选择手术取决于专家的意见、患者身体情况、精神因素以及患者本人的意见。

● **关键点**

- 饮食治疗对于因功能性疾病而入院的患者收效甚微。
- IBS 患者几乎不需要药物治疗。
- 洛哌丁胺对于便稀及便急的患者很有效。
- 小剂量的三环类抗抑郁药可以缓解功能性腹痛。
- 功能性疾病的治疗需要与精神科紧密协作。
- 对于慢性便秘而言，缓泻药的疗效并不比安慰剂好多少。
- 生物反馈对于约 2/3 的便秘患者有效，无论是因为传输缓慢或是因为排便障碍。
- 结肠次全切术以及回肠直肠吻合术对于一小部分经认真选择的患者而言效果很好，但其术后并发症亦高。
- 大部分特发性巨直肠及巨结肠患者可以通过解除梗阻及给予渗透性缓泻药控制症状。

（谢启伟　申占龙　译）

参考文献

1. Jones R, Lydiard S. Irritable bowel syndrome in the general population. BMJ 1991; 304:87–90.

2. Longstreth GF, Thompson WG, Chey WD et al. Functional bowel disorders. Gastroenterology 2006; 130:1480–91.

3. Drossman DA, Sandler RS, McKee DC et al. Bowel patterns among subjects not seeking health care: use of a questionnaire to identify a population with bowel dysfunction. Gastroenterology 1982; 83:529–34.

4. Emmanuel AV, Mason HJ, Kamm MA. Relationship between psychological state and level of activity of extrinsic gut innervation in patients with a functional gastrointestinal disorder. Gut 2001; 49:214–19.

5. Patel SM, Stason WB, Legezda A et al. The placebo effect in irritable bowel syndrome trials: a meta-analysis. Neurogastroenterol Motil 2005; 17:332–40.

6. Thompson WG. Review article: the treatment of the irritable bowel syndrome. Aliment Pharm Ther 2002; 16:1395–406.

7. Sanders DS, Carter MJ, Hurlstone DP et al. Association of adult coeliac disease with irritable bowel syndrome: a case control study in patients fulfilling the Rome II criteria referred to secondary care. Lancet 2001; 358:1504–8.

8. Emmanuel AV, Mason HJ, Kamm MA. Response to a behavioural treatment, biofeedback, in constipated patients is associated with improved gut transit and autonomic innervation. Gut 2001; 49:209–13.

9. Pearson DJ. Pseudo food allergy. BMJ 1986; 292:221–2.

10. Hyams JS. Sorbitol intolerance: an unappreciated cause of functional gastrointestinal complaints. Gastroenterology 1983; 84:30–3.

11. Lucey MR, Clark ML, Lowndes J et al. Is bran efficacious in irritable bowel syndrome? A double blind placebo-controlled crossover study. Gut 1987; 28:221–5.

12. Snook J, Shepherd HA. Bran supplementation in the treatment of irritable bowel syndrome. Aliment Pharm Ther 1994; 8:511–14.

    Whilst some patients can expect improvement in stool output with bran, the majority of patients experience an increase in abdominal distension and discomfort.

13. Hillman LC, Stace NH, Pomare EW. Irritable bowel patients and their long-term response to a high fibre diet. Am J Gastroenterol 1984; 79:1–7.

14. Cann PA, Read NW, Holdsworth CD et al. Role of loperamide and placebo in management of irritable bowel syndrome. Dig Dis Sci 1984; 29:239–47.

    Loperamide is effective in slowing gut transit, reducing stool frequency and urgency in patients with IBS.

15. Poynard T, Regimgeau C, Benhamou Y. Meta-analysis of smooth muscle relaxants in the treatment of irritable bowel syndrome. Aliment Pharm Ther 2001; 15:355–61.

16. Jackson AL, O'Malley PG, Tomkins G et al. Treatment of functional gastrointestinal disorders with antidepressant medications. Am J Med 2000; 108:65–72.

    Meta-analysis of studies using a variety of tricyclic antidepressants in varying doses in patients with FGIDs showing clear benefit for low-dose tricyclics over placebo.

17. Spiller R, Aziz Q, Creed F, Emmanuel A et al. Guidelines on the irritable bowel syndrome: mechanisms and practical management. Gut 2007; 56:1770–98.

    Practical and up-to-date review of management options available for IBS, encompassing minimum investigation, pharmacological, dietary and lifestyle treatment.

18. Tack J, Broekaert D, Fischler B et al. A controlled crossover study of the selective serotonin reuptake inhibitor citalopram in irritable bowel syndrome. Gut 2006; 55:1095–103.

19. Whorwell PJ, Altringer L, Morel J et al. Efficacy of an encapsulated probiotic Bifidobacterium infantis 35624 in women with irritable bowel syndrome. Am J Gastroenterol 2006; 101:1581–90.

20. Creed F, Fernandes L, Guthrie E et al. The cost-effectiveness of psychotherapy and paroxetine for severe irritable bowel syndrome. Gastroenterology 2003; 124:303–17.

21. Gonsalkorale WM, Miller V, Afzal A et al. Long term benefits of hypnotherapy for irritable bowel syndrome. Gut 2003; 52:1623–9.

22. Kennedy TM, Jones RH. Epidemiology of cholecystectomy and irritable bowel syndrome in a UK population. Br J Surg 2000; 87:1658–63.

23. Kennedy TM, Jones RH. The epidemiology of hysterectomy and irritable bowel syndrome in a UK population. Int J Clin Pract 2000; 54:647–50.

24. Lu CL, Liu CC, Fuh JL et al. Irritable bowel syndrome and negative appendectomy: a prospective multivariable investigation. Gut 2007; 56:655–60.

25. Heaton KW, Parker D, Cripps H. Bowel function and irritable bowel symptoms after hysterectomy and cholecystectomy – a population based study. Gut 1993; 34:1108–11.

26. Sperber AD, Morris CB, Greemberg L et al. Development of abdominal pain and IBS following gynecological surgery: a prospective, controlled study. Gastroenterology 2008; 134:75–84.

27. Sonnenberg A, Koch TR. Physician visits in the United States for constipation: 1958–1986. Dig Dis Sci 1989; 34:606–11.

28. Emmanuel AV. The use and abuse of laxatives in the elderly. In: Potter J, Norton C, Cottenden AM (eds) Bowel care in frail older people. London: Royal College of Physicians, 2002; Chapter 6.

29. Evans RC, Kamm MA, Hinton JM et al. The normal range and a simple diagram for recording whole gut transit. Int J Colorectal Dis 1992; 7:15–17.

30. Diamant NE, Kamm MA, Wald A et al. AGA technical review on anorectal testing techniques. Gastroenterology 1999; 116:735–54.

31. Harari D, Gurwitz JH, Minaker KL. Constipation in the elderly. J Am Geriatr Soc 1993; 41:1130–40.

32. Jones MP, Talley NJ, Nuyts G et al. Lack of objective evidence of efficacy of laxatives in chronic constipation. Dig Dis Sci 2002; 47:2222–30.

33. Tramonte SM, Brand MB, Mulrow CD et al. The treatment of chronic constipation in adults. J Gen Intern Med 1997; 12:15–24.

Systematic review of the placebo-controlled laxative studies and those comparing different laxative classes. The limited benefit of these drugs over placebo is highlighted.

34. Kieman JA, Heinicke EA. Sennosides do not kill myenteric neurons in the colon of the rat or mouse. Neuroscience 1989; 30:837–42.

35. Emmanuel AV, Roy AJ, Nicholls TJ. Prucalopride, a systemic enterokinetic, for the treatment of constipation. Aliment Pharm Ther 2002; 16:1347–56.

Large, single-centre study of the effect of a serotonin agonist on gut physiology and symptoms in patients with functional constipation.

36. Heymen S, Scarlett Y, Jones K et al. Randomized, controlled trial shows biofeedback to be superior to alternative treatments for patients with pelvic floor dyssynergia-type constipation. Dis Colon Rectum 2007; 50:428–41.

37. Chiotakakou-Faliakou E, Kamm MA, Roy AJ et al. Biofeedback provides long term benefit for patients with intractable slow and normal transit constipation. Gut 1998; 42:517–21.

Demonstration of long-term efficacy of biofeedback in patients who have an initially good response to treatment.

38. Brown SR, Donati D, Seow-Chen F et al. Biofeedback avoids surgery in patients with slow transit constipation: report of four cases. Dis Colon Rectum 2001; 44:737–9.

39. Vasilevsky CA, Nemer FD, Balcos EG et al. Is subtotal colectomy a viable option in the management of chronic constipation? Dis Colon Rectum 1988; 31:679–81.

40. Knowles CH, Scott M, Lunniss PJ. Outcome of colectomy for slow transit constipation. Ann Surg 1999; 230:627–38.

Systematic review of most of the small reports of subtotal colectomy showing that efficacy is inversely related to duration of follow-up. A rationale for patient selection is presented.

41. Altomare DF, Portincasa P, Rinaldi M et al. Slow transit constipation: solitary symptom of a systemic gastrointestinal disease. Dis Colon Rectum 1999; 42:231–40.

42. Rex DK, Lappas JC, Goulet RC et al. Selection of constipated patients as subtotal colectomy candidates. J Clin Gastroenterol 1992; 15:212–17.

43. Redmond JM, Smith GW, Barofsky I et al. Physiologic tests to predict long-term outcome of total abdominal colectomy for intractable constipation. Am J Gastroenterol 1995; 90:748–53.

44. Rantis PC, Vernava AM, Daniel GL et al. Chronic constipation – is the work-up worth the cost? Dis Colon Rectum 1997; 40:280–6.

45. Lundin E, Karlbom U, Pahlman L et al. Outcome

of segmental colonic resection for slow-transit constipation. Br J Surg 2002; 89:1270–4.

46. Kamm MA, Hawley PR, Lennard-Jones JE. Lateral division of puborectalis in the management of severe constipation. Br J Surg 1988; 75:661–3.

47. Marshall J, Hutson JM, Anticich N et al. Antegrade continence enemas in the treatment of slow-transit constipation. J Pediatr Surg 2001; 36:1227–30.

48. FitzHarris GP, Garcia-Aguilar J, Parker SC et al. Quality of life after subtotal colectomy for slow-transit constipation: both quality and quantity count. Dis Colon Rectum 2003; 46:433–40.

49. Feng Y, Jianjiang L. Functional outcomes of two types of subtotal colectomy for slow-transit constipation: ileosigmoidal anastomosis and cecorectal anastomosis. Am J Surg 2008; 195:73–7.

50. Marchesi F, Sarli L, Percalli L et al. Subtotal colectomy with antiperistaltic cecorectal anastomosis in the treatment of slow-transit constipation: long-term impact on quality of life. World J Surg 2007; 31:1658–64.

51. Kenefick NJ, Vaizey CJ, Cohen CR et al. Double-

blind placebo-controlled crossover study of sacral nerve stimulation for idiopathic constipation. Br J Surg 2002; 89:1570–1.

 52. Gattuso JM, Kamm MA. Clinical features of idiopathic megarectum and idiopathic megacolon. Gut 1997; 41:93–9.

The only true prospective comparison of symptoms, pathophysiology and management between patients with idiopathic megarectum and megacolon.

53. Mimura T, Nicholls T, Storrie JB et al. Treatment of constipation in adults associated with idiopathic megarectum by behavioural retraining including biofeedback. Colorectal Dis 2002; 4:477–82.

 54. Gladman MA, Scott SM, Lunniss PJ et al. Systematic review of surgical options for idiopathic megarectum and megacolon. Ann Surg 2005; 241:562–74.

A definitive systematic review of the published data on surgical procedures for idiopathic megacolon and megarectum in adults.

55. Stabile G, Kamm MA, Hawley PR et al. Results of stoma formation for idiopathic megarectum and megacolon. Int J Colorectal Dis 1992; 7:82–4.

第 14 章

肛瘘：评价及治疗

Peter J. Lunniss・Robin K.S. Phillips

概述

肛门直肠感染很常见，表现为急性脓肿或慢性肛瘘。大部分病例可治疗且避免并发症，但有少数病例，对患者及医生都是一种很大的挑战。

尽管肛瘘可与多种特殊疾病相关，但目前在英国，大部分肛瘘仍被归为非特异的、特发的或隐窝腺体来源的，其具体病因尚不完全明了，考虑括约肌间的肛腺病变可能是疾病的核心。肛瘘可见于下列疾病，如：克罗恩病、结核、藏毛病、化脓性汗腺炎、花柳性淋巴肉芽肿、骶前皮样囊肿、直肠重复畸形、放线菌病、创伤及异物等[1]。当与恶性疾病相关联时，可表现为盆腔来源的有分泌物的会阴部破口，但隐窝腺体感染，或作为肛周克罗恩病的一部分，甚至是化脓性汗腺炎也均可表现为长久不愈的瘘道。

总体人群特发性肛瘘的具体发病率尚不清楚，大部分的资料来源于患者转诊所至的三级医院，但这些患者均为较重的病例。可能最精确的信息来源于斯堪的纳维亚，发病率为每 10 000 人中有 8.6 ~ 10 个人发病。

所有报道显示男性发病多于女性。大部分报道发病率男女比例在 2 ~ 4：1，具体原因不甚清楚。McColl[2] 报道在 50 例正常人肛管组织中，组织学及肛腺分布方面未见男女有差别。我们的研究未见不同性别及相应对照组人中血循环性激素浓度有任何差别。此外，肛瘘之性别差异并不仅仅局限于人类。德国牧羊犬与其他犬类相比更易患肛瘘，这并不是因为肛隐窝或腺体解剖有任何差异。犬类瘘发病率雄雌之比为 3：1，而狗的总发病率为 1：1；与未行任何交配的狗相比，母狗及阉割狗肛瘘发病率很低。

肛瘘多见于 30、40 或 50 岁之人群。[3-5] 种族间发病差异的报道很少，仅有人报道尼日利亚及非洲裔美国人中较年轻人群高发。久坐的职业并未列为差异人群。尚不清楚排便习惯是否对此有影响。有些学者认为腹泻可使细菌更易进入肛腺，尤其是婴儿；而另有学者则认为干硬大便可造成肛门擦伤从而可导致肛门感染。

不论从个体角度或从经济方面考虑，瘘的总体发病率都很难评价。大部分单纯瘘患者花在治疗肛周脓肿及瘘上的时间都很少。但为将复杂肛瘘治愈反复多次住院达数年之久者也大有人在，最终只换来了排便失控及永久的功能失常。对这些患者而言，一个拥有必要专家的三级转治中心尤显重要。这些专家不仅包括了外科医生，而且也包括护士、放射学家、生理学家、心理学家等，他们都在治疗过程中起到不可缺少的作用。

病因

早在 19 世纪末就对肛腺及其与肛瘘间的关联有所记录。肛腺的功能尚不明确。有报道称肛腺分泌黏液，但所分泌黏液成分又与直肠黏膜分泌之黏液不同。McColl[2] 的对比解剖学研究表明肛腺不是具性味腺属性的前庭的残留体；肛腺根本就不是腺体，而是一种向后肠方向发生直肠样内陷后的前庭样上皮残留的说法尚未得到证实。

现代学说将罪过归于位于括约肌间间隙的肛腺；这些肛腺构成了整个肛管肛腺的 1/3 ~ 2/3[4]。

Parks[7] 认为与括约肌间肛腺相关的初期脓肿消退后，患病腺体将可能导致慢性感染并随后形成肛瘘。瘘则是肉芽组织形成的一个条索样物，位于内括约肌深层、病变腺体周围的感染灶最终使破溃口不能愈合。Parks 对 30 例连续观察的肛瘘患者研究结果显示，其中 8 例肛腺有囊性扩张[7]。Parks 认为此囊性扩张可为后天获得的，但更可能是一种先天性异常，其充满黏液的囊腔恰是感染的前体。

Eisenhammer[6] 认为非特异性脓肿和瘘是括约肌间腺体感染的结果，因为其与肛门内括约肌之间的导管存在感染性梗阻，脓肿不能自发引流入肠腔。

很少有人曾对隐窝腺体学说进行过研究。Goligher 等[8] 的一项研究中 28 例急性肛管直肠感染患者中仅 8 例发现括约肌间隙内感染；而 32 例肛瘘患者中仅有 14 例发现括约肌间隙感染或肌间隙内的窦道中感染。但 Goligher 未承认有一定数量的急性感染与肛瘘发生无关，且有些常见的瘘（如浅表瘘及因慢性肛裂所致的瘘）其原因与 Parks 所提出的完全不同。

对窦道组织的细菌学研究又引发了另一个问题。尽管急性期主要问题在于处理感染与有效引流，且未完全处理的脓肿及窦道分支将不可避免地导致复发，但肛腺是慢性感染最终造成瘘的基础的说法在仅有的两宗基于此假说所作的研究中却未得到证实[9,10]。另一个关于窦道难治的理论是窦道发生了上皮化，这一因素也是身体其他部位窦道难以愈合的因素（至少是部分因素）。对连续观察的 18 例特发性肛瘘患者肛门括约肌间窦道组织学研究表明，尽管少数病例中可显示肛腺与瘘有联系（1935 年 Gordon-Watson 及 Dodd[11] 提出此假说），但在窦道的任一端或同时两端发生上皮化却是更常见的[12]。事实上，上皮的出现及抗微生物肽的产生有可能解释了为什么慢性窦道中微生物相对较少[13]。

肛腺急性感染可向三个平面(垂直、水平及环周)的任一方向扩散。向尾侧扩散并表现为急性肛周脓肿最简单、最常见（图 14.1a），相同空间病变向头侧扩散则依据感染灶与纵肌层关系的不同而造成高位肌间隙脓肿（图 14.1b）或肛提肌上直肠旁（骨盆直肠间隙）脓肿（图 14.1c）。穿过外括约肌向侧方扩散将到达坐骨直肠窝（图 14.1d），进一步向尾侧发展并指向皮肤造成坐骨直肠间脓肿；向上方扩散将穿过肛提肌到达肛提肌上直肠旁间隙。环周扩散（图 14.2）感染灶可达任一平面，肌间（同义词有肌

内及括约肌间且并不限于肛管直肠环以下）、坐骨直肠间隙或肛提肌上间隙。Eisnehammer[14] 将所有不属于隐窝腺体来源范畴的情况归为急性肛管直肠非隐窝腺体非瘘性脓肿的其他组（图 14.3）。此类包括了黏膜下脓肿（由痔感染、硬化治疗或创伤所致）、黏膜皮下或边缘性脓肿（错构瘤感染）、肛周脓肿（滤泡皮肤感染）、某些坐骨直肠间隙脓肿（原发感染或异物）及盆腔疾病来源的骨盆直肠肛提肌上间隙脓肿。

急性感染的治疗

尽管急性感染并不是一定导致瘘形成，但大部分慢性肛瘘均是急性肛门直肠感染后导致的。文献报道急性感染行单纯切开引流后再发脓肿或形成瘘的概率为 17% ～ 87%。合理的治疗应建立于对发病原因了解的基础上。通过询问病史及查体通常能很容易发现潜毛囊肿感染、汗腺炎及肛周克罗恩病等。肛周脓肿可由括约肌间（隐窝腺体）感染向尾侧扩散导致或仅由皮肤附件感染所致。与此相似，坐骨直肠间隙脓肿与假设的肛腺疾病可有关也可无关。

急性肛周感染患者更多是去急诊就医而不是门诊就医。肛周感染可表现较早，在开始出现症状后 2 ～ 3 天即可表现有肛缘附近疼痛及触痛的包块，通常不伴全身症状。坐骨直肠间隙脓肿则表现较晚，不适症状含混不清，但因坐骨直肠间隙内可积聚大量脓液，故经常伴有发热及全身不适。肛门指诊时脓肿表面触痛明显，但不如肛周脓肿时边界那么清楚。括约肌复合体以上的感染可表现为直肠痛，并有可能存在排尿异常，可无外部征象。黏膜下脓肿少见，可于肛门指诊时触及肛管内触痛明显的隆起，患者可自诉肛门排出脓液后症状缓解。

引流脓肿液的细菌学检查可提示会阴部感染的病因[15,16]。如培养物仅有皮肤菌群生长且脓肿引流彻底，则可有信心地告知患者脓肿不会复发，也不会造成瘘。但如培养物有肠道菌群生长，则有可能（但不是绝对的）有潜在瘘形成。故细菌学检查结果敏感性很高（100%），但不完全特异（60% ～ 80%），当然在首次外科治疗时是没有细菌学证据的。

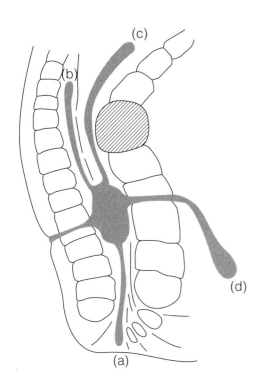

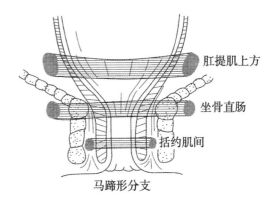

图 14.1 ● 括约肌间由病变肛腺所导致的感染灶的可能扩散途径。见正文中解释。Reproduced from Parks AG. The pathogenesis and treatment of fistula-in-ano. Br Med J 1961; i:463–9. With permission from BMJ Publishing Group Ltd.

图 14.2 ● 感染环周扩散的三个平面。Reproduced from Parks AG，Gordon PH, Hardcastle JD. A classification of fistulain-ano. Br J Surg 1976; 63:1–12. © British Journal of Surgery Society Ltd. Permission is granted by John Wiley & Sons Ltd on behalf on the BJSS Ltd.

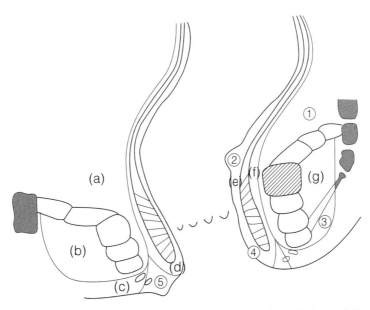

图 14.3 ● 急性肛门直肠非隐窝腺体来源，非瘘性 Eisenhammer 脓肿：（a）骨盆直肠肛提肌上间隙；（b）坐骨直肠间隙；（c）肛周或浅表坐骨直肠间隙；（d）边缘性或黏膜皮下间隙；（e）黏膜下层间隙；（f）肌肉间（或括约肌间）间隙；（g）深部肛门后方间隙。1. 骨盆直肠肛提肌上脓肿；2. 黏膜下脓肿；3. 坐骨直肠脓肿；4. 黏膜皮下或边缘性脓肿；5. 肛周或皮下脓肿。Reproduced from Eisenhammer S. The final evaluation and classification of the surgical treatment of the primary anorectal cryptoglandular intermuscular（intersphincteric）fistulous abscess and fistula. Dis Colon Rectum 1978; 21:237–54. With permission from Lippincolf，williams and wilkins.

资料显示确定是否存在括约肌间脓肿（不论主要脓肿位于何处及内口是否可见）是确定是否有潜在瘘的最精确的方法[17]，但有人担心此法超过了在普外科受训但未经直肠病学方面训练的医生的能力，对这些医生而言，此时治疗急性感染的最安全的方法是单纯的切开引流。

提倡更彻底治疗的学者认为这样治疗急性感染是因为切开引流只能有效治疗不属于隐窝腺体来源的脓肿[14]，他们认为发病初期给予明确的治疗避免了进一步的外科治疗，减少了由于引流不彻底所致的瘘复杂化的机会。当然，文献报道的一期瘘切开的复发 / 瘘形成比率（0 ~ 7%）支持此观点。然而，此做法也并无弊病：仅 1/3 患者可有明显内口；急性期治疗本身就可能导致假道及假内口形成；而有不知有多少比例隐窝腺体来源感染的患者可能因接受了更易造成排气失控及污便机会的治疗方法，反而不如接受单纯切开引流法更适宜。

近期有一前瞻性随机研究对 200 例肛门感染患者低位窦道形成者（皮下、括约肌间或经括约肌者）行单纯引流与引流加一期窦道切开进行对比，结果显示单纯引流者复发率为 36.7%，而加行窦道切开者复发率为 5%[18]。单纯引流者无失禁发生，加行窦道切开者失禁率为 2.8%。这是一份对 5 个最大随机试验的 meta 分析[19]，其结果显示随访最终，瘘管切开会降低复发 83% 的风险，（RR 0.17，95% CI 0.09-0.32，$P < 0.001$），但会伴有排气排便失禁增高的风险（RR 2.46，95% CI 0.75-8.06，$P=0.140$）。

一旦仔细询问检查了患者，则适当的做法是如无证据表明有瘘存在则行单纯切开（有经验者实施），如有瘘且低位则可行一期窦道切开（如果病变水平不很明确，或担心控便问题可考虑引流性的略松的挂线治疗）。

窦道已形成患者通常表现为间断性疼痛及经经会阴部开口的脓性溢液，疼痛逐渐加重，但出脓后缓解。如瘘内口在直肠或不管其位置如何但内口较大则可经外口有气或便排出。

肛瘘的分类

对肛瘘成功的外科治疗取决于对肛门括约肌解剖及穿过此括约肌的窦道行程的准确了解。对二者理解有偏差将可能导致瘘形成、复发或肛门失禁。由此可见，病理学分类是非常重要的。

最周到实用的，目前最广泛应用的分类是基于 400 例瘘治疗经验的在 St Mark 医院工作的 Alan 修定的分类方法[20]。

这一分类方法的中心是隐窝腺体假说，它认为首先，大部分肛瘘起源于括约肌间的脓肿，其次，确立窦道与外括约肌的关系对外科治疗至关重要。包含有四个主要组别：括约肌间、穿过括约肌、括约肌上及括约肌外。这些组别又根据是否存在分支窦道或第二个窦道而进一步细分。

括约肌间瘘（图 14.4），此组在 St Mark 的原始调查中占 45% 的比例，通常都是简单瘘；但其他病例则或有高位盲道，或高位开口于直肠或无会阴部开口，有些甚至有盆腔分支窦道或由盆腔疾病所致。经括约肌瘘（图 14.5）（29%）的窦道在不同平面穿过外括约肌至坐骨直肠窝。此类瘘可为单纯瘘，只有一个窦道，或有可止于肛提肌以上或以下的盲管窦道。括约肌上瘘（图 14.6）（1976 年的研究所占

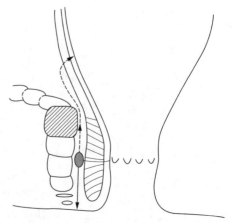

图 14.4 ● 括约肌间瘘的可能途径。Reproduced from Marks CG, Ritchie JR. Anal fistulas at St Mark's Hospital. Br J Surg 1977; 64:84–91.© British Journal of Surgery Society Ltd. Permission is granted by John Wiley & Sons Ltd on behalf on the BJSS Ltd.

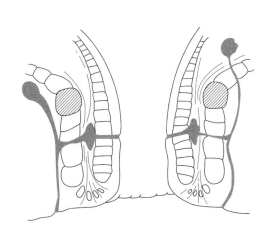

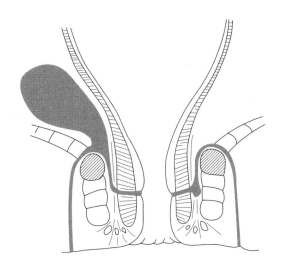

图 14.5 ● 经括约肌瘘伴肛提肌下向坐骨直肠区扩散（左侧）以及肛提肌上向直肠周间隙扩散（右侧）。Reproduced from Parks AG，Gordon PH，Hardcastle JD. A classification of fistulain- ano. Br J Surg 1976; 63:1–12. © British Journal of Surgery Society Ltd. Permission is granted by John Wiley & Sons Ltd on behalf on the BJSS Ltd.

图 14.6 ● 单纯括约肌上瘘（右）及更复杂型伴继发盆腔脓肿（左）。Reproduced from Parks AG，Gordon PH，Hardcastle JD. A classification of fistula-in-ano. Br J Surg 1976; 63:1–12. © British Journal of Surgery Society Ltd. Permission is granted by John Wiley & Sons Ltd on behalf on the BJSS Ltd.

比例为 20%[20]）向上达耻骨直肠肌以上水平，然后转向下穿过肛提肌及坐骨直肠窝到达皮肤。括约肌外瘘（图 14.7）（5%）走行与括约肌无关，其分类主要依据其发病机制。感染除可向水平方向及纵向扩展外，也可环周向括约肌间、坐骨直肠或直肠旁间隙中的任何一个位置扩展。

St Mark 分类法也有其不足之处[21]，但这些都无太大临床意义。浅表瘘或伴有桥形裂的瘘均未在强调括约肌间间隙重要性的 St Mark 分类中提及。临床上对单纯性括约肌间瘘与穿过外括约肌最下方皮下部之瘘鉴别很困难。甚至有人置疑依据隐窝腺体的病理学机制括约肌上窦道是否还属此分类的一部分（他们认为许多病例为医源性造成的）。括约肌上瘘的极度稀少且很难与高位经括约肌瘘的窦道相鉴别使得人们怀疑此类型是否确实存在。因所用治疗方法相同，故临床与高位经括约肌瘘的鉴别多无实际意义。

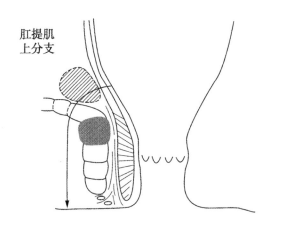

肛提肌
上分支

图 14.7 ● 与括约肌符合体无关的括约肌外瘘走行。Reproduced from Marks CG，Ritchie JK. Anal fistulas at St Mark's Hospital.Br J Surg 1977; 64:84–91. © British Journal of Surgery Society Ltd. Permission is granted by John Wiley & Sons Ltd on behalf on the BJSS Ltd.

检查

临床

彻底的询问病史及查体（包括直肠乙状结肠镜检查）是排除其他相关病症的必要条件。Goodsall 及 Miles 在 19 世纪末就指出了临床检查应包括 5 个基本点：

1．内口位置。
2．外口位置。
3．一级窦道走行。

4．是否存在二级分支窦道。

5．是否存在成瘘的相关其他疾病。

内口及外口的相对位置将预示可能的一级窦道走行，但如遇有任何节结，尤其是肛提肌上，应警惕二级窦道存在的可能性。瘘外口距肛缘的距离可帮助判别是否为括约肌间瘘还是经括约肌瘘；距离越大则头侧端出现复杂分支窦道的可能性就越大[4]。Goodsall 法则一般认为根据肛周外口的位置可推测内口所在的可能位置。对此法则例外的情况有位于肛缘前方的瘘口离肛缘的距离大于 3cm（此情况可能为后方马蹄形瘘的前侧分支）及与其他疾病相关的瘘，尤其是克罗恩病及恶性病。

因此，肛门检查首先是确定外口（一个或多个）的位置。其次以润滑的手指仔细触摸是否有硬结及硬结的方位，这些将提示一级窦道的走行（图14.8）。如未触及窦道，则该瘘可能不是括约肌间或低位经括约肌瘘。此时，肛门指诊就是要仔细触摸是否有提示内口存在的任何节结或凹陷。嘱患者收缩肛门检查一级窦道与耻骨直肠悬韧带（如为后方瘘），或外括约肌的上方（如为前方瘘）的位置关系。切记经括约肌瘘的内口水平与一级窦道穿过外括约肌瘘的内口水平并不尽一致（如内口位于齿线以上，

窦道走行可更高）。手指进一步向上可触及直肠及肛提肌上方任何节结（骨样感觉，或当其位于单侧造成两侧不对称时很易被触及）（图14.9）。有经验的结直肠病外科医生通过指诊判断一级窦道的准确率可达 85%[22]。

麻醉下检查是清醒患者检查的一种补充检查方法。直肠镜检时将齿线轻轻向下拉可很容易地看到被突出的直肠瓣及乳头所掩盖的内口。张开的 Eisenhammer 直肠镜向侧方牵拉可显示由于下方纤维弹力的减低所造成的凹陷。有时如内口不明显则可看到相关隐窝呈纤维瘢痕样改变。轻揉窦道时内口可显示有一脓点。如窦道简单则探子可穿过整个窦道腔，但如窦道已位于齿线以上或远离齿线则不可推测窦道与附近肛膜有直接关系。有人主张经外口向窦道内注入不同的制剂，其中包括生理盐水、过氧化氢及染料，如亚甲蓝及靛胭脂红。从实用的角度看，注入稀释的过氧化氢是避免染色情况下最容易确定内口位置的方法[22,23]。

以窦道探针仔细探查可了解一级及二级窦道的情况。如内口及外口清楚但探针不能经此窦道轻松通过则表明有高位分支存在可能，而探针分别经内、外口探查可探明一级窦道走行。探针进入马蹄形后位经括约肌瘘窦道口最终不能汇合提示窦道在括约

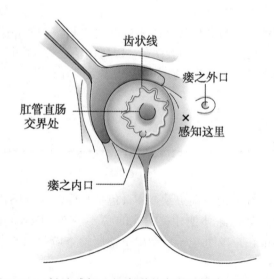

图 14.8 ● 触诊感知一级窦道的走向及深度。Reproduced from Phillips RKS.Operative management of low cryptoglandular fistulain-ano. Operat Tech Gen Surg 2001; 3（3）:134–41.With permission from Elsevier.

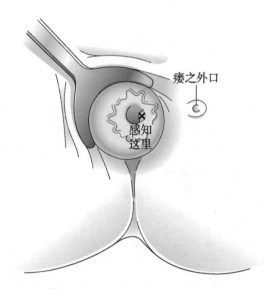

图 14.9 ● 感知硬结存在，表明在坐骨直肠窝顶部或肛提肌上间隙或存在高位一级窦道或有二级分支。Reproduced from Phillips RKS. Operative management of low cryptoglandular fistula-in-ano. Operat Tech Gen Surg 2001; 3（3）:134–41. With permission from Elsevier.

肌间，穿过外括约肌时或位于坐骨直肠窝顶部至少有一处成锐角（此种情况只有在手术探查时方能探明）（图 14.10），刮除手术后仍有肉芽组织则提示有二级分支存在[24]。

影像

麻醉后仔细检查窦道是任何检查手段中最重要的部分[23]。然而，既往的手术可导致瘢痕及畸形，造成非寻常的一级窦道，使探查极其困难。直至目前尚无可有效帮助实施窦道检查的理想方法。然而，肛门内超声及磁共振成像的出现引发了大量的影像学检查与对比的文献报道，最近已有了全面的综述[25]。

总之，随着更精确的检查方法的引入，窦道造影已几乎被摒弃。如怀疑有括约肌外窦道存在则应考虑行此法检查。CT 有其他的缺点，仅在怀疑窦道为腹腔或盆腔疾病所致时方考虑行此检查。

内镜超声操作起来相对简单和便宜，但是遗憾的是其探头焦距范围有限，且探查结果与操作者水平有关，在评价超过括约肌范围（侧方或上方）的

病变时很困难，也恰恰是这一区域的病变临床检查时比较困难。如患者曾有过手术史，则感染及瘢痕与窦道的区分也很困难。虽然肛门内超声优于临床检查[26]，但考虑到 MRI 的优势，对有肛瘘的患者来说，超声内镜主要作用则是明确内外括约肌的完整性。过氧化氢强化的三维经肛门超声内镜和肛门内MRI 等新影像学检查结果显示良好的一致性，但这些检查结果尚未与最好的金标准，即术后愈合情况进行过比较。

核磁共振检查（MRI）的优点在于无离子辐射，可于任何平面成像且软组织分辨率较高。

 抑脂技术的应用可不需任何对比剂就能很好地显示脓肿及肉芽组织的存在[27]，在 St Mark 医院对 35 例患者以此法行前瞻性研究在与单独进行的手术记录比较时结果很好[28]。

进一步的前瞻性研究显示此项技术注定是对有经验的结直肠医生以手术所见为"金标准"做法的一种挑战。最近一项前瞻性研究显示对一级肛瘘中的 10% 的患者具有治疗影响[30]。当然，MRI 对评价复发瘘更具治疗影响[29]。

可能从理论上讲，对怀疑一级肛瘘者应先行经肛门内镜超声检查，如临床或超声怀疑肛瘘较复杂应行 MRI。强烈证据表明对所有的复发性肛瘘均应术前行 MRI，医生根据扫描结果指导外科治疗。MRI 诊断的准确性就意味着我们能够对那些有症状但临床检查不能查到的患者是否存在瘘做出肯定或否定的判断，也能对试图达到根治目的所采取的新方法进行前瞻性研究。

生理学

对患者控便状态的主观评价与记录的生理学静态测量值之间的关系文献报道众说纷纭，但对复杂肛瘘（有人认为或至少有可能肛门功能削弱）的患者生理检查结果（肛管长度及压力、肛管直肠敏感度、肛门括约肌完整性及阴部神经传导检查）持肯定态度的呼声现今很强烈。控便功能可理解为直肠压力与括约肌力量间在肛管直肠感觉支配下的一种平衡。

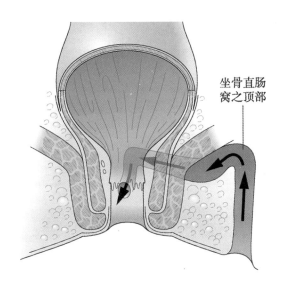

坐骨直肠窝之顶部

图 14.10 ● 经括约肌马蹄形瘘可有几种形态，除非（为达到折成锐角的坐骨直肠窝）坐骨直肠窝被充分敞开，否则其轮廓很难被精确了解，且其显露常需将后部括约肌由其固定的韧带上游离下来（以确定窦道穿过外括约肌的部位）。Reproduced from Phillips RKS. Operative management of low cryptoglandular fistula-in-ano. Operat Tech Gen Surg 2001; 3 (3):134–41. With permission from Elsevier.

Milligan 和 Morgan[31] 强调了肛管直肠环在肛瘘手术中的重要性，并指出："此环被切断定将导致排便失控，但只要此环最少有一束保存完整，就不会导致排便失控。此环以下所有肛门括约肌均可以任何方式断开而不会导致肛门明显失禁。"

当然，在括约肌上或括约肌外肛瘘时完全切断耻骨直肠悬韧带将导致排便完全失控，而在环下切断肌肉同样可导致严重后果。所以有理由推理穿过括约肌符合体的一级窦道水平越高，肛瘘手术后出现肛门功能失常的可能性就越大；术前括约肌越弱，出现肛门失控可能性就越大。

传统认为，肛瘘手术时重要的是保留肛门外括约肌部分。确实，为去除可能的病因及括约肌间间隙的病变肛腺，Parks[7] 倡导行内括约肌切除（切除病变肛腺表面的内括约肌部分）是手术治疗的基本要求。现在，大部分医生会切断而不是切除环形肌，但都支持需将括约肌间病灶清除的观点。

为掌握瘘外科手术的生理及功能方面的作用，我们对 37 例成功行括约肌间（15 例）或经括约肌瘘患者的治疗进行了前瞻性研究[32]。所有患者均行一级窦道以下内括约肌及肛门皮肤的切开；22 例经括约肌瘘患者中之 15 例曾行外括约肌切断至少至齿线水平，而另外 7 例治疗时未行外括约肌切断。正如可预见的那样，远侧肛管压及最大静息压在所有患者手术后均有下降，外括约肌切断与仅行内括约肌切断者相比，其最大静息压无明显更低变化。保留外括约肌的患者其压榨压不受影响，但对经括约肌窦道患者行外括约肌切断之 15 例患者，远端肛管压榨压及最大压榨压均明显降低。

然而，对功能的影响与外括约肌切断无关，与保留括约肌者相比，控便功能微小影响的发生率基本相同（53% 对比 50%）。此外，两组间术后症状的严重程度无差别，出现的症状与术后压榨压关系不大，但与术后静息压减低、最大静息压减低及术后手术区域肛管电敏感度高阈值关系更大。

似乎完整保留括约肌对保持肛门功能最合理，但其弊病在于保留括约肌的治疗方法与窦道敞开的方法比治疗结果尚无更肯定说法。这是很重要的，因为此研究表明虽然治疗后功能受影响的发生率较高，但大部分患者对治疗满意，因为他们宁愿接受可忍耐的功能减退以根除困扰他们的慢性肛门感染。不管怎样，毕竟治疗对功能有影响，哪怕是在治疗小瘘时也是如此。这就需要我们继续努力探索出那些合理情况下尽量同时保留肛门括约肌及肛门功能的方法。或许术前生理强调那些引起肛瘘切开后引起功能障碍的风险，但是正常来讲，不会使患者免除风险。

瘘外科治疗的原则

急性感染是早期外科治疗及引流的指征之一。但采取较单纯切开更复杂的手段治疗也许早已根除了病灶而不至于留下一个明确的窦道。为达一级窦道充分引流的目的，可行较松弛的挂线疗法。而二级窦道则可根据其相对于肛提肌水平的位置而采取敞开、搔刮或引流。会阴部敞开的创口虽经细菌明显污染却能很好愈合，但即使如此，有些学者仍建议于瘘手术前做肠道准备。大部分学者主张对所有较复杂的处理均应于术前及术后经肠外给予抗生素。

在英国，瘘手术经常采取全麻，而在北美则更多采取局麻或区域麻醉。与此相似，在英国，大部分此类手术仍采取截石位，但折刀位已越来越多地被一些医生采纳。倡导积极预防静脉血栓的形成，在英国通常做法是给予小剂量皮下肝素并同时穿弹力袜。最后，应记录手术所见及治疗情况。St Mark 医院基于 Park 分类所建立的瘘手术表单（图 14.11）提供了一份很好的记录及表述的标准形式。

外科治疗

敞开仍是根除肛瘘的最肯定的方法。为了既根除肛瘘病灶又保留括约肌功能所设计的手术技术有很多种，这也说明了这些方法疗效均不理想。由于以下因素，对经各种技术途径治疗复杂性瘘时所得的报道结果应谨慎评价：

1. 发病人群可能差异很大。
2. 瘘分类标准不同。
3. 不要因诚实地报道了失败情况而掩盖了成功的报道。

St Mark医院肛瘘手术记录单

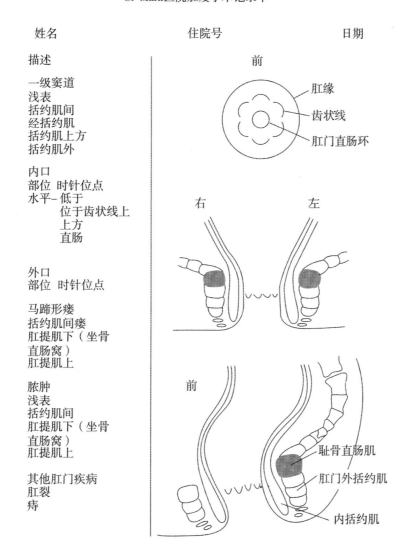

姓名　　　　　　　　　住院号　　　　　　　　日期

描述　　　　　　　　　　　　前

一级窦道
浅表
括约肌间
经括约肌
括约肌上方
括约肌外

内口
部位　时针位点
水平– 低于
　　　位于齿状线上
　　　上方
　　　直肠

外口
部位　时针位点

马蹄形瘘
括约肌间瘘
肛提肌下（坐骨
直肠窝）
肛提肌上

脓肿
浅表
括约肌间
肛提肌下（坐骨
直肠窝）
肛提肌上

其他肛门疾病
肛裂
痔

图中标注：肛缘、齿状线、肛门直肠环、右、左、前、耻骨直肠肌、肛门外括约肌、内括约肌

图14.11 ● St Mark 医院肛瘘手术记录单。Reproduced with thanks to Mr James P.S. Thomson Emeritus Consultant Surgeon，St Mark's.

4. 治疗瘘成功的报道自始至今并不是一定与控便情况的报道相伴。

5. 尽管始终越来越需要寻找循证医学结果，但由于每个患者的瘘及括约肌千差万别以及每一术者所喜好的术式及术者技术水平的不同，使随机性前瞻研究可能无法进行。

6. 随访可能不充分。

窦道切开术

窦道切开术即为将窦道敞开不予缝合。首先此技术应用时应务必维持一定的有效控便能力。原则上，对高位经括约肌（尤其是妇女前方的窦道）及括约肌上型之窦道治疗时不应一次性窦道切开。对括约肌间及低位经括约肌瘘则经此法治疗可能是最佳的，但在向患者告知并解释了以后，是否行切开取决于术者的技术及经验。

Abcarian[33] 推荐以下技术操作：对窦道做出初步判断后，将一隐钩放入电刀开口后的窦道内口中，更清楚地看清窦道内的肉芽组织。如隐钩探查见一级窦道位于括约肌间或只涉及最低部位一少部分外括约肌，则可将探针表面组织全程切开。如探针进入深度位于外括约肌外侧，则将此探针保留于原位，以另一探针经外口探入，小心探查，直至感觉或听到两探针汇于一起。将外括约肌外侧之窦道完全切开，内侧将隐钩探针表面的内括约肌部分切开。然后再判断窦道下方自主肌肉剩余多少，并根据情况决定行窦道切开还是采取保留括约肌的方法。

 袋化技术——即将切口缘与窦道经搔刮后的边缘缝合以减少创面，加快愈合[34,35]。

对一级窦道发展而来的二级窦道的处理方法有两种。英国传统应用的方法是充分敞开这些窦道以利于彻底引流，并待其延期愈合。只要外括约肌完整，则创面所留瘢痕会相当小。而美国则用对口切开的方法并置入一环形的引流管；保留引流达 2～4 周，此方法文献报道愈合快，畸形较小。

瘘切开并一期加以重建

Parkash 等[36]的文献报道中观察患者 120 例，均行瘘切开并一期重建被切开的肌肉组织，切口一期缝合。结果很令人鼓舞：88% 的患者两周内伤口痊愈，4% 的患者术后复发，所有患者对功能结果满意。但 120 例患者中有 118 例为低位括约肌间瘘或简单经括约肌瘘，作者承认对较复杂瘘不能推测有如此的成功结果。这种技术曾被用于一小部分伴复发性混合肛瘘并经瘘切开未能缓解的患者，其结果在愈合率、测压、功能恢复等方面给人很深印象，无括约肌重建后裂开的报道[37]。

 55 名无复发的复杂性肛瘘患者的随机试验，瘘切开一期括约肌重建与徙前皮瓣修补相比，其在愈合和功能保留方面作用相当[38]。

瘘切除术

 曾有报道批评此法较瘘切开术损失组织更多，愈合时间更长[39]。

但 Lewis[40] 提倡以窦道叼核技术将整个窦道切除，理由如下：

1. 使用窦道叼核而不用探针的方法，则窦道走行清晰可辨，并可被精确切除，避免了探针造成假道的可能，而只用探针指引帮助周围支持线的缝合。

2. 窦道叼核更易发现二级窦道（被横切断的肉芽组织），并可通过同样的方法将二级窦道清除。

3. 可在任何括约肌未被切断之前精确了解一级窦道与外括约肌的关系。

4. 能够将整个病变切除并做病理检查。

一旦将窦道以剪刀或电刀由外口向内口方向叼除，则可明确确定切除后的隧道样创口是否可安全地保持开放状态。对于不易复发的简单经括约肌窦道，Lewis 建议一次性关闭隧道样创腔，即缝合关闭黏膜及肌肉处之创口后，将括约肌以外的创口轻轻填塞不缝合。

Lewis[41] 在 1985—1992 年对行窦道叼核并开放叼核后遗留创道的低位瘘患者 67 例进行观察，有 1 例发生瘘复发。对 1972—1992 年行叼核并简单解剖学缝合关闭的高位经括约肌或括约肌以上瘘患者 32 例进行观察，有 4 例做了临时性结肠造口且有 3 例复发。对复发瘘或较复杂瘘，因如行叼核并单纯解剖学缝合关闭将造成过大瘢痕形成及较大缺损，Lewis 建议采取其他保留括约肌的方法治疗。

挂线治疗

松弛挂线治疗

根据不同的特性及作用方式可将挂线治疗分为三类，即松弛挂线、紧张挂线或化学挂线治疗。当手术时，由于既往手术瘢痕或麻醉后括约肌松弛程度等因素影响，窦道确切位置及与外括约肌相对水平不清时通常采取松弛挂线作为标识。此时，如患者清醒，松弛的挂线能精确确定瘘上、下括约肌的多少。同样，松弛挂线也能引流急性感染灶，使急性炎症反应减轻，从而更安全地完成确切的瘘手术。

就保护括约肌及保持控便功能方面而言，松弛挂线可有以下三种用处：保存完整的括约肌；保存部分自主肌肉；作为分期瘘切开手术的一部分以减少一次性切开大量肌肉所造成的后果。

分期瘘切开手术的关键在于每期切断肌肉的量及控制进一步断开其他部分括约肌前，现行切开之肌肉间纤维组织形成的时间。Ramanujan 等[42] 报道

45 例括约肌上方瘘患者，一期行上部括约肌敞开，而将远端括约肌部分挂线；挂线内所含肌肉在约 2 个月后被切开。仅一例复发且仅有一例有些控便问题（间断漏气）。其他人则将下部括约肌敞开，将上部括约肌挂线。Kuypers[43] 阐述以此法治疗经括约肌瘘且伴有肛提肌上方分支开口于直肠的病例 10 例。一期处理后 3 个月，挂线之肌肉方切断。无复发发生，一例患者有便失禁，6 例轻度污便。

St Mark 医院的 Parks 及 Stitz[44] 报道 80 例经括约肌及括约肌上瘘病例，一期将低位 1/3 至一半的括约肌切断，几个月后二期或将挂线移除（如已痊愈）或将挂线内所包含肌肉切断（如仍有高位窦道或残腔未闭）。约 38% 的患者为达愈合目的需行上部括约肌切断；但遗憾的是，两组患者均未明确描述其功能性愈后结果。

后来，在 St Mark 医院将松弛挂线用来完整保留外括约肌。括约肌外的窦道及其分支充分敞开，在过去内括约肌被切断直至内口水平（或在头侧端有括约肌间型分支时，切口水平更高）。随后，有人尝试保留内括约肌。有时对高位后位经括约肌窦道，只有在切断肛尾韧带后方能精确判断穿过括约肌符合体的一级窦道的走行，因此，后位括约肌附着点被离断后就可进入深部的肛后间隙[45]。然后经穿过外括约肌的一级窦道松弛挂入一线，以环绕显露出的自主肌肉。术后创口行每日指诊及冲洗而不做紧密填塞，如在 7 ～ 10 天时麻醉下重复检查以确定所有窦道已处理并愈合正常。对门诊患者，如创口及挂线周围愈合良好则可于 2 ～ 3 个月后去除挂线。怀疑仍有任何感染时均需麻醉下重复检查。

St Mark 医院在 1977—1984 年对复杂的特发性经括约肌瘘 34 例连续观察治疗结果显示，无需外括约肌切断而治愈的瘘为 44%[46]。此法治愈的患者中，83% 的患者控便功能完全正常，与此相对比，需行外括约肌切断才治愈的患者中仅 32% 的患者控便功能完全正常。16 例此法治疗失败者中，9 例患者有某种程度的对成型粪便的失控；而保留外括约肌的病例中无类似括约肌异常情况发生。

另有文献报道在 1990—1991 年以同样方法治疗相似肛瘘患者共 24 例，成功率为 67%[45]。Kennedy 及 Zegarra[47] 以松弛丝线挂线疗法治疗高位经括约肌瘘及括约肌上方肛瘘共 32 例，其成功率为 78%；此法对前方瘘成功率更高（前方瘘成功率为 88%、

后方瘘成功率为 66%）但在 25 例成功治疗患者中，9 例有控便功能改变。对一种特定技术的充分术后随访以确定长期效果的重要性，在 Buchanan 等[48] 人得到了例证，他们回顾了 20 例受过此方法治疗的患者至少 10 年，虽然短期内，20 人中 13 例治好，但 10 年随访后，只有 4 例治愈。

如此方法失败，且能明确其失败并不是因为错过了可被 MRI 检查所发现的分支窦道或其他不利的致病原因等，则可有如下选择：（1）患者可能较好耐受长期引流挂线后的所谓"肛瘘控制"状态 [编者：我个人倾向于永久松弛强生一号挂线，仅打一个结以避免结大不舒适（尼龙线较锋利，橡皮线打结较大）]；（2）可改用紧张挂线；（3）可行肛瘘切开并于术后做功能结果评价；（4）肛瘘切开并于括约肌修复之前行去功能化结肠造口（为有足够时间使肛瘘完全愈合），然后于最终阶段恢复肠道连续性。医生必须与患者商定最终治疗方案。

紧张挂线

紧张挂线或称带有切割性质的挂线与分期肛瘘切开术原理相似，具体机制为切开的肌肉离开的距离不大，在经过括约肌逐渐切开同时取而代之以纤维组织的形成。Goldberg 及 Garcia-Aquilar[49] 建议当瘘环绕括约肌复合体达 30% 以上及伴有局限感染或纤维化而不能行徙前皮瓣手术时可行紧张挂线。敞开括约肌外之窦道（美国人建议对马蹄形瘘行烟卷引流）。挂线部表面的皮肤层切开，括约肌间间隙经内括约肌切开而引流，如有较高括约肌间分支存在时可向头侧扩大切口。通常在术后 3 周，感染缓解，开始紧线（Goldberg 利用的是橡胶条带挂线），每 2 周以线结扎紧线一次直至彻底切开为止。

Goldberg 描述曾在 1988—1992 年为 13 例经括约肌瘘患者行切割性挂线，其平均挂线时间为 16 周（8 ～ 36 周不等），中位随访时间为 24 个月（4 ～ 60 个月）的情况下未见复发病例，但这一方法却带来了相对高的功能性并发症：一例发生较明显便失禁，另有 7 例（54%）诉有控制排气功能减退或有时有液性分泌物溢出。

切割性挂线治疗的要点在于：首先是消除急性炎症[87] 及去除括约肌切开之前的二级窦道，其次是掌握括约肌被切断所需的时间。Christensen 等[50] 在一宗 24 例高位经括约肌瘘患者治疗中利用紧张挂线每隔一天

收紧挂线一次；有 62% 的患者表现出术后某种程度的便失禁，其中包括 29% 的患者需经常使用护垫。在治疗括约肌内或外肛瘘时，"snug" 弹力挂线方法是切割肌肉速度很慢且不需紧线的方法，观察效果在所有病例都愈合，但在挂线完全切断后中位 42 个月随访的 16 个患者中，25% 患者出现肛门失禁[51]。

化学挂线

此法来源于印度一种叫做 Kshara sutra 的方法，其操作包括每周向窦道内重新插入一根特制的线。此线为分期浸入由各种植物提取的制剂中最终产生。此线除有抗炎及抗菌作用外，其碱性特质（pH 9.5）将使其能缓慢切开组织。此化学特性可能是此缓慢切开作用的机制，约每 6 天切开窦道组织 1cm。

在一组 502 例患者的前瞻随机研究中[52]，除愈合时间较长外（8 周：4 周），其门诊治疗结果与窦道切开术效果相仿（失禁率比为 5%：9%；一年复发率比为 4%：11%）。

复发原因通常与传统手术时相同，如未能找到事实存在的分支窦道或有另外的内口，但此法的经济实用性对缺少条件的国家还是显而易见的。

对于低位瘘，最近的一项来自于新加坡的研究结果表明，此法与传统窦道切开术相比并无优势[53]。

徙前皮瓣

徙前皮瓣于 1902 年首次应用于直肠阴道瘘的修补。Elting[54] 于 1912 年基于如下两项原则将其应用于治疗肛瘘：将窦道与肠道的交通处分开；充分关闭其交通处并将位于肛管直肠壁的所有病变组织根除。基于 Elting 的原则，现代医生们又加入了一条将带足够血运的皮瓣与超过内口（被切除之部位）足够远处吻合的重要原则。所利用的皮瓣包括全层直肠皮瓣、半厚皮瓣、曲线切口及其长斜方形皮瓣，外括约肌之内外缺损部分[55] 缝合或不缝合均可选择及远侧端为基底的皮瓣（肛门直肠皮瓣倒置向上），大部分作者主张为充分保留血运，应含带至少部分或全部其下层的内括约肌组织。较大内口之瘘（＞2.5cm）除非是急性炎症所致，由于吻合后极易破裂[56]，形成严

重瘢痕、硬结及硬质会阴部组织不利于显露及游离皮瓣等情况，应视为徙前皮瓣禁忌证。

由于 St Mark 医院应用此法治疗时成功率较低，故此法尚未普遍被应用，但有些研究也显示了很好的结果，特发肛瘘治愈率达 90% ~ 100%，且功能性并发症很少。对此技术及其结果的综述已有文献报道[57]。Athanasiadis 等报道[58] 有几点很有意思。在一组较大宗病例（n=224）报道中，为根除所设想的病灶实施了内括约肌切开术。可以想象其结果是与不做内括约肌切开术者对比，术后控便功能失常的发生率明显增加。经括约肌瘘以此法治疗其不愈及复发率为 18%，括约肌上瘘以此法治疗之不愈及复发率为 40%。而所观察的不做内括约肌切开者共 55 例中，功能性并发症发生率很低，但只可惜此文献中未见对瘘不愈及复发情况的报道。生理学评价发现这项技术可能与 静息压和收缩压的保存相关[55] 或无关[59]，并且肛瘘愈合的成功概率与手术时间呈负相关[60]。

生物制剂

纤维蛋白胶

已有一些文献报道成功应用纤维蛋白胶封堵窦道[61,62]。纤维蛋白胶类似物已被来源于供者经济易得、病毒灭活的纤维蛋白原溶液所替代。此法的应用目的在于从内口至外口以胶填塞从而通过纤维母细胞的移动及激活以及胶原蛋白网状结构的形成促进愈合。在操作过程中，彻底刮除所有肉芽组织及碎屑是很重要的（有人应用激光去除慢性炎症的衬层），作者质疑此种完全栓赌窦道的方法对于葡匐的分支窦道可能很困难。对是否应用抗生素意见尚不统一，有人甚至试图在术前根据细菌培养结果选用抗生素对窦道"灭菌"。但应再次强调此技术不应用于炎症急性期而应在松弛挂线时使用（有些研究却只在病程的一期应用此技术），内口以封闭剂填塞后简单缝合或以徙前皮瓣覆盖。

以徙前皮瓣修补内口并胶堵封闭窦道的预后较单独徙前皮瓣治疗者差[63]。

虽然有诸多技术的修改应用，但仍很难解释所报道之成功率的很大差异（0 ~ 100%）。矛盾的是，

对短窦道的治疗成功率却不如对长窦道情况的治疗。这可能与纤维胶从窦道挤出有关。在有些报道中出现如此的结果可能是由于随访时间过短（大部分手术之失败发生于早期，但有些却发生在手术后远期；术后 MRI 检查提示较低的真正愈合率，为 10% ~ 20%）[64]；效果在扭曲的一级窦道和二级窦道不确定（由此也强调了 MRI 在术前能提供更全面情况的作用）。

　　最近有一随机对照研究表明对治疗低位肛瘘此法与瘘切开术比未见优点，但对开放创口不安全的情况（作为初次治疗失败后采取的一种治疗），其 3 个月[65] 期间累计成功率为 69%，至少与其他保留括约肌的任何方法比毫不逊色。

　　此法相对简单是显而易见的。虽然此法的有效性需 MRI 的进一步确认，但应该进一步发展更有效果的生物胶。

生物修复栓

　　最近，有文献报道了关于填塞于窦道的生物可吸收异体移植物多少会取代纤维胶法。前瞻性非随机研究揭示用变性的猪来源的小肠黏膜下组织填塞短期内结果优于纤维胶[66]，中位随访 6 个月，成功率在 46 例患者中有 38 例（83%）[67]，失败通常是由于填塞物拖出，由于纤维胶失败的前车之鉴，随着时间的推移和严格的治愈标准，一开始的踌躇满志化为乌有，因此，我们需要 MRI 来证明通过此种新的生物栓是否可以真正治愈肛瘘。

复发肛瘘的治疗

　　保留括约肌治疗方法的失败及症状的持续存在，使敞开伤口的方法成为了最合理选择（对有些患者也可考虑行长期松弛挂线治疗），正如 Milligan 及 Morgan 在 1934 年所指出的那样[31]。肛瘘切开术后，有些患者能在肛门直肠环最窄（通常为纤维性）的情况下生活正常，但有些患者需行括约肌修补术。MRI 成为了一种有利的工具以帮助确定修补手术前是否存在其他病变。St Mark 医院在 3 年内对 20 例由于特发肛瘘初次治疗后肛门失禁者进行括约肌成型术，有 13 例（65%）结果良好（Park 控便分级为 1 或 2 级）[68]。

　　当遇到高位盲管窦道，必须考虑来源于盆腔或腹部疾病或来源于骶前皮样囊肿的括约肌外窦道的可能性。未能行影响学检查（如窦道造影，钡剂检查或 MRI）是括约肌外肛瘘误诊的主要原因。如果窦道确实很高或为盲管，则可能是因为内口已闭塞，或因为一级窦道治疗后被忽略的二级窦道再发症状所致[69]。此时，窦道之括约肌以外部分应敞开并行搔刮。因可能造成较大伤口，故应行环形切口而不是放射状切口以避免括约肌损伤。为避免形成假道或医源性开口，需小心以探针探查并刮除窦道之肉芽组织。如窦道在进入括约肌间间隙前就消失了则最安全的方法是停止操作，另寻时间再探查。如窦道进入了括约肌间间隙但无明显内口，则可推测内口已痊愈或很小；此时，为防治复发应行病变位置 1/4 象限的内括约肌切除术。

●关键点

- 肛瘘除有一级窦道外，勿忘有存在二级窦道的可能性。
- 只有二者均已根除时方能治愈疾病。
- 所有敞开创口的方法均将不同程度地切开内括约肌，故应提醒患者有 1/4 的可能性会发生控气失禁或轻度黏液分泌物溢出。
- 在合理解释了危险性并得到患者接受的情况下，敞开的方法是最确切的治疗。
- 徙前皮瓣在原理上很吸引人，但实际操作结果不确定。
- 胶只有少数病例有效，长期预后有待于 MRI 结果证实。
- 在轻微污便但常有肯定的治愈效果与不太肯定的技术并造成复发可能之间，患者可能会选择前者。
- 妇女的前方瘘是危险的，创口敞开极应慎重。
- MRI 的抑脂序列（STIR）是影像学诊断的金标准。
- 长期舒服的松弛性挂线将防止便失禁，并避免许多（不是所有病例）进一步形成脓肿的可能，但持续有分泌物意味着所有患者均需维持门诊支持治疗及复查，且有少数患者不接受如此长期治疗的情况。

（王有利　译）

参考文献

1. Phillips RKS, Lunniss PJ. Anorectal sepsis. In: Nicholls RJ, Dozois RR (eds) Surgery of the colon and rectum. New York: Churchill Livingstone, 1997; pp. 255–84.

2. McColl I. The comparative anatomy and pathology of anal glands. Ann R Coll Surg Engl 1967; 40:36–67.

3. Marks CG, Ritchie JK. Anal fistulas at St Mark's Hospital. Br J Surg 1977; 64:1003–7.

4. Lilius HG. Fistula-in-ano: a clinical study of 150 patients. Acta Chir Scand 1968; 383(Suppl):3–88.

5. Sainio P. A manometric study of anorectal function after surgery for anal fistula, with special reference to incontinence. Acta Chir Scand 1985; 151:695–700.

6. Eisenhammer S. The internal anal sphincter and the anorectal abscess. Surg Gynecol Obstet 1956; 103:501–6.

7. Parks AG. The pathogenesis and treatment of fistula-in-ano. Br Med J; i:463–9.

8. Goligher JC, Ellis M, Pissides AG. A critique of anal glandular infection in the aetiology and treatment of idiopathic anorectal abscesses and fistulae. Br J Surg 1967; 54:977–83.

9. Seow-Choen F, Hay AJ, Heard S et al. Bacteriology of anal fistulae. Br J Surg 1992; 79:27–8.

10. Lunniss PJ, Faris B, Rees H et al. Histological and microbiological assessment of the role of microorganisms in chronic anal fistulae. Br J Surg 1993; 80:1072.

11. Gordon-Watson C, Dodd H. Observations on fistula in ano in relation to perianal intermuscular glands. Br J Surg 1935; 22:703–9.

12. Lunniss PJ, Sheffield JP, Talbot IC et al. Persistence of anal fistula may be related to epithelialization. Br J Surg 1995; 82:32–3.

13. Kiehne K, Fincke A, Brunke G et al. Antimicrobial peptides in chronic anal fistula epithelium. Scand J Gastroenterol 2007; 42:1063–9.

14. Eisenhammer S. The final evaluation and classification of the surgical treatment of the primary anorectal, cryptoglandular intermuscular (intersphincteric) fistulous abscess and fistula. Dis Colon Rectum 1978; 21:237–54.

15. Grace RH, Harper IA, Thompson RG. Anorectal sepsis: microbiology in relation to fistula-in-ano. Br J Surg 1982; 69:401–3.

16. Toyonaga T, Matsushima M, Tanaka Y et al. Microbiological analysis and endoanal ultrasonography for diagnosis of anal fistula in acute anorectal sepsis. Int J Colorect Dis 2007; 22:209–13.

17. Lunniss PJ, Phillips RKS. Surgical assessment of acute anorectal sepsis is a better predictor of fistula than microbiological analysis. Br J Surg 1994; 81:368–9.

18. Oliver I, Lacueva FJ, Perez Vicente F et al. Randomized clinical trial comparing simple drainage of anorectal abscess with and without fistula track treatment. Int J Colorectal Dis 2003; 18:107–10.
    Largest randomised trial of its kind.

19. Quah HM, Tang CL, Eu KW et al. Meta-analysis of randomized clinical trials comparing drainage alone vs primary sphincter-cutting procedures for anorectal abscess-fistula. Int J Colorectal Dis 2006; 21:602–9.
    Primary fistulotomy in experienced hands is safe and effective.

20. Parks AG, Gordon PH, Hardcastle JD. A classification of fistula-in-ano. Br J Surg 1976; 63:1–12.

21. Marks CG. Classification. In: Phillips RKS, Lunniss PJ (eds) Anal fistula. Surgical evaluation and management. London: Chapman & Hall, 1996; pp. 33–46.

22. Choen S, Burnett S, Bartram CI et al. Comparison between anal endosonography and digital examination in the evaluation of anal fistulae. Br J Surg 1991; 78:445–7.

23. Fazio V. Complex anal fistulae. Gastroenterol Clin North Am 1987; 16:93–114.

24. Seow-Choen F, Phillips RKS. Insights gained from the management of problematical anal fistulas at St. Mark's Hospital, 1984–88. Br J Surg 1991; 78:539–41.

25. Halligan S, Stoker J. Imaging of fistula in ano. Radiology 2006; 239:18–33.

26. Buchanan GN, Halligan S, Bartram CI et al. Clinical evaluation, endosonography and MR imaging in preoperative assessment of fistula-in-ano: comparison with outcome derived gold standard. Radiology 2004; 233:674–81.

27. Lunniss PJ, Armstrong P, Barker PG et al. Magnetic resonance imaging of anal fistulae. Lancet 1992; 340:394–6.

28. Lunniss PJ, Barker PG, Sultan AH et al. Magnetic resonance imaging of fistula-in-ano. Dis Colon Rectum 1994; 37:708–18.

29. Buchanan GN, Halligan S, Williams AB et al. Magnetic resonance imaging for primary fistula *in ano*. Br J Surg 2003; 90:877–81.

30. Buchanan G, Halligan S, Williams A et al. Effect of MRI on clinical outcome of recurrent fistula-in-ano. Lancet 2003; 360:1661–2.

31. Milligan ETC, Morgan CN. Surgical anatomy of the anal canal with special reference to anorectal fistulae. Lancet 1934; ii:1150–6, 1213–17.

32. Lunniss PJ, Kamm MA, Phillips RKS. Factors affecting continence after surgery for anal fistula. Br J Surg 1994; 81:1382–5.

33. Abcarian H. The 'lay open' technique. In: Phillips

RKS, Lunniss PJ (eds) Anal fistula. Surgical evaluation and management. London: Chapman & Hall, 1996; pp. 73–80.

34. Ho YH, Tan M, Leong FPK et al. Marsupialisation of fistulotomy wounds improves healing: a randomized controlled trial. Br J Surg 1998; 85:105–7.

35. Pescatori M, Ayabaca SM, Cafaro D et al. Marsupialization of fistulotomy and fistulectomy wounds improves healing and decreases bleeding: a randomized controlled trial. Colorectal Dis 2006; 8:11–14.

Marsupialisation does have some advantages.

36. Parkash S, Lakshmiratan V, Gajendran V. Fistula-in-ano: treatment by fistulectomy, primary closure and reconstitution. Aust NZ J Surg 1985; 55:23–7.

37. Perez F, Arroyo A, Serrano P et al. Prospective clinical and manometric study of fistulotomy with primary sphincter reconstruction in the management of recurrent complex fistula-in-ano. Int J Colorectal Dis 2006; 21:522–6.

38. Perez F, Arroyo A, Serrano P et al. Randomized clinical and manometric study of advancement flap versus fistulotomy with sphincter reconstruction in the management of complex fistula-in-ano. Am J Surg 2006; 192:34–40.

39. Kronborg O. To lay open or excise a fistula-in-ano. A randomised trial. Br J Surg 1985; 72:970.

40. Lewis A. Excision of fistula in ano. Int J Colorectal Dis 1986; 1:265–7.

41. Lewis A. Core out. In: Phillips RKS, Lunniss PJ (eds) Anal fistula. Surgical evaluation and management. London: Chapman & Hall, 1996; pp. 81–6.

42. Ramanujan PS, Prasad ML, Abcarian H. The role of seton in fistulotomy of the anus. Surg Gynecol Obstet 1983; 157:419–22.

43. Kuypers HC. Use of the seton in the treatment of extrasphincteric anal fistula. Dis Colon Rectum 1984; 27:109–10.

44. Parks AG, Stitz RW. The treatment of high fistula-in-ano. Dis Colon Rectum 1976; 19:487–99.

45. Lunniss PJ, Thomson JPS. The loose seton. In: Phillips RKS, Lunniss PJ (eds) Anal fistula. Surgical evaluation and management. London: Chapman & Hall, 1996; pp. 87–94.

46. Thomson JPS, Ross AHMcL. Can the external sphincter be preserved in the treatment of trans-sphincteric fistula-in-ano? Int J Colorectal Dis 1989; 4:247–50.

47. Kennedy HL, Zegarra JP. Fistulotomy without external sphincter division for high anal fistula. Br J Surg 1990; 77:898–901.

48. Buchanan GN, Owen HA, Torkington J et al. Long-term outcome following loose-seton technique for external sphincter preservation in complex anal fistula. Br J Surg 2004; 91:476–80.

49. Goldberg SM, Garcia-Aquilar J. The cutting seton. In: Phillips RKS, Lunniss PJ (eds) Anal fistula. Surgical evaluation and management. London: Chapman & Hall, 1996; pp. 95–102.

50. Christensen A, Nilas L, Christiansen J. Treatment of trans-sphincteric anal fistulas by the seton technique. Dis Colon Rectum 1986; 29:454–5.

51. Hammond TH, Knowles CH, Porrett T et al. The snug seton: short and medium term results of slow fistulotomy for idiopathic anal fistulae. Colorectal Dis 2006; 8:328–37.

52. Shukla NK, Narang R, Nair NG et al. Multicentric randomized controlled clinical trial of Kshaarasootra (Ayurvedic medicated thread) in the management of fistula-in-ano. Ind J Med Res 1991; 94:177–85.

53. Ho KS, Tsang C, Seoew-Choen F et al. Prospective randomized trial comparing ayurvedic cutting seton and fistulotomy for low fistula-in-ano. Tech Coloproctol 2001; 5:137–41.

54. Elting AW. The treatment of fistula in ano. Ann Surg 1912; 56:744–52.

55. Finan PJ. Management by advancement flap technique. In: Phillips RKS, Lunniss PJ (eds) Anal fistula. Surgical evaluation and management. London: Chapman & Hall, 1996; pp. 107–14.

56. Kodner IJ, Mazor A, Shemesh EL et al. Endorectal advancement flap repair of rectovaginal and other complicated anorectal fistulas. Surgery 1993; 114:682–90.

57. Lunniss PJ. The role of the advancement flap technique. Semin Colon Rectal Surg 1998; 9:192–7.

58. Athanasiadis S, Kohler A, Nafe M. Treatment of high anal fistulae by primary occlusion of the internal ostium, drainage of the intersphincteric space, and mucosal advancement flap. Int J Colorectal Dis 1994; 9:153–7.

59. Uribe N, Millan M, Minguez M et al. Clinical and manometric results of endorectal advancement flaps for complex anal fistula. Int J Colorectal Dis 2007; 22:259–64.

60. van der Hagen SJ, Baeten CG, Soeters PB et al. Long-term outcome following mucosal advancement flap for high perianal fistulas and fistulotomy for low perianal fistulas. Int J Colorectal Dis 2006; 21:784–90.

61. Hammond TH, Grahn MF, Lunniss PJ. Fibrin glue in the management of anal fistulae. Colorectal Dis 2004; 6:308–19.

62. Swinscoe MT, Ventakasubramaniam AK, Jayne DG. Fibrin glue for fistula-in-ano: the evidence reviewed. Tech Coloproctol 2005; 9:89–94.

63. Ellis CN, Clark S. Fibrin glue as an adjunct to flap repair of anal fistulas: a randomized controlled study. Dis Colon Rectum 2006; 49:1736–40.

64. Buchanan GN, Bartram CI, Phillips RKS et al. Efficacy of fibrin sealant in the management of complex anal fistula. Dis Colon Rectum 2003; 46:1167–74.

65. Lindsey I, Smilgin-Humphreys MM, Cunningham C et al. A randomized, controlled trial of fibrin glue vs. conventional treatment for anal fistula. Dis Colon Rectum 2002; 45:1608–15.

66. Johnson EK, Gaw, JU, Armstrong DN. Efficacy of anal fistula plug vs. fibrin glue in closure of anorectal fistulas. Dis Colon Rectum 2006; 49:371–6.

67. Champagne BJ, O'Connor LM, Ferguson M et al. Efficacy of anal fistula plug in closure of cryptoglandular fistulas: long-term follow-up. Dis Colon Rectum 2006; 49:1817–21.

68. Engel AF, Lunniss PJ, Kamm MA et al. Sphincteroplasty for incontinence after surgery for idiopathic fistula-in-ano. Int J Colorectal Dis 1997; 12:323–5.

69. Phillips RKS, Lunniss PJ. Approach to the difficult fistula. In: Phillips RKS, Lunniss PJ (eds) Anal fistula. Surgical evaluation and management. London: Chapman & Hall, 1996; pp. 177–82.

第 15 章

肛门直肠微小病变

Francis Seow-Choen・Chung Ming Chen

痔

目前被广泛接受的观点是痔来源于肛垫。肛垫是见于肛管内的正常结构，是在动静脉通路系统的基础上由黏膜、黏膜下纤维弹性结缔组织以及平滑肌构成的。肛垫补充括约肌的功能，对液体和排气提供良好的控制作用。

发病机制和病因

肛垫在肛管内被黏膜下平滑肌和弹性纤维(Treitz 肌)固定于正常位置时，才能正常发挥其功能。由于大便干燥而用力排便所造成的长期向下的应力可能导致这些弹性纤维断裂。

当黏膜下支持性的纤维组织断裂后，肛垫就不能防止由于其过度充血所导致的出血和脱垂。穿过肛门括约肌的静脉被阻断而动脉仍有血流将加剧痔的充血。蹲位排便也可能加重痔的脱垂，这一点在任何伴有痔脱垂的患者身上都很容易得到证实。

便秘必然会加重痔的症状。有趣的是，腹泻也是潜在的危险因素，由于腹泻造成的里急后重感会导致用力排便从而加重痔病。其他有关的因素包括：遗传因素，直立行走，在痔静脉丛和引流静脉中缺乏瓣膜，以及由于腹腔内压力增加所导致的静脉回流受阻。门脉高压症可能导致痔静脉丛充血。怀孕将使痔的发病风险增加并毫无疑问将会导致已经存在的痔病情加重。

解剖和命名

外痔是由位于齿状线以下扩张的静脉丛构成的，被覆鳞状上皮。它们可能会发生肿胀并且导致不适。

出血通常不是主要症状，但急性血栓形成常常导致极为剧烈的疼痛。如果不进行治疗，血栓性外痔将形成外生性皮赘。

内痔是位于齿状线上方有症状的动静脉通路，表面被覆移行上皮和柱状上皮。根据症状严重程度不同，将内痔从一度到四度进行分度。内痔分度的定义以及相应的治疗均列于表 15.1。

治疗

首先，必须认识到，痔可以与其他直肠疾病同时存在，例如直肠癌或炎症性肠病。伴有如下症状的患者，包括：便血或黏液与大便相混、排便习惯

表 15.1 ● 内痔的治疗

一度痔（出血但不脱垂）
● 大便软化剂
● 局部使用霜剂或 Daflon（英国没有该药）
二度痔（脱垂但可以自动还纳）
● 橡胶圈结扎
● 硬化治疗
● 电凝固治疗
●（痔切除手术）
三度痔（脱垂需要手助还纳）
● 橡胶圈结扎
● 硬化治疗
● 电凝固治疗
●（痔切除手术）
四度痔（脱垂无法还纳）
● 痔切除手术

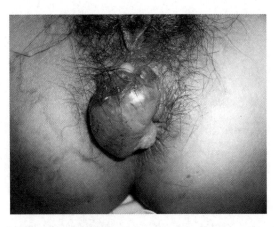

图 15.1 ● 急性脱垂的血栓性痔合并肛裂。

改变、腹部症状或有结直肠癌家族史的患者应对结肠和直肠进行进一步检查。

　　其次，肛垫是正常的功能性解剖结构，有助于控制排便。只有发生"痔病"，也就是说发生功能异常并且出现症状时，才需要进行治疗。因此，治疗方案的制订需要依据患者的症状以及痔组织脱出肛缘外的程度。

非脱垂或轻度脱垂的痔

　　如果痔不是持续脱垂，应该首先尝试非手术疗法。需要注意便秘和排便费力等原发疾病。对于部分患者而言，服用缓泻剂来增加肠道动力，可能有助于控制症状。

　　其他能够迅速缓解症状的方法包括橡胶圈结扎、硬化剂注射治疗、药物治疗，如使用 Daflon 500（目前在英国尚未上市）以及纠正错误的如厕习惯等。在那些证实出血和疼痛症状能够缓解的患者中，局部治疗非常流行，但是，尚未有临床研究显示这些治疗措施有任何益处。

橡胶圈结扎

　　实施该技术时，橡胶圈应该置于痔组织的根部。绞窄的组织将在几天内坏死脱落，然后伤口发生纤维化，黏膜固定。这样痔组织就不会再充血和脱垂。同一次治疗最多可以进行三处痔的结扎，但我们建议最好一次治疗仅结扎一处。如果结扎是在齿状线以上进行的，患者应该相对感觉无痛，但某些患者可能会有严重的里急后重感和充血的感觉，止痛药物仅能部分缓解症状。结扎治疗的有效率通常为

60% ～ 80%，治疗效果取决于选择恰当的病例。继发出血的风险为 2% ～ 5%。

　　与痔切除手术相比，橡胶圈结扎是二度痔患者更适宜的治疗手段。它可以达到和手术类似的治疗效果，并且没有手术并发症。手术治疗应当用于三度痔患者或者橡胶圈结扎失败的复发痔患者[1]。

硬化剂注射治疗

　　常用的硬化剂包括 5% 的苯酚杏仁油或十四烷基硫酸钠。在肛门直肠环水平将这些药物注入痔块蒂部附近的黏膜下。硬化剂将造成炎症反应，导致流入痔组织的血流减少。这一技术的有效率约为70%。硬化剂也会造成纤维化，将轻微脱垂的痔牵拉回肛管。

　　如果注射层面正确，注射时将表现为黏膜层隆起，但黏膜不会发白。注射深度过深可能导致直肠周围纤维化、感染以及尿路刺激。药液注入前列腺会导致剧痛，患者可能出现勃起，强烈的排尿欲望，血尿甚至血精。严重的脓毒症并非少见，患者应住院观察并接受抗生素治疗，直至完全恢复。

其他治疗方法

　　目前有一些调节静脉张力的药物用于治疗痔病，根据文献报道 Daflon 500 是目前评价最好的药物，并且作为治疗痔病的一线药物已经在欧洲及远东地区得到广泛应用[2]。Daflon 500 目前在英国尚未上市，该药是地奥司明（Diosmin）和橘皮苷微粉，属于羟乙基云香苷（hydroxyethylrutoside）类药物[3]。其药理作用包括非肾上腺素介导的静脉血管收缩[4]，减少血液从毛细血管中的渗出[5]，以及抑制前列腺素（PGE_2、PGF_2）介导的炎症反应[6]。

　　这些药理特性对于缓解痔的症状有明确的治疗效果[7]。副作用也很少[8,9]。

　　还有其他治疗方法可供选择。包括红外线光凝固治疗，这一治疗需要特定的设备；冷冻治疗，该治疗容易产生令人不适的分泌物。基于上述原因，这些治疗方法并未得到普遍应用。局部治疗药物可能含有局部麻醉药物或皮质类固激素，这些药物常

常不需要处方。到目前为止，并未有证据显示应用上述药物治疗比等待症状自行缓解更为有效。而且患者自行治疗可能会延误严重疾病如癌症的诊断，因而存在潜在的危害。

不能还纳的脱垂性痔

大多数痔病患者通过非手术疗法可以获得满意的治疗效果。但是，当肛垫已经脱垂或形成血栓时(图15.1)，它就不能有效控制排便，需要手术治疗。事实上，感觉功能受损可能是造成某些患者出现轻微失禁的部分原因。

传统的方法是通过痔切除手术将脱垂的痔块切除。尽管各种痔切除手术在技术上有所不同[10-13]，但它们遇到的主要问题是相似的。这些问题主要包括术后疼痛[11,14]、肛门失禁[15]以及出血。

开放性痔切除手术使 3 处主要的脱垂并且不能还纳的痔块均得以切除，伤口愈合更快并且更为可靠[10]。

某些作者描述痔切除术后疼痛就像经肛门排出尖锐的玻璃碎片那样剧烈，因此许多患者宁可多年忍受大块痔脱垂所造成的不适也不愿选择手术治疗。

尽管如此，三度和四度痔仍然更适合于手术治疗，传统的手术方法是切除 3 组主要的痔块。各种传统的痔切除手术的细微区别包括手术切口是任其自行愈合还是用缝线缝合，痔块蒂部是否进行结扎，痔块是用剪刀剪除还是电热切除。

不过，某些患者可能表现为更为严重的环周脱垂，并且伴有外痔和内痔静脉丛的明显充血。这种巨大的痔需要进行广泛切除以确保患者得到充分的治疗，以防止病灶残余或症状复发。

在过去，这种痔的治疗要么是在标准的痔切除手术基础上将最大的继发性痔切除，然后进行肛门皮肤黏膜的重建，要么是采取改良的 Whitehead 痔切除术或改良的根治性痔切除术。

在比较 Whitehead 痔切除术与四组痔切除术的一项研究中发现，四组痔切除术更易于操作，尽管该术式会遗留一些皮赘或痔块，但仍优于根治性痔切除术[16,17]。

但是目前，这一讨论可能已经毫无意义，因为吻合器法痔切除手术足以解决最为严重的环痔脱垂[18]。

吻合器法痔切除术

传统的外科痔切除术不是为了纠正病理生理学异常，而是为了消除症状。因此，一旦脱垂的痔出现出血、疼痛或其他症状，就应该予以切除。

然而，脱垂的痔并非总是伴有症状。而且完全无症状的个体在进行肛门镜检查时如果做排便动作或 Valsalva 动作，也会出现肛垫的充血。这种充血在蹲位排便时加重。脱垂一旦发生，这些血管垫的进一步充血将导致疼痛和炎症反应。肛门的痉挛阻碍了痔块的还纳，并且可能发生血栓形成、水肿以及炎症反应等病理学改变。

脱垂和血管垫充血形成恶性循环，导致疾病慢性化。血管垫于是变得更容易脱垂并且造成肛门扩括约肌收缩，导致充血、水肿和疼痛症状进一步加重。

传统的痔切除术仅处理症状而没有考虑到通过固定充血的肛垫来恢复正常的生理结构。与此相反，吻合器法痔切除术力图纠正病理学异常，最终缓解痔的症状[19]。在还纳脱垂的痔组织后，这一技术将冗余的低位直肠黏膜切除，将脱垂的肛垫固定到肛管壁正常的部位。我们认为将肛垫固定到肌肉组织对于防止术后肛垫再次下滑和症状复发很重要。正如前文所提到的，充血的痔组织一旦还纳就有机会解除充血并且发生萎缩。我们相信这一理论将在临床实践中得到证实。吻合器法痔切除术考虑了这些病理生理学改变并且力图仔细地将其一一纠正[20]。尽管有人担心在吻合器法痔切除术后会有长期疼痛的问题，但在大宗病例研究中并未见报道[21]。

最近一项 meta 分析纳入了 12 项有关比较吻合器痔切除术与传统痔切除术的随机临床研究，结果显示，进行吻合器痔切除术的患者远期痔复发或出现脱垂症状的风险较高。吻合器痔切除术后出现远期症状复发并且需要接受二次手术的概率高于传统手术组[22]。

然而，单靠吻合器法痔切除手术并不足以解决巨大痔的脱垂。巨大痔指的是痔块脱出肛缘外超过 3 ~ 4cm。在这种情况下，吻合器头与钉砧之间没有足够的空间容纳大量多余的脱垂痔组织。

笔者介绍了一种改良的吻合器法痔切除手术，可以使用一件圆形 PPH 吻合器治疗巨大痔的脱垂，手术方法安全有效[23]。其他更为昂贵的手术方法可能需要同时使用两件吻合器。实际上，吻合器法痔切除手术也曾用于治疗急性血栓性环痔脱垂[24]，与传统的 Milligan-Morgan 痔切除术相比，操作更简单，疼痛程度轻，症状缓解更快，能够更快返回工作岗位[25]。

根据笔者以及其他高年资结直肠外科医师使用 PPH 吻合器的手术经验，对于吻合器法痔切除手术过程中是否消除皮赘，或者说是切除还是保留皮赘完全取决于外科医师的态度。笔者认为吻合口的位置以及患者的选择是影响术后远期是否出现复发或疼痛的重要影响因素。

经肛门痔动脉断流术

1995 年，Morinaga 等[26] 介绍了一种名为痔动脉结扎术（HAL），或者称之为经肛门痔动脉断流术（THD）的新的、治疗痔病的微创非切除手术。2001 年，Sohn 等详细定义了 THD 的含义[27]。该手术使用特制的直肠镜，应用多普勒超声探头定位血管，选择性结扎直肠上动脉的终末分支痔动脉，以达到减少痔血管丛血流和充血的目的。Dal Monte 等[28] 报道该手术症状缓解率超过 90%，而且并发症较少。

术后问题

痔切除术后发生的一些问题包括：剧烈疼痛、尿潴留、出血以及大便秘结。研究显示吻合器法痔切除术后疼痛明显较轻，患者在术后几个小时后就可以回家。这使得许多人提倡在日间手术室进行吻合器法痔切除手术[29-31]。不过，许多外科医生在日间手术室进行传统的开放式和闭合式痔切除手术，患者也都非常满意。

尽管如此，无论采用哪种技术，疼痛仍然是手术后需要考虑的重要问题。疼痛的原因是多因素的，其中内括约肌痉挛被认为起重要作用。笔者认为皮肤切口所伴随的神经外露是造成疼痛最重要的因素。

 研究表明，应用肉毒杆菌毒素可使疼痛缓解至术后第一周末[32]。应用 0.2% 的硝酸甘油（GTN）油膏也可以减轻术后疼痛，并且有助于痔切除术后伤口更快愈合[33]。有人尝试在痔切除术时行括约肌侧方切开并且取得了一定的效果[34]，但我们不推荐这种手术方式，因为存在发生永久性副作用的可能性。

吻合器法痔切除术后疼痛的程度被认为取决于在肛缘上方进行黏膜切除的高度。切除鳞状上皮会导致术后更为严重的疼痛，应当加以避免。然而部分患者虽然吻合线在齿状线上的距离适合，但仍会发生术后疼痛。这可能与痔血管丛充血，痔内血栓形成或吻合线下感染有关（详见后文）。另一个不太常见的问题是术后出血。出血可以是原发性的，表现为术后即刻出血，通常是由于技术原因造成的；也可以是继发性出血，是由术后感染导致的。黏膜下注射肾上腺素可以有效控制出血从而避免二次手术[35]。

痔切除术后肛门狭窄是少见的并发症，仅见于 3.7% 的痔切除术后患者[36]。狭窄通常出现于手术后 6 周，2/3 的患者可以在门诊应用大便膨胀剂和局麻药物凝胶进行保守治疗。另外 1/3 的患者可能需要进行肛门成形手术。这种并发症尽管少见，但处理的关键仍在于预防，手术中应该保留足够的皮肤和黏膜间桥，术后应当密切随访，以期早期发现肛门狭窄的形成。

 另一方面，某些研究者认为，在进行吻合器法痔切除过程中使用扩肛器可能导致肛门括约肌损伤的发生率升高。这一点已经在随机临床研究中得到了证实[37]。

然而，排便控制评分和肛管内压力在两组之间没有差别，主要的差别在于行吻合器法痔切除术的患者术后 14 周仍存在肛门内括约肌的断裂。

痔治疗后脓毒症

无论是保守治疗还是手术治疗，治疗后发生脓毒症的情况均比较少见，但是一旦发生脓毒症而延误治疗，结果可能是灾难性的。在一项研究中，血培养结果显示，痔切除术后一过性菌血症的发生率为 5% ~ 11%[38]，但并未导致临床上的脓毒症。

在 Guy 和 Seow-Choen 的综述[39] 中曾报道硬化剂注射治疗导致致命的腹膜后感染和直肠穿孔。泌尿系统的脓毒症可能是由于直肠前壁的注射部位过深所导致的并发症，如前列腺脓肿、附睾炎、慢性膀胱炎、精索脓肿以及尿道 - 会阴痿。即使是橡胶圈结扎治疗，疼痛和出血等并发症的发生率也达到 14%。

肛门伤口的细菌定植经常发生，但是由于伤口感染的定义差别很大，因此真正导致伤口感染的发生率很难估计。常见的定植细菌包括大肠艾希菌和金黄色葡萄球菌，其次是绿脓假单胞菌、粪肠球菌、肺炎克雷伯杆菌、普通变形杆菌和奇异变形杆菌。另一方面，对"感染的痔"进行培养的结果显示，导致感染的病原菌主要是以脆弱拟杆菌（*Bacteroides fragilis*）以及消化链球菌等厌氧菌（*Peptostreptococcus*）为主。

 在 Carapeti 等进行的一项随机研究中[40]，在门诊进行的开放性痔切除手术后应用甲硝唑的患者，术后 5 ~ 7 天疼痛减轻，恢复到正常活动所需的时间更短，患者的满意度更高。据推测，细菌的定植减少是一个重要的因素。

进行痔切除手术患者中继发性出血的发生率约为 5%，通常是由于局部感染造成的。推荐的治疗方法为使用抗生素。急诊痔切除术后继发出血的发生率似乎并未增加。

特别是对于行吻合器法痔切除术的患者，由于使用 PPH 吻合器后形成了闭合的吻合器伤口，当患者术后出现严重疼痛并作为唯一主诉时，外科医师应当警惕存在感染的可能。有学者指出，极少部分患者在术后 1 ~ 2 周内出现的严重疼痛，可能是源于增大的、有时是不易察觉的会阴脓肿。出现明显的会阴脓肿并伴有发热的患者多不易漏诊，但部分患者在会阴脓肿早期可能不伴有发热或明显的肛管肿胀，以致无法及时诊断。特别是对于痔块较大的患者，接受吻合器手术后，本来就容易在术后早期出现水肿或血栓形成，对此类患者行直肠检查时往往发现切缘肿胀和疼痛，这使得检查者较难判断是否存在脓肿。

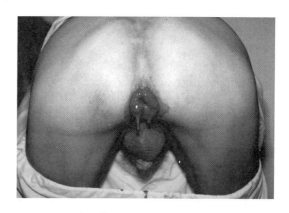

图 15.2 ● 出血脱垂痔。

结　论

痔病是常见的肛门直肠疾病。其致病因素很大程度上与排便费力有关。排便费力导致黏膜下肛垫的支持组织变弱。当肛垫的支持组织变弱时，肛垫更容易发生异常充血，导致痔出血和痔脱垂等症状出现（图 15.2）。

在治疗痔病时，首先必须排除其他可能的致命疾病，如直肠癌等。非脱垂性痔和可以还纳的脱垂性痔通常采用保留肛垫的治疗方法进行治疗。但黏膜下注射治疗和橡皮圈结扎治疗可能会加速症状的缓解。不能还纳的脱垂性痔可以通过痔切除手术或笔者更为推崇的吻合器法痔切除手术进行治疗。然而对于单组的脱垂痔，不同于环形脱垂痔或 3/4 周脱垂痔，由于术后疼痛并不严重，因此接受传统痔切除手术仍是较佳的选择。

肛　裂

肛裂比较常见，占结直肠门诊新发病例的 10%。典型的与肛裂有关的肛门疼痛表现为排便时疼痛和排便后几分钟甚至几小时仍持续疼痛。可能伴随有直肠的鲜血便，患者可能有排便习惯的异常。如果同时合并痔病，便血症状将更为明显。

但某些患者表现为慢性肛裂（图 15.3）。经过 6 周充分的药物治疗仍未愈合的肛裂定义为慢性肛裂。如果在进行检查时发现患者有慢性化的表现，如前哨痔或肛门内纤维上皮性息肉，则不论症状持续多长时间，也将这类肛裂归类为慢性肛裂，因为这些解剖学方面的改变是不可能在短时间内发生的。

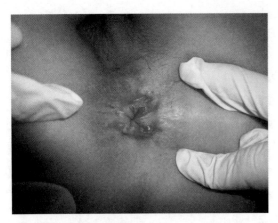

图 15.3 ● 前方和后方慢性肛裂。

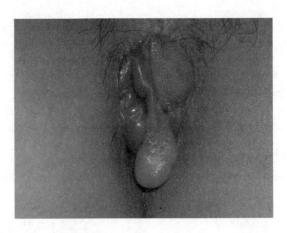

图 15.4 ● 肛乳头肥大。

临床表现

疼痛通常是慢性肛裂患者的主要症状，但往往偶然的出血或肛周皮赘可能使患者感到更为痛苦。在询问病史时，诸如大便习惯改变或排便模式改变等症状往往对诊断有很好的参考价值，如果有所怀疑，必须首先排除近端结肠病变。

肛周检查和直肠指诊通常可以在慢性肛裂的外缘发现有皮赘（前哨痔）。事实上，如果不牵开前哨痔以显示肛裂的话，肛裂本身很可能被漏诊。尽管肛裂通常是位于 6 点位置的单发病变，但有约 2.5% ～ 10% 的肛裂发生于 12 点位置[41]。如果肛裂多发或发生的部位不是常见的部位，就必须考虑到炎症性肠病、结核、梅毒或 HIV 感染的可能。

当疼痛轻微时，可以进行轻柔的肛门指诊或直肠镜检查。直肠镜显示纤维性溃疡并可见到显露于溃疡深面横行的白色内括约肌纤维。在肛裂的内缘可以见到肥大的肛乳头（图 15.4）。同时存在直肠黏膜脱垂或痔的情况并非少见。对于由于肛裂而导致严重疼痛的患者只能进行视诊检查。

病因学

以往肛裂被认为是由于排出干硬大便块时导致肛门黏膜撕裂所造成的。最近，Hananel 和 Gordon 等的研究发现，仅有 10% 的患者主述有便秘并且仅有 30% 的患者排便费力。另外有 10% 患者的肛裂是在产后出现的。

由于肛门内括约肌张力增高，慢性肛裂患者的肛管静息压常常是升高的[42]。服用松弛内括约肌的药物可使肛裂愈合，但一旦肛裂愈合并且治疗停止，肛管静息压又会恢复到治疗前的水平[43]。内括约肌张力增高和肛管痉挛先于肛裂发生。这种肛管痉挛似乎并非是由于疼痛引起的反应，因为局部应用局麻药可以缓解疼痛，但不能减轻肛管痉挛[44]。

经过十年来的研究，局部缺血作为慢性肛裂主要的发病因素已经得到认可。与正常对照相比，85% 的患者尸检时发现，后联合部位只有极少量的动脉，从而导致肛门皮肤血流减少[45]。

有关肛裂的病因学还有其他假说。Brown 等[46]认为炎症过程参与了从早期肌炎发展为纤维化的过程。由于位置固定，肛门正前方和正后方在排便时随同肛管部分翻出的动作受到限制，导致组织撕裂[47]。还有，由于外括约肌在肛门正前方和正后方交叉导致该部位较为薄弱，在排出干硬大便时容易发生撕裂[48]。

由于创伤性分娩过程导致的发病风险增加，产后肛裂更多见于肛门前方。除了分娩时肛门黏膜被挤压固定在皮肤上以外，娩出胎儿头部时的剪力可能是主要的致病因素。尽管患者肛门内括约肌的静息压力似乎并未增高，但患者确实存在便秘，而这一点可能在肛裂形成过程中发挥作用。医生应当意识到潜在的括约肌损伤的可能。

药物治疗

以往对于慢性肛裂的治疗多采用手术治疗，直到近年来才逐渐向药物治疗转变。这些治疗方法通过降低肛门括约肌压力，可以达到与临时性或可逆性括约肌切开术类似的效果，从而促使肛裂愈合。最近的一篇关于慢性肛裂治疗的综述显示，目前药物治疗应用广泛，疗效确切，只有当药物治疗无效的患者才需要接受手术治疗[49]。

自从发现一氧化氮能够作为神经传导介质介导内括约肌松弛以后，已有许多研究观察了硝酸异山梨酯以及硝酸甘油（GTN）治疗慢性肛裂的效果。

不同的研究者已经针对口服、贴膜、喷雾以及局部应用 GTN 进行了研究，结果局部使用 0.2% 的 GTN 油膏成为标准疗法，因为 70% 的患者可以达到最佳的愈合而且不良反应最低（主要是头痛）[50,51]。

最近已有研究比较了局部使用 GTN 与侧方括约肌切开手术的效果。

加拿大结直肠外科研究组[52] 对 82 例肛裂患者随机分为两组，分别接受括约肌切开手术或每天三次局部应用 0.25% GTN 治疗。6 周后，接受括约肌切开手术的患者中有 34 例（89.5%）肛裂愈合，而 GTN 治疗组患者中仅有 13 例（29.5%）愈合，并且其中有 5 例患者随后出现复发。

尽管手术治疗取得了更好的结果，但对于局部药物治疗的热情并未消失，主要原因是担心进行括约肌切开手术后可能会出现通常为轻度的大便失禁。

地尔硫䓬和 GTN 治疗慢性肛裂的疗效接近，但是 GTN 治疗的副作用（头痛或肛门激惹症状）发生率更高。应用 GTN 或钙离子拮抗剂治疗慢性肛裂的复发率相似[53]。

口服联合局部应用药物治疗可使 67% 的患者肛裂愈合[54]。已经服用上述药物的高血压或缺血性心脏疾病患者可能不适合采用上述治疗，尽管这类患者发生肛裂的概率较低。

拟副交感神经药物氯贝胆碱可以降低肛管静息压力，可与其他局部药物联合使用。Indoramin（一种 α 肾上腺素受体阻断剂）以及沙丁胺醇（羟甲叔丁肾上腺素，一种 β 肾上腺素受体激动剂），均有可能成为备选药物。

在 70% ~ 96% 的患者中，肉毒杆菌 A 毒素（Botox）可以降低肛管静息压力并促进肛裂愈合[55]。

在一项随机临床研究中发现，注射肉毒杆菌毒素治疗的 50 例患者中 46 例（92%）患者肛裂愈合，而 GTN 局部治疗组的 50 例患者中仅有 35 例（70%）愈合。肉毒杆菌毒素治疗组的患者可出现短期的排气失禁，往往可自行缓解，而 GTN 治疗组可伴有一过性的中重度头痛症状[56]。

作用机制尚不清楚。毒素与突触前类胆碱功能神经末梢结合，抑制神经肌肉接头部位乙酰胆碱的释放。这一作用可以导致外括约肌松弛，但对内括约肌不应该有类似作用。但是，Brisinda 等[57] 发现，毒素注射治疗 1 ~ 2 个月后肛管最大屏气压与治疗前相比没有明显变化。最佳注射部位仍不明确，治疗并发症包括一过性排便失禁、肛周血肿、疼痛和感染等。

一项纳入 54 个随机临床研究的 meta 分析研究显示，药物治疗（肉毒杆菌毒素、钙离子拮抗剂、GTN）慢性肛裂的效果明显优于安慰剂组。药物治疗是安全的，药物副作用多不严重并且停药后可恢复。外科治疗多用于内科治疗失败的患者。但是，药物治疗的有效性不如手术治疗，并且远期复发率也较高[58]。

尽管药物治疗肛裂有诸多优点，但仍不能解决慢性肛裂常常伴发的前哨痔和纤维性息肉等问题。这些问题仍困扰着患者，因为前哨痔受到创伤时可能伴有疼痛和出血，纤维性息肉可能引起持续的排便不净感或脏污内裤。在进行侧方括约肌切开手术的同时进行切除，不仅可以使肛裂得到良好的愈合，而且可以同时去除前哨痔和纤维性息肉。

手术治疗

笔者认为，不应再进行非控制性的肛门牵开或扩张治疗[59]。

这种操作造成内括约肌发生不可控制的断裂，尽管愈合率很高，但毕竟失禁的发生率达到了不能令人接受的水平，并且伴有无法预知的远期后果。也不建议采用后正中线括约肌切开手术，其结果并不优于侧方括约肌切开手术，而且创面的缺损（钥匙孔）可能导致粪便漏出。

 药物治疗失败或具有慢性化特点如前哨痔的患者应该进行侧方括约肌切开手术。该手术可以采取开放或闭合的手术方式，两种术式均得到了类似的结果[59]。

目前令人关注的问题之一是理想的内括约肌切开长度[60,61]。传统的括约肌切开手术的范围是将内括约肌分离至齿状线水平。改良的括约肌切开手术仅将内括约肌分离至肛裂的最高点。在实际操作中，通常是通过目测肛裂最高点和齿状线之间的距离来实施括约肌切开手术。然而，测量确切的切开长度以及研究和比较两组的治疗效果都是非常困难的。虽然有各种各样不同的技术，但还没有一种技术显示出较大的优势。多数学者报道的愈合率为85%～95%。

括约肌切开手术的本质是切断内括约肌，可导致高达35%（尽管风险往往远低于此）的患者出现排气失禁和粪便漏出[60,62]。手术切除肛裂（肛裂切除术）随后局部使用二硝酸异山梨醇酯霜剂或注射肉毒杆菌毒素也可以有效治愈肛裂，术后直肠内超声检查未发现肛裂复发和内括约肌缺损[63,64]。这一相对较新的技术虽然对肛裂这一由来已久的问题提出了新的解决方案，但尚未经过随机对照临床试验的验证。

复发性或非典型肛裂

如果肛裂的位置不在前后正中线，就必须考虑克罗恩病或 AIDS 等免疫抑制性疾病。这类患者在初次就诊时不应进行手术治疗，而应该通过肛管测压和肛门括约肌检查（通常使用经肛门超声）等手段对肠道和肛门进行进一步评估。尽管如此，Fleschner 等[65]的研究表明，克罗恩病相关的肛裂行侧方括约肌切开手术的治愈率为88%，而药物治疗的治愈率仅为49%。而且括约肌切开治疗组并发症发生率并无明显增加。

认为慢性肛裂的本质是缺血的研究者将这一点作为肛裂复发的原因。内括约肌张力增高导致血流量减少，然后导致组织缺氧，随之发生愈合失败。高压氧治疗事实上可以增加低灌注组织的氧合，诱导新生血管形成、胶原合成以及成纤维细胞复制，从而加速修复的过程。Cundall 等[66]的一项研究发现，经过 3 个月的治疗，8 例患者中有 5 例患者肛裂愈合，所有患者的疼痛和出血等症状均得到改善。

侧方括约肌切开手术后复发的患者必须进行肛管测压和经肛门超声检查。经过检查可以将肛管静息压低的患者与肛管静息压持续升高的患者区分出来，并且判定哪些患者在对侧象限再次进行侧方括约肌切开手术可以获益。

括约肌静息压力低的患者可以采用肛门皮肤推进式皮瓣加肛裂切除手术进行治疗。由于括约肌张力增高不是导致这部分患者发生肛裂的主要原因，因此我们有理由相信对这类患者进行括约肌切开手术后肛裂部位的血供不会增加。因此，再次进行括约肌切开手术只能增加失禁的风险。Nyam 等[67]以及 Leong 和 Seow-Choen[41]的研究表明，肛周皮肤岛状推进式皮瓣可使大多数的肛裂愈合。

结论

肛裂是常见疾病，其病因是多因素的。许多化学性"括约肌切开术"可以获得很好的治疗效果，但侧方括约肌切开手术仍然是慢性肛裂治疗的金标准。它是一种简易的手术方法并且可以迅速缓解症状。

肛门瘙痒症

肛门瘙痒症无论对于外科医生还是患者而言都是令人恼火的疾病。当病因始终未能找到并且治疗无效时，医患双方均会有强烈的挫败感。由于许多人认为肛门瘙痒仅仅是小小的生活不便并且在早期没有就诊，因此确切的发病率尚不清楚。

病因学和发病机制

尽管肛周瘙痒的原因包括许多肛门直肠和皮肤病学的因素（表 15.2），但许多情况下并不能发现其原发的病因。实际上，特发性肛门瘙痒症通常与轻微的排便失禁有关。采集病史和体检的目的是为了发现大便渗漏的可能原因。大便渗漏可能是由于肛门局部的病理学改变导致大便漏出到肛门外，例如肛裂、肛瘘、脱垂性痔，或高纤维素饮食，导致肛管排空困难，粪便块阻塞在肛管中，只能在以后漏出并引起直肠刺激症状。也可能存在内括约肌功能

表 15.2 ● 肛门瘙痒症的继发因素

肿瘤性
● 直肠腺瘤
● 直肠腺癌
● 肛门鳞状细胞癌
● 恶性黑色素瘤
● Bowen 病
● 乳腺外 Paget 病
良性肛门直肠疾病
● 痔
● 肛瘘
● 肛裂
● 直肠脱垂
● 肛门括约肌损伤或功能异常
● 大便失禁
● 放射性直肠炎
● 溃疡性结肠炎
感染
● 尖锐湿疣
● 单纯疱疹病毒
● 白色念珠菌
● 梅毒
● 性病性淋巴肉芽肿
皮肤病性
● 神经性皮炎
● 接触性皮炎
● 单纯苔藓
● 扁平苔藓
● 萎缩苔藓

紊乱，或其他致病因素如刺激性的食物（香料、酒精以及咖啡）。另外，搔抓、局部使用不恰当的霜剂（局麻药物使皮肤变得敏感，强皮质类固醇激素导致皮肤依赖）以及过度清洗肛周皮肤均会加重症状。

诊断

大多数情况下，详细的病史采集和体格检查，特别是发现了造成肛门小渗漏的原因，常常就可以获得诊断。需要阐明的重要内容包括症状持续的时间、饮食习惯、近期旅游史以及排便习惯的变化等。

体检时首先应该对患者身体其他部位皮肤疾病的情况进行全面的检查。然后检查肛周和内裤，看是否有脏污。记录肛周皮肤的变化，特别是脱屑和鱼鳞癣，如果存在这些情况则表明瘙痒症已发生很长时间了。

会阴部的特殊查体包括直肠指诊以检查肛管张力和收缩力。用一块潮湿的纱布擦拭肛门，发现纱布上出现棕黄色的大便痕迹有助于确认肛门渗漏的存在，而肛门渗漏是导致瘙痒的常见原因。进行直肠指诊以排除直肠息肉、恶性肿瘤以及瘘管，嘱患者屏气以排除直肠脱垂。直肠镜检查也是有必要的。对特定的病例需要进行内镜、影像学或实验室检查等进一步检查。皮肤病变应该进行活检并且进行真菌培养等检查。

导致年轻患者肛门瘙痒的常见原因是蛲虫或线虫感染。乙状结肠镜检查见到虫体或"胶带检查"可以明确诊断。具体做法是将一片胶条粘在患者肛门口，然后取下胶条粘在显微镜的载玻片上，如果发现虫卵则可以明确诊断。

治疗

根据主要的病理学诊断进行治疗。痔可以采用胶圈套扎或痔切除手术进行治疗。肛周皮赘可以切除，肛裂则按照上一章列出的方法进行治疗。蛲虫感染可以服用甲苯哒唑或哌嗪。

对于原发性肛门瘙痒症，治疗目的是减少渗漏，保持良好的个人卫生习惯，防止肛周皮肤的进一步损伤。避免摄入导致胃肠胀气的食物如膳食纤维，可以减少渗漏，该类食物也可能使大便松软不成形。如果大便稀，加用抑制肠道运动的药物，如可待因

或洛哌丁胺会有用，直至皮肤病变愈合，饮食调节也可发挥作用。松软的大便常常在排便末期被滞留在肛管上端，而较硬的大便则不会出现这种情况。行走时滞留的大便容易向下排，从而产生直肠刺激症状。根据上述机制给患者恰当的建议有助于患者设法避免上述症状。

应该提倡基本的个人卫生。包括每天使用清水清洗肛门，用柔软的布擦干或用吹风机吹干该处，不要使用肥皂。避免使用有香味的含滑石粉的爽身粉。应该穿着由天然纤维制成的宽松的内裤。

如果患者感觉瘙痒，通常是由于有新的渗漏。进一步关注个人卫生有可能消除搔抓的欲望，这种欲望有时候几乎是难以抗拒的。短期使用皮质类固醇霜剂可能有助于打破这一循环，但不能长期使用，因为长期使用激素可能会使皮肤萎缩或者产生激素依赖，一旦停用就会出现瘙痒。

Lysy 等[68]最近的一项研究发现，局部使用辣椒素治疗特发性肛门瘙痒症有效。44 名患者被随机分配至 0.006% 辣椒素局部治疗组或安慰剂（1% 薄荷醇）对照组，4 周之后两组交叉。33 例患者经辣椒素治疗后症状缓解，这些患者用薄荷醇治疗无效。辣椒素治疗无效的患者用薄荷醇同样无效。

结论

肛门瘙痒症仍然是难以处理的问题，并且原发性肛门瘙痒症的治疗效果仍不明确。治疗目标是减少渗漏，不管渗漏的原因是肛瘘、痔脱垂或仅仅是排气增多。良好的个人卫生仍然是治疗的重要方面，并且可以防止肛周皮肤受到进一步刺激。

肛门狭窄

肛门狭窄可以是结构性的，也可以是功能性的。本节讨论的是结构性肛门狭窄，是指肛管异常的、固定的解剖狭窄伴有该水平一定程度的功能性梗阻。这种情况有别于因为疼痛病变（常见的如肛裂）或排便功能异常而继发的肛管痉挛，继发性肛管痉挛查体时肛门柔软顺畅。

病因学

最常见的原因是术后狭窄，通常是仅保留纤细皮桥的痔切除术后，其他原因列于表 15.3。发复发作的肛裂、肛周脓肿多次手术治疗、Bowen 病或 Paget 病切除大量肛周皮肤均可能导致肛管狭窄。长期滥用缓泻剂，特别是矿物油类，也可能导致肛门狭窄，但通常此类患者常常伴有肛门舒张的功能性问题而不是肛门狭窄的结构问题。

临床表现

便秘、大便直径变细、排便困难需要特别用力排便以及里急后重通常是肛门狭窄的最初症状。严重者只能排出松散的大便。临床医生应该了解某些因长期"便秘"而依赖缓泻剂或洗肠治疗的患者实际上出现的可能是功能性的肛门狭窄。合并肛裂的

表 15.3 ● 肛门狭窄的病因

先天性
● 肛门闭锁
● 肛门狭窄
获得性
● 放射
● 裂伤
● 慢性腹泻
● 肛管或低位直肠手术后
肿瘤性
● 肛周或肛门癌
● 白血病
● Bowen 病
● Paget 病
炎症性
● 克罗恩病
● 结核病
● 阿米巴病
● 性病淋巴肉芽肿
● 放线菌病
痉挛性
● 慢性肛裂
● 缺血性肛门痉挛

患者由于排便创伤可以发生出血。但是，没有肛门痉挛的患者出现的肛裂可能是患者自行肛门指诊时损伤肛门造成的。这类患者通常存在功能性的排便梗阻问题。通过会阴部检查通常可以明确诊断。狭窄的部位常常不能通过示指。如果狭窄部位能通过示指（特别是如果能通过肛门镜），狭窄的临床症状通常不明显。合并存在的手术瘢痕有时能提示造成狭窄的原因。怀疑某些造成肛门狭窄的原因时需要进行活检。解剖学的发现可能与症状的程度并不完全吻合。

治疗

治疗的关键首先在于预防。去除过多的肛门皮肤通常会导致明显的肛门狭窄。切除肛周皮肤以获得"美容性的"光滑平整的肛周皮肤轮廓并不一定能获得良好的肛门功能。手术计划仅针对充分切除痔组织，通常对切除肛门皮肤尤为慎重。将痔块外翻切除通常会导致切除过多的肛门皮肤。特别是治疗环痔的 Whitehead 术式导致肛管发生肛门狭窄的风险较高，瘢痕向会阴方向收缩还可能造成黏膜外翻。

扩肛治疗

治疗肛门狭窄需要根据狭窄的程度、狭窄在肛管所处的位置选择治疗方式，如果与肛门手术有关，还应考虑狭窄出现的时间。轻中度肛门狭窄（肛管较紧但可用力或用力扩张后可通过示指）可以使用容积性缓泻剂治疗，该类药物可以增加大便直径并产生扩张作用。

在使用容积性缓泻剂的同时还应辅以定期扩肛治疗，患者用自己手指或大小合适的肛门扩张器（如，St Mark 肛门扩张器或 18 号 Hagar 扩张器）进行扩肛。最初的扩肛可能需要在麻醉下进行。在出院前患者应该知道如何使用扩肛器。通常在左侧卧位或蹲位进行扩肛，手指或扩肛器需要充分润滑（4% 利多卡因凝胶）。患者应在指导下将扩张器通过肛门狭窄部位，每天 2 次，持续 2 个月。通过这种治疗可以获得良好的功能恢复，特别是早期发现的手术后狭窄。局部加用糖皮质激素不能获益。

严重的肛门狭窄，狭窄部位不能通过示指，往往需要外科干预，至少也要在麻醉下用各型号 Hagar 扩张器进行肛门检查。手术治疗的原则列于表 15.4。

不鼓励而且通常也不需要在麻醉下实施四指手法扩肛。这种操作，特别是由新手操作时，有可能造成肛门括约肌广泛的损伤并导致肛门失禁。但是，对于肛门明显瘢痕狭窄，或合并克罗恩病的患者，在最初进行全麻下的 Hagar 逐级扩张后使用 Hagar 扩张器可能是一种有效的维持手段。

括约肌切开手术

如果"狭窄"是由于增生肥大的内括约肌造成的（编者注：这种情况非常罕见），可施行侧方肛门括约肌切开手术。肛管局部的瘢痕不太容易造成狭窄。环形的黏膜瘢痕常常需要某种形式的肛管重建，通常是肛门成形手术。但我们认为括约肌切开手术对于治疗肛门的环形瘢痕狭窄也有一定作用。手术简单易行，如果单次括约肌切开手术不足以解决狭窄问题，可以在不同部位进行多次括约肌切开手术。开放的括约肌切开手术的优点是允许肛管皮肤向内生长以保持肛管直径的增加。括约肌切开手术可以迅速缓解疼痛，并使患者恢复排便（编者评论：目前该治疗手段尚缺少足够的循证医学证据）。

皮瓣技术

黏膜移行皮瓣

这一操作包括在肛门侧方的狭窄部位垂直于齿状线做纵形切口，将肛管黏膜向狭窄部位推进。肛门括约肌切开和瘢痕切除可以扩张狭窄部位。切口缩小到约 2cm 大小时使用 3/0Vicryl 缝线横行缝合，

表 15.4 ● 肛门狭窄的手术治疗原则

- 增加大便容积
- 增加肛门出口容积
- 麻醉下用各个型号的 Hagar 扩张器逐级检查扩张，手术后继续使用扩张器维持
- 罕见的内括约肌肥厚：内括约肌切开手术
- 切除皮肤瘢痕
- 维持矫正
- 皮肤移行（向内）
- 黏膜移行（向外）
- 结肠造瘘

将黏膜边缘向下缝合到肛管皮肤的皮缘上。这种操作可能造成轻微的黏膜外翻，但可以保持狭窄部位扩张。

Y-V 移行皮瓣

最初由 Penn 于 1948 年描述，操作包括做一个"Y"形切口，"Y"形切口的垂直部分位于肛管狭窄部位的上方，"Y"形切口的"V"形部分延伸到肛门侧方的肛周皮肤。切开皮肤，形成一个"V"形皮瓣；长度和宽度之比必须小于 3。切除肛管的瘢痕组织并且切开或不切开肛门括约肌后，游离皮瓣，推进至肛管并且对位缝合。在肛门两侧均进行手术效果较好[69,70]，85%～92% 的病例可获缓解。皮瓣尖端坏死的发生率为 10%～25%，因此狭窄可能复发。

V-Y 移行皮瓣

与 Y-V 移行皮瓣不同，V-Y 移行皮瓣的优点是将较宽的一块皮肤移到狭窄区域使其扩张。"V"形切口的底边平行于齿状线，长约 2cm。V-Y 皮瓣要求有同 Y-V 移行皮瓣同样的长宽比。切除瘢痕组织，标记并游离皮瓣使其可以在推移至肛管时没有张力。皮瓣的皮下组织必须作充分的游离，其血供来源于皮下脂肪内的穿支血管。在皮瓣后方缝合皮肤形成"Y"形的垂直部分。据报道，采用这种皮瓣治疗的成功率为 96%。

岛状移行皮瓣

最初由 Caplin 和 Kodner 于 1986 年描述[71]，岛状皮瓣可以有不同的形状(如,钻石形、屋形或 U 形)。狭窄部位的瘢痕组织切除后，皮瓣连同皮下脂肪组织一同从其侧方边缘游离。可以做或不做侧方括约肌切开手术。可以将一块较宽的皮瓣（宽度达到周径的 50%）植入整个肛管，并且可以同时闭合供皮部位的切口。3 年随访时症状改善率达到 91%[72,73]，18%～50% 的患者出现轻微的伤口愈合不良。

S- 成形

这一操作在将瘢痕组织切除至齿状线后将两侧的臀部皮肤游离植入整个肛管。切口设计成 S 形，因此以 S- 成形命名。皮瓣的宽度和长度之比必须大于 1，S 形的基底宽约 7～10cm。皮瓣在无张力的

条件下旋转推进至肛管。这种创面广泛的操作目前已很少应用。建议术前进行全肠道准备并且围术期使用抗生素。

结 论

大多数上述治疗和手术方式均可有效治疗手术后肛管狭窄，这种狭窄通常涉及低位肛管。某些情况下，也能遇到高位狭窄（齿状线以上的部位）。由于这一部位的肛管更容易扩张，因此我们认为，在这种情况下侧方括约肌切开手术或切断纤维带均可获得满意的效果。但是对于肛周克罗恩病相关的肛门狭窄，我们通常采用肛门扩张的方法来缓解症状，有时需要先在麻醉下进行检查，主要是为了避免外科切口并发症。

饮食纤维 - 弊大于利？

也许敏锐的读者可能发现，尽管大家广为接受纤维饮食有利于痔疮和肛裂患者，但到目前为止笔者并不推荐在这些患者治疗中增添膳食纤维。由于膳食纤维是我们日常饮食的必需部分，故其是否具备治疗效果尚存在争议。

高纤维饮食的特点是其消化性差。尽管部分摄入的非可溶性纤维可以在结肠中发酵，但绝大部分膳食纤维以原形形式经过胃肠道，随粪便排出体外。因此，摄入的膳食纤维越多，需要排泄的粪便就会越多。另外，不同于大众认为的是，增加纤维摄入并不能增加粪便的含水量。许多医生建议多饮水以促进肠道运动，但饮水对于增加粪便含水量并非必需，相反可能只会增加尿量。笔者认为增加膳食纤维摄入后出现的频繁用力排便和排出粗长粪便可导致肛垫区域起悬吊作用的 Parks 韧带进一步损伤，并加重已存在的痔脱垂症状[74]。并且粗长粪便通过肛门可能导致慢性肛裂患者肛门的进一步损伤或肛管黏膜撕裂伤，并可能加重肛门括约肌痉挛[74]。因此笔者认为尽管补充膳食纤维可能有一定道理，但是它们在痔病和慢性肛裂患者治疗中的作用应当重新评估，并且不应当常规推荐上述患者增加膳食纤维的摄入[75]。

● 关键点

- 痔病是常见的肛门直肠疾病，但必须首先排除其他危及生命的疾病。黏膜下注射治疗，橡皮圈结扎或微粒化类黄酮治疗均可缓解症状，但脱垂的痔应考虑痔切除手术，特别是吻合器法痔切除手术治疗。
- 肛裂是常见疾病，其病因是多因素的。尽管化学性"括约肌切开术"可以获得很好的治疗效果，但侧方括约肌切开手术仍然是慢性肛裂治疗的金标准。
- 肛门瘙痒可能与许多肛门直肠疾病或皮肤疾病有关，仍然是难以处理和治疗的问题。减少肛门渗漏和良好的个人卫生仍然是治疗的重要方面。
- 肛门狭窄的病因很多，但最常见的是肛门手术后狭窄。治疗方法包括从肛门扩张到皮瓣移植手术。

（梁　斌　高志冬　译）

参考文献

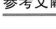

1. Shanmugam V, Thaha MA, Rabindranath KS et al. Rubber band ligation versus excisional haemorrhoidectomy for haemorrhoids. Cochrane Database Syst Rev 2005; Issue 1.

   Grade 2 haemorrhoids should be treated with rubber band ligation while surgery is reserved for grade 3 haemorrhoids or recurrent haemorrhoids after rubber band ligation.

2. Ho YH, Tan M, Seow-Choen F. Micronized purified flavonidic fraction compared favourably with rubber band ligation and fiber alone in the management of bleeding haemorrhoids. Dis Colon Rectum 2000; 43:66–9.

3. Wadworth AN, Faulds D. Hydroxyethylrutosides. A review of its pharmacology and therapeutic efficacy in venous insufficiency and related disorders. Drugs 1992; 44:1013–32.

4. Duhalt J. Mecanism d'action de Daflon 500mg sur le tonus veineux noradrenergique. Arteres Veines 1992; 11:217–18.

5. Galley P. A double-blind, placebo-controlled trial of a new venoactive flavonoid fraction (S5682) in the treatment of symptomatic fragility. Int Angiol 1993; 12:69–71.

6. Damon M. Effect of chronic treatment with purified flavonoid fraction on inflammatory granuloma in the rat. Study of prostaglandin E2 and F2 and thromboxane B2 release and histological changes. Arzneimittelforschung 1987; 37:1149–53.

7. Cospite M. Double-blind versus placebo evaluation of clinical activity and safety of Daflon 500mg in the treatment of acute haemorrhoids. Angiology 1994; 6:566–73.

8. Ho YH, Foo CL, Seow-Choen F et al. Prospective randomized controlled trial of micronized flavonidic fraction to reduce bleeding after haemorrhoidectomy. Br J Surg 1995; 82:1034–5.

9. Ho YH, Goh HS. Unilateral anal electrosensation: modified technique to improve quantifications of anal sensory loss. Dis Colon Rectum 1995; 38:239–44.

10. Ho YH, Seow-Choen F, Tan M et al. Randomised trial of open and closed haemorrhoidectomy. Br J Surg 1997; 84:1729–30.

11. Seow-Choen F, Ho YH, Ang HG et al. Prospective, randomized trial comparing pain and clinical function after conventional scissor excision/ligation vs. diathermy excision without ligation of symptomatic prolapsed haemorrhoids. Dis Colon Rectum 1992; 35:1165–9.

12. Ho KS, Eu KW, Heah SM et al. Randomized clinical trial of haemorrhoidectomy under a mixture of local anaesthesia versus general anaesthesia. Br J Surg 2000; 87(4):410–3.

13. Jane Tan JY, Seow-Choen F. Prospective randomised trial comparing diathermy and harmonic scalpel haemorrhoidectomy. Dis Colon Rectum 2001; 44:677–9.

14. Ibrahim S, Tsang C, Lee YL et al. Prospective, randomized trial comparing pain and complications between diathermy and scissors for closed hemorrhoidectomy. Dis Colon Rectum 1998; 41:1418–20.

15. Ho YH, Tan M. Ambulatory anorectal manometric findings in patients before and after haemorrhoidectomy. Int J Colorectal Dis 1997; 12(5):296–7.

16. Seow-Choen F, Low HC. Prospective randomized study of radical versus four piles haemorrhoidectomy for symptomatic large circumferential prolapsed piles. Br J Surg 1995; 82:188–9.

17. Kraemer M, Seow-Choen F. Whitehead haemorrhoidectomy in older patients. Tech Coloproct 2000; 4:79–82.

18. Seow-Choen F. Stapled haemorrhoidectomy: pain or gain. Br J Surg 2000; 88:1–3.

19. Seow-Choen F. Surgery for haemorrhoids: ablation or correction. Asian J Surg 2002; 25:265–6.

20. Lloyd D, Ho KS, Seow-Choen F. Modified Longo's

haemorrhoidectomy. Dis Colon Rectum 2002; 45:416–17.

21. Cheetham MJ, Mortensen NJ, Nystrom PO et al. Persistent pain and faecal urgency after stapled haemorrhoidectomy. Lancet 2000; 356:730–3.

22. Jayaraman S, Colquhoun PHD, Malthaner RA. Stapled versus conventional surgery for haemorrhoids. Cochrane Database Syst Rev 2006; Issue 4.

    Stapled haemorrhoidectomy is associated with higher risk of recurrence or symptoms of prolapse than excisional haemorrhoidectomy.

23. Jayne D, Seow-Choen F. Modified stapled haemor-rhoi-dectomy for treatment of massive circumfer-entially prolapsing piles. Tech octol 2002; 6:191–3.

24. Brown SR, Ballan K, Ho E et al. Stapled mucosectomy for acute thrombosed circumferentially prolapsed piles: a prospective randomized comparison with conventional haemorrhoidectomy. Colorectal Dis 2001; 3:175–8.

25. Milligan ETC, Morgan CN, Jones LE et al. Surgical anatomy of the anal canal and the operative treatment of haemorrhoids. Lancet 1937; ii:1119–24.

26. Morinaga K, Hacuda K, Ikeada T. A novel therapy for internal haemorrhoids: ligation of the haemorrhoidal artery with a new devised instrument in conjunction with Doppler flow meter. Am J Gastroenterol 1995; 90(4):610–13.

27. Sohn N, Aronoff JS, Cohen FS et al. Transanal haemorrhoidal dearterialization is an alternative to operative haemorrhoidectomy. Am J Surg 2001; 182:515–19.

28. Dal Monte PP, Tagariello C, Giordano P et al. Transanal haemorrhoidal dearterialization: nonexcisional surgery for the treatment of haemorrhoidal disease. Tech Coloproctol 2007; 11:333–9.

29. Ho YH, Lee J, Salleh I et al. Randomized controlled trial comparing same-day discharge with hospital stay following haemorrhoidectomy. Aust NZ J Surg 1998; 68:334–6.

30. Guy RJ, Ng CE, Eu KW. Stapled anoplasty for haemorrhoids: a comparison of ambulatory vs. inpatient procedures. Colorectal Dis 2003; 5:29–32.

31. Ho YH, Cheong WK, Tsang C et al. Stapled hemorrhoidectomy: cost and effectiveness. Randomized, controlled trial including incontinence scoring, anorectal manometry, and endoanal ultrasound assessments at up to three months. Dis Colon Rectum 2000; 43:1666–75.

32. Davies J, Duffy D, Boyt N et al. Botulinum toxin (Botox) reduces pain after haemorrhoidectomy: results of a double-blind, randomized study. Dis Colon Rectum 2003; 46:1097–102.

33. Hwang do Y, Toon SG, Kim HS et al. Effect of 0.2 percent glyceryl trinitrate ointment on wound healing

after a haemorrhoidectomy: results of a randomized, prospective, double-blind, placebo-controlled trial. Dis Colon Rectum 2003; 46:950–4.

34. Mathai V, Ong BC, Ho YH. Randomized controlled trial of lateral internal sphincterotomy with haemorrhoidectomy. Br J Surg 1996; 83:380–2.

35. Nyam DCNK, Seow-Choen F, Ho YH. Submucosal adrenaline injection for post-haemorrhoidectomy haemorrhage. Dis Colon Rectum 1995; 38: 776–7.

36. Eu KW, Teoh TA, Seow-Choen F et al. Anal stricture following haemorrhoidectomy: early diagnosis and treatment. Aust NZ J Surg 1995; 65:101–3.

37. Ho YH, Seow-Choen F, Tsang C et al. Randomized trial assessing anal sphincter injuries after stapled haemorrhoidectomy. Br J Surg 2001; 88:1449–55.

38. Maw A, Concepcion R, Eu KW et al. Prospective randomized study of bacteremia in diathermy and stapled haemorrhoidectomy. Br J Surg 2003; 90:222–6.

39. Guy RJ, Seow-Choen F. Septic complications after treatment of haemorrhoids. Br J Surg 2003; 90:147–56.

40. Carapeti EA, Kamm MA, McDonald PJ et al. Double-blind randomized controlled trial of effect of metronidazole on pain after daycase haemorrhoi-dectomy. Lancet 1998; 351:169–72.

41. Leong AFPK, Seow-Choen F. Lateral sphincterotomy compared with anal advancement flap for chronic anal fissure. Dis Colon Rectum 1995; 38:69–71.

42. Keck JO, Staniunas RJ, Coller JA et al. Computer-generated profiles of the anal canal in patients with anal fissure. Dis Colon Rectum 1995; 38:72–9.

43. Lund JN, Parsons JL, Scholefield JH. Spasm of the internal anal sphincter in anal fissure: cause or effect? Gastroenterology 1996; 110:A711.

44. Minguez M, Tomas-Ridocci M, Garcia A et al. Pressure of the anal canal in patients with haemorrhoids or anal fissure: effect of the topical application of an anaesthetic gel. Rev Esp Enfirm Dig 1992; 81:103–7.

45. Klosterhalfen B, Vogel P, Rixen H et al. Topography of the inferior rectal artery: a possible cause of chronic, primary anal fissure. Dis Colon Rectum 1989; 32:43–52.

46. Brown AC, Sumfest JM, Rozwadowski JV. Histopathology of the internal anal sphincter in chronic anal fissure. Dis Colon Rectum 1989; 32:680.

47. Schouten WR, Briel JW, Auwerda JJ et al. Ischaemic nature of anal fissure. Br J Surg 1996; 83:63–5.

48. Smith LE. Anal fissure. Neth J Med 1990; 37:S33.

49. Colins EE, Lund JN. A review of chronic anal fissure management. Tech Coloproctol 2007; 11:209–23.

50. Lund JN, Scholefield JH. A randomized, prospective, double-blind, placebo-controlled trial of glycerin trinitrate ointment in the treatment of anal fissure. Lancet 1997; 349:11–14.

Sustained relief of pain in patients with anal fissure was demonstrated. Over two-thirds of patients treated with topical GTN avoided surgery.

51. Carapeti EA, Kamm MA, McDonald PJ et al. Randomized controlled trial shows that glyceryl trinitrate heals anal fissures, higher doses are not more effective, and there is a high recurrence rate. Gut 1999; 44:727–30.

52. Richard CS, Gregorie R, Plewes EA et al. Internal sphincterotomy is superior to topical nitroglycerin in the treatment of chronic anal fissure: results of a randomized trial by the Canadian Colorectal Surgical Trials Group. Dis Colon Rectum 2000; 43:1048–57.

Internal sphincterotomy is the treatment of choice for chronic anal fissure as it has a higher healing rate and fewer side-effects when compared with topical nitroglycerin.

53. Sajid MS, Rimple J, Cheek E et al. The efficacy of diltiazem and glyceryltrinitrate for the medical management of chronic anal fissure: a meta-analysis. Int J Colorectal Dis 2008; 23:1–6.

Diltiazem and GTN are effective in the treatment of anal fissures.

54. Cook TA, Humphreys MMS, Mortensen NJMcC. Oral nifedipine reduces resting anal pressure and heals chronic anal fissure. Br J Surg 1999; 86:1269–73.

55. Maria G, Sganga G, Civello IM et al. Botulinum neurotoxin and other treatments for fissure-in-ano and pelvic floor disorders. Br J Surg 2002; 89:950–61.

56. Brisinda G, Cadeddu F, Brandara F et al. Randomized clinical trial comparing botulinum toxin injections with 0.2 per cent nitroglycerin ointment for chronic anal fissure. Br J Surg 2007; 94:162–7.

In the medical treatment of chronic anal fissure, botulinum toxin is more effective than nitroglycerin ointment. Adverse effects in both treatments have been reported but are mild and self-limiting.

57. Brisinda G, Maria G, Bentivoglio AR et al. A comparison of injections of botulinum toxin and topical nitroglycerin ointment for the treatment of chronic anal fissures. N Engl J Med 1999; 341:65–9.

58. Nelson R. Non surgical therapy for anal fissure. Cochrane Database Syst Rev 2006; Issue 4.

Medical therapy can be used to treat anal fissure but is not as efffective as surgery. The former is also associated with a higher rate of recurrence.

59. Nelson R. Operative procedures for fissure in ano (meta-analysis). Cochrane Library 2003; Vol. 3.

60. Khubchandani IT, Reed JF. Sequelae of internal sphincterotomy for chronic fissure-in-ano. Br J Surg 1989; 76:431.

61. Littlejohn DR, Newstead GL. Tailored lateral sphincterotomy for anal fissure. Dis Colon Rectum 1997; 40:1439–42.

62. Garcia-Aguilar J, Belmonte C, Wong WD et al. Open vs closed sphincterotomy for chronic anal fissure: long-term results. Dis Colon Rectum 1996; 39:440–3.

63. Engel AF, Eijsbouts QAJ, Balk AG. Fissurectomy and isosorbide dinitrate for chronic fissure-in-ano not responding to conservative treatment. Br J Surg 2002; 89:79–83.

64. Scholz TH, Hetzer FH, Dindo D et al. Long-term follow-up after combined fissurectomy and Botox injection for chronic anal fissures. Int J Colorectal Dis 2007; 22:1077–81.

65. Fleschner PR, Schoetz DJ Jr, Roberts PL et al. Anal fissure in Crohn's disease: a plea for aggressive management. Dis Colon Rectum 1995; 38:1137–43.

66. Cundall JD, Gardiner A, Laden G et al. Use of hyperbaric oxygen to treat chronic anal fissure. Br J Surg 2003; 90:452–3.

67. Nyam DCNK, Wilson RG, Stewart KJ et al. Island advancement flaps in the management of anal fissures. Br J Surg 1995; 82:326–8.

68. Lysy J, Sistiery-Ittah M, Israelit Y et al. Topical capsaicin: a novel and effective treatment for idiopathic intractable pruritus ani. A randomised, placebo controlled, crossover study. Gut 2003; 52:1323–6.

69. Angelchik PD, Harms BA, Stanley JR. Repair of anal stricture and mucosal ectropion with YV or pedicle flap anoplasty. Am J Surg 1993; 166:55–9.

70. Ramanujam PS, Venkatesh KS, Cohen M. YV anoplasty for severe anal stenosis. Contemp Surg 1998; 3:62–8.

71. Caplin DA, Kodner IJ. Repair of anal stricture and mucosal ectropion by single flap procedures. Dis Colon Rectum 1986; 29:92.

72. Pidala MJ, Slezak FA, Porter JA. Island advancement anoplasty for anal canal stenosis and mucosal ectropion. Am Surg 1994; 60:194–6.

73. Sentovich SM, Falk PM, Christensen MA et al. Operative results of house advancement anoplasty. Br J Surg 1996; 83:1242–4.

74. Tan KY, Seow-Choen F. Fibre and colorectal disease: separating fact from friction. World J Gastroenterol 2007; 13(31):4161–7.

75. Chuwa EWL, Seow-Choen F. Dietary fibre. Br J Surg 2006; 93:3–4.

第16章

肛门直肠与性传播疾病

Charles B.Whitlow · David E.Beck

概述

对于结直肠医生而言，性传播疾病（sexually transmitted disease，STDs）是非常重要、但又很少涉足的一类肛门直肠疾病。其临床表现包括从胃肠道症状（腹泻、肛门出血）到肛门生殖器的可见病变等广泛的范畴。在英国和美国，性传播疾病的发病率迅速升高，种类也不断增多，究其原因主要是性乱、同性恋以及将肛门直肠作为获得性满足器官的人群比例不断升高。在英国男性中，有各种同性恋行为的占 4% ~ 6%，但 5 年前该人群同性恋的比例为 1.5% ~ 2.5%[1]。在男性同性恋中，无保护的经肛门性行为和多个性伙伴是增加罹患肛门直肠性传播疾病风险的两个最常见因素。肛门直肠 STDs 也会影响参与肛交的女性，超过 10% 的美国女性和其男性伴侣经常发生肛门性行为[2]。

STDs 发病率较高（美国每年的病例估计超过 1500 万），而与这类感染相关的胃肠道症状及皮肤病变多为非特异性的，因此，为了获得准确的诊断，临床医生应该高度警惕这类疾病。存在一种以上的致病微生物是很常见的。表 16.1 所列的疾病分类是由流行病学工作者提供的，临床医生在使用本章所提到的药物前要记得查阅完整的处方资料。

公认的肛门直肠性传播疾病的致病微生物主要导致两类临床综合征：直肠炎症和肛周溃疡。另一些病原体，通常很少列在性传播疾病中，可以通过性生活传播但是不通过肛交传播，引起的症状主要表现为胃肠道症状，如腹泻和便血。比诊断疾病更重要的是关于性生活的完整病史。在患者与医师之间进行这些讨论可能比较尴尬，但是没有此过程，就可能会遗漏正确的诊断。

病毒

巨细胞病毒

巨细胞病毒（CMV）是一种常见的 DNA 病毒，在 HIV 阳性的男同性恋患者中，培养或血清学阳性者超过 90%[3]。经常与其他感染病原体伴随存在，但发生病理学改变的并不常见。这一章节主要讨论巨细胞病毒引起的胃肠道感染，因为该病毒与免疫缺陷患者（获得性免疫缺陷综合征——艾滋病，器官移植受体）的胃肠道感染密切相关。CMV 是导致艾滋病患者腹泻的常见病毒，也是引起艾滋病患者胃肠道症状更为常见的病原体之一。

巨细胞结肠炎可以表现为发热、腹痛及严重的腹泻，伴或不伴便血。在严重病例，可以表现为消化道大出血或肠穿孔。内镜观察，CMV 导致的结肠病变轻重不一，从不伴溃疡的红斑到深大融合的溃疡，典型病变边缘光滑发白。根据大体病变活检的组织学及免疫组化结果可以得出诊断。显微镜下观察病毒感染的特点为，在病毒导致细胞病变的基础上可以见到大的嗜碱性的位于细胞核内的巨细胞病毒包涵体。也可以利用活检标本进行病毒培养。孤立的巨细胞病毒直肠炎并不常见，表现为一些非特异性症状，如里急后重、腹泻、血便。内镜和组织学异常如上文所述，但仅局限于直肠。

CMV 的药物治疗需要静脉注射更昔洛韦或膦甲酸，依据临床反应持续 3 ~ 6 周。复发并不常见，可能需要口服更昔洛韦维持治疗[4]。CMV 感染很少需要外科手术治疗，手术仅限于难治性的出血和穿孔。结肠次全切除、末端回肠造瘘是最佳的手术方式，但术后死亡率较高[5]。

表 16.1 • 导致肛门直肠病变的性传播性和感染性微生物

微生物	症状	肛门镜和直肠镜表现	实验室检查	治疗
病毒				
巨细胞病毒	直肠出血	多发白色小溃疡	活检，病毒培养，溃疡抗原显影	静脉注射更昔洛韦，膦甲酸
单纯疱疹病毒（HSV）	肛门直肠疼痛，瘙痒，直肠出血	肛周红斑，水疱，溃疡，肠黏膜弥漫性炎症，糟脆	涂片细胞学检查或水疱液病毒培养，PCR	参见框 16.1
人类免疫缺陷病毒（HIV）	参见正文	参见正文	血清学检查	核酸类似物，非核酸逆转录酶抑制剂，蛋白酶抑制剂（参见正文）
人类乳头瘤病毒（尖锐湿疣）	瘙痒，出血，有分泌物，疼痛	肛周疣状赘生物	切除活检	切除或毁损治疗
触染性软疣	无痛性皮肤病变	扁平的圆形脐状病变	切除活检	切除或毁损治疗
细菌				
空肠弯曲杆菌	腹泻，绞痛，胀气	直肠黏膜红斑，水肿，灰白色溃疡	采用选择性培养基粪便培养	口服红霉素 500mg，每日 4 次，连用 7 天
衣原体	里急后重，肛周疼痛	直肠黏膜糟脆，常伴有溃疡	组织培养，核酸扩增，血清抗体滴度	口服多西环素 100mg，每日 2 次，连用 7 天；或单药口服阿奇霉素 1g
性病性淋巴肉芽肿	全身症状，腹股沟淋巴结肿大，肛门生殖器溃疡	直肠黏膜糟脆，常伴有溃疡	性病性淋巴肉芽肿血清型测定和核酸扩增，确诊需要在专业实验室进行	口服多西环素 100mg，每日 2 次，连用 14～21 天；或口服红霉素 500mg，每日 4 次，连用 14～21 天
杜克雷嗜血杆菌（软下疳）	肛门疼痛	肛门直肠脓肿和溃疡	培养和 PCR	单药口服阿奇霉素 1g；口服环丙沙星 500mg，每日 2 次，连用 3 天；口服红霉素 500mg，每日 4 次，连用 7 天；或单药头孢曲松 250mg，肌注
淋病奈瑟菌（淋病）	直肠分泌物	直肠炎，黏液脓性分泌物	分泌物 Thayer-Martin 培养	单剂量头孢曲松 125mg，肌注加多西环素 100mg，口服，每日 2 次，连用 7 天；有关喹诺酮类药物的使用参见正文
肉芽肿荚膜杆菌（腹股沟肉芽肿）	肛周肿块，溃疡	质硬，发亮的肛周肿物	肿物或溃疡涂片或活检	首日单药口服阿奇霉素 1g，随后每日口服 500mg，直至溃疡愈合；多西环素 100mg，每日 2 次，直至溃疡愈合
苍白密螺旋体（梅毒）	肛门疼痛	痛性肛门溃疡	溃疡涂片暗视野显微镜检查；活检物血清学检测，免疫染色	苄星苯甲基青霉素 240 万单位单次肌内注射

单纯疱疹病毒

单纯疱疹病毒（HSV）是一种 DNA 病毒，在美国及英国人群中呈地区性分布。在英国，HSV-2 型总的血清阳性率为 10%，在美国，估计大约有 5 千万人罹患生殖器疱疹感染[6]。HSV 的两种血清型导致临床症状，1 型通常与口唇病变有关，但是随着口 - 生殖器接触的增加，HSV-1 型病毒的生殖器感染率随之增加[7]。HSV-1 型占肛门直肠疱疹病毒感染的 13%。HSV-2 型病毒（HSV-2）通过直接的肛门生殖器接触传播，是导致肛门生殖器感染更为典型的病毒株。相当一部分男同性恋者 HSV-2 型血清阳性，有直肠症状的男同性恋者中 HSV-2 阳性的比例约占 1/3[8]。HSV 感染增加了感染和传播 HIV 的风险。

病毒通过直接接触皮肤和黏膜传播，通常表现为小的伴有疼痛的肛周皮肤及肛门水疱（图 16-1）。这些病变持续 1～2 周，在重新上皮化完成之前，患者均有较强的传染性。继发感染时病变边缘出现红斑。病变累及直肠会导致疼痛剧烈的直肠炎，乙状结肠镜下表现为黏膜糟脆，弥漫性的溃疡，偶尔会有完整的水疱。临床症状包括高热、寒战、乏力等全身症状，伴或不伴肛门疼痛、里急后重、直肠出血等局部症状。某些患者可以出现伴有触痛的肿大淋巴结。利用溃疡拭子进行病毒培养或聚合酶链式反应可以明确诊断，病毒分型特异性的血清学检查也有助于获得诊断。

急性感染症状消失后，通常伴随慢性的复发病程。感染复发的前驱症状包括局部瘙痒、烧灼感或刺痛感，随后通常在最初感染的皮肤病变的分布区再次出现皮肤病变。

HSV 感染可以导致骶区脊神经炎（Elsberg 综合征）。其症状包括尿潴留、便秘、勃起功能障碍、感觉异常以及下肢无力。磁共振显像（MRI）提示脊

髓或神经根水肿，脑脊液 PCR 有助于明确诊断[9]。

治疗需要针对两个方面。首先是缓解皮肤和黏膜病变的症状。有效的治疗措施包括止痛药、冷敷、利多卡因软膏或贴膜、坐浴等。个人卫生对于防止细菌的继发感染是非常重要的。其次是针对频繁反复感染的严重感染患者进行治疗。对初次感染或偶然复发的疱疹性直肠炎或疱疹性肛周溃疡患者，药物治疗一般是口服阿昔洛韦、泛昔洛韦或万乃洛韦 7～10 天（框 16-1）[10]。虽然口服药物治疗可以缩短病程，缓解症状，但是不能根除 HSV 或治愈感染，也不能阻止复发或者无症状的病毒播散。

初次感染好转后，大多数患者会出现复发。病变

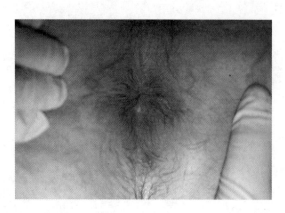

图 16.1 ● 肛周单纯疱疹病毒感染。

框 16.1 ● 肛门直肠单纯疱疹病毒感染的治疗 *

初次感染（治疗 7～10 天，如果病变持续存在，继续治疗 7～10 天）
阿昔洛韦
200mg，每日 5 次
400mg，每日 3 次
万乃洛韦
1g，每日 2 次
泛昔洛韦
250mg，每日 3 次
复发病例
阿昔洛韦
200mg，每日 5 次，连用 5 天
800mg，每日 2 次，连用 5 天
800mg，每日 3 次，连用 2 天
万乃洛韦
500mg，每日 2 次，连用 3 天
1g，每日 1 次，连用 5 天
泛昔洛韦
125mg，每日 2 次，连用 5 天
1g，每日 2 次，1 天
抑制病毒治疗
阿昔洛韦
400mg，每日 2 次
万乃洛韦
500mg，每日 1 次
1g，每日 1 次
泛昔洛韦
250mg，每日 2 次

Data from Centers for Disease Control. Sexually transmitted diseases treatment guidelines 2006. MMWR 2006; 55（RR-11）:1–94.
* 所有剂量均为口服给药。

复发较初次感染病程较短，病变程度较轻，随着时间的推移，复发的频率也逐步下降。病毒播散可以发生在病变前驱期、病变活动期或完全无症状期[11]。

复发病变的治疗可以采取间断治疗或每日抑制病毒治疗的方案。

　　　每日抑制病毒治疗安全可靠，可以减少病毒播散、HSV 传播和症状复发[12]。

完整的 HSV 治疗还应包括告知患者，尽管应用了抑制病毒治疗和使用安全套，在无症状期仍然存在病毒传播的风险。HSV 疫苗正在研制。

人类免疫缺陷病毒

HIV 是一种逆转录 RNA 病毒，主要感染人类 T 淋巴细胞。病毒通过被污染的体液传播，经过 2 年左右的潜伏期后，可以造成免疫功能的减退，表现为 AIDS。2004 年，全世界约有 4000 万人感染 HIV，其中 2500 万人已死于艾滋病[13]。在英国，大约有 58 000 名 HIV 感染者或艾滋病患者[14]。在美国和西欧，HIV 感染率大致相当，随着高活性抗逆转录病毒治疗（HAART）的广泛应用，感染的死亡率明显下降。

这并不意味着可以彻底地治疗 HIV/AIDS。相反，由于这类患者常常会因为肛肠疾病就诊，因此，了解 HIV/AIDS 对结直肠外科医生的临床实践非常重要。这些疾病可以分为 3 类：

1. 普通人群中常见的疾病（例如，痔病、肛裂、肛门瘙痒等）在 HIV/AIDS 患者中也很常见，缺乏常规筛查可能是患者求医的首要原因。
2. 与高危行为，如经肛门性交等相关的疾病。本类包括在本章节中稍后将进行讨论的可以导致直肠炎和肛门生殖器溃疡的性传播疾病。
3. 与 HIV 感染相关的疾病，如 HIV 肛门溃疡，不常见的机会性感染，卡波济肉瘤和淋巴瘤等。

根据报道，艾滋病患者中最常见的病变包括，肛门溃疡（29% ～ 32%），肛门尖锐湿疣（32% ～ 43%）、肛裂（6% ～ 33%）、肛瘘（6% ～ 33%）、肛周脓肿（3% ～ 25%）以及痔病（4% ～ 14%）[15]。

对伴有直肠不适症状的 HIV 感染患者，通常的诊疗步骤首先是获得完整的病史，包括症状、肠道和括约肌功能、性活动以及既往的肛门直肠手术史。其次是明确患者目前正在进行的抗逆转录病毒治疗，检测 CD4+ 淋巴细胞数量以及病毒负荷。框 16.2 列出了最新的 HIV/AIDS 分类系统[16]。检查者应了解基本的防护措施。多数患者仅需视诊以及肛门镜或直肠镜检查。为了方便可以使用一次性检查器械，但是传统的灭菌方法对非一次性器械来说就已经足够。直肠黏膜或肛门 / 直肠周围病变需要进行活检。

肛门直肠手术是 HIV 患者最常见的外科手术之一，对于这些患者，需要关注的一个方面是原发病对于切口愈合的影响程度有多大。HIV 阳性但不伴有艾滋病的患者，伤口不愈合的风险并未增加，而那些伴有艾滋病的患者更容易出现伤口延迟愈合。在很多情况下，肛门直肠病变症状的改善使切口延迟愈合成为一种可以接受的并发症。

肛门直肠脓肿的患者需要进行切开引流。我们的处理是做小切口引流然后留置蘑菇头引流管（Pezzar，Malecot）5 ～ 7 天。需要应用广谱抗生素，特别是在伴随有蜂窝织炎症状的情况下更应如此。伴有艾滋病和 CD4+ 细胞或白细胞计数下降的肛瘘患者的治疗，与克罗恩病患者的肛瘘治疗相似，需要留置引流挂线来控制感染。纤维蛋白胶或胶原纤维瘘管塞的治疗效果并不确切，但是考虑到这类患者的原发疾病状况，仍可以选择这些风险较低的治疗手段。对于血象正常的 HIV/AIDS 肛瘘患者，其治疗原则与 HIV 阴性患者相同。

内痔的主要症状是出血或黏膜脱垂。HIV 阳性患者与阴性患者的治疗方案相同。最基本的治疗是增加膳食纤维，给予粪便膨胀剂及局部药物治疗。症状未能缓解的患者可给予橡胶圈结扎，红外线凝固或硬化剂注射治疗。Moore 和 Fleshner 对 11 例 CD4+ 细胞数量在 200 ～ 1000/ml（中位数 450）的 HIV 阳性但不伴艾滋病的患者的研究表明，橡胶圈结扎治疗内痔是安全的[17]。作者采用经典的手术方式，每一象限都结扎一组内痔，围术期不预防性使用抗生素。没有发现与结扎相关的并发症，并且 91% 的患者其症状均有不同程度的改善。

保守治疗无效的患者有痔切除手术指征。HIV 阳性患者的痔切除手术效果是有争议的，最主要的原因可能是入选患者的 AIDS 严重程度不同。Hewitt

等人比较了 HIV 阴性和阳性患者痔切除术后的伤口愈合时间[18]。他们发现在伤口愈合方面，HIV 阴性与阳性患者、HIV 阳性与 HIV/AIDS 患者，或者 CD4$^+$ 细胞数 > 200 与 CD4$^+$ 细胞数 < 200 的 HIV/AIDS 患者之间，均没有统计学差异。作者指出他们选择的患者相对比较健康，并且特别指出入选的 HIV 阳性患者没有合并营养不良，也没有入选终末期 AIDS 的患者。然而，在 Hewitt 等人认为 HIV 的状态不应影响外科痔切除手术指征的同时，Morandi 等人认为由于伴有 AIDS 的患者切口延迟愈合率较高，因此痔切除手术应该慎重考虑[19]。他们发现 50% 的 AIDS 患者痔切除手术后 32 个星期切口仍未愈合。切口愈合不良通常与两个因素相关，是否合并 AIDS 以及 Karnofsky 功能状态评分。文中对症状改善的情况未作描述。综合上述研究，我们建议对于 HIV 阳性但没有合并 AIDS 的患者，按照 HIV 阴性患者的手术指征进行痔切除手术治疗；对于伴有复杂的全身疾病、CD4$^+$ 细胞数较少（< 100），或者是 Karnofsky 功能状态评分较低的患者，伤口愈合不良的风险将明显增加。必须对症状缓解获得的益处与切口愈合不良的风险进行权衡。

HIV 阳性患者的特发性肛裂必须与 HIV 相关的溃疡以及其他性传播疾病导致的肛门生殖器溃疡相鉴别。治疗方案与 HIV 阴性患者相似，首先是保守治疗，如温水坐浴、软化大便药物以及局部使用软膏。应停止经肛门性交。保守治疗无效的患者，可以经肛门每天给予 2 ~ 3 次 2% 的地尔硫草软膏或肛门内括约肌注射肉毒素治疗。肛门内括约肌侧方切开手术适用于不伴有慢性腹泻或肛门失禁的保守治疗无效的患者。伴有括约肌切开手术禁忌证的患者也可采用皮肤移行皮瓣进行治疗。

尚缺乏 AIDS 相关肛门溃疡的发病率数据。随着高活性抗逆转录病毒治疗应用于临床，AIDS 相关肛门溃疡在临床上更不常见，因为这类溃疡最多见于伴有临床 AIDS 并且 CD4$^+$ 细胞计数较低的患者。有文献报道，应用高活性抗逆转录病毒治疗后，肛门病变（包括 AIDS 相关溃疡）的发病率和分布并没有改变[15]。这种溃疡与典型的肛裂有明显不同的疾病过程。临床上，两种疾病同样会有排便疼痛，但是，AIDS 相关溃疡更容易导致与排便活动无关的剧烈疼痛。体检发现 AIDS 溃疡与肛裂的区别在于 AIDS 溃疡位置更靠近齿状线，溃疡基底较宽，容易在组织层面间潜

行（图 16.2）。溃疡形成的空腔容易潴留粪便和脓液，这就解释了为什么会出现严重的疼痛。活检有助于鉴别病因，包括 HSV、CMV、梅毒螺旋体、结核杆菌、隐球菌、嗜血杆菌、沙眼衣原体以及癌症。

 外科治疗包括清创，脓腔去顶（减少脓液和粪便潴留），病变内注射皮质激素（80 ~ 160mg 醋酸甲强龙加入 1ml 0.25% 丁哌卡因）。反复发作疼痛的患者可重复注射激素治疗。由于溃疡愈合非常困难，因此治疗的主要目标是缓解疼痛[20,21]。

框 16.2 • HIV 及 AIDS 改良分类系统

根据 CD4$^+$T 淋巴细胞分类

第 1 类：

≥ 500 个细胞 /μl

第 2 类：

200 ~ 499 个细胞 /μl

第 3 类：

< 200 个细胞 /μl

临床分类

A 类

● 无症状的 HIV 感染；持续的全身淋巴结肿大

B 类

● 有症状的感染，未列于 C 类的情况；归因于 HIV 感染的情况；与 HIV 感染导致并发症有临床因果关系的情况或需要处理的 HIV 感染导致的并发症。包括杆菌性血管瘤病、口咽部或外阴阴道的念珠菌病、宫颈异常增生、持续时间超过 1 个月的腹泻、发作超过 1 个月的带状疱疹、盆腔炎症性疾病、外周神经病变

C 类

● AIDS 监控病例定义所包含的诊断：念珠菌病（肺或食管），浸润性宫颈癌，球孢子菌病，肺外隐球菌病，慢性小肠隐孢子菌病，巨细胞病毒感染（肝、脾、淋巴结外）或巨细胞病毒性视网膜炎，HIV 脑病，HSV（慢性溃疡，肺部或食管）感染，组织胞浆菌病（播散性或肺外的），等孢子球虫病（慢性小肠），卡波济肉瘤，Burkitt 淋巴瘤，免疫浆细胞性淋巴瘤，原发性脑淋巴瘤，非结核杆菌的鸟型分枝杆菌或其他型分枝杆菌感染（肺外或播散性），卡氏肺囊虫，进展性脑白质病变，复发性沙门菌败血症，脑弓形体病以及 HIV 消耗综合征

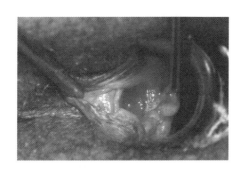

图 16.2 • HIV 相关溃疡。

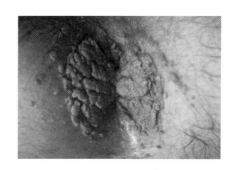

图 16.3 • 肛门尖锐湿疣。

人类乳头瘤病毒

HPV 是 DNA 病毒，可导致皮肤和生殖器病毒疣。HPV 包括超过 118 个亚型，其中 60 个亚型可导致肛门生殖器感染。在美国，这是最常见的性传播疾病，每年可出现 600 万新发病例，在 14～59 岁女性中患病率为 27%[22,23]。HPV 通过直接接触感染的皮肤或体液传播，并且常常没有临床症状。肛门感染不一定通过肛交传播[24,25]。低危（非致肿瘤性）HPV 血清型如 HPV6 型和 11 型是导致肛门生殖器疣的最常见病毒株。高危（致肿瘤性）HPV 血清型，如 HPV16 型和 18 型，与肛管癌密切相关。

肛门湿疣的患者通常表现为"痔"的症状。症状包括肛门瘙痒、出血、分泌物、异物感或肿物。形态学上，病变可以是单发的浅粉色菜花样尖刺状病变，也可以是多发簇状汇合成片的病变，甚至可能遮挡肛门（图 16.3）。由于经常会伴随有生殖器病变，因此伴有肛门湿疣的患者应接受全面的体格检查。女性患者应包括阴道窥器检查和子宫颈涂片检查。简单的肛门视诊可能遗漏的肛管病变可通过肛门镜检查获得诊断。容易与肛门湿疣相混淆的病变包括扁平湿疣、触染性软疣以及增生的肛乳头。组织病理学可确定临床诊断。显微镜下的特征性表现包括棘层肥厚、角化不全、出现挖空细胞（大的角化细胞有偏心的、浓染的细胞核以及核周空晕）。

肛门及肛周湿疣的治疗目标是破坏肉眼可见病变，降低并发症发生率。临床医师有多种多样可供选择的治疗方法。治疗方法的选择可依据病变数量、大小、分布、先前的治疗、患者的倾向和外科医师的经验以及其他因素。因为如果仅治疗肉眼可见的病变，残留在邻近皮肤的病毒会导致复发。

最常用的针对尖锐湿疣的局部治疗失败率高，并且复发率较高。这些局部治疗药物包括盾叶鬼臼树脂、足叶草毒素以及三氯醋酸。盾叶鬼臼树脂是一种来源于鬼臼果的非标准化树脂，是一种细胞毒性药物。将药物配制成 15%～25% 制剂，每周应用一次到两次，用药 4 小时后洗去。该药物不能用于肛管。病变较大时易出现全身不良反应，同足叶草毒素相比有效率较低，这两点使得许多专家包括笔者不再推荐使用此药物[26]。

足叶草毒素是从盾叶鬼臼中提纯的活性抗疣复方制剂，剂型有 0.5% 溶液或者 0.15% 软膏。几项研究均显示这两种剂型的临床效果优于盾叶鬼臼树脂[26,27]。患者可自行给药，每天 2 次，连用 3 天，休息 4 天。上述治疗可以重复 4 个治疗周期。60%～80% 患者湿疣可消退。10%～20% 患者局部出现溃疡，但其他局部并发症少见。

60%～90% 三氯醋酸（TCAA）溶液可以直接应用于肛周湿疣和肛管内病变。由于三氯醋酸是通过蛋白质凝固来破坏病变的，因此邻近的正常皮肤应预先保护，一旦接触到药物应立即擦拭干净。每周用药一次，通常需要多次治疗。该药物最好是用于病变较小并且数量较少的情况。

咪喹莫特与上述列出的局部治疗药物的区别在于它主要作为局部免疫调节剂发挥作用，可以诱导 α-干扰素、肿瘤坏死因子-α 以及其他细胞因子的分泌。正因如此，它可能能够清除大体病变附近皮肤黏膜内的 HPV，降低复发率及治疗失败率。用药方法为夜间使用 5% 软膏，每周使用 3 次，8 小时后擦去残留药物。该药可以持续使用 16 周。局部皮肤反应，比如红斑或脱皮较为常见，但仅有约 5% 的患者因此而停止治疗。超过 50% 的患者病变完全消失，其余患者的湿疣体积也明显缩小[28,29]。治疗的复发率为 10%～20%。不建议咪喹莫特肛门内用药，尽管一项纳入 10 例患者的研究显示，应用咪奎莫特肛门栓剂并未出现不良反应[30]。咪喹莫特有多种治疗模式，可以单药治疗；可以用于药物治疗后手术切除残余病灶，即大块病灶"减容"后用于减轻电灼或者手术引起的疼痛和纤维化；可用于治疗手术切除后早期复发，或者作为辅助治疗药物用于那些手术治疗后有复发倾向的患者。

冷冻治疗可以导致温度介导的细胞溶解，在疾病控制中心（Center for Disease Control，CDC）关于肛门部疣的治疗指南上包括了冷冻治疗[10]。此疗法的倡导者报道无需麻醉。但是，面积更大、数目更多的病变可能需要局部麻醉。使用商业化的冷冻探针可产生冻融循环，使用棉签涂药器或利用压缩雾化方法使用液氮。该治疗不是很精确，并且很难测量破坏组织的深度。局部组织的疼痛反应十分常见，有时还会出现组织腐烂、溃疡，伴有粪臭味分泌物。而且，液氮储存麻烦并且保存期有限。作者认为由于其他方法能够达到同冷冻治疗一样的效果，并且便于使用，因此在其实际工作中没有应用冷冻治疗。

病变内注射干扰素目前正在研究，次数从一周两次到每天一次。作为初次治疗，其效果并不比其他治疗好，而且会发生全身不良反应，诸如高热、寒战、肌痛、头痛和白细胞减少。目前的应用限于病变复发或者其他治疗无效的患者。

自体疫苗的免疫治疗由 Abcarian 和 Sharon 报道[31,32]。每周肌肉注射 0.5ml 疫苗，没有不良反应。84% 的患者湿疣消失。这与 Eftaiha 等报道的结果相似，该研究入组的患者对其他治疗无效[33]。疫苗制备、需要恰当的储存和治疗时间妨碍了其广泛应用。这些问题以及缺乏后续报道，使自体疫苗治疗湿疣成为很少用的方法。

抗 HPV6、11、16、18 型 4 价 HPV 疫苗目前已经存在。它主要应用于预防，因此对已经存在的肛门湿疣无效。目前推荐女性在接触 HPV 之前进行免疫接种。目前尚无资料表明疫苗对预防男性肛门生殖器 HPV 感染有效[34]。

外科切除湿疣可在门诊应用局麻进行手术，也可以选择在手术室应用局麻、区域阻滞或者全麻进行手术。切除疗法的优点是可以获得组织病理学。对复发或者看上去病变不典型以及 HIV 阳性患者来说，这点特别重要。数目少的小病变须在其基底部注射局麻药，应用剪刀、手术刀或者电刀将病变切除。通过硝酸银或者电刀确切止血，术后护理包括每日用肥皂或者清水清洁。

病变较大或者病变较多的患者，适合于区域阻滞麻醉。基底较宽的病变，需要切除较多肛周皮肤，因此电灼或者刮除术较手术切除更为合适。患者体位应满足术者及麻醉师的要求。应用针式电刀烧灼，湿疣最表层会烧灼成灰白色。这一层通过刮除或者用纱布擦掉。此过程一直重复直到湿疣去除，但是要小心烧到真皮层或者皮下脂肪。术后需要给患者足量的口服止痛药物，并且局部应用 5% 的利多卡因软膏。对于大多数患者，每天使用肥皂水或者清水护理伤口就足够了，然而，在美国，如有任何感染证据，可应用莫匹罗星或者磺胺嘧啶抗炎。

由于疼痛较轻，并且与其他破坏性技术相比复发率低，目前提倡利用激光破坏疣。非前瞻性随机数据支持此观点。使用激光治疗的风险是在激光产生的烟雾里有散在的活化的病毒颗粒。在烟雾中已经发现了活的病毒颗粒，并且已有医务人员在使用激光治疗湿疣后发生呼吸道湿疣的病例报道。在使用激光治疗时推荐使用过滤口罩及烟雾吸引装置。与产生大量带病毒颗粒的烟雾的电灼治疗相比，病毒颗粒的传播似乎是小问题。最后，激光治疗远较电灼治疗昂贵，并且医师和辅助人员均需接受特殊的训练。基于上述原因，许多结直肠外科医生不愿意放弃经济并且同样有效的电灼治疗而使用激光进行治疗。

HPV 与肛管癌

正如 HPV 与宫颈癌相关，大宗文献认为其与肛管癌亦相关。在美国每年新发病例估计为 4000 例，在 HIV 阴性男同性恋患者中的发病风险要高出普通人群 35 倍，而在 HIV 阳性患者中还要翻倍。在 HAART 时代，这种发病率并没有降低[35,36]。

宫颈与肛管在组织学上彼此相似，均有鳞状上皮与柱状上皮移行区。这一相似性使人们推测肛管的 HPV 感染会从不同级别的增生进展到浸润性癌，这也是制订筛查和治疗策略的基础，目的是发现这些癌前病变。对男性同性恋患者来说建议通过肛门涂片进行筛查，特别是那些 HIV 阳性者。目前的治疗指南并未推荐常规进行筛查，因为尚没有随机研究证实其益处。检查技术包括非直视下肛门拭子采样然后将细胞放入玻片或者固定液中进行固定。随后进行细胞学检查，细胞分级标准根据宫颈细胞学分级标准进行修订，包括正常细胞、不能确定意义的鳞状上皮细胞不典型增生、低级别鳞状上皮内病变、高级别鳞状上皮内病变。非正常肛门涂片的自然病史，最佳的评估及治疗目前尚未明确。推荐使用高分辨率肛门镜作为解决异常细胞学争议的方法之一[37]。同阴道镜相似，卢戈液染色和醋酸白试验用来在手术显微镜下辨别可疑区域。肉眼和镜下病变通过手术切除或活检和烧灼进行治疗。在某些病例，由于病变重，必须行分期治疗来减少肛门狭窄的风险。应经常随访，每 6 个月重复一次检查。尚未有随机研究证实采用此种策略会降低肛管癌的发生率。创伤相对较轻的治疗措施是仅切除或活检 /破坏肉眼病变，其余病变需严密观察。

触染性软疣

触染性软疣是由某种痘病毒导致的，通过直接身体接触传播。这是一种常见的儿童皮肤病变的病因，可发生于皮肤的任何部位，可以通过性交、皮肤接触、自体传播等途径播散到肛门生殖器区域。典型病损为直径 1 ~ 5mm 大小、扁平的、中央凹陷的圆形丘疹。多灶病变很常见，但超过 1cm 的病变（巨大触染性软疣）少见。通过临床典型病损的检查、组织病理学活检、氢氧化钾试验可以作出诊断。尽管本病有自限性，但为了防止传播以及出于美容的目的仍需进行治疗。治疗方法很多，但在临床试验中还没有一种治疗方案被证明有突出的疗效。刮除、冷冻、三氯醋酸、电灼等疗法已经在 HPV 相关的章节中进行了讨论。已有小样本临床研究报道使用局部制剂如斑蝥素、维 A 酸、足叶草毒素、咪喹莫特等治疗本病，但在美国，触染性软疣尚未被批准作为上述药物的适应证[38]。

细菌

空肠弯曲杆菌

空肠弯曲杆菌是小肠结肠炎或感染性腹泻的常见病因。摄入被污染的牛奶或肉类可以造成这种弯曲的、游动的、不形成芽孢的革兰阴性棒状杆菌的传播。虽然在男性同性恋患者，特别是那些有肛门直肠或者肠道症状的患者中可以分离出这种细菌，但性传播在疾病传播中所起的作用并不确定[39]。临床表现为痉挛性腹痛、腹泻，伴或不伴血便、全身症状、关节炎、心包炎甚至吉兰 - 巴雷综合征。大多数空肠弯曲菌感染通常是自限性的，只需要支持治疗。严重病例或者迁延不愈的病例，可给予抗生素（红霉素、喹诺酮类）治疗。已有耐药菌株的报道[40]。

衣原体及性病性淋巴肉芽肿（LGV）

在西方国家，沙眼衣原体是一种最常见的细菌性性传播病原体。临床症状与衣原体感染有关，包括宫颈炎、盆腔炎性疾病、尿道炎及直肠炎。在 2006 年，美国报告的病例超过 100 万，如果算上未报告的病例，估计每年总的发患者数超过 300 万[41]。

依据血清型分类，衣原体大体上分为两型。非 LGV 血清型（D-K 血清型）的直肠感染可能导致直肠炎，但往往没有临床症状。直肠炎的非特异性症状包括里急后重、直肠刺激、血便以及肛门直肠疼痛。近端结肠受累可导致血性腹泻。衣原体直肠炎的内镜下表现为弥漫性炎症、小溃疡以及结节状淋巴滤泡增生[42]。通过培养、显微免疫荧光抗体滴度检测或 PCR 可获得诊断。进行培养时，转运活检标本是非常重要的。组织培养接种应即刻将活检标本置于冰蔗糖磷酸盐介质中。核酸扩增试验目前尚未被 FDA 批准。其准确性已得到直肠标本数据的支持并且被推荐用于无法进行衣原体培养的病例[43]。非 LGV 肛门直肠衣原体感染的治疗列于表 16-1。

LGV 血清型感染（L1、L2、L3）在一些热带国家呈地区性流行，但是在过去的 5 年，在西方国家，LGV 直肠炎病例数明显增加，而且几乎都发生于 HIV 阳性的男同性恋者[44]。在这些报道之前，LGV 大都与肛门生殖器溃疡有关。在感染部位出现小水疱然后变成溃疡是感染的首发征象。在这些病变消退后，出现肛门生殖器直肠综合征，包括全身感染的症状（高热、寒战、肌肉痛）以及直肠炎症，直肠炎的症状比非 LGV 感染所致者更为严重。黏膜溃疡和区域性淋巴结肿大可能与克罗恩病很难鉴别。长期的 LGV 慢性炎症可能导致肛门狭窄、肛瘘以及淋巴水肿。通过上述方法已经诊断衣原体感染的患者，LGV 诊断需要通过血清分型来确定。遗憾的是，血清分型既不快速也未得到广泛的应用。基于上述原因，推荐对于肛门直肠衣原体感染并伴有 LGV 高风险的（直肠镜确定有直肠炎，直肠拭子镜检大于 10 个白细胞 / 高倍视野，或 HIV 阳性患者）患者进行治疗[45]，治疗包括口服多西环素 100mg，每日两次，连用 3 周。

软下疳

　　杜克雷嗜血菌是一种革兰阴性球杆菌，该菌是发展中国家中引起疼痛性生殖器溃疡的常见原因，但是在美国及西欧国家并不多见[46]。该菌主要经性交传播，尽管在一些没有肛门性生活史的女性患者的肛周溃疡中也可以检出。溃疡通常是多发的。除了溃疡，还可观察到局部淋巴结肿大及腹股沟淋巴结肿大。淋巴结肿大通常见于单侧，男性多见。除了前文所描述的症状外，该病对健康的影响主要是生殖器的溃疡会使 HIV 更容易传播。

　　从溃疡取材进行杜克雷嗜血菌细菌培养需要特殊的实验室技术，敏感性不超过 80%。革兰染色不可靠并且缺乏特异性。PCR 检测的敏感性优于细菌培养，虽然还没有商品化的试剂盒，但在某些专业实验室已经得到广泛应用[47]。有波动感的腹股沟肿大淋巴结应抽吸引流或者切开引流。抗生素治疗方案包括：红霉素、阿奇霉素、头孢曲松或环丙沙星[48]（表 16.1）。

淋病

　　淋病是一种相当常见的性传播疾病，2002—2003 年，英国男性同性恋者中该病的发病率为每 100 000 人中超过 1000 人[49]。在美国，它是第二位常见报道的性传播疾病，每年有 600 000 新发病例[10]。致病菌为淋病奈瑟菌（一种成双或成簇出现于细胞内的革兰阴性双球菌），可以感染所有身体孔道所被覆的黏膜。淋病感染的临床症状包括尿道炎、宫颈炎、盆腔炎性疾病、咽炎、结膜炎以及直肠炎。

　　门诊筛查时，55% 的男性同性恋者均携带此菌。其中 40% ～ 50% 表现为直肠单个部位的感染，并且大多数感染者是无症状的。感染经肛交传播，潜伏期 3 ～ 14 天，之后出现直肠炎或隐窝炎。大多数肛门直肠受累的女性患者是由阴道淋病自身播散所致。Stansfield 报道[50]，如果没有宫颈和尿道受累，直肠受累的女性患者仅占 6%[50]。

　　肛门直肠淋病的症状包括肛门瘙痒、血性或黏液性直肠分泌物、里急后重以及肛门直肠疼痛。未治疗的淋球菌感染可导致疾病播散，可以表现为肝周围炎、脑膜炎、心内膜炎、心包炎或游走性关节炎。直肠炎伴黏液脓性分泌物是淋球菌性直肠炎典型的临床表现。随着肛管压力的增加，可见到这种稠厚的黏液脓性分泌物从肛门直肠隐窝排出。直肠炎的非特异症状包括水肿、黏膜糟脆以及分泌黏液。

　　培养黏液脓性分泌物具有诊断价值，但是进行肛门镜检查时使用润滑剂而不是水有可能降低培养的阳性率。当分泌物在直视下取材并立即接种到富集培养基中，如 Thayer-Martin 或 GC 琼脂培养基，诊断的阳性率最高[51]。直肠标本的革兰染色敏感性较低但是方便快捷，价格低廉而且特异性高[52]。

　　治疗方案列于表 16.1。在 20 世纪 70 年代产青霉素酶的淋病奈瑟菌出现之前，青霉素 G 是治疗的最佳选择。最近，耐喹诺酮类的淋病奈瑟菌（QRNG）已有报道，并且在亚太、美国西海岸及欧洲部分区域均有所增加[10]。Fenton 等报道，2002 年，在英格兰及威尔士，QRNG 所占比例已增加到 9.8%[53]。

　　这些报道使得在有耐药菌株出现的地区，不再推荐使用喹诺酮类药物治疗 N. 淋球菌。美国的指南中治疗男性同性恋患者淋球菌感染的药物中不再包括喹诺酮类药物。

　　很显然，当地的监测数据对于治疗方案的选择起着重要的作用。除了表 16.1 所列的治疗方案外，在英国的指南中，N. 淋球菌的治疗药物还包括氨苄西林 / 丙磺舒[53]。对于治疗失败或者来自于已知有耐药菌株存在地区的患者，应进行抗药敏感性测试。另外，由于同时伴随衣原体感染的概率非常高，因此，如果无法排除衣原体感染，在治疗淋球菌感染的同时应同时治疗衣原体感染。

　　同所有细菌性性传播疾病一样，针对性伴侣的治疗是降低疾病传播及再感染的不可分割的一部分。过去 60 天内的性伴侣均应接受检查和治疗，患者应禁止性生活，直至治疗结束，症状消失。治疗后不需要进行常规检查。如果治疗后患者仍有症状，应进行细菌培养及药敏试验，以排除慢性感染，如尿道炎、宫颈炎及直肠炎。

腹股沟肉芽肿（杜诺凡病）

在西方国家，肉芽肿荚膜杆菌（也叫做杜诺凡肉芽肿，将来可能会重新分类为克雷伯杆菌肉芽肿）引起的生殖器溃疡较少见，但是在非洲及南美的部分地区较为常见。根除该疾病的努力在澳洲是较成功的。该病大多通过性活动传播，但是自体感染和粪便污染也在发病过程中发挥作用[54]。

临床表现首先是出现较硬的丘疹，随后出现皮肤溃烂。病变有四种形态学表现，最常见的是溃疡性的肉芽肿，表现为无痛的肉红色溃疡。较少见的类型包括增生性或疣状溃疡，坏死性溃疡以及瘢痕性肉芽肿。生殖器是最常见的受累部位，可单独累及肛门或者同时累及生殖器邻近部位（图 16.4）。

在流行区域，单靠临床表现就可以做出诊断。在取材来自溃疡的组织染色切片中见到杜诺凡小体可明确诊断。活检标本染色也有助于诊断。PCR 尚未得到广泛的应用[55]。推荐使用的抗生素治疗方案已在表 16.1 中列出。

梅毒

梅毒是一种黏膜皮肤性传播疾病，由梅毒螺旋体引起。近来的监测表明，美国及英国的梅毒感染率再次上升，特别是在男性同性恋者中[41,56]。该病表现为几个阶段，从局部到全身进展，感染的部位及症状千变万化。像 HIV 章节一样，本节主要讨论肛门直肠梅毒感染。

肛门直肠梅毒主要见于男性同性恋者，一期梅毒表现为接触部位硬性下疳（图 16.5），下疳表现为隆起于皮面的、直径 1 ～ 2cm 的硬结样溃疡病变，位于肛门边缘或肛管。病变分布可以呈多发性、偏

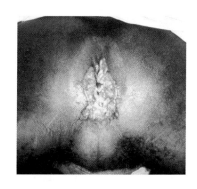

图 16.4 • 肛周腹股沟肉芽肿。

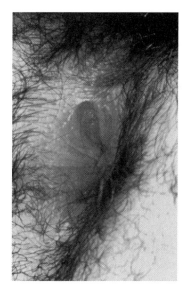

图 16.5 • 肛门硬下疳。

心性或不规则性，两处溃疡可能相对分布，形成"亲吻"等构形。溃疡通常伴或不伴疼痛，伴有分泌物和腹股沟淋巴结肿大。下疳不经治疗可在 2 ～ 4 周内自行愈合。直肠黏膜受累可出现里急后重，直肠分泌黏液或出血[57,58]。

二期梅毒表现为全身症状以及在四肢、躯干、掌心和 / 或脚心出现无瘙痒的点状皮疹。在原发下疳附近可出现扁平疣，表现为含有大量螺旋体的疣状病损。破损的黏膜及溃疡可出现在直肠[58-60]。与原发感染一样，此期梅毒可在 3 ～ 12 周后自愈。大约 1/4 未经治疗的患者在第一年复发，称为早期潜伏梅毒。值得关注的是伴随的 HIV 感染会导致更为严重的症状，自愈时间更长。如果梅毒数年未经治疗，就会出现累及神经系统和血管系统的三期梅毒并形成梅毒瘤。

梅毒螺旋体不能培养。暗视野显微镜检查原发下疳或淋巴结压片有助于诊断。因为直肠内有共生的螺旋菌，因此该部位检查的精确性稍差。活检标本的特异性免疫荧光染色或者银染色也能诊断梅毒螺旋体。血清学对诊断有用，一般分两个步骤。初始试验为非梅毒螺旋体血凝试验，如阳性，再进行梅毒螺旋体血凝试验。非梅毒螺旋体血凝试验对梅毒螺旋体不具特异性，包括性病研究实验（Venereal Disease Research Laboratory，VDRL）和快速血浆梅毒反应素（rapid plasma regain，RPR）。梅毒螺旋体血凝试验包括梅毒螺旋体酶联免疫分析法（enzyme immnnoassay，EIA)、梅毒螺旋体颗粒凝集试验、荧光抗体吸收试验（fluorescent antibody absorbed test，FTA-abs)。EIA 和 TPPA 联合应用可作为确诊试验。定性的 VDRL/QPR 可用来评估治疗的反应。在一些专业的实验室可进行 PCR 检查[60-63]。

梅毒治疗可应用苄星青霉素 G，240 万 U 单次肌肉注射。最常用的其他治疗方案为多西环素 100mg 口服，每天两次，连用一周。根据患者的分期推荐其性伴侣的治疗。总体来说，诊断之前 90 天内与患者有性接触者均应接受治疗。二期梅毒患者过去 6 个月内的性伴侣以及早期隐匿梅毒患者过去 1 年内的性伴侣都被认为是高风险人群[10]。

症状治疗

下列因素会使一些作者依据临床表现推荐 STD 的治疗方案：(1) 上述讨论的病原菌的即时检测未能得到广泛的应用。(2) 两种常见的症状（直肠炎或生殖器溃疡）对某些病原微生物不特异。(3) 多重感染很常见。

 伴有直肠炎及或肛门生殖器溃疡的患者，如怀疑 STD，应行全面的体格检查，包括腹股沟淋巴结的视诊及触诊。对于直肠炎的患者，应采集能够引起症状的常见病原体标本：单纯疱疹病毒、淋球菌、衣原体 / 性病性淋巴肉芽肿以及梅毒螺旋体。如果患者有肛门直肠渗液或经革兰染色可见多形核白细胞，经验性治疗淋病及衣原体是合理的（如多西环素和头孢曲松)。根据特殊病原菌的药敏检测进行后续的治疗[10,60]。

同样，即使伴有 HIV 感染，肛门生殖器溃疡症状的处理也是成功的[64]。再次强调，应该进行全面的体格检查，并针对大多常见致病微生物进行适当的检测，如人乳头状病毒、梅毒螺旋体、沙眼衣原体（LGV 血清型）、杜克雷嗜血菌和肉芽肿荚膜杆菌。提倡梅毒的经验性治疗。伴有水疱或其他 HSV 感染症状的患者应开始针对 HSV 的治疗。另外，性病性淋巴肉芽肿、下疳或腹股沟肉芽肿等可根据当地疾病的流行状况，开始经验性用药。如果没有经验性治疗，应根据实验室结果进行治疗[65]。

预防

虽然本章重点关注肛门直肠性传播疾病的识别、诊断和治疗，仍有必要对疾病的预防加以概述。正如概述里提到的那样，任何怀疑 STD 的患者，均应获得患者详细的性生活史。包括过去 12 个月里性伴侣的数量和性别、性行为、保护措施、过去的 STD 病史及过去有无 HIV 检测。STD 完整的治疗包括针对 STD 的传播方式和避免再感染的方法对患者进行宣教。常常还包括性伴侣的治疗和咨询。

 通过一些机构，包括疾病控制中心和世界卫生组织，可获得对性伴侣进行恰当治疗、教育、指导的资源。

● 关键点

- 性传播疾病很常见且发病率正在升高。
- 需要对病变有充分的警惕和足够的知识。
- 性生活史对于诊断很重要。
- 患者和其性伴侣必须同时治疗。
- 手术切除对于肛门湿疣的治疗效果最好，咪喹莫特显示良好的前景。
- 耐喹诺酮类淋病奈瑟菌变得更为常见。
- 处理不常见的性传播感染时，建议参考目前检测和治疗方面的最新建议。

（梁　斌　译）

参考文献

1. Johnson A, Wadsworth J, Wellings K et al. Sexual attitudes and lifestyles (Wellcome Trust). Oxford: Blackwell Scientific, 1994; pp. 463–5.

2. Voeller B. AIDS and heterosexual anal intercourse. Arch Sex Behav 1991; 20:233–76.

3. Collier AC, Meyers JD, Cory L et al. Cytomegalovirus infection in homosexual men. Am J Med 1987; 82:593–601.

4. Whitley RJ, Jacobson MA, Friedberg DN et al. Guidelines for the treatment of cytomegalovirus diseases in patients with AIDS in the era of potent antiretroviral therapy: recommendations of an international panel. Arch Intern Med 1998; 158:957–69.

5. Wexner SD, Smithy WB, Trillo C et al. Emergency colectomy for cytomegalovirus ileocolitis in patients with the acquired immune deficiency syndrome. Dis Colon Rectum 1988; 31:755–61.

6. Morris-Cunnington M, Brown D, Pimenta J et al. New estimates of herpes simplex virus type 2 seroprevalance in England. Sex Transm Dis 2004; 31:243–6.

7. Edwards S, Carne C. Oral sex and the transmission of viral STIs. Sex Transm Inf 1998; 74:6–10.

8. Krone MR, Wald A, Tabet SR. Herpes simplex virus type 2 shedding in human immunodeficiency virus-negative men who have sex with men: frequency, patterns, and risk factors. Clin Infect Dis 2000; 30:261–7.

9. Eberhardt O, Kuber W, Dichgans J et al. HSV-2 sacral radiculitis (Elsberg syndrome). Neurology 2004; 63:758–9.

10. Centers for Disease Control. Sexually transmitted diseases treatment guidelines 2006. MMWR 2006; 55(RR-11):1–94.

11. Kimberlin DW, Rouse DJ. Genital herpes. N Engl J Med 2004; 350:1970–7.

12. Corey L, Wald A, Patel R. Once-daily valacyclovir to reduce the risk of transmission of genital herpes. N Engl J Med 2004; 350:11–20.

13. Jayasurlya A, Robertson C, Allan PS. Twenty-five years of HIV management. J R Soc Med 2007; 100:363–6.

14. Dua RS, Wajed SA, Winslet MC. Impact of HIV and AIDS on surgical practice. Ann R Coll Surg Engl 2007; 89:354–8.

15. Gonzalez-Ruth C, Heartfield W, Briggs B et al. Anorectal pathology in HIV/AIDS-infected patients has not been impacted by highly active antiretroviral therapy. Dis Colon Rectum 2004; 47:1483–6.

16. Centers for Disease Control. 1993 revised classification system for HIV infection and expanded surveillance case definition for AIDS among adolescents and adults. MMWR 1992; 41(RR-17):1–19.

17. Moore BA, Fleshner PR. Rubber band ligation for hemorrhoidal disease can be safely performed in select HIV-positive patients. Dis Colon Rectum 2001; 44:1079–82.

18. Hewitt WR, Sokol TP, Fleshner PR. Should HIV status alter indications for hemorrhoidectomy? Dis Colon Rectum 1996; 39:615–18.

19. Morandi E, Merlini D, Savaggio A et al. Prospective study of healing time after hemorrhoidectomy. Dis Colon Rectum 1999; 42:1140–4.

20. Brar HS, Gottesman L, Surawicz C. Anorectal pathology in AIDS. Gastrointest Endosc Clin North Am 1998; 8:913–31.

21. Modesto VL, Gottesman L. Surgical debridement and intralesional steroid injection in the treatment of idiopathic AIDS-related anal ulcerations. Am J Surg 1997; 174:439–41.

22. Nielson CM, Harris RB, Dunne EF et al. Risk factors for anogenital human papillomavirus infection in men. J Infect Dis 2007; 196:1137–45.

23. Dunne EF, Unger ER, Sternberg M et al. Prevalence of HPV infection among females in the United States. JAMA 2007; 297:813–19.

24. Hernandez BY, McDuffe K, Zhu X et al. Anal human papillomavirus infection in women and its relationship with cervical infection. Cancer Epidemiol Biomarkers Prev 2005; 14:2550–6.

25. Guiliano AR, Neilson CM, Flores R et al. The optimal anatomic sites for sampling heterosexual men for human papillomavirus (HPV) detection: the HPV detection in men study. J Infect Dis 2007; 196:1146–52.

26. von Krogh G, Longstaff E. Podophyllin office therapy against condyloma should be abandoned. Sex Transm Inf 2001; 77:409–12.

27. Lacey CJN, Goodall RL, Tennvall GR et al. Randomised controlled trial and economic evaluation of podophyllotoxin solution, podophyllotoxin cream, and podophyllin in the treatment of genital warts. Sex Transm Infect 2003; 79:270–5.

28. Beutner KR, Tyring SK, Tofatter KF et al. Imiquimod, a patient-applied immune-response modifier for treatment of genital warts. Antimicrob Agents Chemother 1998; 42:789–94.

29. Maitland JE, Maw R. An audit of patients who have received imiquimod cream 5% for the treatment of anogenital warts. Int J STD AIDS 2000; 11:268–70.

30. Kaspari M, Gutzmer R, Kaspari T et al. Application of imiquimod by suppositories (anal tampons) efficiently prevents recurrences after ablation of anal canal condyloma. Br J Derm 2002; 147:757–9.

31. Abcarian H, Sharon N. The effectiveness of immunotherapy in the treatment of anal condyloma. J Surg Res 1977; 22:231–6.

32. Abcarian H, Sharon N. Long-term effectiveness of the immunotherapy of anal condyloma acuminatum. Dis Colon Rectum 1982; 25:648–51.

33. Eftaiha MS, Amshel AL, Shonberg IL et al. Giant and recurrent condyloma acuminatum: appraisal of immunotherapy. Dis Colon Rectum 1982; 25:136–8.

34. Palefsky J. Human papillomavirus in HIV-infected persons. Top HIV Med 2007; 15:130–3.

35. Palefsky JM, Holly EA, Efirdc JT et al. Anal intraepithelial neoplasia in the highly active antiretroviral therapy era among HIV-positive men who have sex with men. AIDS 2005; 19:1407–14.

36. Gervaz P, Hirshel B, Morel P. Molecular biology of squamous cell carcinoma of the anus. Br J Surg 2006; 93:531–8.

37. Whitlow C, Gottesman L. Sexually transmitted diseases. In: Wolf BG, Fleshman JW, Beck DE et al. (eds) The ASCRS textbook of colon and rectal surgery. New York: Springer, 2007; pp. 256–68.

38. Trager JDK. Sexually transmitted diseases causing genital lesions in adolescents. Adol Med Clin 2004; 15:323–52.

39. Quinn TC, Stamm WE, Goodell SE. The polymicrobial origin of intestinal infections in homosexual men. N Engl J Med 1983; 309:576–82.

40. Gaudreau C, Michaud S. Cluster of erythromycin- and ciprofloxacin-resistant *Campylobacter jejuni* subsp. *Jejuni* from 1999 to 2001 in men who have sex with men, Quebec, Canada. Clin Infect Dis 2003; 37:131–6.

41. Centers for Disease Control. Trends in reportable sexually transmitted diseases in the United States, 2006. National surveillance data for Chlamydia, gonorrhoea, and syphilis. CDC, 2007; pp. 1–7.

42. Ootani A, Mizuguchi M, Tsunada S et al. *Chlamydia trachomatis* proctitis. Gastrointest Endosc 2004; 60:161–2.

43. Carder C, Mercey D, Benn P. *Chlamydia trachomatis*. Sex Transm Infect 2006; 82(S4):S10–12.

44. Stark D, van Hal S, Hillman R et al. Lymphogranuloma venereum in Australia: anorectal *Chlamydia trachomatis* serovar L2b in men who have sex with men. J Clin Microbiol 2007; 45:1029–31.

45. Van der Bij AK, Spaargearn J, Morre SA et al. Diagnostic and clinical implications of anorectal lymphogranuloma venereum in men who have sex with men: a retrospective case–control study. Clin Infect Dis 2006; 42:186–94.

46. Spinola SM, Bauer ME, Munson RS. Immunopathogenesis of *Haemophilus ducreyi* infection (chancroid). Infect Immun 2002; 70:1667–76.

47. Alfa M. The laboratory diagnosis of *Haemophilus ducreyi*. Can J Infect Dis Med Microbiol 2005; 16:31–4.

48. Lewis DA. Chancroid: clinical manifestations, diagnosis, and management. Sex Transm Infect 2003; 79:68–71.

49. Brown AE, Sadler KE, Tomkins SE et al. Recent trends in HIV and other STIs in the United Kingdom: data to the end of 2002. Sex Transm Infect 2004; 80:159–66.

50. Stansfield VA. Diagnosis and management of anorectal gonorrhoea in women. Br J Venereal Dis 1980; 56:319–21.

51. Grover D, Prime KP, Prince MV et al. Rectal gonorrhoea in men – is microscopy still a useful tool? Int J STD AIDS 2006; 17:277–9.

52. Bignell C, Ison CA, Jungmann E. Gonorrhoea. Sex Transm Infect 2006; 82(S4):S6–9.

53. Fenton KA, Ison C, Johnson AP et al. Ciprofloxacin resistence in *Neiserria gonorrhoeae* in England and Wales in 2002. Lancet 2003; 361:1867–9.

54. O'Farrell N. Donovanosis. Sex Transm Infect 2002; 78:452–7.

55. Richens J. Donovanosis (granuloma inguinale). Sex Transm Infect 2006; 82(S4):S21–22.

56. Chakraborty R, Luck S. Syphilis is on the increase: the implications for child health. Arch Dis Chile 2008; 93:105–9.

57. Mindel A, Tovey SJ, Timmins DJ et al. Primary and secondary syphilis, 20 years' experience. Clinical features. Genitourinary Med 1989; 65:1–3.

58. Smith D. Infectious syphilis of the anal canal. Dis Colon Rectum 1963; 6:7–10.

59. Marino AWM. Proctologic lesions observed in male homosexuals. Dis Colon Rectum 1964; 7:121.

60. Rampalo AM. Diagnosis and treatment of sexually acquired proctitis and proctocolitis: an update. Clin Infect Dis 1999; 28(Suppl 1):S84–90.

61. Zetola NM, Engelmen J, Jensen TP et al. Syphilis in the United States: an update for clinicians with an emphasis on HIV coinfection. Mayo Clin Proc 2007; 82:1091–102.

62. Hamlyn E, Taylor C. Sexually transmitted proctitis. Postgrad Med J 2006; 82:733–6.

63. Lewis DA, Young H. Syphilis. Sex Transm Infect 2006; 82(Suppl 4):S13–15.

64. Moodley P, Sturm P, Vanmali T et al. Association between HIV-1 infection, the etiology of genital ulcer disease, and response to syndromic management. Sex Transm Dis 2003; 30:241–5.

65. World Health Organisation. Guidelines for the management of sexually transmitted infections, 2003; pp. 11–15.

第 17 章

结直肠疾病的腹腔镜手术及快速康复治疗

Ian Jenkins · Robin Kennedy

概述

尽管早在 20 世纪 90 年代初期就有了结直肠腹腔镜手术的介绍，但由于学习起来困难、需要重新构建局部配套服务以及对一些问题的担忧，因此人们接受起来较为缓慢。现在人们关心的结直肠癌腹腔镜手术肿瘤清除的彻底性和其特有的穿刺孔部位肿瘤复发的问题已经得到了解决。在结直肠手术中这项技术的一般应用范围也比较明确，对费用问题以及何时中转为传统的开腹手术也有了更深的了解。

当由有一定经验和接受过一定培训的外科医生来实施手术时，显然结直肠腹腔镜手术可以明显地改善肠切除后的功能。2000 年初，Henrik kehlet 对外科领域进行了变革，引入了一种多模式的方法以改善传统手术后的功能恢复——快速康复治疗（enhanced recorery programme，ERP）就此诞生了。利用 ERP 与腹腔镜结直肠手术相结合，进一步改善了疗效。因此，我们预计在结直肠手术中这种结合方式将会成为金标准：在选择性结肠肠段切除术后，随着功能恢复的改善，术后常规的住院时间将只需要 3 ~ 4 天。

本章将讨论有关结直肠腹腔镜手术的主要问题以及介绍快速康复治疗方面的重要内容。由于对患者有很大的益处，因此，我们正处于将该方法从只是由少数热衷者使用变为绝大多数选择性结直肠切除手术首选方法的过渡期。

结直肠腹腔镜手术的疗效

腹腔镜结肠癌手术的安全性及优势已经有过广泛的讨论，并且几项随机对照临床试验（randomised controlled trails，RCTs）也证明了这个问题。大样本的比较开腹和腹腔镜结肠癌切除术长期肿瘤结果的 RCT 已发表，分别来自西班牙[1]、北美（COST 试验——结肠癌腹腔镜辅助与开腹结肠切除术的比较）[2]、中国香港[3]、英国（MRCCLASICC 试验——传统与腹腔镜辅助结直肠癌手术的对比）[4] 和欧洲（CoLOR 试验——腹腔镜与开腹结肠癌切除术）[5]，需要着重指出的是只有 CLASICC 试验对直肠癌进行了特别的叙述。

肿瘤学结果

起初由于担心腹腔镜结直肠癌切除术治疗结果差，特别是穿刺孔部位的复发，使得一些国家暂停了除临床试验以外的腹腔镜手术。现在对穿刺孔部位复发的疑惑已经烟消云散了，因为大样本的 RCT 报告指出腹壁肿瘤复发率对于任何类型的手术都是一样的，小于 1%。短期和中期的肿瘤学结果对于开腹和腹腔镜手术至少是相同的。引用率很高的由 Lacy 等报告的腹腔镜手术可以提高三期结肠癌的肿瘤特异性生存率得到了证实[1]。这种提高可以解释为改善了宿主对恶性肿瘤的反应或比较早就开始进行辅助治疗。然而，持不同意见者把这一差异归因于开腹组的治疗结果太差。

虽然在大样本的多中心研究中肿瘤学结果一样，但手术中转率达到 17% ~ 29%，可能反映了参加研究的手术医生相对来说缺乏经验。相反，Lacy 等报告手术中转率为 11%，并且最大程度地降低了术后住院时间，表明学习曲线的影响并不大。如果手术中转率在 20% 左右时并没有发现肿瘤学结果存在差异，随着手术经验的增加和选择恰当的患者，一旦手术中转率降低到 10% 以下，那么，肿瘤学方面的益处将会得到证实。

最近 CLASICC 试验报道 3 年随访的结果显示开腹和腹腔镜手术总的生存率并无差别[6]。有关腹腔镜结直肠癌手术肿瘤学结果与开腹手术相同并且可以改善术后恢复的报告促使英国国家健康和临床评价鉴定机构（National Institute for Health and Clinical Excellence，NICE）在 2006 年赞同对结直肠癌使用腹腔镜手术。NICE 提供了下列指南：

- 对既适合腹腔镜也适合开腹手术的结直肠癌患者，建议腹腔镜手术可做为一种选择。
- 应该由已经完成腹腔镜技术培训的外科医生实施手术，且他们有足够的能力经常进行此类手术操作。
- 采用何种手术方式（开腹或腹腔镜）应由医生与患者沟通后决定。

住院时间和并发症

对评估腹腔镜结直肠癌手术的 RCT 和临床观察研究的结果已经进行了多因素分析并得到了相似的结果。

　　腹腔镜手术时间较长，但降低了切口的感染率，患者疼痛轻，麻醉药使用少，总的并发症发生率低，住院时间短[7-9]。

虽然还没有前瞻性的报告，但相对于传统手术，微创手术可以减少因粘连或切口疝导致的再次手术。Duepree 等的一项 716 名患者回顾性研究证实腹腔镜组切口疝和小肠梗阻的发生率降低[10]，总的再手术率开腹组是腹腔镜组的两倍（7.7% 对比 3.8%）；然而，这还需要进一步的研究来证实。

失血

Kiran 等的一项 147 例病例的对照研究证实，腹腔镜结直肠手术的失血量和输血量明显少于开腹结肠切除手术[11]。

死亡率

较大的 RCT 研究报告，术后 30 天内的死亡率在两种手术方式中没有差异，这可能反映了其样本数量还不足以检测到死亡率的差异，尤其是当术者的中转开腹率超过 20% 时。如果腹腔镜手术能减少并发症，那么就可能对死亡率产生相似的影响。最近，Law 等报道，1134 例结肠和上段直肠切除术（401 例腹腔镜手术）的非随机研究中，腹腔镜手术的死亡率降低，在 Tjandra 和 Chan 所做的 17 个 RCT 总共 4013 例手术的多因素分析中，腹腔镜结肠和直肠乙状交界癌切除术的围术期死亡率明显降低（OR=0.33，P=0.005）[12,13]。

经济方面

虽然腹腔镜肠结肠切除术表现出了很多优势，但目前仍不清楚住院时间的缩短和并发症发生率的降低是否可以抵消由于手术时间的增加和需要使用额外的一次性器械所导致的可能的费用增加。Braga 等对 517 例腹腔镜结直肠癌切除手术进行了评估，发现住院费用有轻微的增加[14]。同样，Murray 等发现总的来说腹腔镜手术花费更多[15,16]。这项分析报告给了 NICE 的评估系统，估计费用的差额是 265 英镑。考虑到更快的康复所带来的短期内的好处，这实在是一个不算高的费用。相反，King 等发现费用上没有差异，Dowson 等的一项系统回顾报告，开腹和腹腔镜组的费用是相当的[17,18]。Senagore 等发现就憩室病的切除来说，腹腔镜手术花费更少[19]。

住院时间的长短是决定总的医疗费用的一个很重要的因素，而众所周知腹腔镜手术会缩短住院时间。尽管目前的证据有限，但随着手术时间的缩短和中转开腹率的降低，腹腔镜手术的整体费用有可能会降低。

中转开腹手术

中转开腹的可能性是腹腔镜手术所特有的。报告的腹腔镜结直肠手术中转开腹率有很大的差异，但是需要重点强调的是，中转为开腹手术不能被认为是技术上的失败：实际上这是很正常的。问题在于对中转开腹手术的定义模糊，当提到比例时，作者没有明确实施开腹手术患者的比例。应该将下列 3 个数字的总和作为分母——开腹手术、打算做腹腔镜手术而中转开腹、完成的腹腔镜手术。如果没有对此做出定义，提到的中转开腹率是不能说明问题的。根据适当的经验和合适的临床工作量，我们相信腹腔镜手术可以尝试应用于 90% 的择期结直肠癌手术患者中，中转开腹的比例会小于 10%[20]。为支持此论点，在布里斯班的腹腔镜研究小组报告他们的中转开腹率为 6.6%[21]。最近的一项 RCT 试验作者报告的中转开腹率为 7.3%[22]。

中转开腹的定义

为了保证有一个明确的定义，我们认为中转开腹是指不能在腹腔镜下完成标本的游离，包括血管的分离，通常会导致一个比取标本所需要的更大的切口，但也并不总是这样。强调血管分离是因为在切断肠管后可以通过 4 ～ 5cm 的很小的切口将肠管取出（如果血管和系膜已经游离），可以最大程度地获得腹腔镜手术所带来的益处。试图通过切口结扎血管，必定会导致切口比预计的 4 ～ 5cm 切口更大，或者导致不安全的血管结扎。应用这一定义，将会使更多的患者在腹腔镜下完成大部分组织的游离，他们将会从中获得更大的益处，即便是需要中转手术。

预测中转手术的风险

确定哪些患者更可能中转开腹是有好处的，但要做到这一点很困难。最近欧洲内镜医师协会（European Association of Endoscopic Surgeons，EAES）关于腹腔镜结肠癌手术的一项统一声明指出，中转开腹手术最常见的原因是由于肿瘤过大或肿瘤有局部浸润[23]。肥胖症和既往有腹部手术史并不被认为是结肠癌腹腔镜手术的绝对禁忌证，尽管很多研究指出这些可能是导致中转开腹的危险因素。

肥胖患者除了有比较高的合并症外，还有很高的伤口和心肺并发症的风险，这些可能对术后的结果带来不利的影响。但这些人群可能会从腹腔镜手术中获得最大的好处。Schwandner 等对 589 例腹腔镜结肠癌手术中的肥胖症患者 [体重指数（body mass index，BMI）> 30kg/m²] 进行了评估，发现 95 例肥胖症患者和 494 例非肥胖症患者中转手术的比率无差别[24]（7.3% 对比 9.5%），总的并发症发生率也很相似（肥胖症患者 23.3%；非肥胖症患者 24.5%）。这些结果或许只是因为术者技术高超造成

的。Senagore 等对比 59 例肥胖症患者（体重指数 > 30kg/m²）和 201 例非肥胖症患者，证实两组间存在差异：肥胖组中转开腹率高（23.7% 对比 10.9%），手术时间长（109 对比 94 分钟），并发症发生率（22% 对比 13%）和吻合口漏发生率高（5.1% 对比 1.2%）[25]。Buchanan 等报告体重指数 ≥ 28kg/m² 的患者结直肠癌切除手术的中转开腹率从 3% 增加到 22%[20]。这些结果来自最新的两组对照研究，或许更容易被大多数外科医生认可，并能反映出肥胖患者的手术难度。

既往有过腹部手术被认为是中转开腹的一个危险因素。Arteaga Gonzalez 等发现既往有过腹部手术的中转率较高（26.1% 对比 5.1%）[26]，但随着手术经验的增加，这种影响或许会消失[20]。

肿瘤的部位也会影响中转开腹率。Buchanan 等证实直肠癌切除与结肠癌切除相比中转开腹率增加，但是随着手术经验的增加中转率会降低。腹腔镜直肠切除术的困难之处在于直肠位于一个狭窄空间以及这一技术可能会导致肿瘤清除不彻底。另外，直肠切除在血管结扎和肠管游离后，经常要包括脾曲的游离，因此初学者将会遇到随之而来的复杂的游离直肠的困难。Law 等对 265 例上段和中段直肠癌患者的治疗结果进行了评估，其中 37% 为腹腔镜手术，腹腔镜组进展期疾病较少，依据肿瘤分期进行的分层研究显示，肿瘤特异性生存率和局部复发率并没有因为腹腔镜手术而受到影响[27]。CLASSICC 研究并没有显示腹腔镜直肠癌切除术后的肿瘤学结果明显变差；该研究特别指出，腹腔镜手术切缘阳性率并没有显著的升高 [16/129（12%）对比 4/64（6%），P=0.19][4]，这或许是学习曲线的问题。

肿瘤范围也会影响中转开腹率。Buchanan 等报道磁共振成像（MRI）预测直肠癌切缘阳性与高的中转开腹率有关[20]。Moloo 等对 Ⅳ 期与 Ⅰ ～ Ⅲ 期结直肠癌腹腔镜切除手术进行了比较，375 例中的 13% 为姑息手术，结果发现两组的术中（4% 对比 9%）、术后（14% 对比 12%）并发症、围术期死亡率（8% 对比 4%）和住院时间无显著性差别[28]，然而，姑息组中转开腹率明显增高（22% 对比 11%），这是由于肿瘤固定或体积大。这一结果支持了很多有经验的外科医生的观点，即腹腔镜切除邻近受累组织在技术上是可行的，而且对一些患者来说并非

是禁忌证。

病例数多的医院开腹结直肠恶性肿瘤手术的结果更好，并且腹腔镜手术例数的多少也会对结果产生影响，比如中转开腹。Kuhry 等分析了 CoLOR 试验的数据，按结直肠癌病例数少、中等和多进行分层研究，得出以下结论：病例数多的医疗单位中转开腹率低，短期疗效好[29]。

Tekkis 等发明了一种新的回归分析模型来预测中转开腹手术的可能性[30]。预测指标有 BMI、ASA 分级，切除手术类型、术中存在脓肿和瘘管以及手术医生的年资。Marusch 等对来自腹腔镜结直肠手术研究组的总共 1658 例患者的结果进行了评估[31]，这个研究组报告开腹率低（5.2%），并证实 BMI 高、直肠切除手术以及术中并发症是中转开腹的预测指标。

中转开腹的结果

目前对中转开腹会导致更高的并发症和更高的住院费用仍存有疑虑。Casillas 等的一项病例对照研究表明，腹腔镜手术中转开腹率为 12%，与类似的复杂开腹手术相比，腹腔镜手术的手术时间、并发症、住院时间、医疗费用和非计划的再次入院率并没有明显增加[32]。Marusch 等发现了相反的情况：中转开腹后，显著增加了手术时间，对术后并发症发生率（47.7% 对比 26.1%）、死亡率（3.5% 对比 1.5%）以及住院时间均有负面的影响[31]。Buchanan 等观察到了相似的结果并提醒，当手术医生有足够的经验时，虽然对技术难度大的切除术可以尝试腹腔镜方法，但中转开腹机会高的患者意味着高难度的操作并且有部分患者可能会发生严重的并发症。

中转开腹最可能发生在直肠癌手术的患者，还有那些高 BMI、既往有大的腹部手术史和炎性肠病的患者。晚开腹不如早开腹，尤其是当操作不能进行时，这是作者目前的策略。这会最大程度地减少由于劳累或那些最好通过开腹手术来处理的技术困难所造成的错误。

适合腹腔镜手术的良性结直肠疾病

由于继发于炎症和既往手术后的粘连增加了手术的技术难度，因此腹腔镜手术在治疗回盲部克罗恩病患者中的作用是一个存在争议的问题。回盲部克罗恩病切除的关键步骤是完全游离右侧结肠，以便能在吻合时结肠没有张力。Bemelman 等的一项对照研究发现克罗恩病腹腔镜切除术的并发症发生率与开腹手术相似，但住院时间短、美容效果好[33]。美容方面是相当重要的，因为许多克罗恩病患者是年轻人，并且可能以后还需要做手术。进一步的研究证实克罗恩病腹腔镜切除手术可以改善疗效，一些研究指出如果第一次采用的是微创手术，那么可以增加以后进行腹腔镜手术的可能性[34,35]。针对这一课题的第一个 RCT 研究显示腹腔镜手术具有降低并发症和缩短住院时间的益处[36]。Maartense 等后来的一项中转开腹率为 10% 的 60 例患者的随机研究得出了相似的结果，而且住院费用也显著降低[37]。

Schwandner 等比较了腹腔镜切除憩室炎和非憩室性疾病的结果，发现两组的中转开腹率都比较低，约 7%，并发症发生率低且具有可比性[38]。Purkayastha 等对 12 项非随机研究进行了多因素分析发现腹腔镜和开腹手术治疗憩室病有相近的结果，腹腔镜手术可能会减少并发症和住院时间。然而，该研究被证明有明显的研究不均匀性，意味着可能存在偏差。

为了明确手术的最佳方式，有几项研究对开腹和腹腔镜全结肠切除、回肠肛管储袋吻合的结果进行了比较。只有当手术小组具备丰富经验的情况下才应该推荐采用腹腔镜方式。这些研究证实腹腔镜手术可以带来与其他腹腔镜良性疾病切除手术同样的益处[39,40]。使用多因素分析的方法进行的非单一性研究在评估这些手术时强调，全结肠和直肠结肠切除术不适合那些腹腔镜结直肠手术经验不足的外科医生。我们要提出的建议是，当具有丰富经验的腹腔镜手术团队时，患者可以从这项技术中得到与腹腔镜肠段切除手术同样多的益处。

结直肠腹腔镜切除技术

所有考虑做择期结直肠癌腹腔镜切除术的患者都应通过腹部、胸部和盆腔的 CT 扫描，直肠癌还要行 MRI 检查进行术前的分期，以确定肿瘤的部位，判断可能导致技术性困难的周围器官受累的情况，以及除外存在同时性病变和广泛转移。患者要行结肠镜或虚拟结肠镜检查以便对整个结肠进行术前评估。内镜印度墨水标记技术是用来术中辨别息肉和早期肿瘤以避免术中做结肠镜检查。根据肿瘤在结肠的位置进行标记（图 17.1），但是肛缘以上 12cm 以内的直肠病变不应标记以避免污染 Denonvillier 筋膜。这项技术被认为在腹腔镜手术时对帮助确定病变部位是安全有效的[41]。

腹腔镜结直肠切除术的患者采用改良的 Lloyd-Davies 体位，由于左侧结肠切除和直肠切除时需要角度很大的 Trendelenburg 体位（头低足高位）和斜位，因此肩部要被固定；对病理性肥胖的患者要小心，因为有过双侧臂丛神经损伤的报道。

对于选择性腹腔镜左侧结肠、乙状结肠或直肠癌切除，我们的方法是相似的。我们最喜欢采用的技术是四孔法，在低位直肠癌的腹腔镜全直肠系膜（total mesorectal excision，TME）切除时再增加一个孔（图 17.2）。零度镜可用于所有切除术。在确定相应的解剖结构后，制订手术方案，骨骼化血管并用夹子或缝线结扎血管。我们通常以超声刀从内侧向外侧游离结肠，在分离左侧腹膜附着处之前先辨认左侧输尿管和生殖血管。需要进行脾曲游离时，同样还是喜欢采用从内侧向外侧的游离方式。标本远端在腹腔内钉合切断，标本通过左侧腹股沟附近的劈开肌肉的切口拖出，然后在腹腔镜下经肛门在腹腔内用吻合器吻合并做渗漏试验。

对于切除右侧结肠和右侧横结肠恶性肿瘤我们采用五孔技术（图 17.3）。在对解剖结构进行判断和制订手术方案后，辨认肠系膜上静脉并于回结肠血管的起始部结扎血管。在确定结肠中血管和分离出

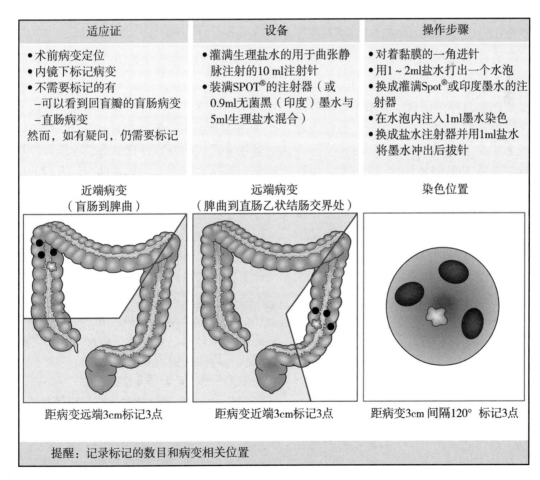

适应证	设备	操作步骤
• 术前病变定位 • 内镜下标记病变 • 不需要标记的有 　– 可以看到回盲瓣的盲肠病变 　– 直肠病变 然而，如有疑问，仍需要标记	• 灌满生理盐水的用于曲张静脉注射的10 ml注射针 • 装满SPOT®的注射器（或0.9ml无菌黑（印度）墨水与5ml生理盐水混合）	• 对着黏膜的一角进针 • 用1~2ml盐水打出一个水泡 • 换成灌满Spot®或印度墨水的注射器 • 在水泡内注入1ml墨水染色 • 换成盐水注射器并用1ml盐水将墨水冲出后拔针

近端病变 （盲肠到脾曲）	远端病变 （脾曲到直肠乙状结肠交界处）	染色位置
距病变远端3cm标记3点	距病变近端3cm标记3点	距病变3cm 间隔120° 标记3点

提醒：记录标记的数目和病变相关位置

图 17.1 ● St Mark 结肠镜染色方案。Courtesy of Dr Adam Haycock and Mr Robin Kennedy，St Mark's Hospital.

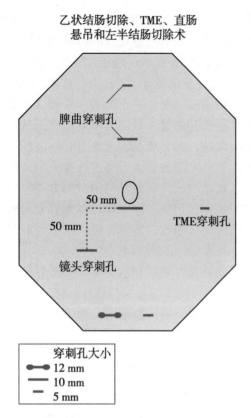

图 17.2 ● 乙状结肠切除、TME、直肠悬吊和左半结肠切除术穿刺孔位置。

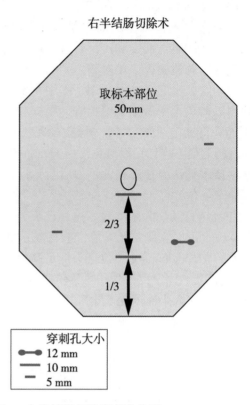

图 17.3 ● 右半结肠切除穿刺孔位置。

其右侧支前，从内侧向外侧游离。手术医生不但要意识到这一区域存在相当多的血管变异，而且还要知道胃肠网膜右血管总是对着结肠中血管的背侧。"右结肠"动脉通常是结肠中血管的一个分支，切断它可以使横结肠系膜与胰腺进一步分开。在切断所有血管后，从内侧向外侧游离横结肠和肝曲，在横结肠预定吻合处将肠壁分离干净，这样可以保证结肠能通过一个 4～5cm 的切口取出而不会被附着的网膜所妨碍。然后手术部位转至盆腔壁，确认右侧输尿管和生殖血管。切除覆盖在这些结构表面的腹膜，进而在 Toldt 筋膜表面的无血管平面分离，并与前面的分离会师。通过一个脐上劈开肌肉的横行切口进行切除和吻合，在腹腔镜下关闭系膜裂孔。

腹腔镜切除术的难点

腹腔镜结直肠切除可能由于上面提到过的患者的因素而变得困难；因而，根据外科医生的经验，某些腹腔镜切除术技术方面需要提起注意。

虽然在开腹手术中右半结肠切除会被认为是一个初学者手术，但在腹腔镜手术上不具有可比性。在克罗恩病中，当存在肠系膜弥漫性增厚和严重的炎症粘连时应该毫不犹豫地中转开腹。应用前面提到过的严格的定义，即使中转开腹也可能会从肠管分离中获益。止血和横结肠分离对于初学者来说也是有难度的。

更进一步的技术性问题是脾曲的游离和直肠分离。腹腔镜脾曲的游离使用任何方法都被证明是困难的。正常情况下我们推荐在切断肠系膜下静脉（inferion mesenteric vein，IMV）后沿胰腺表面从内侧向外侧分离，然后从中间向外侧分离横结肠上大网膜。脾曲的游离富有挑战性，术者应该熟悉所有的游离方法。无论是开腹还是腹腔镜手术，直肠分离、特别是 TME 手术对骨盆狭窄的男性患者来说仍然是困难的。而对于初学者来说，即使是女性患者也是很困难的。腹腔镜直肠手术时获得的视野是开腹手术无法比拟的，随着经验的增加，腹腔镜 TME 手术会是一个使手术者得到满足感的手术。

弥漫性腹膜炎、中毒性巨结肠和肿瘤性梗阻是腹腔镜切除手术特殊的禁忌证。然而，随着结肠支架技术的出现和发展，在成功地放置支架后，对梗阻性患者实施选择性腹腔镜切除术已不再是凤毛麟角的事情。在条件适当的情况下，即使存在周围器官受累也可以进行腹腔镜切除手术而不需要中转开腹。对一些较大的肿瘤，血管结扎和大部分的游离可以在腹腔镜下完成，这样做的目的是为了通过一个相应部位的小切口就能完成切除而不必采用开腹手术。这种情况常常适用于 TME 手术，通过一个非常小的切口完成直肠的切除。一些推崇腹腔镜的人报告的小样本研究认为在处理吻合口漏的二次手术时腹腔镜技术是可行的，相对于二次开腹手术来说会有更好的效果[43,44]。然而，这些小样本的研究存在偏差，在吻合口漏导致弥漫性腹膜炎时我们不推荐采用腹腔镜手术。当怀疑存在内疝、小的漏或无法解释的术后疼痛这些情况时，应用腹腔镜取得了很好的效果。

学习曲线和腹腔镜结直肠手术的培训

众所周知，腹腔镜的学习曲线在不同的医生中是不一样的，并且会受到所选择的患者和手术复杂性的影响，这种比较需要有适当比例的各类病例。一些作者尝试着对腹腔镜结直肠切除手术的学习曲线进行定义。在一项最大量的对数据的评估研究中，Tekkis 等报告要想使中转开腹手术率降低，每种肠段切除的例数要超过 50 例[45]。经过对各种病例进行调整后的分析，右侧结肠切除的学习曲线为 55 例，左侧结肠切除为 62 例。需要注意的是，随着术者手术经验的增加，他们经常尝试做更复杂的病例，导致更高的中转开腹率。这种情况可以解释 Tekkis 等的发现，即：需要比以前认为的病例数更多的病例。

MacRae 等的一项研究对克罗恩病回结肠切除的中转开腹和结果进行了回顾，他们报道尽管增加了病例的难度，但随着时间的推移，结果得到了改善。像 Buchanan 等的有关结直肠癌的研究一样，MacRae 等的研究是一项为数不多的整体研究，因而中转开腹率可以通过实施了开腹手术患者的比例来判断[46]。

传授腹腔镜结直肠手术技巧的合适的方法还存在争议，全面地探讨这一方法超出了本章的范畴。教学与模拟临床操作的结合可能对被培训者颇有裨益。虚拟现实训练[48,49]或用来评判技巧的录像和回放受到欢迎[50]。被培训者的录像也被证明对培训是有用的。我们自己的做法是将每一个手术步骤分成模块，以便在学习完整的手术前可以先学习各个模块。另外，每个手术过程被分解为有逻辑顺序的步骤，并将这些步骤在教学录像中演示。然后对教学录像和学员录像的片段常规进行总结以便在培训中更好地掌握技术。根据确认的预计手术的难度来进行这种标准化、说教式的教学以便使手术医生可以直接进入到独立的操作而不需要再学习那些不必要的课程。

虽然各种培训体系已经在英国开始启动，但腹腔镜结直肠手术最理想的培训方法仍没有明确。这些体系大致分为针对专科医生的选修方案、高年资医生的腹腔镜进修、在动物及尸体上的培训课程以及最近建立的针对专科医生的国家级培训大纲。

总结

腹腔镜结直肠手术切除所带来的多种益处已经在大量的研究中被反复证实，由此带来的结果是，腹腔镜手术方式已经从少数热衷于此术式的医生用于数量有限的患者，转变为受欢迎的手术方式。我们预计在英国腹腔镜结直肠手术的数量会急剧地增加，患者意识的增强和要求的增加将会推动这种现象。正如 NICE 所强调的那样，需要获得有关效价比、长期肿瘤学结果、手术后切口疝、神经疼痛以及小肠梗阻方面的进一步资料。

快速康复治疗（ERP）

手术损伤导致一系列复杂的内分泌和代谢及激素反馈系统的反应，继而可以对手术患者带来风险，导致器官功能障碍和延缓康复。通过改进传统的围术期处理，快速康复或"快速通道"系统（ERPs）被设计出来，旨在降低这种手术应激反应及其后果（图 17.4）。ERPs 是由于证据医学的进展和以下这些重要领域而发展起来的，包括患者的教育、生理优化、

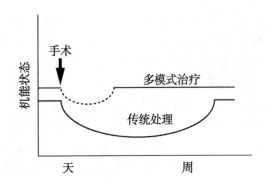

图 17.4 ● 快速康复和传统处理。

麻醉和镇痛技术的提高、手术技术上的改进以及对早期进食和活动认识的提高。

传统的围术期处理

在采用传统围术期处理的情况下，结直肠切除术后住院 10～14 天被认为是很正常的。哥本哈根的 Kehlet 第一个报道了术后只要住院 2～3 天，随后其他的研究小组也得到了相似的结果[51-55]。人们对"传统"处理方法的认识来自 Lassen 等的对 5 个北欧国家结直肠手术的调查结果[56]。这项研究强调各个国家之间在医疗实践中存在明显的不同，提示大多数医生忽视了围术期处理中证据医学的进展。Nygren 等[57]随后将上述的 5 个国家作为手术后快速康复研究组的一部分，对 4 个研究中心的结果与丹麦的一个已经建立了 ERP 系统的患者的结果进行了比较。这项研究被用作快速康复治疗的共识以及正式的核心方案[58]。这项核心方案由 Fearon 于 2005 年发表，其要素总结在图 17.5 中。

快速康复治疗中的围术期处理

减少代谢应激

为了防止误吸，择期手术前 6 小时需要禁食固体和脂肪类食物，对于液体食物只需禁食 2 小时（除非以前做过胃的手术或者存在食管裂孔疝）。证据最初来自斯德哥尔摩的 Ljungqvist 研究小组，他们认为手术最好在患者处于非禁食状态下进行[59-61]。可以通过使用一种"复合碳水化合物"饮料来获得，当在术前 2 小时饮用时可以减少术后胰岛素的抵抗。

传统的禁食方法增加了胰岛素抵抗，患者表现得更像 2 型糖尿病，结果导致术后并发症的增加。

详细的小样本 RCT 研究也证明在术前食用碳水化合物后可以较好地维持蛋白质的平衡。术后经口补充营养可以显著降低术后并发症和减轻乏力，维持氮平衡。因此鼓励术后早期补充营养[63-65]。

术前肠道准备

系统回顾和多因素分析已经对术前肠道准备在结直肠手术中的作用进行了评价，并且得到相似的结果。Guenaga 等人 Cochrane 综述以及至少两项多因素分析研究证实机械性肠道准备不能减少术后吻合口漏，甚至会增加伤口的感染[66-68]。评价术前机械性肠道准备的两项最新的大的 RCT 研究给出了相互矛盾的结果[69,70]。根据现有的证据，我们只是将术前机械性肠道准备用于实施 TME 手术的患者身上。对于其他的需要做左侧结肠或其他类型的直肠切除术的患者来说，我们只在术前灌肠一次以便在吻合时不会有大量的粪便存在。瑞典最近的一项研究报道显示非功能性造瘘可以降低直肠手术后有症状的吻合漏的发生，并建议所有的低位前切除术采用该方法。因而我们的 TME 患者采用肠道准备，因为放弃肠道准备并把粪便留在造瘘口与吻合口之间似乎是不合乎逻辑的。

围术期的液体平衡

围术期的液体治疗是一个备受争议的课题，研究液体治疗对手术结果影响的临床试验是相互矛盾的。当前外科实践中有争议的地方是腹腔蒸发性液体的丢失可能被过高的估计了，有关第三间隙液体丢失的假设可能是根据不合逻辑的有缺陷的研究得出的。创伤组织中实际聚集的液体量可能是很少的，体液的前负荷在神经轴阻滞后引起了术后的体液过负荷[72,73]。

RCT 研究得到的很强的证据表明，在择期手术中，围术期使用过量的液体和钠盐，对肠功能、组织愈合、术后并发症发生率和住院时间产生负面的影响[73,74]。

Lobo 等调查了结直肠手术后液体治疗对胃排空的影响。限制每天晶体液不超过 2L，钠不超过 77mmol 的患者与那些标准的晶体液超过 3L，钠超过 154mmol 的患者相比，胃排空得到明显的改善[74]。肠道功能和住院时间也显著地改善。Brandstrup 等的一项多中心的 RCT 试验对限制液体和钠盐做了进一步的研究，该试验对传统的补液方案与限制补液方案进行了比较。后一方案的目的是维持术前的体重和体液容量[72]，该方案显著降低了心肺疾病的发生率（7% 对比 24%），改善了组织的愈合（16% 对比 31%），并降低了总的并发症的发生率（33% 对比 51%），而传统治疗组的死亡率较高，尽管没有显著性差异。（0% 对比 4.7%，$P=0.12$）

围术期补液对心功能也有影响，液体超负荷会导致 Starling 曲线的右移，液体量少则产生相反的结果。这两种情况均会增加围术期的心脏并发症。术中"针对目标"的液体治疗的目的是使心功能达到理想状态和避免这些风险[75]。术中补液的时机也很重要。Noblett 等进行了一项双盲的 RCT 试验，在食管多普勒超声监测心功能的指导下术中补充胶体液。治疗组的并发症减少，住院时间缩短，这在很大程度上是由于在治疗的早期输注相对较少量的胶体[76]。

手术技术和伤口引流

ERP 提倡横切口和小切口[77]。有证据表明小切口可以改善治疗结果，并可能是腹腔镜手术可以带来好处的一个机制。切口的方向备受争议。一项最新的 Cochrane 综述发现虽然横切口或斜切口可以减少镇痛剂的使用和降低肺部并发症，但在临床上并不明显，因为并发症的发生率和康复时间与正中切口是一样的[78]。由于这些研究的不均一性，对这些结论应该谨慎地判断。

腹腔镜技术可以减少应激反应，与传统的开腹手术比较可以观察到腹腔镜手术白介素 6 和 C 反应蛋白的水平较低。然而并不是所有的作者都认同此观点[79-81]。

择期结直肠手术引流的应用在很多 RCT 中已经得到广泛的研究，6 个此类试验的 Cochrane 回顾性研究表明，1140 例患者中 573 例放置了引流，567 例未放置引流[82]，结果发现常规的吻合口放置引流并无好处。我们认为引流在大多数情况下是没有必要的；另外引流还会妨碍患者的活动。为了尽可能地减少低位直肠手术后盆腔内血肿的形成，术后引流 12～18 小时是比较合适的。这是我们现在的做法，但是没有得到客观数据的支持。

术后活动

快速康复治疗的一个核心观点是早期活动，手术当天让患者坐到床下，然后进行一般的走动。如果有很多的管道连线之类的东西就会限制患者的活动。手术后第一天为了让患者活动，除了硬膜外导管，可以去除所有的管道，静脉插管可以用封帽封管。如果术后第一天仍留置尿管，也会使患者下床活动受限。同样，低位直肠手术后我们会延迟 2～3 天拔除尿管以免发生膀胱潴留。

镇痛

多因素分析的证据表明硬膜外局部麻醉，麻醉药中通常混有低浓度的阿片类药物，可以使腹部手术后胃肠道功能的恢复提前 24～37 小时，并能提高镇痛效果[83]。然而，这项技术除了降低肺部疾病发病率外，能不能降低术后并发症还不清楚，很大程度上是由于人们在研究上没有积极性[84]。为避免下肢活动障碍和尿潴留，硬膜外麻醉的平面应该在胸段而不是腰段。相对于患者自主控制的静脉输注阿片类药物（PCA），硬膜外镇痛似乎能提供更好的镇痛效果，特别是在使用中它没有阿片类药物引起的恶心和肠梗阻等副作用[83]。另外，在硬膜外镇痛停止之前给予对乙酰氨基酚类止痛药和非甾体抗炎药已经成为常规。也有相反的观点，Delaney 等在使用 PCA 后常规应用多种口服镇痛药物，也取得了很好的效果[55]。关于什么是理想镇痛方法的争论仍在继续，特别是当腹腔镜技术使术后疼痛减轻时。由于发表的研究常常是非均一性的，涵盖了不同年龄段和不同合并症的患者的镇痛结果，因此得到的证据有些矛盾。我们继续采用术后胸段硬膜外镇痛技术，因为到目前为止，唯一能够实现老年患者术后住院时间不到 4 天的研究使用的是这一技术[22,51]。

快速康复试验

快速康复治疗的原则已经应用于多项 RCT 研究并得到了很好的结果。Anderson 等对 25 名患者的随机性研究报道 ERP 可以维持患者的握力，下床活动早、疼痛较轻、乏力评分值低，并且可以缩短住院时间（中位数 3 对比 7 天，*P*=0.002）[53]。这些结果也得到了 Delaney 等的 64 例患者的 RCT 结果的支持，Gatt 等的一项最近的研究也重申了其优势，甚至是在 ERP 组和传统方法组都使用术后硬膜外镇痛的情况下[54]。

 与传统的围术期处理比较，ERP 的住院时间和术后并发症发生率明显降低，并且再入院率或死亡率没有明显增加[85]。

最初对 ERP 担心的一个问题是再入院率增加。支持者认为通过将计划出院时间由 2 天改为 3 天可显著地降低再入院率[86]。设计更深一步的 RCT 来检验 ERP 中的某个内容是有疑问的，因为在已经开展 ERP 1～2 年的医疗机构随机选取患者采用传统围术期处理方法是困难的，尤其是 ERP 是基于证据发展而来的，并且在临床实践中被认为应该是最好的选择。

ER 处理是否导致医疗费用转向社区医疗的问题已经在一项对照研究中仔细地分析过。对医疗费用和生活质量详细的分析显示这种围术期处理方式的变化并没有导致医疗费用的增加或生活质量的下降。我们预计比较大的临床试验将会证明这些结果将来会得到改善。

ERPs 在腹腔镜手术中的应用

通过适当的培训，应用腹腔镜技术可以明显改善结直肠切除手术后的功能效果，这一点是很明确的。争论已经转移到这种对开腹手术理想的围术期处理方法对腹腔镜手术是否也能产生相似的结果。目前为止，有两项 RCT 研究对此问题进行了评价，得到了相反的结果[22,86]。

Basse 等随机选择 60 例患者进行开腹或腹腔镜手术并观察到了结果并无差别，两组的术后中位住院时间都是 2 天，再入院率高，腹腔镜组和开腹组分别为 20% 和 29%，腹腔镜组无死亡，开腹组为 4 例。然而，两组的这些结果并无显著性差异。King 等评估了 62 例患者，按照 CLASICC 试验的模式，随机比例为 2：1。腹腔镜手术组的住院时间比开腹组缩

短 32%（*P*=0.018），康复期住院时间和再入院时间的总和缩短 37%（*P*=0.012），再次入院的概率显著减少（5% 对比 26%）。

英国的 EnROL 试验（开腹与腹腔镜比较的快速康复）和荷兰的 LAFA 试验（腹腔镜和／或快速康复多种模式处理与标准处理的比较）已经计划通过多中心形式对该问题进行再次验证。

ERPs 应该用于哪些患者？

这种围术期最佳的多模式方法是否可以广泛地应用于所有患者或者对某些特定的人群需要改良尚不清楚。还有，更多具有结论性质的数据将有助于搞清楚硬膜外麻醉对那些由有经验的中转率低的腹腔镜手术医生治疗的患者的作用。我们对那些有肾功能损害或术后肌酐增加的患者不使用非甾体类药物。尽管有这些问题，我们现在对所有择期结直肠手术患者使用 ERP 方法，从逻辑上看，似乎越不适合的患者，越会从 ERP 中得到更大的可能的好处。

开展 ERP

ERP 的开展需要对围术期处理的多学科协作方式，并且需要对更广泛人员的再培训。合适的资源是必要的，但是在卫生保健文化方面一个大的转变是主要的。我们采用多学科协作课程针对所有队伍的骨干成员以便能开始培训。一个领导、传授和审查结果的护士长也需要来管理这一转变过程。这种转变需要数月才能达到最大效果并且通过对不同治疗方法依从性的常规审查得到帮助（图 17.5）。随着对每种治疗方法依从性比例的增加，患者的康复会得到改善[87]。

总结

ERP 代表了对围术期处理的一种基于证据的方法，目的是为了减低手术的应激反应。直到最近，这种证据基础在很大程度上仍被外科界所忽视。这个被 RCT 所证实的方法所带来的益处正在不断地增加。

围术期液体治疗仍是一个有争议的领域，但是应该鼓励低容量补液。已经认识到了不含阿片类药

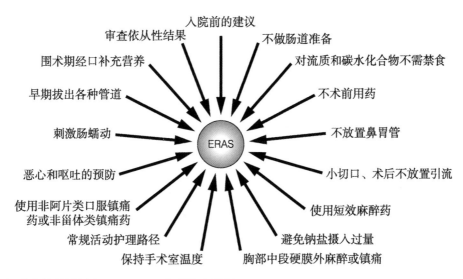

图 17.5 ● 快速康复治疗的关键因素。ERAS：术后快速康复。

物止痛的重要性，而应用外周阿片类拮抗剂以减少术后梗阻是正在发展的领域。使用碳水化合物和早期进食对降低应激反应是有作用的，但是其他物质如糖皮质激素类也可能起到了一定的作用。我们预计，更深入的研究将会阐明硬膜外麻醉在腹腔镜手术中的作用以及在 ERP 中其他方面的相应作用。

　　总之，结直肠外科医生不应局限于单一模式方法的快速康复，如腹腔镜手术，而是应该给予手术多模式的最佳方法以便使结直肠手术得到最好的结果。

● **关键点**

腹腔镜结直肠手术

- 虽然目前腹腔镜结直肠手术时间稍长，但此方法会降低伤口感染率，减少失血及减轻术后疼痛，从而缩短患者住院时间。
- 腹腔镜结直肠癌切除术的总生存率和肿瘤特异性生存率与开腹手术相似。对于较低中转开腹率的进一步研究可能会证实改善肿瘤的治疗结果。
- 虽然很多人报道微创手术会提高费用，但随着医生经验的积累和今后器械费用的降低，此方法可能会让患者在经济上受益。

- 直肠手术、肥胖患者和既往有腹部大手术病史中转开腹率增加。非常重要的一点是认识到与这些操作有关的技术困难以便尽可能降低潜在的不良结果。
- 目前尚未明确腹腔镜结直肠手术最有效的培训方法，但针对手术复杂性进行有步骤的、重复性强的培训还是至关重要的。

快速康复治疗

- ERP 的关键部分包括患者术前状态的调整、手术及麻醉技术的改进，改善术后镇痛效果以便患者可以早期活动，降低肠梗阻和减少代谢应激反应，避免体液负荷过大。
- 这种多模式方法可以改善康复、降低并发症以及减少住院时间。
- 为证明应用腹腔镜手术可以给 ERP 带来额外的益处尚需进一步研究。
- ERP 的建立需要广泛的多学科协作培训，而它在其他外科领域中的应用可能也会带来同样的益处。

（尹慕军　译）

参考文献

1. Lacy AM, Garcia-Valdecasas JC, Delgado S et al. Laparoscopy-assisted colectomy versus open colectomy for treatment of non-metastatic colon cancer: a randomised trial. Lancet 2002; 359(9325):2224–9.

2. A comparison of laparoscopically assisted and open colectomy for colon cancer. N Engl J Med 2004; 350(20):2050–9.

3. Leung KL, Kwok SP, Lam SC et al. Laparoscopic resection of rectosigmoid carcinoma: prospective randomised trial. Lancet 2004; 363(9416):1187–92.

4. Guillou PJ, Quirke P, Thorpe H et al. Short-term endpoints of conventional versus laparoscopic-assisted surgery in patients with colorectal cancer (MRC CLASICC trial): multicentre, randomised controlled trial. Lancet 2005; 365(9472):1718–26.

5. Veldkamp R, Kuhry E, Hop WC et al. Laparoscopic surgery versus open surgery for colon cancer: short-term outcomes of a randomised trial. Lancet Oncol 2005; 6(7):477–84.

6. Jayne DG, Guillou PJ, Thorpe H et al. Randomized trial of laparoscopic-assisted resection of colorectal carcinoma: 3 year results of the UK MRC CLASSIC Trial Group. J Clin Oncol 2007; 25(21):3061–8.

7. Abraham NS, Young JM, Solomon MJ. Meta-analysis of short-term outcomes after laparoscopic resection for colorectal cancer. Br J Surg 2004; 91(9):1111–24.

8. Schwenk W, Haase O, Neudecker J et al. Short term benefits for laparoscopic colorectal resection. Cochrane Database Syst Rev 2005; 3:CD003145.

9. Abraham NS, Byrne CM, Young JM et al. Meta-analysis of non-randomized comparative studies of the short-term outcomes of laparoscopic resection for colorectal cancer. Aust NZ J Surg 2007; 77(7):508–16.

These meta-analyses assess the outcomes of randomised clinical trials and observational studies and highlight the short-term benefits of laparoscopic resection of colorectal cancer over open surgery.

10. Duepree HJ, Senagore AJ, Delaney CP et al. Does means of access affect the incidence of small bowel obstruction and ventral hernia after bowel resection? Laparoscopy versus laparotomy. J Am Coll Surg 2003; 197(2):177–81.

11. Kiran RP, Delaney CP, Senagore AJ et al. Operative blood loss and use of blood products after laparoscopic and conventional open colorectal operations. Arch Surg 2004; 139(1):39–42.

12. Law WL, Lee YM, Choi HK et al. Impact of laparoscopic resection for colorectal cancer on operative outcomes and survival. Ann Surg 2007; 245(1):1–7.

13. Tjandra JJ, Chan MK. Systematic review on the short-term outcome of laparoscopic resection for colon and rectosigmoid cancer. Colorectal Dis 2006; 8(5):375–88.

14. Braga M, Vignali A, Gianotti L et al. Laparoscopic resection in rectal cancer patients: outcome and cost–benefit analysis. Dis Colon Rectum 2007; 50:464–71.

15. Lourenco T, Murray A, Grant A et al. Laparoscopic surgery for colorectal cancer: safe and effective? – A systematic review. Surg Endosc 2007 (Epub ahead of print).

16. Murray A, Lourenco T, de Verteuil R et al. Clinical effectiveness and cost-effectiveness of laparoscopic surgery for colorectal cancer: systematic reviews and economic evaluation. Health Technol Assess 2006; 10(45):1–141, iii–iv.

17. King PM, Blazeby JM, Ewings P et al. The influence of an enhanced recovery programme on clinical outcomes, costs and quality of life after surgery for colorectal cancer. Colorectal Dis 2006; 8(6):506–13.

18. Dowson HM, Huang A, Soon Y et al. Systematic review of the costs of laparoscopic colorectal surgery. Dis Colon Rectum 2007; 50(6):908–19.

19. Senagore AJ, Duepree HJ, Delaney CP et al. Cost structure of laparoscopic and open sigmoid colectomy for diverticular disease: similarities and differences. Dis Colon Rectum 2002; 45(4):485–90.

20. Buchanan GN, Malik A, Parvaiz A et al. Laparoscopic resection for colorectal cancer. Br J Surg 2008; 95(7):893-902.

21. Lumley J, Stitz R, Stevenson A et al. Laparoscopic colorectal surgery for cancer: intermediate to long-term outcomes. Dis Colon Rectum 2002; 45(7):867–72; discussion 872–5.

22. King PM, Blazeby JM, Ewings P et al. Randomized clinical trial comparing laparoscopic and open surgery for colorectal cancer within an enhanced recovery programme. Br J Surg 2006; 93(3):300–8.

23. Veldkamp R, Gholghesaei M, Bonjer HJ et al. Laparoscopic resection of colon cancer: consensus of the European Association of Endoscopic Surgery (EAES). Surg Endosc 2004; 18(8):1163–85.

24. Schwandner O, Farke S, Schiedeck TH et al. Laparoscopic colorectal surgery in obese and nonobese patients: do differences in body mass indices lead to different outcomes? Surg Endosc 2004; 18(10):1452–6.

25. Senagore AJ, Delaney CP, Madboulay K et al. Laparoscopic colectomy in obese and nonobese patients. J Gastrointest Surg 2003; 7(4):558–61.

26. Arteaga Gonzalez I, Martin Malagon A, Lopez-

Tomassetti Fernandez EM et al. Impact of previous abdominal surgery on colorectal laparoscopy results: a comparative clinical study. Surg Laparosc Endosc Percutan Tech 2006; 16(1):8–11.

27. Law WL, Choi HK, Ho JW et al. Outcomes of surgery for mid and distal rectal cancer in the elderly. World J Surg 2006; 30(4):598–604.

28. Moloo H, Bedard EL, Poulin EC et al. Palliative laparoscopic resections for Stage IV colorectal cancer. Dis Colon Rectum 2006; 49(2):213–18.

29. Kuhry E, Bonjer HJ, Haglind E et al. Impact of hospital case volume on short-term outcome after laparoscopic operation for colonic cancer. Surg Endosc 2005; 19(5):687–92.

30. Tekkis PP, Senagore AJ, Delaney CP. Conversion rates in laparoscopic colorectal surgery: a predictive model with 1253 patients. Surg Endosc 2005; 19(1):47–54.

31. Marusch F, Gastinger I, Schneider C et al. Importance of conversion for results obtained with laparoscopic colorectal surgery. Dis Colon Rectum 2001; 44(2):207–14; discussion 214–16.

32. Casillas S, Delaney CP, Senagore AJ et al. Does conversion of a laparoscopic colectomy adversely affect patient outcome? Dis Colon Rectum 2004; 47(10):1680–5.

33. Bemelman WA, Slors JF, Dunker MS et al. Laparoscopic-assisted vs. open ileocolic resection for Crohn's disease. A comparative study. Surg Endosc 2000; 14(8):721–5.

34. Duepree HJ, Senagore AJ, Delaney CP et al. Advantages of laparoscopic resection for ileocecal Crohn's disease. Dis Colon Rectum 2002; 45(5):605–10.

35. Lawes DA, Motson RW. Avoidance of laparotomy for recurrent disease is a long-term benefit of laparoscopic resection for Crohn's disease. Br J Surg 2006; 93(5):607–8.

36. Milsom JW, Hammerhofer KA, Bohm B et al. Prospective, randomized trial comparing laparoscopic vs. conventional surgery for refractory ileocolic Crohn's disease. Dis Colon Rectum 2001; 44(1):1–8; discussion 8–9.

37. Maartense S, Dunker MS, Slors JF et al. Laparoscopic-assisted versus open ileocolic resection for Crohn's disease: a randomized trial. Ann Surg 2006; 243(2):143–9; discussion 150–3.

38. Schwandner O, Farke S, Bruch HP. Laparoscopic colectomy for diverticulitis is not associated with increased morbidity when compared with non-diverticular disease. Int J Colorectal Dis 2005; 20(2):165–72.

39. Pokala N, Delaney CP, Senagore AJ et al. Laparoscopic vs open total colectomy: a case-matched comparative study. Surg Endosc 2005; 19(4):531–5.

40. Tilney HS, Lovegrove RE, Heriot AG et al. Comparison of short-term outcomes of laparoscopic vs open approaches to ileal pouch surgery. Int J Colorectal Dis 2007; 22(5):531–42.

41. Arteaga-Gonzalez I, Martin-Malagon A, Fernandez EM et al. The use of preoperative endoscopic tattooing in laparoscopic colorectal cancer surgery for endoscopically advanced tumors: a prospective comparative clinical study. World J Surg 2006; 30(4):605–11.

42. Law WL, Choi HK, Lee YM et al. Laparoscopic colectomy for obstructing sigmoid cancer with prior insertion of an expandable metallic stent. Surg Laparosc Endosc Percutan Tech 2004; 14(1):29–32.

43. Pera M, Delgado S, Garcia-Valdecasas JC et al. The management of leaking rectal anastomoses by minimally invasive techniques. Surg Endosc 2002; 16(4):603–6.

44. Wind J, Koopman AG, van Berge Henegouwen MI et al. Laparoscopic reintervention for anastomotic leakage after primary laparoscopic colorectal surgery. Br J Surg 2007; 94(12):1562–6.

45. Tekkis PP, Senagore AJ, Delaney CP et al. Evaluation of the learning curve in laparoscopic colorectal surgery: comparison of right-sided and left-sided resections. Ann Surg 2005; 242(1):83–91.

46. Evans J, Poritz L, MacRae H. Influence of experience on laparoscopic ileocolic resection for Crohn's disease. Dis Colon Rectum 2002; 45(12):1595–1600.

47. Braga M, Vignali A, Zuliani W et al. Training period in laparoscopic colorectal surgery. Surg Endosc 2002; 16(1):31–5.

48. Aggarwal R, Grantcharov T, Moorthy K et al. A competency-based virtual reality training curriculum for the acquisition of laparoscopic psychomotor skill. Am J Surg 2006; 191(1):128–33.

49. Aggarwal R, Ward J, Balasundaram I et al. Proving the effectiveness of virtual reality simulation for training in laparoscopic surgery. Ann Surg 2007; 246(5):771–9.

50. Dath D, Regehr G, Birch D et al. Toward reliable operative assessment: the reliability and feasibility of videotaped assessment of laparoscopic technical skills. Surg Endosc 2004; 18(12):1800–4.

51. Basse L, Hjort Jakobsen D, Billesbolle P et al. A clinical pathway to accelerate recovery after colonic resection. Ann Surg 2000; 232(1):51–7.

52. Basse L, Raskov HH, Hjort Jakobsen D et al. Accelerated postoperative recovery programme after colonic resection improves physical performance,

pulmonary function and body composition. Br J Surg 2002; 89(4):446–53.

53. Anderson AD, McNaught CE, MacFie J et al. Randomized clinical trial of multimodal optimization and standard perioperative surgical care. Br J Surg 2003; 90(12):1497–1504.

54. Gatt M, Anderson AD, Reddy BS et al. Randomized clinical trial of multimodal optimization of surgical care in patients undergoing major colonic resection. Br J Surg 2005; 92(11):1354–62.

55. Delaney CP, Zutshi M, Senagore AJ et al. Prospective, randomized, controlled trial between a pathway of controlled rehabilitation with early ambulation and diet and traditional postoperative care after laparotomy and intestinal resection. Dis Colon Rectum 2003; 46(7):851–9.

56. Lassen K, Hannemann P, Ljungqvist O et al. Patterns in current perioperative practice: survey of colorectal surgeons in five northern European countries. BMJ 2005; 330(7505):1420–1.

57. Nygren J, Hausel J, Kehlet H et al. A comparison in five European Centres of case mix, clinical management and outcomes following either conventional or fast-track perioperative care in colorectal surgery. Clin Nutr 2005; 24(3):455–61.

58. Fearon KC, Ljungqvist O, Von Meyenfeldt M et al. Enhanced recovery after surgery: a consensus review of clinical care for patients undergoing colonic resection. Clin Nutr 2005; 24(3):466–77.

59. Ljungqvist O, Soreide E. Preoperative fasting. Br J Surg 2003; 90(4):400–6.

60. Soreide E, Ljungqvist O. Modern preoperative fasting guidelines: a summary of the present recommendations and remaining questions. Best Pract Res Clin Anaesthesiol 2006; 20(3):483–91.

61. Soreide E, Ljungqvist O. Preoperative fasting. Can J Surg 2006; 49(3):218–19; author reply 219.

62. Svanfeldt M, Thorell A, Hausel J et al. Randomized clinical trial of the effect of preoperative oral carbohydrate treatment on postoperative whole-body protein and glucose kinetics. Br J Surg 2007; 94(11):1342–50.

63. Soop M, Carlson GL, Hopkinson J et al. Randomized clinical trial of the effects of immediate enteral nutrition on metabolic responses to major colorectal surgery in an enhanced recovery protocol. Br J Surg 2004; 91(9):1138–45.

These elegant small RCTs assess the effect of perioperative feeding in attenuating the metabolic response. This group have identified benefits with this approach in maintaining whole-body protein balance and that the suppressive effects of endogenous glucose release are better maintained with pre-op carbohydrate loading and post-op feeding.

64. Keele AM, Bray MJ, Emery PW et al. Two phase randomised controlled clinical trial of postoperative oral dietary supplements in surgical patients. Gut 1997; 40(3):393–9.

65. Rana SK, Bray J, Menzies-Gow N et al. Short term benefits of post-operative oral dietary supplements in surgical patients. Clin Nutr 1992; 11(6):337–44.

66. Guenaga KF, Matos D, Castro AA et al. Mechanical bowel preparation for elective colorectal surgery. Cochrane Database Syst Rev 2005; 1:CD001544.

67. Bucher P, Mermillod B, Gervaz P et al. Mechanical bowel preparation for elective colorectal surgery: a meta-analysis. Arch Surg 2004; 139(12):1359–64; discussion 1365.

68. Slim K, Vicaut E, Panis Y et al. Meta-analysis of randomized clinical trials of colorectal surgery with or without mechanical bowel preparation. Br J Surg 2004; 91(9):1125–30.

69. Contant CM, Hop WC, van't Sant HP et al. Mechanical bowel preparation for elective colorectal surgery: a multicentre randomised trial. Lancet 2007; 370(9605):2112–17.

70. Platell C, Barwood N, Makin G. Randomized clinical trial of bowel preparation with a single phosphate enema or polyethylene glycol before elective colorectal surgery. Br J Surg 2006; 93(4):427–33.

71. Matthiessen P, Hallbook O, Rutegard J et al. Defunctioning stoma reduces symptomatic anastomotic leakage after low anterior resection of the rectum for cancer: a randomized multicenter trial. Ann Surg 2007; 246(2):207–14.

72. Brandstrup B, Svensen C, Engquist A. Hemorrhage and operation cause a contraction of the extracellular space needing replacement – evidence and implications? A systematic review. Surgery 2006; 139(3):419–32.

73. Brandstrup B, Tonnesen H, Beier-Holgersen R et al. Effects of intravenous fluid restriction on postoperative complications: comparison of two perioperative fluid regimens: a randomized assessor-blinded multicenter trial. Ann Surg 2003; 238(5):641–8.

74. Lobo DN, Bostock KA, Neal KR et al. Effect of salt and water balance on recovery of gastrointestinal function after elective colonic resection: a randomised controlled trial. Lancet 2002; 359(9320):1812–18.

These studies have had a potent effect on our renewed interest in perioperative fluid management. Brandstrup et al.'s paper shows clear benefits to fluid restriction compared to traditional practice, with significantly elevated morbidity levels in the traditional group who received large fluid volumes in the perioperative period. Lobo et al.'s study on a small number of patients confirms the important effects of fluid management on gut function and recovery.

75. Pearse R, Dawson D, Fawcett J et al. Early goal-directed therapy after major surgery reduces

complications and duration of hospital stay. A randomised, controlled trial (ISRCTN38797445). Crit Care 2005; 9(6):R687–93.

76. Noblett SE, Snowden CP, Shenton BK et al. Randomized clinical trial assessing the effect of Doppler-optimized fluid management on outcome after elective colorectal resection. Br J Surg 2006; 93(9):1069–76.

77. O'Dwyer PJ, McGregor JR, McDermott EW et al. Patient recovery following cholecystectomy through a 6 cm or 15 cm transverse subcostal incision: a prospective randomized clinical trial. Postgrad Med J 1992; 68(804):817–19.

78. Brown SR, Goodfellow PB. Transverse versus midline incisions for abdominal surgery. Cochrane Database Syst Rev 2005; 4:CD005199.

79. Delgado S, Lacy AM, Filella X et al. Acute phase response in laparoscopic and open colectomy in colon cancer: randomized study. Dis Colon Rectum 2001; 44(5):638–46.

80. Braga M, Vignali A, Zuliani W et al. Metabolic and functional results after laparoscopic colorectal surgery: a randomized, controlled trial. Dis Colon Rectum 2002; 45(8):1070–7.

81. Dunker MS, Ten Hove T, Bemelman WA et al. Interleukin-6, C-reactive protein, and expression of human leukocyte antigen-DR on peripheral blood mononuclear cells in patients after laparoscopic vs. conventional bowel resection: a randomized study. Dis Colon Rectum 2003; 46(9):1238–44.

82. Jesus EC, Karliczek A, Matos D et al. Prophylactic anastomotic drainage for colorectal surgery. Cochrane Database Syst Rev 2004; 4:CD002100.

83. Gendall KA, Kennedy RR, Watson AJ et al. The effect of epidural analgesia on postoperative outcome after colorectal surgery. Colorectal Dis 2007; 9(7):584–98; discussion 598–600.

84. Liu SS, Wu CL. Effect of postoperative analgesia on major postoperative complications: a systematic update of the evidence. Anesth Analg 2007; 104(3):689–702.

85. Wind J, Polle SW, Fung Kon Jin PH et al. Systematic review of enhanced recovery programmes in colonic surgery. Br J Surg 2006; 93(7):800–9.

86. Basse L, Jakobsen DH, Bardram L et al. Functional recovery after open versus laparoscopic colonic resection: a randomized, blinded study. Ann Surg 2005; 241(3):416–23.

87. Maessen J, Dejong CH, Hausel J et al. A protocol is not enough to implement an enhanced recovery programme for colorectal resection. Br J Surg 2007; 94(2):224–31.

第18章

肠 衰 竭

Carolynne Vaizey · Janindra Warusavitarne

概述

肠衰竭的定义是指在不给予支持疗法的情况下凭借肠道自身无法维持足够的营养及保证液体和电解质稳态的一系列状态[1]。绝大多数的肠衰竭病例都是一过性的，缺乏明确的肠道病理改变，并且通常是在普通的外科病区处理的。这些病例常常继发于手术后肠麻痹。然而，还有一些被确定丧失肠道功能的病例导致了长期的肠衰竭达数月甚至数年，其中一些患者还需要长期的胃肠外营养支持。这些病例主要是由于手术后的大量肠管缺失或如同肠外瘘形成后一样产生的可用于吸收的功能性肠管丧失。

处理这些病例是复杂的、长期的和昂贵的，不管是财力投入还是医疗投入。通过致力于肠衰竭治疗的多学科小组进行处理是最佳的选择。这一小组会包括一个具备帮助患者的护理从医院环境过渡到家庭环境能力的营养支持团队。肠衰竭患者的护理将是长期的，需要胃肠病学专家、外科专家及喂养专家共同参与。外科治疗通常是众多治疗步骤的最后一步，但也是专业肠衰竭治疗团队工作中重要的一部分[1]。

病房和诊所的护理人员、专业的营养学护士以及家庭胃肠外营养（home parenteral nutrition HPN）小组是向这些患者及其家庭传递关爱的骨干力量。这些小组中每一个专业的不同功能及他们各自所在的岗位都使他们有一个目的，即协调一致帮助每位患者。无法实现这一点会导致这群已经长时间住院、身体虚弱、未来再不能正常进食或根本不能进食、完全恢复功能可能性极小的、心理脆弱的患者精神混乱、丧失信心。那些存活下来的患者会发现，接受让他们生存下来的各种限制是很困难的，尤其对于在这些患者中占重要比例的青年人。对看护人员

进行高水平的技能训练是有必要的，这需要专业中心来提供维持这些技能的技术基础。

另外，适宜的工作条件会有助于防止高级工作人员流动及随之而来的技术流失。通过团队目标和彼此的熟悉、每周专家带领的多学科查房，并对患者的治疗达成一致意见而实现协调，这在流程中有明确的陈述，但医疗和社会需求方面允许有灵活度。

为促进它的发展，政府已经通过全国咨询顾问专家机构（National Specialist Commisioning Advisory Body）在英国建立了两个跨区域的单位，一个是在伦敦的 St Mark 医院（Northwick Park，Watford Road，Harrow，Middlesex HA1 3UJ）；另一个是在 Salford 的 Hope 医院（Hope Hospital，Stott Lane，Salford，Manchester M6 8HD）。

肠衰竭：参考标准

如下的标准[2]是可推荐到国家设立的肠衰竭治疗单位的病例类型：

1. 持续性肠衰竭超过6周，没有任何消除的迹象和/或并发静脉通路问题。
2. 腹部伤口全层裂开的多发肠瘘。
3. 在推荐单位之外鉴定的肠瘘（例如在非专业医疗单位复发的）或者在结直肠中心第二次和第三次复发的。
4. 全部或接近全部小肠切除术后，导致剩余小肠不足30cm。
5. 需要持久肠外营养的患者再次出现静脉通路问题。这个定义包括复发的严重感染和复发的静脉血栓，致使所有上肢和颈静脉通路不可用。

6. 持续的腹腔内感染,并发严重代谢紊乱(以低白蛋白血症为特征),放射学/外科引流无效,并准备营养支持。

7. 涉及高排出量瘘和造瘘的代谢性合并症并需要持续静脉营养,对药物治疗和喂养调整没有反应。与静脉营养有关的肝肾功能损伤,以致不能耐受代谢和营养补充。

8. 医院内慢性肠衰竭(无论因何引起)而没有足够的经验/专家来处理这些患者的用药/手术和营养需求。

流行病学

到底有多少人患有肠衰竭还不十分清楚,但可以通过需要 HPN 的患者情况来判断。HPN 的人数在欧洲估计为 3/100 万,最高可达 4/100 万,其中约 35% 为短肠综合征(short-bowel syndrome,SBS)[3]。在美国需要 HPN 的人数估计达到 120/100 万,其中大约 25% 为短肠综合征[4]。这些数据不包括那些不需要 HPN 的患者或那些最终摆脱 HPN 的人。在英国估计需要在专业机构治疗的肠衰竭为 5.5/100 万[1]。

虽然短肠综合征(SBS)并不常见,但针对 SBS 的拥有专家的专业中心逐渐建立了起来[1,5,6]。最近一项研究表明在专业机构中那些行外科重建术后的肠衰竭患者中,其总体生存率达到 86%,中位随访期为 2 年[7]。在其他中心也得出了类似的结果并强调多学科诊疗的重要性[1,8]。

原因

肠衰竭原因是多方面的,主要在以下四个方面:

1. 肠管长度的丧失。
2. 有功能性肠管长度的丧失。
3. 肠管吸收能力的丧失。
4. 肠道功能的丧失。

肠管长度的丧失

在成年人群,肠衰竭的病因主要是与肠管长度的丧失有关,其原因是多段肠管切除或一大团肠管切除[9,10]。多段切除在复发的克罗恩病是非常常见的;单处大团肠切除见于血管性疾患,如肠系膜动脉血栓或栓塞,或静脉的血栓。大团肠切除也用于套叠、创伤或儿童的腹裂畸形(gastroschisis)。

切除肠管的长度与肠衰竭程度之间的关系存在差异,受患者年龄、切除部位及是否保留结肠的影响。正常小肠长约 600cm,但其范围可以为 300 ~ 800cm。重要的一点是,不是多少肠管被切除而是有多少肠管保存了下来。一般情况下回肠造口术保留(小肠肠管)长度少于 100cm 或在保留结肠情况下少于 50cm,似乎会导致完全依赖于 TPN 达 3 个月之久。儿童可以承受更少的肠管,因其肠管的适应力(见后文)可以非常神奇。保留肠管的功能也会受是否存在活动期克罗恩病还有前述的结肠是否保留的影响,因为结肠具有极强的吸收能力。

功能性肠道吸收容积的丧失

肠外瘘是最常见的肠衰竭的原因,机制是功能性肠道容积的丧失。瘘管性疾病会绕过功能正常的小肠形成短路。小肠皮外瘘常导致这样的结果,但隐匿的内瘘也同样会造成这样的后果。

在专业的肠衰竭诊疗单位,42% 的患者为克罗恩病,最常见的需要处理的并发症是形成了肠外瘘[1]。导致瘘的第二常见原因是腹部外科手术,大多数发生在手术后患者的瘘是吻合失败的结果[11,12]。吻合不良的风险因素包括患者的年龄、进行吻合的肠管状态、术前营养状态和吻合的部位[11]。当涉及恶性疾病时,还有一些因素包括肿瘤的固定性、是否存在梗阻、既往放射治疗史、相关的脓肿和外科手术技术,这些都会增加风险。不可吸收性网片可侵噬肠壁而导致肠瘘,尤其是对于术后薄弱或有疾病的肠壁。对于开放性腹部手术,真空辅助闭合(vacuum-assisted closure,VAC)系统的应用,尤其是靠近肠壁时可能导致肠瘘。对于肠壁或腹膜炎症和/或多器官功能衰竭的患者,大约 20% 的肠瘘与使用 VAC 系统有关[13]。

其他常见的造成瘘的原因有结直肠癌、憩室病和放射性损伤。放射性损伤导致的瘘通常是复杂的,并且死亡率高。罕见的原因有创伤和先天性瘘,如特有的卵黄囊小肠瘘道。结核可以发生瘘,表现为回肠肿块，放线菌病是另一个引起瘘的疾病。溃疡性结肠炎可以发生瘘，通常发生于手术后，偶尔的情况下还要回顾性地确定克罗恩病的诊断。

肠道吸收能力的丧失

小肠的炎症状态可以导致小肠黏膜细胞丧失功能而使小肠吸收能力降低，这些状态包括炎性肠病、口炎性腹泻、硬皮病、淀粉样变和放射性肠炎。

肠道功能的丧失

在急性发作组中，术后肠麻痹是最常见的肠道功能丧失的原因，但这通常是时好时坏的，而且仅需要短期支持治疗。更多的慢性状态，如假性肠梗阻、内脏肌病或自主神经性神经疾病可以导致功能丧失，在处理上存在巨大的挑战。

病理生理

肠衰竭的三期

从肠衰竭启动事件、肠道"康复"中，我们总结出对处理有启迪的可识别的三期。

Ⅰ期：高分泌期

每日通过十二指肠、胃、小肠、胰腺及肝分泌的消化液约为 7L，其中约 6L 被回盲瓣之前的近段小肠重吸收，另外 800ml 被结肠重吸收，留下 200ml 成为粪便成分。

吸收的缺失导致大量物质的丧失。此期持续 1～2 个月，特点是大量腹泻和 / 或造口或瘘口排出量大。治疗的重点在于液体和电解质的补充，同时可能需要 PN 来维持营养。

Ⅱ期：适应期

肠适应的过程涉及肠黏膜一系列的组织学变化，即在剩余肠段中增强黏膜的吸收功能。适应的启动是基于维持液体和电解质平衡和逐渐引入肠道喂养。适应的过程需要 3～12 个月，适应的程度因患者年龄（最常发生在年少人群）、疾病程度和切除的部位而有所不同（回肠具有比空肠更好的适

应能力）。

Ⅲ期：稳定期

最长的肠道适应需要 1～2 年，其程度和其间营养支持的方法是不同的。对于患者来说最终目标是达到尽可能的正常生活方式，也就是可以实现在家里稳定生存。

肠道正常的生理功能包括控制液体、电解质及营养物质的交换平衡以维持内环境稳定。这种平衡一旦被打破将导致总体的失衡，此时则需要肠内或肠外的补充。肠道的正常生理功能将在下面讨论。

液体和电解质

在小肠，钠的吸收与对葡萄糖和特定的氨基酸的吸收密切相关。水的吸收是被动的和伴随着钠吸收的。水在空肠是可以自由通透的，所以其内容物保持等渗。

 当肠腔钠浓度低时钠会渗入肠腔，钠的吸收只发生于浓度高于 100mmol/L 时，并且伴随水的吸收[14]。

正常情况下，钠在回肠和结肠被重吸收。在缺乏回肠和结肠的吸收功能时，可以想象钠的净丧失将是很高的。这会发生在高位瘘或空肠造口术。如果存在高位瘘或空肠造口，将会导致体内净钠和净水分的丢失，分别为大约每天 300～400mmol 和 3～4L。这表明存在高位空肠造口或瘘时钠替代的重要性。口服高浓度钠的液体有助于降低肠道液体的丢失。每日需要钠替代量为 100mmol。钠的可吸收浓度受（患者）口味的限制[15]。

结肠有巨大的吸收能力，可达每天 6～7L 的水，高达 700 mmol 钠和 40 mmol 钾。维持残余小肠和结肠的连续性会大大减少水和钠的丢失。

钾的吸收通常是足够的，除非残留的小肠不足 60cm。在这种情况下，通常需要每日静脉给予 60～100mmol 的钾。镁通常在远端空肠和回肠被吸收。缺少这些部位会导致镁的丢失和缺乏。由于低镁血症影响甲状旁腺激素的释放，镁的缺乏会促使钙的缺乏。

营养素

碳水化合物、蛋白质和水溶性维生素

上段 200cm 的空肠吸收大部分碳水化合物、蛋白质和水溶性维生素。氮是受吸收面积减少影响最小的营养素，而且摄取以肽为基础的饮食并不比以蛋白质为基础的饮食更有助于其吸收[15]。尽管有报道短肠综合征的患者缺乏维生素 B_1，但水溶性维生素的缺乏在 SBS 患者中是罕见的[16]。

脂肪、胆盐和脂溶性维生素

脂肪和脂溶性维生素（A、D、E 和 K）的吸收涉及全段小肠[17]，因此回肠的缺失会影响吸收。胆盐的重吸收也在回肠，而且胆盐的缺乏会导致脂肪吸收的减少。然而，胆盐添加物如消胆胺没有什么作用，并且因其与脂质饮食结合可能会加重脂肪痢[18]以及脂溶性维生素的缺乏。考虑到多因素代谢性骨病，补充钙的同时常需经验性地添加维生素 D_2。维生素 A 和 E 的缺乏已被报道过，但通常注意视觉或神经症状再加上不定期的监测血浆水平可以提示其是否缺乏，如果患者完全依赖 PN，那么和注射维生素 K 一同替代治疗是必需的。因为大部分患者失去末段回肠，所以需要维生素 B_{12} 替代治疗。微量元素尚不会成为问题，在长期 PN 的患者中发现其可处于正常水平。

肠管的缺失不仅导致吸收能力的降低，也会造成传输加快，吸收时间的减少会加重营养的缺乏。

适应

大段小肠切除后剩余小肠的黏膜表面会发生变化。大量实验性工作已经在小动物（例如大鼠）上开展起来。似乎只有使用肠内喂养才会发生适应。完全依赖 PN 的患者都有黏膜萎缩，重新肠内喂养后会逆转。其机制目前还不清楚，但各种各样的相关营养因素已经被提出来。当前的理论是增强的隐窝细胞增殖会导致绒毛延长、隐窝加深，从而使表面积增大。回肠绒毛较短，能够进一步适应，但不幸的是其在大多数情况下是被切除了。适应的刺激作用可有三个层面：（1）肠内营养素的直接吸收导致局部黏膜增生；（2）肠内营养引起营养性激素的释放和旁分泌作用；（3）液体和蛋白质分泌的增加

及随后的重吸收会导致肠上皮细胞工作负荷加重并适应[17]。

适应的另一种形式发生在新生儿、婴儿和幼儿，他们的小肠处于持续性发育生长状态，使依靠 PN 和应用肠内饮食的区别表现出来[18]。

SBS 病中结肠的作用

结肠有可观的吸收能力，不仅仅涉及上面所描述的液体和电解质，还有短链脂肪酸[19,20]。这些是能量底物，从中可以产出 500kcal 热量。从能量角度评估，结肠相当于大约 50cm 的小肠[21]。结肠还会减慢肠内的传输，从而促进吸收，尤其当回盲瓣存在时。

克服了眼前的液体平衡和营养替代问题后，对于那些大肠仍完整的患者来说，腹泻是常见问题。过量的碳水化合物进入结肠会导致高渗性腹泻[22,23]。另外，胆汁性腹泻会因胆盐的无法完全吸收而引起。结肠的细菌把胆盐解离并脱羟基成胆汁酸，胆汁酸会刺激水和电解质的分泌。在极端的 SBS 病例中，会发生胆盐缺失，进而出现长链脂肪酸不能完全消化，引起脂肪痢。胆盐可增加结肠对草酸盐的通透性。因为未消化的脂肪酸首先选择与钙结合而不是草酸盐，结果导致肠内摄取草酸盐增多从而增加肾结石的形成[23]。

 混合型胆结石的发生率也会增高，可能是因为肠肝循环被干扰[24]。

最后一点，D- 乳酸酸中毒[25]是一种罕见的综合征，包括头痛、疲倦、木僵、意识错乱、行为障碍、共济失调、视觉模糊、眼肌麻痹和 / 或眼球震颤。其确切的机制尚不知晓。它可能是碳水化合物的负荷所引起的，可被抗生素缓解。其是否为 D- 乳酸的直接作用结果或是否为某些其他物质存在的标志还不清楚。有缺乏对照的证据显示新霉素或万古霉素可使症状改善。

外科意外及处理

肠衰竭和肠外瘘的处理有一个多学科护理的规

范。对那些不能自行愈合的患者，外科治疗是最终众多治疗方案的一种。由于状态的不一致性，随机安慰剂对照的试验还没有完成，大部分治疗建议还是基于专家的意见。多学科处理的流程包括早期的"创伤控制"和确定性外科治疗后实施的医疗措施。为了防止和减轻渗出相关的黏膜脱落和使患者在心理上做好可能至少长达数月的治疗，尽早开始创伤和心理治疗是至关重要的。

复苏

正如上面讨论的，发生肠衰竭的患者其情形往往是急性的严重症状，而且肠衰竭的真正本质是这样的，患者常常会出现严重的液体和电解质耗竭。按这种观点，液体和电解质的迅速替代治疗是极其重要的。这必须在患者刚入院，转往肠衰竭专科中心之前就开始。

复原

复原的关键问题可以用缩写的字母 SNAPP 概述，代表感染（sepsis）、营养（nutrition）、解剖（anatomy）、皮肤保护（protection of skin）和计划性手术（planned surgery）。每个都要逐一考虑。

败血症

感染往往会存在在已经发生肠衰竭的患者，并产生不利的影响。

> 在一项对肠外瘘患者的研究中，Reber 等[11]报道了总死亡率为 11%，这其中 65% 的合并有败血症。对于感染在 1 个月内被控制住的患者其死亡率为 8%，48% 的患者瘘自行闭合。那些感染没有被控制住的患者死亡率为 85%，瘘自行闭合率为 6%。

认识到并发败血症的高发生率是极其重要的，且一旦其发生，患者就应行彻底的检查。目前确定的最佳方法是计算机断层扫描（CT）。处理方法包括合理的抗生素和感染灶的引流。引流通常是可行的，并且有放射诊断学上很好的疗效，而且只要可行都是最佳的选择。外科手术引流有进一步增加肠损伤的风险。

营养

败血症和炎症性肠病也是患者营养不良的表现。液体、电解质和营养素的替代治疗是极其重要的，包括碳水化合物、蛋白质、脂肪和维生素。监测液体和电解质的替代治疗状态是营养支持的重要部分，包括电解质测定和常规的体重测量。Hiram Studley 在 1936 年提出"体重的下降是手术高风险的一个基本标志"，直到今天这仍然是正确的。

液体和电解质

复苏之后，液体和电解质的需求量要根据患者的丢失量。正如上面讨论的，肠衰竭的第一期是高分泌期，表现为高排出量和胃液高分泌。液体和电解质的替代应通过静脉途径，以下是必需的：

水：丢失量 + 1 L
Na^+：丢失量（100 mmol/L 丢失量）+ 80 mmol
K^+：80 mmol/d
Mg^{2+}：10 mmol/d

营养支持

一旦患者处于内环境稳定和液体及电解质替代充足状态，尽早恢复肠内营养是最终目标。胃肠外营养应被视为支持机制，而不仅仅是从中获取热卡。全部的能量需求要根据患者的体型及体重、活动量和代谢状态，合并感染时须增加。最笨拙的法则是男性每天需要 25～30kcal 的非蛋白能量，而女性需要 20～25kcal。为了研究目的，可应用 Harris-Benedict 公式进行更精确的评估：

男性能量消耗 = [66+（13.7+W）+（5+H）－（6.8+A）]+SF
女性能量消耗 = [66.5+（9.6+W）+（1.7+H）－（4.7+A）]+SF

W 代表体重（kg），H 代表身高（cm），A 代表年龄（岁），SF 代表应激因素。然而 Harris-Benedict 公式不便于日常应用。替代治疗也应包括每日 1.0～1.5kg 蛋白质。

源自美国胃肠学协会[26]的对 SBS 患者每日需求量记录见表 18.1。

胃肠外营养可以提供能量（碳水化合物和脂肪）、蛋白质（氨基酸）、维生素和微量元素。这些需求量

表 18.1 ● 短肠综合征饮食的大营养素推荐

	存在结肠	不存在结肠
碳水化合物	复合碳水化合物，每天 30～35 kcal/kg 可吸收性纤维	差异大，每天 30～35kcal/kg
脂肪	MCT/LCT，占热量摄入的 20%～30% 用或不用低脂肪/高脂肪	LCT，占热量摄入 20%～30% 用或不用低脂肪/高脂肪
蛋白质	整蛋白质，每天 1.0～1.5g/kg 用或不用肽基配方	整蛋白质，每天 1.0～1.5g/kg 用或不用肽基配方

LCT：长链甘油三酯；MCT：中链甘油三酯。

From AGA technical review on short bowel syndrome and intestinal transplantation. Gastroenterology 2003; 124:1111–34. With permission from the American Gastroenterological Association.

也应被视为每日液体需求量的一部分，另外的液体需求以生理盐水补给。

排出量减少

经造瘘口、瘘管或肛门的液体丢失可能是巨大的，使得采用替代治疗或简单处理很难达到目的。应制定一些策略来减少这些丢失。患者每日饮水应被限制在 500ml 左右，正如上面提到的低渗性液体会增加 SBS 患者的排出量。应谨慎地改为给予他们电解质溶液而不是单纯给予水，这样可以减少肠液和电解质的丢失。这里是几个经济可行的配方。St Mark 电解质溶液是由 1L 水，加入 20g 葡萄糖（6 汤匙）、3.5g 氯化钠（一平勺的 5 ml 茶匙）和 2.5g 碳酸氢钠（一满勺 2.5 ml 茶匙）组成。每升（这种溶液）提供 100 mmol 的钠。问题是其味道，尽管添加橙汁或类似的调味料可以加以改善。在家中的患者可以自己配制这种溶液。世界卫生组织的推荐是相同的但其中还含有 20 mmol 氯化钾[27]。

药物可用来减少胃的高分泌。H₂ 受体（抑制剂）能减少胃的高分泌[28]，质子泵抑制剂也可以，但总是不足以减少对肠外液体供给的需要[29,30]。

患者常规是一开始用奥美拉唑来减少胃排出量。奥曲肽也有类似作用，但比较昂贵，且除了在第一个 2 周外患者没有得到益处。

对所有评估生长抑素或奥曲肽作用的对照研究进行回顾表明没有一项研究能证实可以增加瘘的闭合率[31]。减缓肠传输或胃排空的药物在理论上应该促进吸收[28]，所以磷酸可待因和氯苯哌酰胺[32,33]都是在经验的基础上使用。它们通常在饭前使用且往往比正常情况下的用药量大，常常需要碾碎。但是可待因有成瘾的风险，临床试验对于使用两药的好处仍处于争论状态[34]，监测排出量并每日给患者称体重对于个体评估来说是关键的。许多药物对减少造口排出量是没用的。消胆胺可被用来治疗高草酸盐尿症，但它对那些空肠造口的患者没有效果，且在那些结肠存在并通畅的患者中，它可以使空肠胆盐的浓度降至比最小可吸收脂肪的微粒浓度水平还低，导致脂肪泻。对长期药物治疗进行回顾往往是有用的，需要对摄取的位置加以特殊注意。包有肠溶衣的药片是不太可能有药效的。

饮食改良

经口喂食应逐步过渡，通过一次加一个添加物的方法，并适时评估。患者仍应限制液体并继续口服补液溶液、抑制胃液分泌药以及止泻药，后者应在餐前 30～60 分钟服用。进餐时应避免饮水，因为这样会增加丢失量。在此期间继续静脉维持治疗是重要的，因为这样可以减少患者饮水的欲望。在临床第二期的早期对患者完全用 TPN 喂养可能是必需的，因为为了适应即便是最小容量的肠内喂养所致的胃液高分泌也能破坏新建起来的液体平衡。

对于那些"素食"或"量少和频繁饮食"的人来说，饮食方式的改变可增加小肠的吸收窗。换而言之，整夜的鼻胃管喂养或经皮内镜下胃造口喂食能够应用那些本不能利用的吸收时间[35]。

口服氧化镁胶囊，开始每日 12～16 mmol，并逐渐停止经静脉补充。但镁的替代可能仍需静脉滴注，即使是间断的。

口服和肠外需求之间的精确平衡每个患者是不同的。经验法则认为，每日造瘘或瘘的丢失少于 1500 ml，可仅用口服替代治疗；丢失在 1500～2000ml，需要盐和水的替代治疗，往往用皮下注射或静脉输液，但不需要肠外营养；如每日丢失在 2000ml 以上则需要肠外营养。随着逐渐适应，需求量会随着时间而改变，这个过程可持续长达 2 年，但对于儿童，变化可能是神奇的。

追求的目标和监测

临床上，对患者的目标是没有口渴感或脱水的体征，而且有最基本的力量、精力和外表。生化目标应包括以下几方面：

消化道丢失：< 2 L/d

尿量：> 1 L/d

尿 Na^+：> 20 mmol/L

血清 Mg^{2+}：> 0.7mmol/L

体重波动在正常的 10% 以内。

在第一阶段监测的主要参数是那些用于正常术后患者的（体温、脉搏、血压、体位性低血压、尿排出量以及每日的尿素和电解质），还有不定期的尿钠分子渗透压浓度的估算。如果尿钠含量下降到低于 20 mmol/L，可能就是缺乏了。随着患者渐渐稳定，液体平衡可以用每日体重估算来监测，而减少急诊观察的频率。要继续对出入量进行仔细的观察，可用特别绘制的图表以保证记录

的简便和清晰。随着液体平衡得到控制和所有感染灶被清除，就可以对患者营养状态的可能趋势进行重新评估了。这可以通过计算体重的各种指数、皮褶厚度和血浆白蛋白来进行，还可以通过正常活动的恢复情况等来评估。当患者进入最大适应的第三阶段时，常见的营养素缺乏就可以评估了（表 18.2），并可从临床上寻找罕见的并发症（框 18.1）。

全肠外营养（total paren teral nutrition，TPN）

无论是当残留的小肠正在适应时作为暂时措施以维持液体和能量摄取，还是本身作为一种治疗，都可以应用 TPN。它也可以作为非完全肠外营养在临床第三期应用。即便就能量角度不能完全满足需要，亦应维持适量肠内营养，这样做的优点有：维持肠道菌群、加快胃肠适应和预防胆泥淤积。随着认识的加深，已开始趋向于患者在家中应用 PN 维持。

表 18.2 ● 根据是否需要部分肠内营养或全肠外营养评定肠衰竭患者的补充需求

营养素	肠外营养	部分肠内营养	途径
钾	是	如果 < 60 cm 和有空肠造口	加入 TPN 或口服补充
镁	对空肠造口的通常需要，有结肠通常不用		每天氧化镁 12 ~ 24 mmol
钙	不确定	每天维生素 D_2 400 ~ 900 IU	
维生素 D	不确定		
维生素 A	通常不用		密切观察视觉和神经学症状 每年监测 3 次浓度
维生素 E	通常不用		
维生素 K	是	正常补	每月注射
复合维生素 B	是	正常补	加入 TPN
维生素 C	是	正常补	加入 TPN
维生素 B_{12}	如果没有末端回肠（大部分患者）	每两个月一次维生素 B_{12} 1000μg	
铁	是	正常补	加入 TPN
锌	是	正常补	加入 TPN
铜	是	正常补	加入 TPN

TPN：全胃肠外营养。

框 18.1 ● 肠衰竭并发症

早期
● 脱水
● 低钠血症
● 休克
● 低钾血症

中期
● 精神症状
● 体重减轻
● 免疫降低
● 消化性溃疡
● 胃食管反流性疾病
● 近端小肠炎症
● 腹泻
● 细菌过度生长
● 瘘口周围表皮脱落

后期
● 维生素缺乏综合征
● 儿童生长发育迟缓
● 抑郁症
● TPN 诱发的肝病
● 复发败血症
● 静脉输液通路相关并发症
● 胆石症
● D- 乳酸酸中毒
● 尿石症

这对于那些依赖 PN 和尚未对药物治疗产生反应的患者是非常有益的。家庭环境的好处在于精神和心理健康，不是长期住院患者可比的[36]。家庭 PN 依赖于稳定的生理状态、其他医学病理学、配套的社会机构以及良好的患者教育，配以有奉献精神的 PN 小组来提供技术支持和服务。即便是这样，也不是没有并发症，其中主要的是导管所致败血症[37,38]。若要避免，医疗小组和患者之间精细的无菌技术是很重要的。护理人员需要大约 3 周时间像对住院患者一样教会患者对喂养管路进行严格的自我护理。其他并发症，例如导管阻塞、肝功能障碍、胆结石和骨质疾病还是可能发生的[39]。相关指南已建立[40]。

解剖或绘图

对于已计划好的处理方式和长期结果的预测，确定解剖情况都是重要的。这包括确定有多少小肠保留了下来，这将提示是否需要永久性肠外营养；判断肠外瘘管的解剖特征，以便安排以后的计划性外科手术。因此如果存在瘘须确定的关键因素是小肠的解剖学特点、其来源的位置以及瘘道的解剖学特点。

放射对比造影是可选择的检查，以评估残存肠管长度和小肠通过情况，还可以行灌肠检查、瘘管造影。CT 灌肠和磁共振（MR）灌肠对检查病变的肠管和正在发生病变的部位，如正在梗阻或感染的区域是非常重要的[41-43]。CT 扫描还能提供其他有用的信息，如进入腹腔安全的入路。肠衰竭工作小组和放射学家之间积极的讨论是必要的，因为每一个病例都是独特的，且所面临的问题不同。

皮肤保护

皮肤的保护是处理肠衰竭患者的一项基本内容。小肠漏出液是具有腐蚀性的，造瘘口或瘘管周围的皮肤表皮脱落是一个疼痛的、精神上难以忍受的和肉眼可见的即刻并发症。从标准的末端回肠造口，到肠外瘘，到那些伤口可见多处开放性小肠袢的开腹探查伤口，这个问题的程度会有不同。这要求技能熟练的护士进行专业的瘘口护理，使用各种形状的器具、宽口的袋子以及保护性的敷料和糊状物来保护皮肤并容纳小肠内容物。在极少情况下，需要急诊手术来重新设计造瘘口或在存在远端瘘的时候做一个可控制的近端造瘘。需要如此处理的一个例子就是对于肠道阴道瘘来讲，近端造瘘是唯一可以控制情况的方法。

随着时间的推移，伤口的愈合倾向可能会非常明显。这通常是时间、营养和皮肤保护共同的结果。对于剖腹探查的患者，伤口直径的缩小往往很明显，当肉芽组织覆盖后肠袢就难以辨别了。

计划性手术

外科干预要有计划，并且常常要尽量推迟。对于肠外瘘继发的肠衰竭，早期手术干预关闭造瘘口是禁忌的，这样会因再次出现瘘、败血症、营养不良以及液体平衡困难而导致过高的死亡率[44]。早期手术的适应证包括以下几点[45]：

1．当脓液不能经皮引流时进行引流术；

2．切除缺血性肠段；

3．开放腹壁脓腔；

4．建立可控制的近端造瘘；

5．严重的吻合失败，将近端和远端肠管外置。

这些通常都是严重败血症的患者，且这些处理伴有高的死亡率。只有当威胁生命的情况出现时，才应该对这些患者行早期手术，而且不能轻易做出决定，因为早期手术会直接导致多种合并症。

腹腔开放病例与腹腔闭合病例进行的回顾性病例配对比较发现，前者死亡率及肠外瘘发生率更高[46]，在腹腔开放病例中死亡率为 25%，瘘形成率为 14.8%。

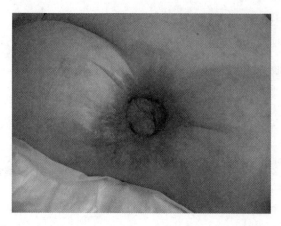

图 18.1 ● 数月后再住院的适合做重建手术的小的、收缩的伤口。

重建

当考虑重建手术时，目标是确定一个患者的状态良好，没有脱水的体征或者感染的证据，并有一个良好的营养状态。上面所描述的处理目的就是达成这种状态，这样手术就可以尽可能安全地进行。那么要决定的就是在什么时间手术和做什么手术了。

决定什么时候做手术是至关重要的。在 20 世纪 60 年代，Edmunds 等提出与早期使用手术干预 6% 的死亡率比较，早期使用保守方法的死亡率为 80%。从那时起支持治疗已经有了明显的改变，尤其是 PN 的应用。在 1978 年，Reber[9] 等提出了在感染消除之后进行有计划的干预。在肠外瘘情况下，他们报道了 90% 的自发性闭合发生在 1 个月之内，10% 在 2 个月内，再长的时间后就没有了。

正如上面所讨论的，早期手术会因为严重粘连而非常困难。延迟手术直到这些粘连软化是很重要的，以降低医源性并发症的风险。这通常需要在患者上次外科手术之后 5～6 个月。临床上，判定时机可通过确认造瘘口或瘘管脱垂以及通过临床印象、检查发现腹壁与其下方的肠管分别移动（图 18.1）。

第二个要决定的是最终着手做什么样的确定性重建，这必须是个体化的。它包括将回肠末端和剩余的结肠进行连接，达到将结肠连接入一个完整的肠道的目的，还有就是在严重粘连的腹腔恶劣环境下，将多个复杂的瘘关闭。

通过减缓肠传输或增加肠道的吸收表面积而达到增加营养和液体吸收的手术对成年人来讲是不常选用的方式。这些手术包括翻转小肠肠段[47-49]、结肠间置、缩窄肠管使小肠延长[50-52]。前二者试图通过逆蠕动或插入结肠组织来减缓肠腔内容物的传输。这些在临床上已获得了一些成功但有进一步牺牲小肠、导致梗阻或吻合口瘘的风险。使肠管变细延长小肠已经应用于儿童，并获得一些成功[53]。它包括将适应了的膨大的肠管纵向一分为二，通过仔细轴向解剖肠系膜、分配血管到每一肠段来维持肠系膜的血液供应。然后将肠管做成管状并连接到一起[54-56]。但是，不一定会有新的黏膜形成并且存在发生多发的粘连和因吻合区域长而发生狭窄的风险。

人工瓣膜、再循环通路、电起搏[57-59]、肠管变细和折叠术、新生黏膜生长和机械性组织膨胀[60]都是试验性技术，尚未试用于临床实践或仅限于病例报道。

肠外瘘

高输出量近端小肠瘘是由于造成功能性短肠而出现肠衰竭，并常常伴随严重的问题，如败血症、营养不良和液体平衡困难[44]。初期的解决方法如上所述。

瘘管自然愈合依赖于潜在的病理学特点。术后瘘有大约 70% 的病例可自行愈合[61]，通常在开始 PN 的头 6 周之内。妨碍愈合的因素在于瘘管本身的特殊性，如表 18.3 所示，或者总的来说，包括进行性感染、营养缺乏以及因潜在疾病，如恶性肿瘤、克罗恩病或结核病所致的管壁浸润。

尽管有仔细的检查，外科手术还是有点趋于"自由式"发挥，手术所见可能是意想不到的。总的原则已经很好地陈述过了[62]。进入腹腔，要小心地挪动小肠，因为通常粘连是可想而知的。完整切除瘘管所在的一段或多段小肠肠段然后再吻合剩余的肠管断端。这包括切除皮肤瘘道的所有腹壁部分。如果吻合可能会在有感染的区域进行，建议造瘘。由于腹壁组织的缺失，关腹可能会成为问题，为了按层次关闭伤口，可能需要游离组织行腹壁成型术或使用 Vicryl 网片。

功能恢复

治疗的目标是使患者重新开始工作并有正常的生活方式，或达到一个人尽量正常的生活方式。这可能是一项繁重的工作，因为患者一般将会在医院度过一段很长的时间，有时往往超过 6 个月。在患者等待手术时，居家进行 PN 可以缩短功能恢复的时间。

功能恢复是多学科配合的，包括造瘘口护理、物理治疗、饮食以及职业保健。对于造瘘口高排出量的患者需要仔细的造瘘口护理，对于肠道连续性良好必然产生的水样粪便所致的便失禁患者，需要联合社区排便服务中心一同工作。借助社区医学工作者以维护公共安全利益是很重要的。一定比例的患者仍然需要静脉补液治疗，无论是盐水还是 PN。为了使患者从医院的环境过渡到家中，必须教会他们如何正确管理他们专用的供养通路。

心理学支持是需要考虑的，患者应该与支持机构联系。长期后遗症也必须加以考虑，这包括长期的 HPN 或潜在疾病的复发。长期治疗包括规律监测和治疗回顾，如果超过 1m 的末段回肠被切除则需要补充维生素 B_{12}，还要复查其他营养素如锌、铁和叶酸以及脂溶性维生素。

移植

大约 2/100 万的患者使用 HPN，其中 50% 的患者适合考虑行小肠移植。在英国，每年可能有 50 例（50% 是儿童）。在法国两个中心进行的一项对连续的 124 例非恶性疾病成人 SBS 患者的研究报道，2 年生存率为 86%，5 年生存率为 75%[63]。依赖 PN

者 2 年生存率为 49%，5 年生存率为 45%[63]。小肠移植仍处于试验阶段。国际登记处（www.intestinaltransplant.org）最新的资料显示，已在 64 个不同的中心对 1210 位患者施行了 1292 例肠移植。这包括单独的肠移植（45%）、联合肠 / 肝移植（40%）和多脏器移植（15%）。大多数实施于小于 16 岁的患者（62%）[64]。

最近的评估报道了单纯行肠移植患者 1 年的存活率为 79%，移植物的存活率为 64%，肠肝联合移植分别为 50% 和 49%。长期存活患者仅行肠移植的 3 年存活率和移植物存活率分别为 62% 和 49% 5 年分别为 50% 和 38%[65]。因为生存率较 HPN 患者低，移植的适应证仅限于短肠综合征无法继续营养支持者，以及因为严重并发症而不再可能应用 PN 者。这些通常包括因中心静脉阻塞而缺少通路，或胆汁淤积性肝病进展发生纤维化或肝硬化的患者。消化道延长手术的可行性必须要首先考虑。门静脉情况必须要搞清楚并且应该进行多普勒检查，其他大静脉也一样，以寻找围术期的血管通路。

并发症主要是移植物排斥反应和免疫抑制。在已存在营养不良的免疫抑制的患者，排异反应会导致细菌易位和严重的感染。当前的免疫抑制剂，例如他克莫司有神经毒性、肾毒性以及葡萄糖耐受等不良反应。抗增殖制剂会引起骨髓抑制。长期类固醇应用的后果是会发生骨质疏松症、白内障和糖尿病，在儿童还会发生生长发育迟缓。机会性感染是一个较大的问题，尤其是巨细胞病毒[66]。

近来，一项在小猎犬上进行的实验研究描述了移植回肠黏膜至结肠腔的情况，这增加了自体异位小肠黏膜移植的可能性。

支持机构

如大部分慢性疾病状态一样，支持机构已经建立起来以辅助进行总体的处置。患者的支持组织有"静脉补液及鼻胃营养治疗患者组织"（Patients on Intravenous and Nasogastric Nutrition Therapy, PINNT, 258 Wennington Road, Rainham, Essex RM13 9UU）。其儿科版本被称为 half-PINNT。其功能除了了解患者并提供建议之外，该协会还能借用便携式仪器使患者能离开家去度假期。

职业的支持性组织是"英国肠外和肠内营养协会"（British Association of Parenteral and Enteral Nutrition，BAPEN）。对肠衰竭保持有全局观点的是"英国人工营养学调查"机构（British Artificial Nutritional Survey，BANS），其坚持对长期营养支持的患者进行普查。更为重要的是，供应不同营养制剂的制药厂商也参与到提供和传送包裹至居家的患者；这也包括保证维持冰冻保存的规定及一旦失败时的紧急贮存方法。

总结

近期肠衰竭方面的进展，包括 HPN 和对大段肠切除的病理生理学更多的了解，已经允许临床医生对这些患者进行治疗和维持，并可获得长期生存。这些病例在用药和手术上都是复杂的，其处理是长期的和多学科的。总结见框 18.2。

框 18.2 ● 圣马可医院（St Mark's Hospital）肠衰竭医疗方案

第一步：建立平稳状态

1. 限制经口液体入量在每天 500 ml

完成并维持可靠的静脉通路

1. 予静脉补充 0.9% 氯化钠直到尿钠浓度超过 20 mmol/L

通过输液维持平衡

1. 液体：通过前一日的丢失量和每天的体重记录来计算

2. 钠：视前数日的肠丢失而定，每丢失 1 L 补充 100 mmol，再加上 80 mmol（如果肠丢失过多则需要更多）

3. 钾：每天 60 ~ 80 mmol

4. 镁：每天 8 ~ 14 mmol

5. 卡路里、蛋白质、维生素、微量元素：只是在当肠吸收不足时

第二步：过渡到口服摄取

1. 继续维持静脉治疗

2. 开始低纤维饮食

3. 开始餐前 30 ~ 60 分钟用止泻药物

4. 开始用胃的抗分泌药物

5. 开始口服补液溶液。不鼓励在进餐时间饮水

6. 非电解质液的摄入限制在每天 1 L

7. 在上面的限制之内，鼓励零食和营养饮品的补充

考虑到肠内管饲的需要

1. 开始每日口服氧化镁胶囊 12 ~ 16 mmol

2. 如果肠道丢失仍然很多，予奥曲肽 50 ~ 100 mg 皮下注射，每日三次

3. 逐渐撤掉静脉治疗

第三步：功能恢复

1. 患者及其家庭应该从现在开始了解已经发生的生理学变化和进行治疗的理由

2. 对造瘘口高排出的患者需要予以认真的造瘘口护理

3. 对那些肠道连续性良好而因液体粪便出现便失禁的患者提供社区排便服务

4. 安排社会医疗工作者以保障社会安全利益

5. 如果因持续的肠丢失（＞2 L/d）而无法撤掉静脉治疗，教会患者/家庭成员在家中施行静脉治疗

第四步：长期护理

1. 定期监测和进行治疗回顾

2. 如果切除的末端回肠超过 1m 应予维生素 B_{12} 替代治疗

3. 关注其他营养元素，例如锌、铁、叶酸以及脂溶性维生素

表 18.3 ● 影响自发性瘘口闭合的因素

	不利因素	有利因素
解剖学	空肠	回肠
	短而宽的瘘管	长而窄的瘘管
	黏膜与皮肤相连	黏膜与皮肤不相连
	肠管的连续性破坏	肠管的连续性存在
小肠	活动性病变	没有活动性病变
	远端梗阻	没有远端梗阻

● **关键点**

- 肠衰竭是一个多因素的状态，随着营养和专业看护的进展，其长期治疗效果有了改善。

- 营养的需求是随着肠衰竭的不同时期变化的。在高分泌期目标是维持液体平衡和减少造瘘口排出量，全胃肠外营养可能是需要的。在适应期和稳定期鼓励进行肠道营养，全肠外营养要尽量减少甚至停止。

- 为了理解肠衰竭的病理生理必须充分地了解正常肠道的生理学。

- 阻止肠衰竭是重要的，包括特别关注吻合技术和在特殊状态，如克罗恩病情况下保存肠道长度的各种技术。在肠道感染时应尽量避免使用不可吸收网片和 VAC 敷料。

- 分步骤进行处理可以保证良好的长期效果。在处理中最初的步骤是营养安排。通过放射学方法确定解剖问题和皮肤的保护。任何计划性手术都应推迟，直到营养状态良好，没有任何感染以及粘连的成熟。

- 多学科团队对肠衰竭的处理是标准的看护，应当考虑将这些患者纳入致力于肠衰竭处理的医疗中心。

- 肠移植对于肠衰竭而言，是一种最终的和有价值的治疗手段。

（曲　军译）

参考文献

1. Scott NA, Leinhardt DJ, O'Hanrahan T et al. Spectrum of intestinal failure in a specialised unit. Lancet 1991; 337(8739):471–3.

2. Anonymous. Intestinal failure: criteria for referral. London: St Mark's Hospital, 1999 (internal).

3. Bakker H, Bozzetti F, Staun M et al. Home parenteral nutrition in adults: a European multicentre survey in 1997. ESPEN-Home Artificial Nutrition Working Group. Clin Nutr 1999; 18(3):135–40.

4. Howard L, Ament ME, Fleming CR. Current use and clinical outcome of home parenteral and enteral nutrition therapies in the United States. Gastroenterology 1995; 109:355–65.

5. Carlson GL. Surgical management of intestinal failure. Proc Nutr Soc 2003; 62(3):711–18.

6. Nightingale JM. Parenteral nutrition: multidisciplinary management. Hosp Med 2005; 66(3): 147–51.

7. Sudan D, DiBaise J, Torres C et al. A multidisciplinary approach to the treatment of intestinal failure. J Gastrointest Surg 2005; 9(2):165–76.

8. DiBaise JK, Young RJ, Vanderhoof JA. Intestinal rehabilitation and the short bowel syndrome: part 2. Am J Gastroenterol 2004; 99(9):1823–32.

9. Buchman AL. Etiology and initial management of short bowel syndrome. Gastroenterology 2006; 130(2, Suppl 1):S5–15.

10. DiBaise JK, Young RJ, Vanderhoof JA. Intestinal rehabilitation and the short bowel syndrome: part 1. Am J Gastroenterol 2004; 99(7):1386–95.

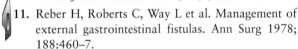

11. Reber H, Roberts C, Way L et al. Management of external gastrointestinal fistulas. Ann Surg 1978; 188:460–7.

Excellent paper that provides clear management strategies which still remain current.

12. McIntyre P, Ritchie J, Hawley P et al. Management of enterocutaneous fistulas: a review of 132 cases. Br J Surg 1984; 71:293–6.

13. Rao M, Burke D, Finan PJ et al. The use of vacuum-assisted closure of abdominal wounds: a word of caution. Colorectal Dis 2007; 9(3):266–8.

14. Spiller RC, Jones BJM, Silk DBA. Jejunal water and electrolyte absorption from two proprietary enteral feeds in man: importance of sodium content. Gut 1987; 28:671.

15. Lennard-Jones J. Oral rehydration solutions in short bowel syndrome. Clin Ther 1990; 12(Suppl A):129–37.

16. Allou M, Ehrinpreis M. Shortage of intravenous multivitamin solution in the United States. N Engl J Med 1997; 337:54–5.

17. Vanderhoof JA, Young RJ, Thompson JS. New and emerging therapies for short bowel syndrome in children. Paediatr Drugs 2003; 5(8):525–31.

18. Kurkchubasche A, Rowe M, Smith S. Adaptation in short-bowel syndrome: reassessing old limits. J Pediatr Surg 1997; 28:1069–71.

19. Hoffman A, Poley R. Role of bile acid malabsorption in pathogenesis of diarrhoea and steatorrhea in patients with ileal resection. Gastroenterology 1972; 62:918–34.

20. Gouttebel MC, Saint-Aubert B, Astre C et al. Total parenteral nutrition needs in different types of short bowel syndrome. Dig Dis Sci 1986; 31(7):718–23.

21. Jeppesen P, Mortensen P. Significance of a preserved colon for parenteral energy requirements in patients receiving home parenteral nutrition. Scand J Gastroenterol 1998; 33:1175–9.

22. Spiller R, Brown M, Phillips P. Decreased fluid tolerance, accelerated transit, and abnormal motility of the human colon induced by oleic acid. Gastroenterology 1986; 91:100–7.

23. Ammon H, Phillips S. Inhibition of colonic water and electrolyte absorption by fatty acids in man. Gastroenterology 1973; 65:744–9.

24. Nightingale JM, Lennard-Jones JE, Gertner DJ et al. Colonic preservation reduces need for parenteral therapy, increases incidence of renal stones, but does not change high prevalence of gall stones in patients with a short bowel. Gut 1992; 33(11):1493–7.

    Seminal paper on the role of the colon in reducing extraintestinal manifestations of intestinal failure.

25. Oh M, Phelps K, Traube M et al. d-Lactic acidosis in a man with the short bowel syndrome. N Engl J Med 1979; 301:1493–7.

26. AGA technical review on short bowel syndrome and intestinal transplantation. Gastroenterology 2003; 124:111–34.

27. WHO. Treatment and prevention of dehydration in diarrhea diseases: a guide for use at the primary level. Geneva: World Health Organisation, 1976.

28. Nightingale JM, Kamm MA, van der Sijp JR et al. Disturbed gastric emptying in the short bowel syndrome. Evidence for a 'colonic brake'. Gut 1993; 34(9):1171–6.

29. Goldman C, Rudloff M, Ternberg J. Cimetidine and neonatal small bowel adaptation: an experimental study. J Pediatr Surg 1987; 22:484–7.

30. Jacobsen O, Ladefoged K, Stage J et al. Effects of cimetidine on jejunostomy effluents in patients with severe short-bowel syndrome. Scand J Gastroenterol 1986; 824-8.

31. Hesse U, Ysebaert D, de Hemptinne B. Role of somatostatin-14 and its analogues in the management of gastrointestinal fistulae: clinical data. Gut 2001; 49(Suppl 4):iv11–21.

32. Schlemminger R, Lottermoser S, Sostmann H et al. Metabolic parameters and neurotensin liberation after resection of the small intestine, syngeneic and allogeneic segment transplantation in the rat. Langenbeck's Arch Chir 1993; 378:265–72.

33. Farthing M. Octreotide in dumping and short bowel syndromes. Digestion 1993; 54(Suppl 1):47–52.

34. Rodrigues C, Lennard-Jones J, Thompson D et al. The effects of octreotide, soy polysaccharide, codeine and loperamide on nutrient, fluid and electrolyte absorption in the short-bowel syndrome. Aliment Pharmacol Ther 1989; 3:159–69.

35. McIntyre P, Wood S, Powell-Tuck J et al. Nocturnal nasogastric tube feeding at home. Postgrad Med J 1983; 59:767–9.

36. Gulledge A, Gipson W, Steiger E et al. Home parenteral nutrition for the short bowel syndrome. Psychological issues. Gen Hosp Psychiat 1980; 2:271–81.

37. Lake A, Kleinman R, Walker W. Enteric alimentation in specialized gastrointestinal problems: an alternative to total parenteral nutrition. Adv Pediatr 1981; 28:319–39.

38. Kurkchubasche A, Smith S, Rowe M. Catheter sepsis in short-bowel syndrome. Arch Surg 1992; 127:21–4.

39. Foldes J, Rimon B, Muggia-Sullam M. Progressive bone loss during long-term home total parenteral nutrition. J Parenteral Enteral Nutr 1990; 14:139–42.

40. Anonymous. Guidelines in the use of total parenteral nutrition in hospital patients. J Parenteral Enteral Nutr 1987; 10:441–5.

41. Lappas JC. Imaging of the postsurgical small bowel. Radiol Clin North Am 2003; 41(2):305–26.

42. Umschaden HW, Gasser J. MR enteroclysis. Radiol Clin North Am 2003; 41(2):231–48.

43. Wiarda BM, Kuipers EJ, Houdijk LP et al. MR enteroclysis: imaging technique of choice in diagnosis of small bowel diseases. Dig Dis Sci 2005; 50(6):1036–40.

44. Chapman R, Foran R, Dunphrey J. Management of intestinal fistulas. Am J Surg 1964; 108:157–64.

45. Keighley MR. Intestinal fistula. In: Keighley MR, Williams N (eds) Surgery of the anus, rectum and colon. London: WB Saunders, 1993; pp. 2014–43.

46. Adkins AL, Robbins J, Villalba M et al. Open abdomen management of intra-abdominal sepsis. Am Surg 2004; 70(2):137–40.

47. Pigot F, Messing B, Chaussade S et al. Severe short bowel syndrome with a surgically reversed small bowel segment. Dig Dis Sci 1990; 35(1):137–44.

48. Panis Y, Messing B, Rivet P et al. Segmental reversal of the small bowel as an alternative to intestinal transplantation in patients with short bowel syndrome. Ann Surg 1997; 225(4):401–7.

49. Hennessy K. Nutritional support and gastrointestinal disease. Nurs Clin North Am 1989; 24:373–82.

50. Thompson J, Pinch L, Murray N et al. Experience with intestinal lengthening for the short-bowel syndrome. J Pediatr Surg 1991; 26:721–4.

51. Thompson J, Vanderhoof J, Antonson D. Intestinal tapering and lengthening for short bowel syndrome. J Pediatr Surg 1985; 4:495–7.

52. Weinberg G, Matalon T, Brunner M et al. Bleeding stomal varices: treatment with a transjugular intrahepatic portosystemic shunt in two pediatric patients. J Vasc Intervent Radiol 1995; 6:233–6.

53. Bianchi A. Longitudinal intestinal lengthening and tailoring: results in 20 children. J R Soc Med 1997; 90:429–32.

54. Pokorny WJ, Fowler CL. Isoperistaltic intestinal lengthening for short bowel syndrome. Surg Gynecol Obstet 1991; 172(1):39–43.

55. Boeckman C, Traylor R. Bowel lengthening for short gut syndrome. J Pediatr Surg 1981; 16:996–7.

56. Dionig IP, Spada M, Alessiani M. Potential small bowel transplant recipients in Italy. Italian National Register of Home Parenteral Nutrition. Transpl Proc 1994; 26:1444–5.

57. Cullen J, Kelly K. The future of intestinal pacing. Gastroenterol Clin North Am 1994; 23:391–402.

58. Gladen HE, Kelly KA. Electrical pacing for short bowel syndrome. Surg Gynecol Obstet 1981; 153(5):697–700.

59. Brousse N, Canioni D, Rambaud C. Small bowel transplant cyclosporine-related lymphoproliferative disorder: report of a case. Transpl Proc 1994; 26:1424–5.

60. Stark GB, Dorer A, Walgenbach KJ et al. The creation of a small bowel pouch by tissue expansion – an experimental study in pigs. Langenbeck's Arch Chir 1990; 375(3):145–50.

61. Levy E, Frileux P, Sandrucci S. Continuous enteral nutrition during the early adaptive stage of the short bowel syndrome. Br J Surg 1988; 75:549–53.

62. Fazio V. Intestinal fistulas. In: Keighley M, Pemberton J, Fazio V et al. (eds) Atlas of colorectal surgery. New York: Churchill Livingstone, 1996; pp. 363–71.

63. Carbonnel F, Cosnes J, Chevret S et al. The role of anatomic factors in nutritional autonomy after extensive small bowel resection. J Parenteral Enteral Nutr 1996; 20(4):275–80.

64. Grant D. Intestinal transplantation: 1997 report of the international registry. Transplantation 2000; 69:555–9.

65. US Scientific Registry of Transplant Recipients and the Organ Procurement and Transplantation Network. 2000 Annual Report. Transplant data 1990–1999. Rockville, MD: United Network of Organ Sharing. Richmond, VA: US Department of Health and Human Services, Health Resources and Services Administration, Office of Special Programs, Division of Transplantation.

66. Pirenne J. Short-bowel syndrome. Medical aspects and prospects of intestinal transplantation. Acta Chir Belg 1996; 96(4):150–4.

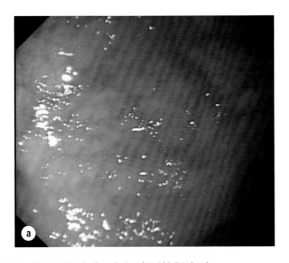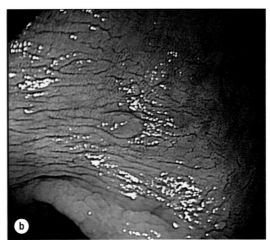

图 2.3 • (a) 白光下的息肉；(b) 喷洒靛胭脂后。

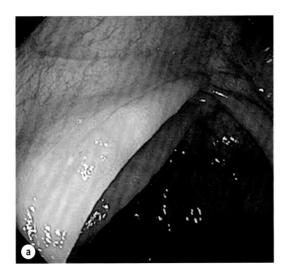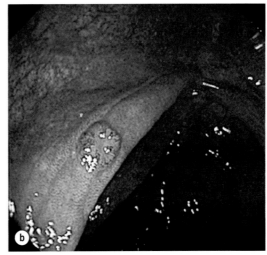

图 2.4 • (a) 白光下的息肉；(b) 窄带成像图像。

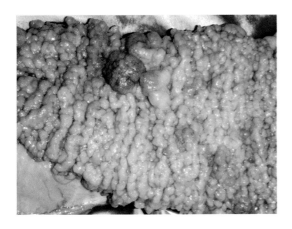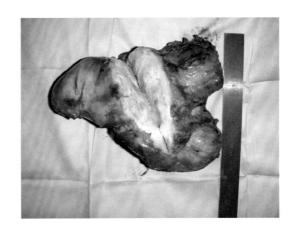

图 3.1 • 一例 FAP 患者结肠切除标本。　　　图 3.2 • 一例腹壁硬纤维瘤切除标本。

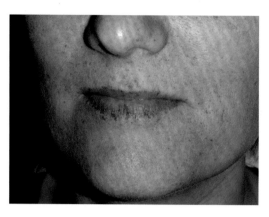

图 3.3 ● Peutz-Jeghers 综合征患者口周皮肤色素沉着。

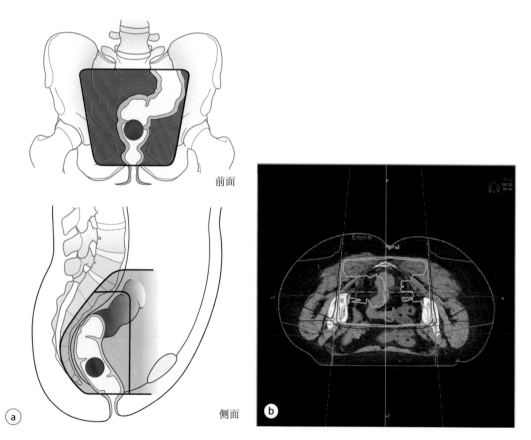

图 6.2 ● 为直肠癌患者设计放疗。（a）如图，放疗设备一般照射盆腔的靠后部分（紫色：中段直肠癌；蓝色阴影：治疗区域）。（b）通过治疗区域的代表性平面显示单次剂量 [如，直线连接点处获得等比例（%）的剂量，至少 95%——灰蓝色线] 以及四条交叉的放射梁（从顶部、底部及两侧的发散的线）用以治疗。

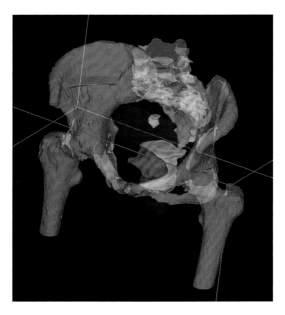

图 6.3 ● 新型的放射治疗。针对目标区域（如，大体肿瘤，原发及直肠系膜淋巴结——橙色；计划放疗区域，包括周围风险区域——红色）以及高风险器官（如，膀胱——蓝色），在 CT 上勾勒出来的图像基础上建立三维的区域。这便于进行更精确地治疗。

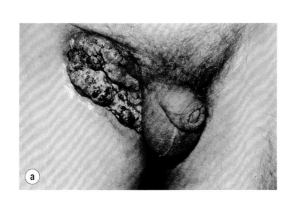

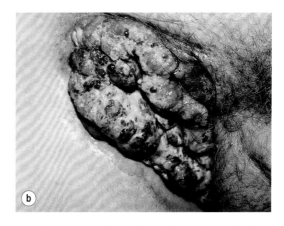

图 7.1 ● 局部进展期的肛门癌侵及肛管、肛门周围皮肤、会阴皮肤和阴囊根部。化疗 - 放疗后病变没有得到控制，患者进行了补救性腹会阴切除术。

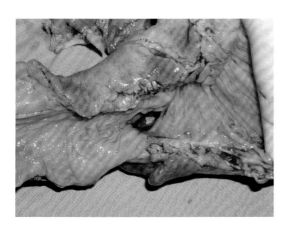

图 8.2 ● 无炎症憩室破裂弹射样缺损的特征。

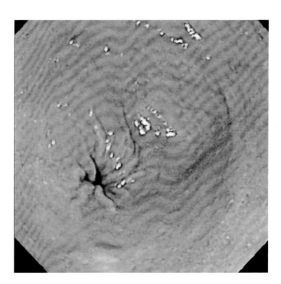

图 9.10 ● 正常内镜表现。

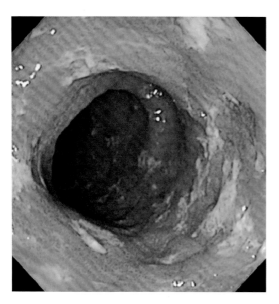

图 9.11 • 贮袋炎。

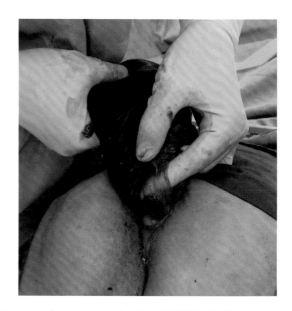

图 12.1 • 在 Altemeier 术式中切开腹膜反折。Photograph printed with permission of Dr Tracy Hull，Cleveland Clinic，Cleveland，Ohio.

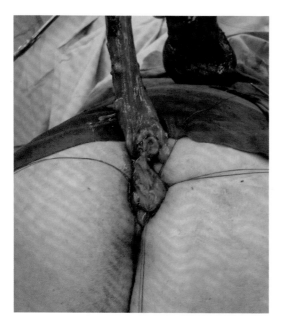

图 12.2 • 在 Altemeier 术式中在结肠肛门吻合前先切除直肠乙状结肠。Photograph printed with permission of Dr Tracy Hull，Cleveland Clinic，Cleveland，Ohio.

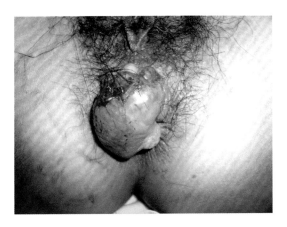

图 15.1 • 急性脱垂的血栓性痔合并肛裂。

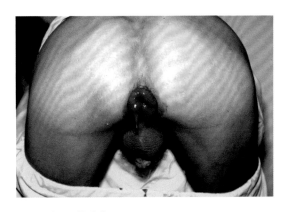

图 15.2 • 出血脱垂痔。

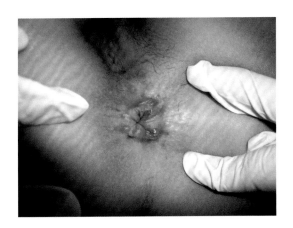

图 15.3 • 前方和后方慢性肛裂。

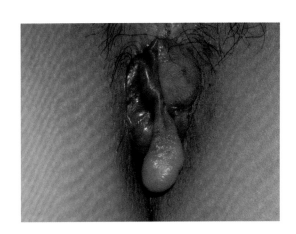

图 15.4 • 肛乳头肥大。

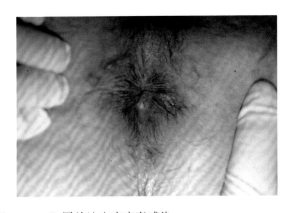

图 16.1 • 肛周单纯疱疹病毒感染。

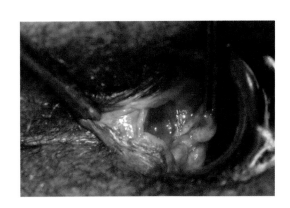

图 16.2 • HIV 相关溃疡。

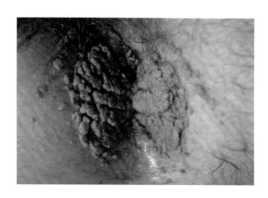

图 16.3 ● 肛门尖锐湿疣。

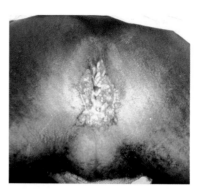

图 16.4 ● 肛周腹股沟肉芽肿。

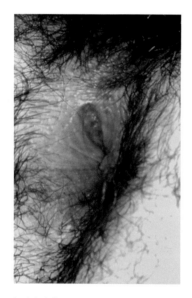

图 16.5 ● 肛门硬下疳。

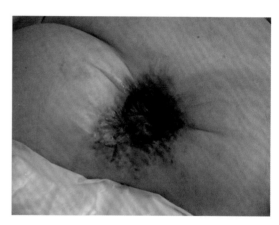

图 18.1 ● 数月后再住院的适合做重建手术的小的、收缩的伤口。